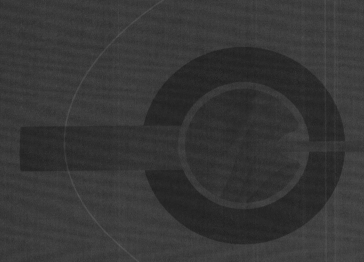

"十四五"国家重点出版物出版规划项目

国家出版基金项目
NATIONAL PUBLICATION FOUNDATION

不孕症

INFERTILITY

主　编　乔　杰

副主编　李　蓉　杨　蕊

编　者（按姓氏汉语拼音排序）：

陈　媛	迟洪滨	邓　凤	范燕宏	韩　晶	洪　锴
黄　锦	黄　铄	姜　辉	李　嘉	李　莉	李　敏
李　蓉	李红真	廉　颖	林胜利	刘　平	刘德风
龙晓宇	罗　莉	马彩虹	潘宁宁	乔　杰	任　昀
任秀莲	宋　颖	宋雪凌	唐文豪	田　婵	王　洋
王　颖	王海燕	王洁净	王丽娜	王琳琳	王媛媛
吴红萍	严智强	闫丽盈	杨　蕊	杨　硕	杨　艳
袁　鹏	张春梅	张海涛	张红霞	张佳佳	赵　捷
赵　平	赵连明	甄秀梅	郑晓英	朱锦亮	朱小辉
庄新杰					

人民卫生出版社
·北　京·

图书在版编目（CIP）数据

不孕症 / 乔杰主编 . —北京：人民卫生出版社，
2022.11

ISBN 978-7-117-34089-2

Ⅰ. ①不… Ⅱ. ①乔… Ⅲ. ①不孕症 —诊疗 Ⅳ.
①R711.6

中国版本图书馆 CIP 数据核字（2022）第 227762 号

人卫智网	www.ipmph.com	医学教育、学术、考试、健康，
		购书智慧智能综合服务平台
人卫官网	www.pmph.com	人卫官方资讯发布平台

不 孕 症
Buyunzheng

主　　编：乔　杰

出版发行：人民卫生出版社（中继线 010-59780011）

地　　址：北京市朝阳区潘家园南里 19 号

邮　　编：100021

E - mail：pmph @ pmph.com

购书热线：010-59787592　010-59787584　010-65264830

印　　刷：北京华联印刷有限公司

经　　销：新华书店

开　　本：889×1194　1/16　印张：26

字　　数：553 千字

版　　次：2022 年 11 月第 1 版

印　　次：2023 年 2 月第 1 次印刷

标准书号：ISBN 978-7-117-34089-2

定　　价：198.00 元

打击盗版举报电话：010-59787491　E-mail：WQ @ pmph.com

质量问题联系电话：010-59787234　E-mail：zhiliang @ pmph.com

数字融合服务电话：4001118166　　E-mail：zengzhi @ pmph.com

主编简介

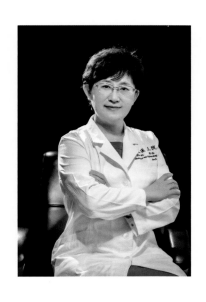

　　乔杰,中国工程院院士,中国科学技术协会副主席,北京大学常务副校长、医学部主任,北京大学第三医院院长,美国人文与科学院外籍荣誉院士,英国皇家妇产科学院荣誉院士。现任国家妇产疾病临床医学研究中心主任,中华医学会副会长、中国女医师协会会长等。担任《中华生殖与避孕杂志》主编、《人类生殖医学前沿》及《BMJ 医疗质量与安全》杂志主编,《NEJM 医学前沿》杂志特聘顾问等。主编"十二五"普通高等教育本科国家级规划教材《妇产科学》(第 2 版)、国家卫生和计划生育委员会"十二五"规划教材《妇产科学》(第 2 版)、国家卫生健康委员会"十四五"规划教材《女性生殖系统与疾病》(第 2 版),以及《生殖内分泌疾病诊断与治疗》等医学专著 34 部。

　　长期致力于妇产及生殖健康相关临床、基础研究与转化工作,在女性生殖功能障碍疾病病因及诊疗策略、生育力保护保存、人类配子及胚胎发育机制、防治遗传性出生缺陷等方面进行了深入研究,守护妇女、儿童全生命周期健康。作为第一或责任作者发表多项具有国际影响力的成果,入选 2014、2015 年度中国科学十大进展,2019 年度中国生命科学十大进展,并以第一完成人获国家科学技术进步奖二等奖、全国创新争先奖等多项奖励。作为第一或责任作者在 *Lancet*、*JAMA*、*Cell*、*Science*、*Nature*、*PNAS* 等国际知名杂志发表 SCI 文章 260 篇。

序

　　生殖一直是物种繁衍的永恒主题,生殖健康既关系到育龄妇女的生活健康,也关系到国家人口素质。生育能力下降是目前非常严重的社会问题,也受到了广大人民群众的重视。不孕症的发病率逐渐升高,已成为21世纪影响最大的疾病之一。针对不孕症,辅助生殖技术已于人类成功实施40余年,生殖医学也逐渐发展成单独的亚专业交叉学科。不孕症是多病因疾病,随着时代的发展,生殖医学领域越来越重视患者的身心健康,以及多学科的、个体化的综合性诊治。不孕症诊治是生殖医学领域的核心,是攻克人类生育问题的关键。在此背景下,我们亟需一本兼具科学性、先进性、实用性的关于不孕症的学术著作。

　　《不孕症》一书涉及多个领域和学科,包括妇产科学、男科学、生殖内分泌学、生殖生物学、微创外科、胚胎学、遗传学、细胞学、分子生物学、免疫学、心理学、伦理学、法学等,还涵盖女性不孕的合并症,如精神类疾病、神经系统疾病、心血管系统疾病、呼吸系统疾病、消化系统疾病、免疫系统疾病等,针对复杂病因选取最优化治疗方案,提高受孕成功率。本书是一部临床实用、学理并重、构思缜密、内容新颖、兼容并包的医学学术专著。作为生殖医学临床工作者的参考书和工具书,将帮助其丰富知识和拓展视野,提升其专业素养和学术境界,规范我国的不孕症诊治过程,极大促进我国生殖医学学科发展,提高我国整体人口的生殖健康水平。

　　《不孕症》是由北京大学第三医院生殖医学研究领域的专家、学者共同编写的,主编为中国工程院院士、妇产科及生殖科权威专家乔杰教授,其所带领团队的专业水平及科研水平处于国内领先地位。本书从基础研究、临床诊治、重要技术等各方面展示了生殖医学领域的临床现状和最新研究成果，以助推我国不孕症诊治与发展为神圣使命，以促进生殖医学学科发展、提高临床诊治及基础科研水平为终极目标。在此特向大家推荐。

中国科学院院士

2023 年 1 月

前　言

据世界卫生组织统计，不孕症在发达国家发病率为 5%~8%，在发展中国家的一些地区可高达 30%，我国不孕症的患病率是 13%~18%，而且呈逐年上升趋势。不孕症已成为关系着各个国家和地区育龄夫妇的世界性问题，既严重影响其家庭幸福、生活质量，也是衡量国家和地区生殖健康、医疗服务等多层面情况的重要指标。尤其在当前形势下，我国人口老龄化压力日益突显，加之女性生育年龄延迟已成为整体社会趋势，保护生育力、治疗生殖障碍、促进生殖健康、减少出生缺陷不仅关乎家庭和谐、社会问题，更关乎人口素质，对不孕症的深入研究对推动健康中国战略有重要意义。

北京大学第三医院生殖医学中心历史悠久，早在 1988 年即诞生了中国内地首例试管婴儿，目前是我国生殖领域治疗方法最全面、全球规模最大的生殖医学中心之一，是我国生殖领域的领军单位。近年来，我国生殖医学领域发展迅速，国内不孕症诊治水平与各项辅助生殖技术已与国际接轨，在某些顶尖科学技术领域已走在世界前沿。

本书共十八章，内容涵盖生殖内分泌理论基础，实验室进展和检查，不孕症的定义、分类、评估和诊断，男性不育及女性不孕症的各种治疗方法，还包括生育力保护保存、生殖遗传学、生殖心理学、生殖管理相关法律和伦理问题等。汇集知名专家学者，展示了我国在不孕症领域研究成果和临床现状，希冀所有读者翻卷有益。

本书出版之际，恳切希望广大读者在阅读过程中不吝赐教，如有疑问欢迎发送邮件至邮箱 *renweifuer@pmph.com*，或扫描封底二维码，关注"人卫妇产科学"，对我们的工作予以批评指正，以期再版修订时进一步完善，更好地为大家服务。

中国工程院院士

2023 年 1 月

目　录

4 第四章
男性不育 / 45

5 第五章
不明原因性不孕 / 65

6 第六章
常见医学问题和对生殖功能的影响 / 81

绪　论

1994 年，联合国在埃及首都开罗召开的《国际人口与发展大会》上首次提出了生殖健康（reproductive health）的定义：与生殖系统及其功能和过程所涉及的一切事宜，包括身体、精神和社会等方面的健康状态，而不仅仅指没有疾病或虚弱。因此，无论男女均有权获知并能实际获取他们所选定的安全、有效、负担得起和可接受的计划生育方法，有权获取他们所选定的、不违反法律的调节生育率的方法，有权获得适当的保健服务，使妇女能够安全地怀孕和生育。

生殖健康服务的具体范畴包括有关性功能和性满足的信息、咨询和护理；预防、识别和管理性暴力和基于性别的暴力和胁迫；选择安全有效的避孕方法；安全有效的产前、分娩和产后护理；安全有效的堕胎服务和护理；不孕不育的预防、管理和治疗；预防、检测和治疗性传播感染和生殖道感染；生殖相关癌症的预防、检测和治疗。综上所述，不孕症既是生殖健康服务的重要内容之一，也是影响育龄人群生殖健康和家庭和谐的一种重要疾病。随着我国生育政策的不断调整优化，不孕症的预防、诊断和治疗也逐渐被大众和政府部门高度重视，2021 年 7 月 20 日，《中共中央国务院关于优化生育政策促进人口长期均衡发展的决定》提出"开展孕育能力提升专项攻关，规范不孕不育诊治服务"作为促进优化生育政策的重要举措之一，以满足更多家庭的生育意愿，促进优生优育和家庭和谐发展，推动实现适度生育水平，促进人口长期均衡发展。

成为父母是人们一生中最普遍期望的目标之一，绝大多数的夫妻都会计划怀孕并妊娠。然而，并非所有夫妻都能够实现该愿望，可能需要通过医疗帮助来解决他们潜在的生殖问题。在全世界范围内，不同的文化对不孕症造成的负面影响不同，但无法掩盖不孕症对个人、家庭和社会带来的众多问题和影响。生育力下降或异常将对个人造成心理负担和困扰，夫妻间会因此出现婚姻不稳定或破裂的情况，甚至出现家庭经济困难。与此同时，生育力异常还伴随着严重的社会问题，如排斥、歧视和侮辱等。此外，无论是何种因素造成的无法怀孕，女性相比男性更容易承受相关的家庭和社会负担，如悲伤和挫败感、社会耻辱和排斥，以及严重的经济匮乏。因此，世界卫生组织（World Health Organization，WHO）已将不孕症视为全球性的公共卫生问题。

天然的生育过程是复杂而奇妙的。简言之，就是女性卵巢孕育卵母细胞并排出，然后卵母细胞被输卵管伞端拣拾起来，在输卵管壶腹部等待与精子相会。而男方孕育精子通过性交排到女性阴道，精子穿过子宫颈、子宫到达输卵管，与卵母细胞在输卵管内相遇并结合成为受精卵，受精卵被输送到子宫腔，在子宫内膜上着床，生长发育成胎儿，直至分娩，这个过程受到女性内分泌系统调节。良好的生育力需要男女双方一系列健康指标的配合，其中，影响女性生育力的因素比较复杂，卵巢、输卵管、子宫、宫颈和阴道，以及内分泌环境等条件均影响生育的过程。生育力状态随着年龄的增加而变化，年龄越大，女性生育力下降，不育的机会随之升高，男性生育力下降较女性出现晚，从 40 岁左右开始下降，但大多数人 50 岁以后仍可生育。当今社会，人们的生育问题日益增多，生育力整体上呈下降趋势，不孕症已经成为妇产科的常见疾病。

在过去的 30 余年中，不孕症的临床实践发生了三个显著变化：首先是辅助生殖技术领域新技术的引入为不孕症的成功治疗提供了更多的可能；其次，公众认识到不孕症治疗成功的可能,因怀孕困难有关的问题进行咨询的妇女人数呈增加趋势;最后,由于女性结婚和生育年龄推迟,以及生育政策持续优化调整,高龄不孕症就诊人数显著增多。

一、不孕症的定义

不孕症(infertility)是一种由多种病因导致的生育障碍状态,是生育期夫妇的生殖健康不良事件,女性无避孕性生活至少 12 个月而未孕称为不孕症。既往从未有过妊娠史,未避孕而从未妊娠者称为原发不孕(primary infertility);既往有妊娠史,而后未避孕连续 12 个月未孕者称为继发不孕(secondary infertility)。对于 35 岁以上女性,推荐半年未孕即可进行不孕相关病因检查。国外的多项调查研究显示,生育力正常的夫妇不避孕 1 年内的妊娠率为 80%~90%,2 年内妊娠率为 93%~95%。

二、不孕症的发病率及国内外现状

对于夫妻和临床医生来说,不孕症的确诊标志着调查或治疗的开始。相应地,用于诊断不孕所采用的确切定义则是评价临床诊疗和干预效果的关键因素。同时,准确了解不孕症的患病率、不孕率的长期发展趋势及其地域差异对于生殖健康服务提供者,以及政策制定者同样至关重要。由于各国、各地区对不孕症的诊断年限、统计方法、资料来源等均有不同,且不孕症的发生又与结婚年龄、受教育程度、月经初潮年龄、居住地区和种族等多因素有关,故不孕症的发病率有较大差异。2012 年 10 月,Maya N 等对涵盖 101 个国家和地区的 277 篇关于人口统计学和生殖健康的调查研究进行分析,发现不孕症患病率在 1990—2010 年无明显变化,其中患病率最高的地区

是南亚、撒哈拉以南非洲、北非、中东、中欧、南欧、中亚。随着全球人口数量的增加,全世界罹患不孕症的夫妇总量由 1990 年的 4 200 万对增加至 2010 年的 4 850 万对。WHO 的调查发现,2015 年发展中国家的不孕症夫妇总量超过 7 200 万,发病率约为 9%。2016 年,美国报道不孕症发病率为 9%~18%。在英国,1 年和 2 年内不避孕但未妊娠的夫妇比例分别为 24% 和 11%,不孕症发病率约为 12.5%。在新西兰,38 岁以下男性的不育症累计发病率为 14.4%~21.8%,女性不孕症累计发病率则为 15.2%~22.0%。在撒哈拉以南非洲中心城市继发不孕的发病率为 30%~40%。

与国外相比,2012 年,我国育龄女性的抽样调查显示,不孕症患者已超过 5 000 万,其中西南地区不孕症发病率高达 20%,较 20 世纪 70~80 年代上升了近 10 倍。不孕症发生率的全国性研究较少,区域性研究较多,目前我国各地区育龄女性不孕症的发病率不等,但上升趋势依然存在。根据北京大学第三医院国家妇产疾病临床医学研究中心牵头开展的全国育龄人群生育健康监测数据显示,我国育龄人群的不孕率已从 2007 年的 11.9% 上升至 2020 年的 17.6%。随着教育的普及,女性在职场上变得更加活跃,关注我国职业女性不孕症发病率可发现我国育龄职业女性不孕症发病率逐年增高,且高于我国平均不孕症发病率。

随着辅助生殖技术的快速发展,不孕症治疗的成功率和安全性极大提升,已帮助众多不孕夫妇成功生育健康的后代,我国每年约有 30 万例辅助生殖技术助孕分娩的新生儿出生。

三、不孕症的病因

不孕症是一种特殊的生殖健康缺陷,生理

因素、病理因素、环境因素、社会因素,以及其他多种因素都可能作用于男女双方,影响其生育力。各种因素包括社会的发展及生活方式、生育观念的改变,女性生育年龄推迟,人工流产的选择,生育愿望的下降;吸烟、肥胖、酗酒及心理压力的影响;食品添加剂及植物雌激素的摄入,工业和农业废物中的化学物如二噁英、镉、邻苯二甲酸盐、双酚 A、吡咯或二甲酰亚胺杀菌剂等作用于人体;遗传疾病、自身免疫性疾病、放化疗、盆腔手术、感染和代谢异常的影响,都给人类生育力带来极大的损害。

　　不孕症可由男方因素、女方因素、男女双方共同因素引起。据统计,在不孕症夫妇中,女方因素占 40%~55%,男方因素占 25%~40%,男女双方共同因素占 20%~30%,不明原因的约占 10%。其中女性不孕因素包括输卵管因素、宫颈和子宫因素、排卵障碍、外阴和阴道因素等。男性不孕因素包括精子生成障碍、精子运送障碍、精子异常、性功能异常等。男女双方因素包括夫妻双方的性生活障碍、对性知识的缺乏及精神高度紧张等。另外,还有免疫因素,包括精子免疫、女性体液免疫异常、子宫内膜局部细胞免疫异常等。不明原因性不孕指经过不孕症的临床系统检查,依靠现今检查方法尚未发现明确病因的不孕症。

四、不孕症的诊断流程

　　不孕症的诊断要点在于病因诊断,其诊断流程一方面具有统一的规范性,对于符合不孕症定义、有影响生育的病史或女方年龄 >35 岁的夫妇,建议双方同时就诊,分别进行病史采集及体格检查。通过男方精液常规分析、女方盆腔检查、超声监测排卵、基础内分泌测定和输卵管通畅度检查,初步评估就诊夫妇的生育能力,明确女性因素(排卵障碍、盆腔因素)、男性因素和不明原因性不孕症的病因分类。在此基础上,通过针对性辅助检查进一步明确病因(绪图 0-0-1)。另一方面,体现了明显的个体差异性,对于不同临床线索的患者应选择适宜的特异性的检查以确诊。

五、不孕症的预防

　　生育能力随着年龄增大呈持续下降趋势,女性 35 岁以后的卵巢储备功能和子宫容受性快速下降,因此,预防不孕症的最佳措施是适龄生育(22~28 岁,或不超过 35 岁)。此外,计划备孕的夫妇可以采取以下措施来提高其自然生育能力,包括:①保持健康的体重(体重指数维持为 19~24kg/m²)和戒烟;②虽然关于酒精对生育不良影响的证据有限,但可以考虑减少酒精摄入量,并增加叶酸的补充摄入量、农药残留低的水果和蔬菜、全谷物、海鲜、乳制品和大豆;③夫妻可以通过在月经周期中最容易受孕的阶段(排卵结束 3 天内)定期性交,增加最大化受孕的机会;④通过监测宫颈黏液或使用排卵预测试剂盒等方法帮助确定排卵时间。

六、不孕症的病因治疗及辅助生殖技术

　　不孕症的治疗原则是针对病因尽早治疗,在病因治疗的同时应掌握生育的基本知识,改变不良的生活习惯,在一般病因治疗失败或治疗后试孕仍未成功时可采用辅助生育技术。

　　1. 女性生殖系统器质性疾病治疗　子宫、输卵管、宫颈等器质性异常,根据相关章节内容进行治疗。

　　2. 排卵障碍的治疗　促排卵治疗包括诱发排卵和控制性卵巢刺激,诱发排卵应用于女

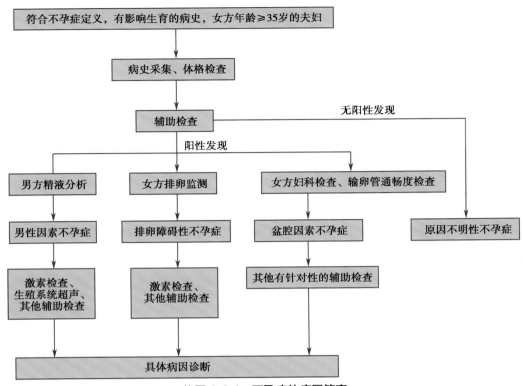

绪图 0-0-1　不孕症的病因筛查

方排卵障碍,一般以诱发单卵泡或少数卵泡发育为目的,控制性卵巢刺激应用于不孕症妇女进行辅助生殖技术超促排卵刺激周期,以获得多个卵泡发育为目的。

3. 男方因素不孕的治疗　少弱精子症者可给予药物或手术治疗,若无效可应用辅助生育技术;双侧输精管阻塞性无精子症,而经睾丸或附睾活检发现成熟精子者,也可采用辅助生育技术。

4. 不明原因性不孕症的治疗　不明原因性不孕症患者 3 年累计自然妊娠率为 33%~60%,但 3 年后妊娠率则每年降低 25%,对于年龄大于 35 岁的患者而言,妊娠率则更低。由于尚未找到确切的病因,对于不明原因性不孕症患者的治疗仍为经验性治疗,包括结合治疗。短时间内应用人工授精、促排卵(最多 6 个周期)及辅助生殖技术虽有助于提高妊娠率,但有关人工授精和促排卵联合治疗的效果尚无定论。辅助生殖技术的花费高于人工授精或促排卵 / 人工授精,因此在制订治疗措施时,医务人员应多方面考虑,在衡量治疗效果与花费及副反应后谨慎选择。

5. 辅助生殖技术　1978 年,Edward 和 Steptoe 采用体外受精与胚胎移植技术妊娠的世界第一例婴儿成功诞生(俗称"试管婴儿"),这是人类生殖医学技术的重大突破。1988 年,大陆首例试管婴儿诞生在北京大学第三医院,随着人类辅助生殖技术(assisted reproductive technology,ART)的不断深入开展、普及和快速发展,我国每年约有 30 万例辅助生殖技术助孕分娩的新生儿出生。目前,常用的辅助生育技术有人工授精(artificial insemination,AI)和体外受精 - 胚胎移植(*in vitro* fertilization and embryo transfer,IVF-ET)及其衍生技术两大类。然而,辅助生殖技术本身及社会、伦理、道德、法律等诸多方面的问题也日益突出,其应用的安全性值得深入探讨。

生殖健康既关系育龄女性的基本生活、心理健康,也关系中华民族的人口素质。针对不孕症的诊断和治疗,中国大陆辅助生殖技术出现至今已有 30 余年,国内生殖医学虽然起步较晚,但发展迅速,不孕症相关疾病的诊疗水平已经与国际接轨。不孕症并不是一种独立的疾病,而是由许多疾病或多种因素导致的生殖障碍。因此,病因诊断是不孕症诊断的重点,对治疗方案的选择有重要指导意义。通过对不孕症的充分认识和深入探索,以及辅助生殖技术的全面发展,越来越多的不孕症患者获得成功治疗。辅助生殖新技术的发展也标志着现代生殖医学已超越了单纯治疗的范围,逐渐进入了对生命奥秘的探索和研究阶段。

（王媛媛　潘宁宁）

参考文献

1. GLASIER A, GULMEZOGLU AM, SCHMID GP, et al. Sexual and reproductive health: a matter of life and death. Lancet, 2006, 368 (9547): 1595-1607.

2. STARRS AM, EZEH AC, BARKER G, et al. Accelerate progress-sexual and reproductive health and rights for all: report of the Guttmacher-Lancet Commission. Lancet, 2018, 391 (10140): 2642-2692.

3. 乔杰. 生育力保护与生殖储备. 北京：北京大学医学出版社, 2013.

4. 乔杰. 生殖工程学. 北京：人民卫生出版社, 2007.

5. BOIVIN J, BUNTING L, COLLINS J A, et al. International estimates of infertility prevalence and treatment-seeking: potential need and demand for infertility medical care. Hum Reprod, 2007, 22 (6): 1506-1512.

6. MASCARENHAS MN, FLAXMAN SR, BOERMA T, et al. National, regional, and global trends in infertility prevalence since 1990: a systematic analysis of 277 health surveys. PLoS Med, 2012, 9 (12): e1001356.

7. ZHOU Z, ZHENG D, WU H, et al. Epidemiology of infertility in China: a population-based study. BJOG, 2018, 125 (4): 432-441.

8. ZHENG D, ZHOU Z, LI R, et al. Consultation and treatment behaviour of infertile couples in China: a population-based study. Reproductive Biomedicine Online, 2019, 38 (6): 917-925.

9. CARSON SA, KALLEN AN. Diagnosis and management of infertility: a review. JAMA, 2021, 326 (1): 65-76.

10. 陈子江, 刘嘉茵, 黄荷凤, 等. 不孕症诊断指南. 中华妇产科杂志, 2019, 54 (8): 505-511.

1
CHAPTER

第一章
女性的评估：排卵

女性在一生中各阶段具有不同的生理特征，而生殖系统的变化最为独特和显著。卵巢是女性的性腺器官，随着年龄增长，其大小及形状也发生着改变，在育龄期，其主要功能包括分泌性激素，以促进维持女性性征和调节月经周期。从青春期开始，女性卵巢发育，在下丘脑 - 垂体 - 卵巢轴的调控作用下，卵巢激素发生周期性变化，子宫内膜随之变化，或内膜最终剥脱，形成月经来潮，或卵细胞受精着床于内膜直至妊娠。卵巢的另一大主要功能是产生和排出卵细胞，承担着人类繁衍生命的重要作用。卵是女性的生殖细胞，作为人体中最大的一种细胞，通常情况下，每个月经周期会有一个卵细胞发育成熟并由卵泡排出，称为排卵。尽管在女性胎儿体内有数百万个卵细胞，但在一生中，只有约 400 个卵细胞能发育成熟排出，其余则退化。排卵是伴随着女性的生殖周期也就是月经周期发生的。如果排卵障碍可能造成不孕症。本章将简要介绍月经周期的特点，以及讲述监测排卵的具体方法。

第一节　月经周期概述

一、月经周期的定义

月经（menstruation）是指伴随卵巢周期性变化而出现的子宫内膜周期性脱落及出血。月经周期（menstrual cycle）是指从月经第一天到下次月经第一天间隔的时间，一般为 21~35 天，平均约 28 天。按子宫内膜的组织学变化，月经周期分为增生期、分泌期及月经期。每次月经持续时间称为经期，一般可为 2~8 天，平均 4~6 天。

二、正常月经周期的特点

月经周期长度的中位数为 28 天，通常为 21~35 天。在生育年龄的绝大多数时间里，月经周期的长度很少有变化。但初潮后的短时期和近绝经期、不同个体间，月经周期的间隔长度变化大。不同妇女之间及同一妇女随着年龄增长将出现月经周期长度的不确定改变，但周期长度主要取决于卵泡期长度的变化，随着卵巢功能的下降，月经周期有时可能会缩短。

三、月经期的临床表现

正常月经具有周期性，月经血呈暗红色，除血液外，还有剥脱的子宫内膜碎片、宫颈黏液和脱落的阴道上皮细胞。经血 3/4 来自动脉，1/4 来自静脉，在纤溶酶的作用下，月经血通常不易凝结，有利于血液和组织纤维的排出，如果血量多或出血速度较快也可形成凝血块。正常月经量为 20~60ml，超过 80ml 为月经过多。月经为生理现象，经期一般无特殊症状，但经期因盆腔充血及前列腺素的作用，可能出现子宫收缩痛或腰骶部下坠不适，并可出现腹泻等胃肠功能紊乱。

第二节 卵巢周期

从青春期开始到绝经前，卵巢在形态和功能上发生周期性变化称为卵巢周期（ovarian cycle）。月经周期是由下丘脑 - 垂体 - 卵巢三者之间的相互作用来调节的。下丘脑调节垂体的功能，而垂体调节卵巢分泌性激素，卵巢产生的性激素反过来又作用于下丘脑和垂体，影响其产生的促性腺激素释放激素（gonadotropin releasing hormone，GnRH）、卵泡刺激素（follicle-stimulating hormone，FSH）和黄体生成素（luteinizing hormone，LH）的释放，即反馈作用。抑制其释放时称负反馈，促使其释放时称正反馈。卵巢激素作用于子宫内膜发生周期变化，所以月经的周期性特征是由卵巢周期决定的。

一、卵泡期

始于月经第一天，包括多个卵泡的募集、优势卵泡的出现。每个月卵泡发育、募集，通常只有一个优势卵泡可达到完全成熟，并排出卵子（图 1-2-1）。其余卵泡发育到一定程度通过细胞凋亡自行退化闭锁。一组窦卵泡在 FSH 的作用下开始生长发育，称为募集。大约 7 天后，FSH 阈值最低的一个卵泡，优先发育为优势卵泡，其余卵泡退化闭锁。在月经的第 11~13 天，优势卵泡增长至直径 18~20mm，血清雌激素水平持续增多，可能通过正反馈作用促进 GnRH 产生，从而使 FSH、LH 分泌增加。

二、排卵

成熟卵泡腔增大，卵泡液增加，向卵巢表面突出，在 LH 达峰值后约 36 小时，卵泡破裂，卵排出进入腹腔。卵细胞和其周围的卵冠丘复合体从卵巢排出，称为排卵（ovulation）。排卵过程包括卵母细胞完成第一次减数分裂和卵泡壁胶原层的分解及小孔形成后卵子的排出。LH 峰使初级卵母细胞完成第一次减数分裂，排出第一极体，成熟为次级卵母细胞。在 LH 作用下，卵巢颗粒细胞黄素化，在排卵前产生少量孕酮，与 LH、FSH 协同作用，激活卵泡液内蛋白溶酶活性，使卵泡壁隆起部分胶原消化，形成小孔。同时在卵泡液中前列腺素促使卵巢内平滑肌收缩，促进排卵。排卵通常发生在下次月经前 14 天，卵子排出进入腹腔，经输卵管伞端捡拾，进入输卵管，如果与精子相遇发生受精，就可能进一步进入子宫种植发育成胎儿从而妊娠。

三、黄体期

排卵后卵泡液流出，卵泡壁塌陷，卵泡颗粒细胞和卵泡内膜细胞向内侵入形成皱襞，伴有卵泡膜内层毛细血管出血，以及形成结缔组织，这样破裂的卵泡腔重新组织成一个富含血管的网状结构，在 LH 作用下，颗粒细胞和卵泡膜内层细胞分裂增生，成为颗粒黄体细胞和卵泡膜黄体细胞，两种黄体细胞内含胡萝卜素呈黄色，故名黄体。排卵后 7~8 天（月经周期第 21~22 天），黄体的体积和功能达到高峰，直径 1~2cm。黄体的主要功能是产生孕激素，人类黄体每天产生 25~50mg 的孕酮，排卵后随着黄体功能的变化，孕酮的产生也呈现曲线变化。黄体的发展取决于是否受孕。如果排出的卵子受精，受精卵分裂发育成胚胎，胚胎滋养细胞分泌人绒毛膜促性腺激素（human chorionic gonadotropin，hCG）使黄体增大成为妊娠黄体，在妊娠早期发挥重要作用，至妊娠 3 个月才逐渐退化。如果排出的卵子未受精，黄体则在排卵后 9~10 天开始退化，黄体细胞逐渐萎缩，结缔组织及纤维细胞增多，组织纤维化，颜色变白，成为白体。同时孕酮分泌水平也逐渐回落，直至排卵后 14 天左右，黄体期结束，月经来潮，新的周期开始。

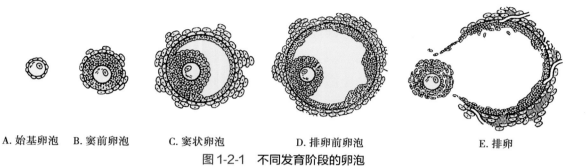

A. 始基卵泡　　B. 窦前卵泡　　C. 窦状卵泡　　D. 排卵前卵泡　　E. 排卵

图 1-2-1　不同发育阶段的卵泡

第三节　子宫内膜周期

在性激素的调控下，伴随卵巢周期，子宫内膜也发生着形态和功能上的变化，按子宫内膜的组织学变化，月经周期分为三个阶段，即月经期、增殖期、分泌期（图 1-3-1）。

一、月经期

随着黄体萎缩，激素分泌急剧减少，子宫内膜血管痉挛性收缩，子宫内膜海绵状功能层从基底层崩解剥离，伴随血管破裂出血，血液及脱落的内膜碎片经阴道排出成为月经。历时 3~5 天，流血量通常 20~60ml。一般女性在 13~14 岁开始出现第一次月经，称初潮。45~55 岁进入绝经期。

二、增殖期

通常相当于月经周期的第 5~14 天，处于卵巢周期中的卵泡期。卵巢分泌雌激素，使子宫内膜逐渐修复和增厚，内膜表面上皮、腺体、间质、血管均呈增殖性变化称增殖期。该期可分为早、中、晚三期。

（一）增殖早期

月经周期 5~7 天，内膜薄，腺体短、直、细且稀疏，腺上皮细胞呈立方形或低柱状；间质致密，细胞呈星形，小动脉壁薄，较直。

（二）增殖中期

月经周期 8~10 天，内膜腺体数量增多，腺上皮细胞增生活跃，细胞呈柱状，间质水肿明显，螺旋小动脉逐渐发育。

（三）增殖晚期

月经周期 11~14 天，内膜增厚，腺上皮呈高柱状，腺体更长，间质细胞结合成网状，小动脉增生，管腔增大。

三、分泌期

由排卵起至下次月经来临之前，即月经周期的第 15~28 天。黄体生长成熟，并分泌大量孕激素。在激素作用下，子宫内膜持续增厚，腺体出现分泌现象，间质疏松水肿，血管迅速增加,为受精卵的种植和发育准备条件。也分为早、中、晚三期。

(一)分泌早期

月经周期第 15~19 天,内膜腺体进一步增长,腺上皮细胞出现含糖原的核下空泡,间质水肿,螺旋小动脉继续增生。

(二)分泌中期

月经周期第 20~23 天,子宫内膜更厚且呈锯齿状,腺体内的分泌上皮细胞顶端胞膜破裂,细胞内糖原溢入腺体,称为顶浆分泌。间质更加疏松、水肿,螺旋小动脉进一步增生。内膜的分泌活动在 LH 峰后 7 天达高峰,与胚胎的植入同步。

(三)分泌晚期

月经周期第 24~28 天,如果没有胚胎植入,卵巢黄体功能退化,子宫内膜随之呈海绵状,间质更加疏松、水肿,螺旋小动脉增长超过内膜厚度,宫腔更加扩张,即将进入月经期。

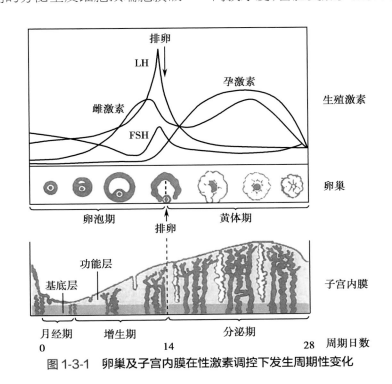

图 1-3-1 卵巢及子宫内膜在性激素调控下发生周期性变化

第四节 易受孕期

在排卵期的性生活更容易使女性受孕,但因精子和卵细胞在女性体内仍能短期生存,因此受孕的时机可以是一段时间。精子进入女性生殖道内通常可存活 3~5 天并保持受精能力,而卵细胞的生命力却较短,通常为排卵后 12~24 小时。有研究表明,在能够获得妊娠的周期中,性交大多在排卵前 6 天至排卵后 2 天内,此段时间妊娠可能性高,在排卵前 1 天指导同房妊娠可能性最高,排卵后则下降。因此粗略的做法是将月经来潮前 14 天作为排卵日,此前 6 天起隔日同房。但是,由于月经周期长度不同,即使是月经规律的女性排卵时间也有不同,故仅根据周期的特点不能完全准确地判定排卵时间。

一、月经史或观察宫颈黏液变化

根据月经史可以大致推测排卵情况。通常有排卵的月经周期是规律的、可预测的，约为1个月。正常月经周期来自于卵巢周期特征性的激素变化而致的正常排卵，因此在有排卵的女性中，月经量、经期长短和特征是每个周期一致的，常常伴有一些有预测性的经前症状。而无排卵的女性月经周期不规律，无法预测，月经稀发很常见，月经量和经期长度也可能经常变化，经前没有固定的症状。所以月经不规律、稀发的女性可能存在排卵障碍，临床上需要注意检测。但是月经规律的女性就一定存在正常排卵吗？答案是并不一定，特别是对不孕的患者，仅用月经史来判断排卵不可靠。

雌激素可以刺激宫颈产生黏液，在卵泡期，随着雌激素水平增高，宫颈黏液逐渐增多，到排卵前宫颈黏液多而清澈透明，呈蛋清样拉丝状。排卵后，在孕激素的影响下，宫颈黏液变黏稠、混浊。女性可以自行通过观察宫颈黏液的量和性状的周期变化来估测排卵的时间。但是，并非所有有排卵女性都有典型的宫颈黏液变化特征，而且许多妇女认为监测过程比较繁琐和不确定。尽管月经史和宫颈黏液的变化可以提供有用信息，但对不孕妇女的认真评估还需要更客观和准确的排卵检测手段。

二、基础体温

基础体温（basal body temperature，BBT）指基础静息状态下的体温，也就是完全休息，如睡眠时的体温。基础体温通常比正常体温值还低一些，常小于36.7℃。排卵后，血清中孕激素浓度升高，基础体温随之升高，且有一定的浓度依赖性。每天监测基础体温且记录并画出相应曲线，可以估测排卵日及找到易受孕期。

BBT监测的具体方法为每天早晨起床前用口表测量口腔温度，可以应用传统的玻璃水银体温计，每一度分十个刻度标记，或精确的电子体温计。测量体温应该是醒来的第一件事，否则温度值可能会被影响。每天的数值需要记录在表格纸中，同时记录月经周期内天数和同房的日期。女性在卵泡期的BBT通常为36.1~36.4℃，排卵后由于孕酮水平升高，BBT会突然升高0.4~0.6℃，黄体期温度持续维持，至月经前降至低水平。因此，有排卵的BBT是双相型的，通常在体温升高后14天左右来月经。如果当周期妊娠，因卵巢黄体分泌孕激素，故BBT将维持在高水平。通过BBT监测可以帮助不孕夫妇寻找最易受孕时机。孕激素介导的体温升高发生在排卵后1~2天，体温会迅速突然地升高，较易观察到。所以体温升高前1周内是易受孕时期，可以通过多个周期监测来回顾估测排卵时机安排试孕。

监测基础体温评估排卵的方法简便易行、无创伤、费用低廉，除了判断是否排卵，寻找易受孕期外，还可以评估黄体期长短，相应地给予针对不孕的治疗。但其缺点是准确度较差，对于BBT有影响的因素较多，可能使有排卵的女性得不到双相体温曲线而导致误判，且每天重复的监测可能会造成不孕夫妇的压力而导致厌倦情绪，近年来已较少采用。

三、监测尿LH

排卵通常发生在LH峰值后24~36小时，测定LH值可以辅助判断排卵时间，结合超声检查确定指导同房或人工授精的最佳时机。血清LH值的检测准确度高，但尿LH试纸更为简便、无创、经济，患者可以自行在家中监测 LH，以确定最易受孕期。由于 LH 释放入血，半衰期很短，主要通过尿液很快从体内清除，通常仅在 LH 出现峰值的一段时期尿 LH 试纸才会达到阈值而显示阳性。在多数月经周期中，仅 1 天或 2 天出现阳性。因此，在预测峰值出现前 2~3 天应每天监测直到显示强阳性。

尿 LH 试纸的结果可能受到液体入量和检测时间等影响，无需严格限制入液量，但应该避免在测试前短时间内大量饮水。晨尿最为浓缩，理论上是最佳检测样本，为减少假阴性结果可以每天监测 2 次，但有研究显示如果只检测 1 次，最有效的时间是下午 15 点至傍晚 20 点。选择合格的市售尿 LH 试纸，阳性结果提示有 90% 的可能排卵发生在 24~48 小时，故易受孕期包括 LH 峰值日和其后的 2 天。首次阳性后的第 2 天是指导同房的最佳时间，宫腔内人工授精或冻融胚胎移植则需要结合阴道超声更精确地判定排卵日。

四、血清孕激素水平

检测血清中孕激素水平也是一个常用的、判断是否排卵的方法。在卵泡期 LH 出现峰值之前，血清中孕酮水平较低，通常低于 1ng/ml，随着 LH 峰的出现，孕酮水平开始轻度升高，排卵后快速升高通常超过 3ng/ml，黄体期持续升高在排卵后 1 周左右达高峰，如未妊娠到月经期下降。单纯测定孕酮仅能提示是否排卵，结合检测 LH 值则可以推测判断排卵时间，对于人工授精或冻融胚胎移植的时机判定有重要的辅助作用。

如果月经周期是 28 天，在黄体中期也就是月经第 21 天或排卵后 1 周检测血清中孕酮水平，此时应该是孕激素浓度最高的时候。不

仅可以判断有无排卵，也可以评估黄体功能。黄体中期孕酮始终低值是黄体功能不全诊断的标准，也是排卵障碍的表现。对于正常黄体功能的最低血清孕酮值并无统一标准，通常认为应大于 10ng/ml，但因孕酮分泌是脉冲式的，在不同女性、不同周期这个值波动的范围也较大。

五、阴道超声

阴道超声监测排卵是目前国内最常用的方法，准确度高，经过培训的生殖专科医生在诊室就可以进行。通过超声影像，连续观察卵泡发育情况、内膜厚度及形态变化，准确指导辅助生殖技术的执行。

月经周期规律的女性，通常从月经的第 8~10 天开始进行阴道超声的检查，记录是否有优势卵泡发育及直径，以及子宫内膜的厚度和形态，同时也记录子宫卵巢或盆腔的异常情况。根据卵泡发育情况定期监测直至卵泡破裂判定排卵。排卵前卵泡通常每天生长 1~3mm；排卵后卵泡消失，或形成黄体表现为边缘不清晰且其内回声增强，也可观察到盆腔直肠子宫凹陷游离液体增加。

通过超声预测排卵时间，主要根据的是卵泡大小，但是成熟的卵泡直径变化很大，也取决于是否应用促排卵药。通常，自然状态下成熟卵泡为 17~26mm，口服促排卵药如氯米芬后为 19~30mm，而注射促性腺激素后为 15~22mm。如果应用人绒毛膜促性腺激素代替 LH 峰诱发排卵，通常在注射后 24~48 小时发生排卵。因此，注射 hCG 后 1~2 天是指导同房或人工授精的最佳时机。

通过连续阴道超声监测排卵是最为准确的评估方法，同时还能观察患者子宫内膜情况及是否有盆腔的其他病变；缺点是患者需要

经常到医院就诊,可能费用较高,且需要由专门培训过的有经验的医生进行操作。

六、子宫内膜活检

子宫内膜活检是较古老经典的测排卵方法之一,依据为孕激素可引起内膜的特征性改变。卵泡期子宫内膜在雌激素的作用下呈现增殖期的病理改变,有排卵的女性,排卵后在孕激素主导的作用下内膜呈现分泌期,而无排卵女性内膜长期处在增殖期,甚至在长时间雌激素单一刺激下出现增生过长或进一步的病变,应用外源性的孕激素也可以使内膜变为分泌期。

子宫内膜活检取材可以在门诊手术室进行,操作简便,基层医院也可以进行,缺点是进行有创性操作可能给患者带来痛苦或副损伤。但目前多数采用一次性的内膜活检吸管操作,痛苦小、方便、省时。因吸管较细通常不必使用扩宫棒扩张宫颈,绝大多数患者都可耐受。为了有效地判断排卵,内膜活检应选择在分泌期的合适时间进行,要排除妊娠可能并提前进行阴道分泌物检查除外炎症。有经验的病理学家推测内膜所处的时期,回顾性地判断排卵的时间。通常认为内膜病理的时间和取材的时期相符为正常,那么超出2天以上,可能为黄体功能不足。但近年来此方法受到了许多质疑,不同病理学家对于标本的判定差异较大,临床上逐渐用其他无创和更准确的方法替代。

七、小结

排卵的评估是不孕症诊疗的重要内容之一。对于月经规律的女性,可以自行监测基础体温或结合尿LH试纸来大致推测排卵的时间,该方法虽粗略受干扰因素多、准确性差,但简单易行,在家中就能完成。如已经有不孕问题且需要进行指导同房或人工授精等助孕时,

可以行阴道超声监测卵泡发育,必要时可结合血清雌孕激素水平准确判断排卵。如果同时怀疑子宫内膜病变也可以进行内膜活检。不同的检测排卵的方法各有利弊,从简单到复杂,应根据实际需求来选择。

【病例讨论】

病例一

患者女性,28岁,月经规律,初潮13岁,周期28~30天,经期5天,无痛经。婚后2年工具避孕,半年前解除避孕而未孕,性生活次数每月2~4次,既往健康,无手术及特殊病史。G0P0。丈夫精液检查正常。

体格检查及妇科检查: 未见异常。

辅助检查: 妇科超声及性激素检查未见异常。

专家点评: 患者为青年女性,仅半年未避孕,尚不属于不孕症,性生活次数不多,可以先监测排卵指导同房。如患者不便于频繁来医院就诊,可采用在家中监测基础体温及结合尿LH试纸来推算同房日期。如果患者难以自行监测,愿意来医院就诊,也可进行连续阴道超声检查,监测排卵,指导合适时间同房。通常自月经第10天左右开始首次监测,如果尚无发育卵泡或卵泡较小,可以间隔1~3天再次监测,在卵泡发育成熟直径达到18~20mm时,指导患者开始隔天同房,再进行超声检查确定卵泡是否已破以推测排卵。监测排卵的同时也要记录子宫内膜的厚度和形态。如果排卵或内膜有问题可以相应地给出治疗调整。患者月经规律,如果通过来医院监测1~2周期而发现排卵的规律,可以大致推算排卵日继续自行备孕3~6个月。如仍未孕,再进一步进行不孕症相关的检查及治疗。

病例二

患者女性,32岁,月经不规律,初潮14

岁,周期 2~4 个月,经期 7 天,无痛经。婚后 3 年未避孕未孕,性生活正常。曾口服黄体酮调经,未系统监测过排卵情况。既往健康,无手术及特殊病史。G0P0。丈夫检查精液正常。患者因职业需要每周值一个夜班。

体格检查: 身高 163cm,体重 60kg,体检无多毛表现,乳房发育、腹部及外阴未见异常,妇科检查未见异常。

辅助检查: 妇科超声示子宫大小形态未见异常,内膜 1.0cm,回声不均匀,双侧卵巢内均可探及超过 12 个小卵泡,盆腔检查未见其他异常。性激素及甲状腺功能未见异常。

专家点评: 患者长期月经稀发,排卵障碍,不再需要进行排卵试验,因丈夫无异常,故主要治疗为促排卵。患者原发不孕,无盆腔感染、结核及盆腔手术史,估计输卵管异常的概率不大,可先尝试促排卵治疗,如仍未孕再行输卵管检查。妇科超声提示内膜厚 1.0cm,回声不均匀,且月经稀发,多囊卵巢综合征的患者易合并内膜增生等病变,因此可在促排卵之前进行内膜活检排除内膜疾病。也要检测血

糖、血脂及胰岛素水平等除外糖脂代谢异常。促排卵的方案为口服氯米芬,也可选用来曲唑。或应用注射促排卵药物。

如果仅需知道是否是药物起效导致了卵泡生长发育,可以采用基础体温监测,结合尿 LH 试纸大致推断排卵日期来指导同房。但患者需要值夜班,月经周期内睡眠时间会发生变化,基础体温不可靠。也可以采用血清孕酮检测,药物如果有效,排卵可能在月经的第 14~21 天,故通常于月经的第 24、25 天左右测血清孕酮(>3ng/ml),可以避开极早或极晚黄体期,避免得到不确切的临界值。但孕酮水平升高也不代表一定发生了排卵,如果卵泡发生黄素化,孕激素水平仍可上升且半个月后有月经来潮,此时阴道超声监测就是最好的检测方法。应用促排卵药物后,可以进行超声监测,如果没有优势卵泡发育可以及时增加药物或调整方案,在卵泡成熟后可予人绒毛膜促性腺激素诱发排卵,配合进行指导同房,并且最终监测到卵泡是否破裂。

(乔 杰 刘 平 黄 锬)

参考文献

1. 乔杰,徐丛剑,李雪兰.女性生殖系统与疾病.2 版.北京:人民卫生出版社,2021:13.

2. BAERWALD AR, ADAMS GP, PIERSON RA. Ovarian antral folliculogenesis during the human menstrualcycle: a review. Hum Reprod Update, 2012, 18 (1): 73-91.

3. MESSINIS IE, MESSINI CI, DAFOPOULOS K. Novel aspects of the endocrinology of the menstrual cycle. Reprod Biomed Online, 2014, 28 (6): 714-722.

4. MESSINIS IE. Ovarian feedback, mechanism of action and possible clinical implications. Hum Reprod Update, 2006, 12 (5): 557-571.

5. SIMMONS RG, JENNINGS V. Fertility aware-ness-based methods of family planning. Best Pract Res Clin Obstet Gynaecol, 2020, 66: 68-82.

6. LESSEY BA. Detection of the smaller window of maximal receptivity: timing isn't everything. Fertil Steril, 2018, 109 (1): 73-74.

7. DUIJKERSI JM, KLIPPING C. Ultrasono-

graphic assessment of endocervix and cervical mucus in ovulatory menstrual cycles. European Journal of Obstetrics & Gynecology and Reprod, 2000, 93 (1): 13-17.

8. HEWITT SC, WINUTHAYANNON W, KORACH KS. What's new in estrogen receptor action in the female reproductive tract. J Mol Endocrinol, 2016, 56: R55-71.

9. SUAREZ SS, PACEY AA. Sperm transport in the female reproductive tract. Hum. Reprod Update, 2006, 12: 23-37.

10. MAHER MA, ABDELAZIZ A, SHEHATA YA. Effect of follicular diameter at the time of ovulation triggering on pregnancy outcomes during intrauterine insemination. Int J Gynaecol Obstet, 2017, 139 (2): 174-179.

11. ANTAKI R, DEAN NL, LAPENSEE L, et al. An algorithm combining ultrasound monitoring and urinary luteinizing hormone testing: a novel approach for intrauterine insemination timing. J Obstet Gynaecol Can, 2011, 33 (12): 1248-1252.

2
CHAPTER

第二章
女性的评估：输卵管功能

生殖对人类的繁衍和社会的进步都起着至关重要的作用。输卵管在妊娠过程中也起着必不可少的作用。输卵管既是精卵相遇的桥梁，也是受精的重要场所，还担负着将胚胎运送回宫腔的重要任务。其中任何一个环节发生异常，都将直接导致妊娠失败，甚至发生异位妊娠等病理妊娠，危及生命。

流行病学调查显示，在不孕症患者中，10%~30% 是由输卵管功能异常导致的，也就是输卵管性不孕。而随着社会的发展、女性初次性生活时间的提前、生育年龄的推后，输卵管性不孕的发生率也呈上升趋势。因此，在不

孕症诊治的临床工作中，医生们每天面临许多输卵管性不孕的患者，而她们的病因、临床表现及处理却各不相同。本章将集中讨论输卵管功能的评估，介绍输卵管功能异常的病因、诊断方法，并简要介绍输卵管功能异常的治疗方法。并结合病例探讨治疗方案的选择。随着辅助生殖技术的发展、微创手术技术的进步，输卵管性不孕患者的治疗选择也多种多样，但每对夫妇的检查和治疗方案都应该结合夫妻双方的情况给出个体化的建议，帮助患者获得最好的生育结局。

第一节　正常输卵管结构及功能

一、输卵管分部

输卵管是一对细长而弯曲的肌性管道，由内向外分为四部分：

1. **间质部**　潜行于子宫壁内的部分，长约 1cm，管腔最窄。

2. **峡部**　在间质部外侧，细而较直，管腔较窄，长 2~3cm。

3. **壶腹部**　在峡部外侧，壁薄，长 5~8cm，内含丰富皱襞，管腔宽大且弯曲，受精常发生于此。

4. **伞部**　在输卵管最外侧段，长 1~1.5cm，开口于腹腔，管口处有许多指状突起，有"拾卵"作用。

二、输卵管壁的解剖

输卵管管壁由三层组成：

1. **浆膜层**　为最外层，是腹膜的一部分。

2. **平滑肌层**　为中层，该层肌肉的收缩有

协助拾卵、运送受精卵及一定程度上阻止经血逆流和宫腔内感染向腹腔内扩散的作用。

3. **黏膜层**　为最内层，由单层高柱状上皮覆盖。

三、输卵管的上皮细胞分类

输卵管上皮细胞分为四种：

1. **纤毛细胞**　有摆动功能，可以协助运送受精卵。

2. **无纤毛细胞**　有分泌作用，又称分泌细胞。

3. **楔状细胞**　是无纤毛细胞的前身。

4. **未分化细胞**　是上皮细胞的储备细胞，又称游走细胞。

输卵管任何一个部位、一个层次或一种细胞的形态、功能发生异常，都将可能引发输卵管运送配子、胚胎功能的异常而导致输卵管性不孕。常见的导致输卵管功能异常的病因包括感染、炎症及生殖道畸形。

第二节　常见输卵管疾病

一、感染

盆腔炎性疾病(pelvic inflammatory disease, PID)是导致输卵管性不孕最主要的原因之一。PID 是一组女性内生殖道感染性疾病的总称,主要包括子宫内膜炎、输卵管炎、输卵管卵巢脓肿、盆腔腹膜炎等,而其中最常见的就是输卵管炎。其发病机制主要为病原微生物侵袭输卵管及其周围组织,并破坏输卵管正常的组织结构和解剖关系,破坏输卵管通畅性、肌肉的收缩或纤毛的摆动,从而影响输卵管运送配子、胚胎的能力,导致输卵管功能异常,最终造成输卵管性不孕。研究表明,随着患 PID 次数的增加,发生不孕的概率也随之升高,其中有 3 次 PID 史的患者中,不孕的发生率高达 54%。而在输卵管性不孕的患者中,也有 1/3 患者有明确诊断的 PID 病史。

可能导致 PID 的病原微生物种类繁多,其中导致不孕最常见的微生物感染为沙眼衣原体(*Chlamydia trachomatis*, CT)。流行病学调查表明,CT 感染是目前世界范围内发病率最高的性传播疾病(sexually transmitted infections, STDs),在发展中国家中,衣原体感染占急性盆腔炎的 50%。CT 感染导致的输卵管炎可能在症状出现前已潜伏较长时间,而其中一些患者常无临床症状。慢性、持续存在的感染或反复感染导致的炎症可能会导致盆腔粘连、破坏输卵管的纤毛细胞,影响输卵管的通畅性、形态及上皮细胞功能,造成输卵管功能异常,导致输卵管性不孕。

淋病奈瑟球菌引起的泌尿生殖系统化脓性感染也是一类常见的 STD,特别是在社会地位、经济水平较低的生育年龄女性中。如未接受规范治疗,可能迁延不愈或反复发作,导致输卵管的正常结构遭到破坏,造成输卵管性不孕。另外,可能导致 PID 的病原微生物还包括支原体、需氧菌及厌氧菌。

除上述病原微生物外,结核分枝杆菌感染导致的生殖道结核——结核性盆腔炎,也可能严重损害女性生殖健康。生殖道结核是由结核分枝杆菌侵入生殖器官导致的慢性肉芽肿性疾病,常继发于其他部位的结核感染,如肺结核或消化道结核,多发生于青年妇女,病程大多进展缓慢,常无急性发作,故很多患者无自觉不适,多在不孕的检查过程中发现。盆腔结核几乎 100% 会累及输卵管,结核分枝杆菌侵袭输卵管黏膜和管壁,导致管壁僵直、结节硬化,管腔内大量干酪样物质,导致输卵管节段性堵塞。同时还可能累及子宫内膜、卵巢,破坏子宫内膜、影响卵巢功能,严重影响女性生育力。

二、炎症

除病原微生物感染后导致的感染性炎症外,还有一些其他原因可能导致盆腔炎症,影响输卵管功能,常见的包括手术操作及子宫内膜异位症。

盆腹腔手术后可能发生盆腔粘连,若累及输卵管,将可能影响输卵管的形态及功能,导致输卵管性不孕。常见的生殖器官手术,如异位妊娠、卵巢囊肿、子宫肌瘤等手术,术后可能直接导致盆腔粘连,引起机械性的输卵管梗阻或因粘连破坏输卵管的蠕动、拾卵能力，造成输卵管功能异常而导致输卵管性不孕。邻近器官的手术，如阑尾切除术，也可能导致盆腔粘连，尤其是化脓性阑尾炎引起腹膜炎时，术后可能发生盆腔粘连，导致输卵管性不孕。虽然腹腔镜术后盆腔粘连的发生率及严重程度都优于传统的开腹手术，但仍无法避免术后盆腔粘连的发生。除手术本身刺激之外，术后的继发感染也可能导致输卵管功能异常。

另外一种可导致盆腔炎症、粘连的疾病是子宫内膜异位症。子宫内膜异位症是育龄女性常见的妇科疾病，在不孕症女性中发病率更可高达30%。其导致的慢性盆腔疼痛综合征、盆腔包块和不孕，严重影响女性身心健康及生活质量。子宫内膜异位症导致不孕的机制复杂，涉及卵母细胞发育、排卵、腹腔内环境改变、子宫内膜容受性异常等多个环节，即使轻度的子宫内膜异位症也可能导致生育力下降。而盆腔子宫内膜异位症病灶刺激大量炎症因子积聚，导致局部炎症并形成粘连，最终影响输卵管功能，导致不孕。特别是在中重度子宫内膜异位症患者中，严重的盆腔粘连常造成输卵管机械性梗阻，导致不孕。

三、生殖道畸形

自胚胎第5周，胚胎体腔背部，肠系膜两侧的体腔上皮增生、肥厚、隆起，形成尿生殖嵴，外侧为中肾，内侧为生殖嵴，是性腺发生的始基。生殖嵴外侧，都有中肾管和副中肾管。女性胚胎中在发育的第6周，因女胎的生殖腺分化为卵巢，无雄激素与抗中肾旁管激素的作用，中肾管退化，副中肾管发育成女性生殖道。中肾管头端外侧体腔上皮向间质内凹陷，形成纵沟，向胚胎尾侧发展，不久沟的边缘互相联合形成管道，称为副中肾管，左右各一。管的头段与腹腔相通，形成输卵管部。副中肾管中段，向内向下斜行，演化为子宫底部和体部，副中肾管两侧合并形成子宫颈及阴道上段，胎儿12周末时子宫壁增厚，形成阴道穹窿，胎儿16周时，子宫肌层形成。24周末开始有子宫腔上皮，腺芽，至足月子宫内膜腺体已完善。在这一过程中，任何一个阶段异常都可能导致生殖道畸形。文献报道，生殖道畸形的发病率约为7%，单纯的输卵管畸形较少见，多伴发于子宫发育异常。

常见的输卵管发育异常包括：

1. **双侧输卵管缺如**　常伴有子宫缺如、始基子宫等。由双侧副中肾管未形成或发育受阻导致。

2. **单侧输卵管缺如**　常同时伴有该侧子宫缺如，因胚胎早期一侧副中肾管未能形成导致。

3. **单侧或双侧副输卵管**　是输卵管发育异常中较常见的一种。即在正常输卵管附近有一小型输卵管，可具有伞部，近侧端有管腔与主输卵管管腔相通，但也可能阻塞。副输卵管口或罕见的双腔的输卵管，可能就是畸形的变异。可因在胚胎发育中副中肾管穿破形成多口输卵管。

4. **输卵管畸形**　输卵管发育不全、闭锁或伞部完全与一纤维性条索连接，并向子宫延伸。

5. **输卵管中部节段状缺失**　类似于输卵管绝育术后的状态，缺失段组织镜下呈纤维肌性。可同时存在子宫畸形。

6. **输卵管憩室**　多发生在壶腹部，原因不清。

另外，宫内己烯雌酚（diethylstilbestrol，DES）的暴露可直接导致输卵管发育异常，输卵管缩短、卷曲或呈囊袋状，伞端皱缩。

第三节 输卵管性不孕的诊断

评价输卵管状态的方法有很多种,其中包括子宫输卵管造影术、超声子宫输卵管造影、宫腔镜下插管通液术、腹腔镜下输卵管通液术、经阴道腹腔镜检查和输卵管镜检查等,每一种评估方法都有自身优势和局限性。

一、子宫输卵管造影

子宫输卵管造影(hysterosalpingography,HSG)是一种通过造影剂显示输卵管和子宫腔的检查方法。它操作简便、价廉、副作用小,同时也有一定的治疗作用,被广泛应用于临床。HSG 可以显示输卵管走行,了解近端和远端的通畅情况。一项 2011 年的荟萃分析发现,HSG 的灵敏度和特异度分别为 53% 和 87%。2014 年的一项荟萃分析报道其灵敏度和特异度高达 95% 和 93%。如果 HSG 提示输卵管通畅,则输卵管梗阻的可能性很小。但 HSG 的缺点是对输卵管近端梗阻有较高的假阳性率(50%),可能由于黏液栓、组织碎片堵塞或子宫输卵管口痉挛导致。

二、超声子宫输卵管造影

超声子宫输卵管造影(hysterosalpingo-contrast sonography,HyCoSy)是近年来新兴的检查手段。进行该项检查时需要向宫腔中注射生理盐水,或强回声的对比剂,如空气、含有微气泡的白蛋白或含有微气泡的半乳糖,帮助对宫腔的状况进行评估,同时勾勒输卵管形态。在一项涵盖了 1 000 名妇女的荟萃分析中提出,子宫输卵管声学造影、HSG 及腹腔镜检查在输卵管病变诊断方面的作用是相近的。与腹腔镜下输卵管通液术相比,子宫输卵管声学造影的假阳性率为 10%,与 HSG 相比子宫输卵管声学造影的假阳性率为 13%。但 HyCoSy 检查准确程度对超声检查医生的依赖性很大,其推广和普及有待进一步验证。与 HSG 相比,HyCoSy 无放射性,可发现子宫和卵巢病变,对子宫黏膜下肌瘤、子宫内膜息肉、宫腔粘连等病变的诊断有更高的灵敏度。对于怀疑有子宫内膜病变的患者,或患者对 HSG 的放射性有顾虑时,可选择有经验的超声医生行 HyCoSy 检查。

三、宫腔镜下输卵管插管通液术

宫腔镜下输卵管插管通液术(fallopian tubal recanalization by hydrotubation)可通过宫腔镜直接观察患者的宫腔情况,并在检查的同时给予治疗,合并有宫腔病变的患者可选择宫腔镜下插管通液评估输卵管通畅性。2015 年,美国生殖医学会(American Society for Reproductive Medicine,ASRM)关于女性不孕诊断的共识指出:宫腔镜下输卵管插管通液可以对 HSG 提示的输卵管近端梗阻进行确认和排除。

四、腹腔镜下输卵管通液术

腹腔镜下输卵管通液术(laparoscopic hydrotubation)是诊断输卵管病变的金标准,对同时合并生殖系统病变需要腹腔镜手术处理者,可直接选择腹腔镜下亚甲蓝通液术作为检查手段,并进行盆腔疾病的治疗。但因价格昂贵、需要住院及可能面临手术相关的并发症,腹腔镜检查只能作为输卵管性不孕的二线诊断方法。

五、经阴道腹腔镜检查

经阴道腹腔镜检查(transvaginal laparoscopy)使用微型内镜从后穹窿路径探查整个盆腔,检查时使用生理盐水作为介质,观察子宫及输卵管、卵巢的结构,可同时行输卵管亚甲蓝通液术,直视下观察输卵管伞端状态及通畅程度。该项技术创伤小,恢复快,可在门诊操作,但穿刺过程中有损伤肠管的风险,发生率约为0.65%。

六、输卵管镜检查

输卵管镜检查(salpingoscopy)可了解输卵管内部的黏膜情况,配合腹腔镜更全面地评估输卵管功能。有研究发现,输卵管镜检查结果对患者的生育结局有较好的预测,在输卵管病损程度的评估方面腹腔镜和输卵管镜检查有很高的吻合度,但因输卵管镜检查对设备要求高,价格昂贵,且缺乏统一的对输卵管镜下病变程度的评价标准,目前临床应用较少,循证医学证据不足。

第四节　输卵管性不孕的治疗

因输卵管损伤的类型与程度不同,治疗的方法也不同。治疗方法的选择主要取决于患者的年龄、卵巢功能及是否合并男性不育的因素。较之手术,体外受精(in vitro fertilization,IVF)可以给双侧输卵管多部位阻塞或重度盆腔粘连的患者带来更多的益处。

输卵管手术的基本原则:绝大多数生殖手术都是在腹腔镜下完成的,和开腹手术相比,腹腔镜手术的风险比较低,术后疼痛比较轻。但是,腹腔镜手术要求在对组织进行处理的过程中操作轻柔、止血充分、切除谨慎。

在腹腔镜手术的过程中,最好使用冷刀进行组织分离,而尽量避免应用电能或激光,因为热损伤会加重组织的粘连,缝合技术也应该尽量少地应用,而在必须缝合时,则应该选用质量好且不会引起不良反应的缝合材料,同时要尽量避免组织挛缩,一般用双极电凝来止血。

一、输卵管近端阻塞

输卵管近端梗阻占女性输卵管疾病的10%~25%,这主要归因于结节性输卵管峡部炎,其他的原因还包括慢性盆腔炎、先天性畸形和输卵管痉挛等。结核所致的输卵管损坏可以表现为多种形式,轻者仅表现为微小的梗阻病灶,重者可能发生输卵管近端广泛的梗阻。在输卵管近端存在着生理性括约肌,管腔比较狭窄,故该部位很可能被黏液栓阻塞。

荟萃分析提示,输卵管插管疏通的复通率约为85%,但术中输卵管穿孔的发生率为3%~11%,且约1/3的输卵管会在疏通术后半年内重新阻塞。输卵管插管疏通可在X线透视下、超声引导下或宫腹腔镜联合下完成。经X线透视下插管疏通术后妊娠率为23%~29%,而腹腔镜监视下插管疏通术后妊娠率为26%~37%,究其原因可能是腹腔镜直视下插管疏通损伤较小,以及可同时处理盆腔及输卵管远端病变。输卵管疏通术后 6 个月妊娠率进入平台期。

二、输卵管中段闭锁

输卵管结扎是女性最常见的永久性避孕方式,约有 1% 的女性在输卵管结扎后想通过再通恢复怀孕能力。一项 10 689 例患者的荟萃分析报道,输卵管绝育术后实施吻合术可获得 42%~69% 的妊娠率,异位妊娠率为 4%~13%。术后妊娠率与年龄、绝育方式及吻合后的输卵管长度均有关。很多研究认为,随着年龄的增长术后妊娠率下降,37~40 岁是转折的节点。输卵管吻合术需要医生具有较高的手术技巧,术前应该充分告知患者输卵管吻合手术和 IVF 各自的成功率和风险。若高龄、术中发现输卵管长度 <4cm 或有明显的输卵管卵巢粘连或合并Ⅲ~Ⅳ期子宫内膜异位症,建议放弃手术直接 IVF 助孕。

三、远端输卵管阻塞

远端输卵管病变占输卵管性不孕的 85%,远端输卵管阻塞的病因是盆腔炎和腹膜炎,以及既往盆腹腔手术史。我们应该引入一个标准化的手术报告方法,目前存在一些不同的远端输卵管阻塞的分类系统,但最广泛应用的是 ASRM 分类方法(表 2-4-1)。

表 2-4-1　ASRM 输卵管远端梗阻评分表

远端壶腹部直径		<3cm	3~5cm	>5cm
	左	1	4	6
	右	1	4	6
输卵管管壁厚度		正常 / 薄	中等厚度 / 水肿	厚 / 僵硬
	左	1	4	6
	右	1	4	6
造口处黏膜皱襞		正常或 >75% 存在	35%~75% 存在	<35% 存在
	左	1	4	6
	右	1	4	6
粘连范围		无 / 小范围 / 轻度	中度	广泛
	左	1	3	6
	右	1	3	6
粘连类型		无 / 膜状	中度致密	致密
	左	1	2	4
	右	1	2	4

注:轻度,1~8 分;中度,9~10 分;重度 >10 分

(一)输卵管造口术

输卵管造口术(salpingostomy)即打开阻塞的远端输卵管的手术,也称末端输卵管造口术。输卵管造口术尤其适合年轻患者,这类患者通常不希望切除输卵管而丧失自然受孕的能力。术中应尽可能地减少能量

设备使用，并间断性用生理盐水或乳酸林格液湿润术野。当然，术后短时间内有再次出现输卵管积水的风险，术后异位妊娠风险增高。

（二）输卵管伞端成形术

输卵管伞端成形术（fimbriated extremity of fallopian-plasty）是解除输卵管伞部或伞周围腹腔粘连的手术，目的是解除输卵管伞端粘连，应该用剪刀进行柔和的分离。

（三）输卵管切除术

输卵管切除术（salpingectomy）是切除输卵管的手术。荟萃分析表明，合并输卵管积水患者 IVF 成功率降低一半，自然流产率增加 1 倍。输卵管积水倒流进入宫腔，冲刷胚胎，有胚胎毒性作用，并且可以改变子宫内膜细胞因子的表达，降低子宫内膜容受性。有研究发现，B 超下见输卵管积水者比未积水者胚胎移植术后妊娠率下降更显著。即使是单侧的输卵管积水，IVF 的妊娠率也会下降。许多文献报道，输卵管积水者行手术治疗后可提高胚胎移植术后妊娠率和活产率。

输卵管切除术可提高妊娠率，是临床上开展最广泛的预处理方式。输卵管切除术对卵巢储备功能的影响一直存在争议。有文献报道，输卵管切除术有损伤卵巢血供的可能，输卵管切除术后同侧卵巢窦卵泡数和卵巢血供减少，促排卵过程中卵巢反应性降低。但 2016 年发表的一篇荟萃分析发现，输卵管切除与未切除的患者使用促排卵药物剂量和获卵数都没有显著差异。输卵管切除时应紧贴输卵管肌层外围进行，保留输卵管浆膜层及卵巢供应血管。当卵巢及输卵管伞端粘连严重时可酌情保留少许输卵管伞端组织，以避免骨盆漏斗韧带内的卵巢血管的损伤，避免对卵巢血供产生影响。

（四）输卵管近端阻断术

输卵管近端阻断术（tubal ligation）指通过离断或缝扎输卵管间质部与峡部之间以阻断积液反流入宫腔，也是常用的胚胎移植术前预处理方式。其优点是既达到了阻断的目的，又避免了输卵管切除可能造成的血供影响，手术操作相对简单。输卵管近端阻断术后同样可以提高胚胎移植术后的妊娠率。但单纯阻断后输卵管远端积液仍然存在，患者胀痛的感觉无法消除，理论上近端阻断术后积水无法经宫腔排出，将加重输卵管积水，因此对于有条件的患者可行输卵管近端阻断加远端造口术以减少远端积水的不良影响。目前的证据显示输卵管切除和阻断手术的并发症、术后异位妊娠发生率和远期影响没有显著性差异。

（五）输卵管栓塞术

输卵管栓塞术（tubal occlusion）是指在宫腔镜直视下，将栓子自输卵管开口置入输卵管间质部，达到堵塞输卵管的目的。文献报道较多的为 Essure 宫内节育器，自 2005 年开始用于无法进行腹腔内手术患者的输卵管积水栓塞。Essure 宫内节育器在宫腔镜下进行放置，放置成功率为 91%~99%，输卵管堵塞率为 93%~100%，放置后 IVF 妊娠率为 31%~47%、分娩率为 21%~36%。荟萃分析发现，胚胎移植术前行 Essure 栓堵术后妊娠率为 34%~36%，较未行治疗的输卵管积水患者明显增高，但低于采用输卵管切除或近端阻断的患者。因为栓塞术应用的患者多数为不宜手术者，而且操作相对简单，局部麻醉下即可进行，作为特殊病例的选择性处理也有可取之处。有少数患者因子宫位置异常操作失败。因此，不推荐用于所有输卵管积水患者的预处理。

（六）输卵管积液穿刺抽吸术

输卵管积液穿刺抽吸术（aspiration of hydrosalpinx fluid）指在超声引导下，穿刺抽吸输卵管积液。在一些回顾性研究中也发现可提高胚胎移植后妊娠率，两项随机对照试验研究进一步证实了这个结果。然而，两项研究都说明穿刺后 2 周内的积水复发率为 20%~30%，积水复发的患者妊娠率显著低于无复发者。因此，对手术有顾虑、胚胎又较多的患者可先尝试输卵管积液穿刺抽吸术。

总而言之，输卵管远端梗阻手术方式的选择需根据手术治疗的预后情况决定。据文献报道，轻度的输卵管周围粘连或伞端缩窄经粘连分离和伞端整形后自然妊娠率可达 50%，此类患者输卵管伞端整形术仍体现出一定的价值，可选择输卵管造口或输卵管伞端扩大整形术；重度输卵管远端梗阻术后宫内妊娠率 0~22%，推荐行输卵管切除或近端阻断，后续 IVF；中度输卵管损害患者术后妊娠率的报道极少，目前尚无推荐性意见，可与患者夫妇充分沟通后做出临床决策。总体上说，术中对输卵管病损程度的评估至关重要，选择适合的病人可以达到比较理想的术后妊娠率。

输卵管修复手术后累计妊娠率在 1 年内上升最快，2 年内到达平台期，因此术后尝试自然妊娠最佳时机为 1 年内，超过 1 年仍不孕可推荐 IVF，2 年仍不孕者强烈推荐 IVF。

【病例讨论】

患者女性，30 岁，未避孕未孕 3 年就诊，性生活正常，自行使用排卵试纸监测排卵 3 个月，可见试纸强阳性，同房未孕。

既往月经规律 5 天 /30 天，量正常，无痛经，末次月经（LMP）：2020 年 1 月 1 日，G2P0，早孕人工流产 2 次，无手术及药物过敏史。家族史无特殊。

辅助检查： AMH 3.55ng/ml、FSH 6.2mIU/ml、LH 3.4mIU/ml、E_2<73pmol/L、P（孕酮）1.42nmol/L、T（睾酮）0.82nmol/L、A（雄烯二酮）7.8nmol/L、PRL 7.93ng/ml。

妇科超声检查（2020 年 1 月 15 日）： 子宫前位，宫颈长 2.8cm，子宫内膜厚 0.9cm，右侧卵巢 3.0cm×1.9cm，可见 8 个卵泡，左侧卵巢 2.9cm×2.1cm，内可见 1.8cm×1.8cm 无回声，可见 6 个小卵泡。

丈夫精液： 密度 55 百万 /ml，活率 55%，a 级精子 32%、b 级精子 12%、c 级精子 11%、d 级精子 45%。

病例讨论： 育龄期女性，未避孕未孕 3 年，自行监测排卵有排卵未孕，且排卵期超声检查可见优势卵泡发育，激素水平及卵巢功能检查正常，丈夫精液检查正常，既往有 2 次人工流产史，建议行输卵管造影或输卵管通液术评估输卵管情况。

专家点评： 本患者 30 岁，较为年轻，继发不孕，经过初步评估，女方的卵巢储备功能在正常范围内，男方精液常规检查正常。因此下一步应建议评估输卵管通畅性。目前常用的初步评估方法为输卵管造影或输卵管通液。经典的子宫输卵管造影为 X 线检查，近年来随着超声技术的发展，可以行超声子宫输卵管造影，避免了 X 线可能对卵母细胞产生的不良影响。针对本例患者，应根据输卵管通畅性评估结果及患者进一步的助孕意愿，选择适当的助孕方式。

（马彩虹　杨艳　杨硕）

参考文献

1. 谢幸，孔北华，段涛，等. 妇产科学. 9 版. 北京：人民卫生出版社，2018.

2. 马彩虹，乔杰. 生殖医学微创手术. 北京：北京大学医学出版社，2012.

3. 曹泽毅. 中华妇产科学. 3 版. 北京：人民卫生出版社，2014.

4. BROEZE KA, OPMEER BC, VAN GN, et al. Are patient characteristics associated with the accuracy of hysterosalpingography in diagnosing tubal pathology? An individual patient data meta-analysis. Human Reproduction Update, 2011, 17(3): 293.

5. MAHEUX-LACROIX S, BOUTIN A, MOORE L, et al. Hysterosalpingosonography for diagnosing tubal occlusion in subfertile women: a systematic review with meta-analysis. Hum Reprod,

2014, 29(5): 953-963.

6. MISHRA VV, NAWAL R, AGGARWAL RS, et al. Salpingoscopy: An Adjuvant to Laparoscopy in Evaluation of Infertile Women. Journal of Obstetrics & Gynaecology of India, 2017, 67(1):1-5.

7. DE SILVA PM, CHU JJ, GALLOS ID, et al. Fallopian tube catheterization in the treatment of proximal tubal obstruction: a systematic review and Meta-analysis. Hum Reprod,2017, 32(4):836-852.

8. DANIILIDIS A, BALAOURAS D, CHITZIOS D, et al. Hydrosalpinx: Tubal surgery or in vitro fertilisation? An everlasting dilemma nowadays; a narrative review. J Obstet Gynaecol, 2017, 37(5):550-556.

3
CHAPTER

第三章
子宫功能及功能不全

近年来,随着人们生活方式的改变,社会竞争、环境恶化等影响,不孕症的患病率呈日益增高的趋势。最新的流行病学调查中,从1990—2017年,世界范围内,育龄期女性不孕症的发病率增长了14.962%,平均每年增长0.37%。而每500位育龄期女性中就有1位是完全性子宫因素导致不孕(absolute uterine factor infertility,AUFI)。不孕症患者子宫功能的评估需要进行临床问诊、盆腔检查、影像学检查,内镜检查,常用的治疗方法包括外科手术和激素类药物调节。子宫解剖异常及子宫内膜形态异常导致患者出现不能妊娠及不能维持妊娠。部分先天性子宫发育异常、子宫肿瘤、子宫内膜息肉、宫腔粘连进行外科手术干预后,子宫条件改善,妊娠得以进行和维持,已经有循证医学证据证实了手术疗效。不孕症患者子宫内膜功能异常常表现为子宫内膜增生、慢性子宫内膜炎、薄型子宫内膜以及子宫内膜低级别癌变。对这些疾病目前均有可遵循的诊疗指南及专家共识,我们需要通过检查评估患者子宫异常的类别,然后予以积极干预。子宫功能评估流程见图3-0-1。

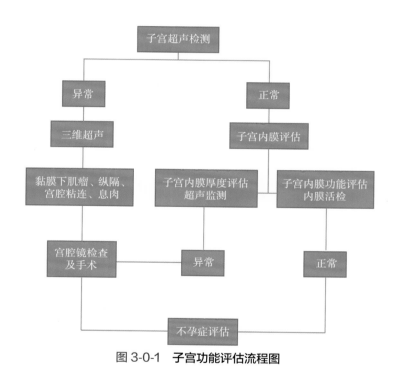

图 3-0-1　子宫功能评估流程图

第一节　子宫异常的评价

一、门诊问诊需要包括的内容

(一)月经史

初潮时间、月经周期、月经量,包括既往有宫腔操作手术患者术前术后月经量的变化;是否闭经,原发还是继发闭经,可能引起闭经的常见因素的询问,包括宫腔手术史,以识别Asherman综合征,结核感染史或结核病高发地区居住史。

(二) 婚育史

原发不孕还是继发不孕,主动选择终止妊娠还是妊娠丢失,有无不良妊娠史,包括孕中晚期的流产或引产,分娩时产科并发症等。

(三) 手术史

子宫手术史,包括子宫肌瘤剔除,手术方式为腹腔镜还是开腹手术,术中有无穿透子宫内膜,剔除肌瘤的数量,这些情况有助于评价瘢痕子宫妊娠期间发生子宫破裂的风险;剖宫产史、剖宫产的原因等;宫颈锥切手术史或宫颈根治术史;子宫病损的高强度聚集超声治疗 (high intensity focused ultrasound therapy, HIFU therapy) 手术,如子宫肌瘤消融等。

二、体格检查需要注意的内容

(一) 第二性征发育情况

此类患者可以有正常的生长和发育,以及与年龄相符的第二性征。

(二) 盆腔检查

对于生殖道畸形的患者,应注意评估阴道及宫颈的发育情况,注意双阴道、双宫颈的情况及阴道斜隔综合征。宫颈阴道部的状态,尤其是宫颈锥切术后的患者,要评估宫颈环扎的时机。

三、影像检查的内容

(一) 超声检查

经阴道彩色超声及三维超声成像,对子宫形态及内膜的评估效果最优,对怀疑生殖道畸形及宫腔粘连的患者尤为推荐。

(二) 盆腔磁共振

对强烈要求保留生育能力的子宫内膜原位癌患者需先用 MRI 检查排除肌层侵袭,MRI 也有助于评估复杂生殖道畸形的异常解剖。

(三) 宫腔四维超声造影

有助于评估宫腔形态,肌层缺损如窦道及憩室,以及复杂的宫腔粘连和子宫畸形。

四、内镜检查

(一) 宫腔镜检查

评估宫腔形态、子宫内膜状态最直接的方法,可同时去除病变,属于有创操作,但近年来宫腔镜器械种类增加,且不断微型化,患者的舒适度在不断提高,手术风险也在显著减低。宫腔镜检查的同时可以进行子宫内膜活检,了解子宫内膜功能。

(二) 腹腔镜检查

观察子宫外轮廓的最直观方式,评估双子宫还是双角子宫、单角子宫与残角子宫毗邻关系等,也可用于生殖道矫形手术的实时监测,需要在正规手术室进行。

对于完整准确的评估一位不孕症患者子宫的功能状态,需要全面详细的问诊、体格检查及超声检查,再决定是否需要结合内镜检查。

第二节　子宫内膜容受性

一个成功的妊娠取决于胚胎着床,这个复杂的过程涉及子宫内膜和胚胎之间的相互作用。除了胚胎本身的发育潜能因素,内膜的容受性所起到的作用更为重要。子宫内膜容受性 (endometrial receptivity) 指子宫内膜接受胚胎植入的能力,子宫内膜只有在周期特殊时期具备对胚胎的接受能力,这个时期成为着床窗口期,为一个短暂的阶段,通常为排卵后6天,月经周期第20~24天,这5天内称为种植窗,具有最大的子宫内膜容受性,对子宫内膜容受性最佳状态的判断则是决定移植时间的关键。

这个过程中许多因素参与调节,如卵巢性激素、胚胎及其分泌的胚胎性因子、子宫内膜局部分子等。近年来对子宫内膜容受性的研究逐渐重视,这使得人们对胚胎-子宫内膜耦合和着床的相关过程有了更深入的了解。

一个具备容受性的子宫内膜成分,包括子宫腔上皮、颗粒上皮细胞,基质细胞外基质和蜕膜细胞,以及大颗粒淋巴细胞。子宫腔上皮,其顶端表面特化为胞饮突,并表达细胞黏附因子,使胚泡容易附着于宫腔上皮表面。颗粒上皮细胞,分泌支持胚泡发育的物质,有利于滋养层细胞侵入。蜕膜细胞和大颗粒淋巴细胞通过分泌生长因子、生长因子结合蛋白、血管生成因子和细胞因子,调节滋养层细胞功能和子宫内膜血管生成。这些局部发挥作用的分子,促进滋养层细胞增殖,同时防止其无节制地侵入。在甾体激素的调节下,固有性和适应性免疫系统相互协同,不仅能正确地保护生殖道环境,还可被调节,使母体能够接受胚胎半同种移植物。在容受早期,血管系统营养子宫内膜,随后侵入的滋养层将血管系统重建,建立起胎盘血供。在一个受精周期,子宫肌层协调性收缩,促进精子游动。在妊娠期,子宫肌层组织在激素的直接作用下增生,不产生收缩运动,以适应胚胎的正常生长发育。

子宫内膜容受性的评估方法主要有通过超声检测子宫内膜的形态和子宫动脉血流、子宫内膜活检评价容受标志物的检测。一项最新的荟萃分析的证据支持使用子宫内膜容受性标记作为希望怀孕的女性妊娠预后因素的结果,包括超声评价子宫内膜容受性标志物、子宫内膜体积;子宫内膜活检评价子宫内膜容受性标志物;子宫内膜液抽吸法评价子宫内膜容受性标志物;宫腔镜评价子宫内膜容受性标志物五项。共纳入163项总体质量中等的研究(88 834名女性),其中96项纳入荟萃分析,在自然受孕、人工授精和体外受精的情况下,通过超声、子宫内膜活检、子宫内膜液抽吸和宫腔镜评估发现临床妊娠与各种子宫内膜容受性标志物(子宫内膜厚度、子宫内膜形态、多普勒指数、子宫内膜波样蠕动和各种分子)之间存在关联。通过超声检测子宫内膜厚度的预测准确性较低,因为所有研究内膜厚度截止值的曲线显示,实现临床妊娠的女性与未接受临床妊娠的女性之间没有区别。通过子宫内膜活组织检查来量化子宫内膜容受性,由于手术的侵入性,推迟了生育治疗的完成。子宫内膜液抽吸侵入性较低,可以在胚胎移植前进行,而不会对妊娠结局产生负面影响。单分子检测可能不足以描述子宫内膜容受性的复杂性,转录组特征或主要相关基因能提供更多信息。目前没有一项单一的指标可以评估子宫内膜容受性,子宫内膜的动态周期性质表明很难根据单一检测可靠地评估子宫内膜功能,且不断有新颖的标志物涌现,所以期待前瞻性连续的多变量因素分析,如构建一个评估计算模型。

第三节　子宫和老化

多项前瞻性队列研究表明，女性生殖衰老（female reproductive aging）是一个连续、渐进又呈阶段性特征的进展，在女性生殖衰老过程中，生殖器官的衰老速度明显快于其他器官系统。子宫是重要的女性生殖器官，子宫大小及内膜厚度与雌激素水平明确相关。子宫发育起源于泌尿生殖嵴，在妊娠第 10 周时，米勒管尾端融合，形成始基子宫，妊娠 22 周时发育为成人子宫结构，在胎盘甾体激素作用下出现腺体分泌活性，胎儿出生后，随着雌激素和孕激素的迅速下降，子宫内膜迅速回缩，处于萎缩状态。

随着女性年龄的增长、妊娠及卵巢功能的丧失，子宫的结构仍会发生一些变化。绝经后若不进行激素替代治疗，子宫内膜萎缩明显，有丝分裂活动停止。上皮细胞体积缩小，基质纤维化。子宫内膜腺腔内出现致密的嗜酸性物质，偶见充满整个腺腔，这是萎缩的一种组织学类型，称为囊性萎缩。但在外源性甾体激素作用下，绝经后妇女衰老的子宫内膜能够恢复自身的功能。

研究发现利用年轻捐献者的卵母细胞，绝经妇女可以获得很高的受孕率。这些研究显示，在子宫水平那些使妊娠正常进行的因素没有随年龄的增长而受到损害。更进一步讲，近年来对子宫移植的研究探索中发现，绝经后经过激素治疗后恢复功能，即便经历离体后缺血再灌注损伤，子宫仍旧能发挥完成妊娠的功能。在 2014 年瑞典的一项研究中，9 位子宫缺如综合征的患者接受子宫移植，供体提供者均为围绝经期及绝经期女性，平均年龄 53.0±7.0 岁，其中 3 人绝经时间大于 5 年，在人工周期药物调节后均有规律月经来潮。7 人手术后反应良好，有 4 人成功生下孩子，成功率为 44.4%。2019 年，美国活体及逝者捐献供体的对比研究中有同样的结果，5 例活体子宫移植手术（uterinetransplantation）中的捐赠者 3 人处于绝经期，两人围绝经期，人工周期后子宫恢复良好，术后月经规律。两项研究都显示子宫衰老不同于其他器官，对激素依赖使其生殖功能可以被调节，这种特性说明了在一些特殊病例中延长患者生育期的治疗依据，并且拓展了子宫性不孕的患者子宫移植的供体选择范围。

第四节　先天性子宫畸形

一、晚期融合障碍

在女性生殖器官形成、分化过程中，胚胎 9 周时双侧副中肾管上段形成输卵管，下段融合，纵行间隔消失，形成子宫阴道管，并与下方泌尿生殖窦相连形成阴道。在此过程中，如出现某些内源性或外源性因素的影响，导致副中肾管衍生物发育不全，将发生子宫和输卵管发育异常，如无子宫、无阴道、始基子宫、子宫发育不良、单角子宫等，而副中肾管衍生物融合障碍,则会导致双子宫、双角子宫、鞍状子宫和纵隔子宫等发育异常。

回顾女性子宫畸形的分布发现,单角子宫占比 5%,鞍状子宫占比 7%,双子宫占比 11%,纵隔子宫占比 34%,双角子宫占比 39%。在生育力障碍的患者中子宫异常比例可高达 25%。在不孕症人群中双角子宫和双子宫所占比例少于单角子宫;鞍状子宫和纵隔子宫在不孕症和生育人群中的比例相当。但纵隔子宫与妊娠丢失率的增高显著关联。

子宫发育异常(uterinedysplasia)的患者有些可无明显临床表现,其月经、性生活、妊娠及分娩均无异常表现。先天无子宫、始基子宫患者可表现为无月经来潮,幼稚型子宫可表现为无月经或月经紊乱、月经量减少,上述子宫畸形均表现为不孕。纵隔子宫、单角子宫则易导致流产、早产、胎位异常。子宫发育异常还常伴有子宫肌层发育不良,可导致分娩时因产力异常及宫颈扩张困难而造成的难产、子宫破裂、产后出血等。而双子宫患者分娩时则可出血阻塞型难产。

子宫发育异常的治疗原则需根据畸形类型及患者意愿而决定,对无症状或无生育要求患者可选择不予以治疗。

二、纵隔子宫

纵隔子宫(septate uterus)是最常见的女性先天性生殖道畸形。女性先天性的生殖道畸形是指米勒管或副中肾管发育异常畸形所导致的解剖异常,是一种相对常见的良性疾病,发病率为 4%~7%。

(一)分类

2013 年,欧洲人类生殖与胚胎学学会(European Society of Human Reproduction and Embryology,ESHRE)/欧洲妇科内镜学会(European Society for Gynaecological Endoscopy,ESGE)关于女性生殖道先天性畸形分类达成共识。

U0 即正常形态的子宫。其中一个非常重要的定义即宫底外轮廓有向宫腔方向的凹陷可以定义为正常子宫,但是凹陷的深度要小于宫底肌层厚度的 50%。

U2 即纵隔子宫,包含了所有的子宫融合正常和中隔吸收受阻的病例。定义为:子宫外形正常,而宫底部中线处向宫腔内部的凸起超过了子宫壁厚度的 50%。而这个向宫腔内的凸起被称为纵隔。纵隔将左、右侧宫腔部分或完全分离,在某些病例中可能伴有宫颈或阴道的畸形。进一步分为两类:U2a,即不全纵隔子宫,是指纵隔末端终止在宫颈内口以上,将子宫腔部分隔开;U2b,即完全纵隔子宫,是指纵隔下端达到或超过宫颈内口水平,将子宫腔完全隔开。完全纵隔子宫患者可有或没有宫颈和/或阴道缺陷。

U3 即双子宫(uterusduplex),包括所有融合缺陷的子宫类型。定义为:子宫体外形异常,子宫底中线外部的凹陷超过了子宫壁厚度的 50%。这种凹陷可以部分或完全地将子宫体分开为左右两个,也可能合并宫颈或阴道畸形。与纵隔子宫一样,双宫体同样有宫腔在中线处的凹陷(只是双宫体畸形同时有宫底外形的凹陷,且这个凹陷大于子宫壁厚度的 50%)。

(二)临床表现

纵隔子宫可导致复发性流产、早产、臀位、胎膜早破、前置胎盘、产后异常出血及胎儿生长受限等。

(三)诊断

诊断输卵管碘油造影可以提示子宫畸形。临床上常使用腹腔镜和宫腔镜(图 3-4-1)的联合检查对子宫畸形做出明确的诊断,并协同进行手术治疗。随着近年来三维超声诊断技术的开展（图 3-4-2），对纵隔子宫有诊断意义，并且能够直观了解纵隔的长度和宽度，已成为常用的检查方法。

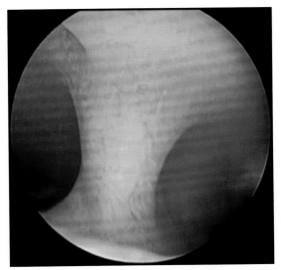

图 3-4-1　纵隔子宫宫腔镜图像

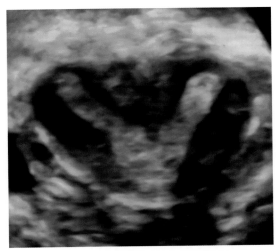

图 3-4-2　不全纵隔子宫三维超声图像

（四）治疗

纵隔子宫切除术最主要的手术适应证为：①妊娠早期和孕中期复发性流产；②经系统检查未找到其他不孕不育的原因；③辅助生殖技术前。

研究表明，纵隔子宫切除并不提高胚胎着床率，但可降低流产率及早产率。对于单纯原发不孕而没有妊娠丢失的患者纵隔子宫是否手术仍有争议，而大部分的研究都支持这种观点：伴有纵隔子宫的原发不孕并不是宫腔镜子宫成形术的适应证，但其他不孕原因经过恰当的评价和治疗失败后应考虑手术。在进行辅助生殖技术前，应向患者告知纵隔子宫对妊娠结局的不利影响，酌情选择手术治疗。

三、米勒管发育不全

米勒管发育不全，又称为 MRKH 综合征（Mayer-Rokitansky-Küster-Hauser syndrome）。病因不明，有理论认为是子宫产生抗米勒管激素或该激素受体不适当激活所致，是由于米勒管在胚胎期发育不全引起的，可导致阴道、子宫或两者发育不全或闭锁，阴道明显缩短，可能存在单个中线子宫残体或子宫角（有或无子宫内膜腔）。约 53% 以上的米勒管发育不全患者会伴有其他系统的先天性畸形，如泌尿系统和骨骼系统，约有 1/3 病例合并泌尿系统畸形，有的仅表现为尿道下方的凹陷。

米勒管发育不全最常见的表现为其他方面的青春期发育正常后的原发闭经。是原发闭经伴典型乳房发育和肾上腺功能初现最常见的原因之一。这些患者有正常的卵巢发育，第二性征正常且可有排卵发生。由于子宫畸形，导致阴道长短变化很大，最经典的表现为阴道严重缩短。

体格检查：患者身高、乳房发育、体毛和外生殖器正常。阴道存在，可能仅表现为一个小的凹陷或更长，阴道顶端无子宫颈。

影像学检查：超声检查下，残留的米勒管结构在青春期前是难以被识别的，通过磁共振成像检查可在 90% 的米勒管发育不全患者中发现残留的米勒管结构。

治疗：对于大部分患者而言，通过顶压法

进行初次的阴道延长是合适的一线治疗方案，因为与手术相比，顶压法具有更安全、患者自控及成本更低的优点。79%~96% 的患者初次顶压均能取得成功，因此手术可以针对顶压失败的少数患者。此类患者无法自然妊娠，可在取卵并与丈夫精子授精后通过代孕方式获得帮助。另外，随着全球子宫移植技术的应用，从 2000 年至今，全世界有 11 个国家共移植子宫 34 例，累计出生 14 个新生儿，受者主要是 MRKH 综合征患者。

四、宫内己烯雌酚暴露

己烯雌酚（diethylstilbestrol，DES）为一种非甾体口服雌激素，具有与内源性雌激素相似的生理特性，但雌激素有效功能 5 倍于雌二醇。1938—1971 年，有 200 万 ~1 000 万先兆流产及既往不良孕产史的妇女应用 DES 治疗，但数据显示其预防孕早期妊娠丢失效果差且导致妊娠不良结局，自 1971 年起美国首先禁止 DES 作为妊娠期各种疾病的预防及治疗。

宫内 DES 暴露可导致女性生殖系统畸形。据统计，约 2/3 或更多在宫内暴露于 DES 的妇女存在子宫畸形，最常见的是子宫畸形包括：T 型子宫、子宫缩窄环、纵隔子宫等。其他女性生殖道畸形还有卵巢、输卵管畸形，包括卵巢发育不良、输卵管卷曲短缩、输卵管伞口狭窄、伞部指状突短缩。其导致妇女不孕的概率也可能与上述生殖道畸形有关。还有报道表明，宫内 DES 暴露与宫颈阴道透明细胞腺癌的发生密切相关，亦可增加子宫内膜异位症的发生。此外，孕期应用 DES 可诱导孕妇乳腺癌的发病率。

宫内 DES 暴露可导致男性泌尿生殖系统畸形，常见的包括尿道下裂、睾丸发育不良、小阴茎、隐睾、附睾囊肿及精子异常等。男性泌尿生殖系统异常最常见于妊娠早期的暴露。

第五节　获得性异常

一、Asherman 综合征

1948 年，Asherman 详细描述了 29 例流产或产后刮宫导致宫腔粘连（intrauterine adhesions，IUA）病例，并且将其定义为"损伤性闭经（traumatical amenorrhea）"，宫腔粘连是指将子宫前后壁粘合在一起的粘连，或称为宫腔内的粘连，又被称为阿谢曼综合征（Asherman syndrome），是引起继发闭经、不孕和复发性流产的常见病因，其发病率约为 1.5%。

（一）高危因素

产后或流产后刮宫引起的月经紊乱均为导致宫腔粘连的高危因素。Friedler 等人研究了单次或多次流产后宫腔粘连的发生率。在 1 次、2 次、3 次及 3 次以上流产后宫腔粘连的发生率分别为 16.3%、14% 和 32%。2 次或更多的流产后宫腔粘连的程度更重。在无症状的妇女中，宫腔粘连的发生率和宫内操作次数并没有相关性，但在月经异常的妇女中就有明显的相关性。且既往宫腔操作的感染史会增加宫腔粘连的发生率，但无统计学差异。其他导致宫腔粘连的原因包括生殖器结核、既往子宫手术史，如子宫肌瘤剔除术。

(二)临床表现

宫腔粘连最常见的临床表现是月经异常或生育功能异常(不孕或复发性流产)。即使受孕成功,也可能会早产或合并胎盘位置异常,如前置胎盘或胎盘植入。月经异常分为闭经、月经过少或月经稀发,但是宫腔粘连也可见于月经正常的妇女。最常见的单一症状是不孕,占报道病例的43%;第二是月经过少,占37%。虽然胎盘异常在宫腔粘连患者中发生率高,但却是最不常见的表现。

(三)分类

宫腔粘连的分类方法有多种,一种是根据宫腔镜下病变范围来分类,如 March 宫腔粘连分类(表 3-5-1),或根据病变部位分类(表 3-5-2);另一种是根据粘连的范围和类型来分类,如欧洲妇科内镜学会分类(表 3-5-3);有的分类结合月经状况与预后相关的方法,如美国生殖学会(American Fertility Society,AFS)分类(表 3-5-4)和 Nasr 分类(2000 年)(表 3-5-5)。结合月经状况的分类方法可能对粘连松解术后可能再生的子宫内膜数量有预测意义。

表 3-5-1 March 宫腔粘连分类(1978 年)

分级	表现
轻度	<1/4 的宫腔有疏松的膜状粘连,宫底和输卵管口没有粘连
中度	1/4~3/4 的宫腔有粘连,没有肌壁的融合,只有粘连存在,宫腔上部和输卵管口只有部分封闭
重度	>3/4 的宫腔有粘连,有肌壁融合或粗大的粘连带,宫腔上部和输卵管口全部封闭

表 3-5-2 根据病变部位的宫腔粘连分类

分类	表现
中央型粘连	粘连带位于子宫前后壁间,将宫腔的中央部分粘连
周围型粘连	粘连带位于宫底或子宫侧壁,将宫腔的周边部分粘连。特别是子宫角内,使宫角闭锁,输卵管口不能窥见
混合型粘连	即中央型加上周围型粘连

表 3-5-3 欧洲妇科内镜学会分类(1995 年)

分度	表现
Ⅰ度	宫腔内多处有纤维膜样粘连带,两侧宫角及输卵管开口正常
Ⅱ度	子宫前后壁间有致密的纤维素粘连,两侧宫角及输卵管开口可见
Ⅲ度	纤维素状粘连致部分宫腔及一侧宫角闭锁
Ⅳ度	纤维素状粘连致部分宫腔及两侧宫角闭锁
Ⅴa度	粘连带瘢痕化致宫腔极度变形及狭窄
Ⅴb度	粘连带瘢痕化致宫腔完全消失

表 3-5-4 美国生殖学会分类(1988 年)

宫腔受累范围	<1/3	1/3~2/3	>2/3
	1	2	4
粘连类型	膜状	膜状或致密	致密
	1	2	4
月经周期	正常	月经过少	闭经
	0	2	4

注:1 期(轻度),1~4 分;2 期(中度),5~8 分;3 期(重度),9~12 分

表 3-5-5 Nasr 宫腔粘连评分(2000 年)

粘连类型	膜状粘连(较少)	1 分	广泛(>宫腔的 1/2)
	峡部纤维化	2 分	多发粘连带(>宫腔的 1/2)
	粗大粘连(单一粘连带)	2 分	
输卵管开口	双侧正常	0 分	
	一侧粘连	2 分	
	双侧粘连	4 分	
	管状宫腔(指套样改变)	10 分	
月经周期	正常	0 分	
	月经过少	4 分	
	闭经	8 分	
生育史	生育正常	0 分	
	反复流产史	2 分	
	不孕	4 分	

注:0~4 分,轻度,预后好;5~10 分,中度,预后尚可;11~22 分,重度,预后极差

(四)诊断

在宫腔镜发明之前,宫腔粘连的诊断主要通过病史、查体及子宫输卵管碘油造影。子宫输卵管碘油造影通过造影剂的充盈缺损和宫腔封闭程度来判断宫腔粘连的程度、范围(图 3-5-1),但不能提示子宫粘连的类型。

B 超主要通过子宫内膜的厚度、内膜的连续性来判断宫腔粘连,如子宫内膜变薄、不连续、与周围肌层分界不清及宫腔不同程度的分离、宫腔内见不规则的低回声区或强回声带均提示宫腔粘连(图 3-5-2)。

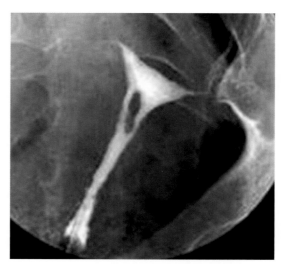

图 3-5-1 宫腔粘连输卵管造影图像

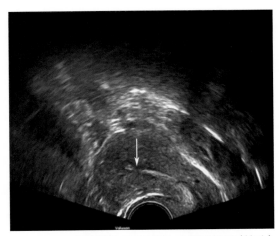

图 3-5-2　宫腔粘连 B 超图像,内膜线断续(箭头)

(五) 治疗

宫腔粘连最主要的治疗方法是早期发现并尽早手术治疗,以最大限度地减少远期并发症。宫腔镜不仅是一种准确诊断宫腔粘连的方法,更是一种主要的治疗手段。行宫腔镜粘连松解术(uterineadhesiolysis)的指征是中、重度的宫腔粘连或输卵管口闭塞。虽然对轻度宫腔粘连的手术必要性仍有争议,但对其他引起不孕或复发性流产的原因已经排除,或已成功地纠正后仍然持续不孕者,应考虑手术治疗。

宫腔粘连的治疗,应包括完全、准确地分离粘连和防止分离后再粘连,以及促进被损子宫内膜的修复。对于严重的 Asherman 综合征,腹腔镜或超声监视可减少手术操作致子宫穿孔的风险。

(六) 术后处理

术后再次粘连与否取决于宫腔内原始病变及术中对内膜的破坏范围。广泛或重度粘连的治疗预后不良,目前仍缺乏有效的预防术后复发的方法。可在宫腔粘连松解术后在宫腔内放置球囊,此球囊呈心形,比 Foley 管做成的球囊更符合宫腔形态。如果没有球囊,也可以使用充盈球囊的 Foley 管。可以放置 3~7 天,在此期间同时使用抗生素预防感染。

促进子宫内膜修复可以减少再次粘连的

可能,同时也可恢复月经周期和改善生育功能,研究表明,术后月经恢复正常者生育功能恢复率亦高。术后可采用雌孕激素周期治疗 2~3 个月,也有文献报道可以使用雌激素 6 周后加用黄体酮 2 周,行二次宫腔镜检查。

(七) 预后

宫腔镜下粘连松解术后妊娠率为 40%~ 90%,但严重粘连的患者术后妊娠率非常低。

二、子宫肌瘤

子宫肌瘤(uterine myoma)是最常见的妇科良性子宫肿瘤,目前子宫肌瘤在育龄妇女中的发病率 > 50%。

(一) 高危因素

本病的病因和发病机制尚不明确。高危因素为年龄 > 40 岁、初潮年龄小、未生育、晚育、肥胖、多囊卵巢综合征、激素替代治疗、黑色人种及子宫肌瘤家族史等,这些因素均与子宫肌瘤的发病风险增加密切相关。子宫肌瘤的发病机制可能与遗传易感性、性激素水平和干细胞功能失调有关。

(二) 临床表现

多数患者无症状,仅在盆腔检查或超声检查时被发现。有症状者常与肌瘤的生长部位、速度、有无变性及有无并发症关系密切,而与肌瘤大小、数目关系相对较小。部分子宫肌瘤患者不孕或易发生流产,对受孕及妊娠结局的影响可能与肌瘤的生长部位、大小及数目有关。子宫肌瘤巨大者可引起宫腔变形,影响受精卵着床及胚胎生长;子宫肌瘤亦可压迫输卵管导致输卵管管腔不通畅,影响受精卵运送;黏膜下肌瘤可阻碍受精卵着床。肌瘤患者自然流产率高于正常人群,约为 4:1。

(三) 临床分型

子宫肌瘤按生长部位分为子宫体肌瘤和

子宫颈肌瘤,前者约占90%,后者仅占10%。根据肌瘤与子宫壁的关系,分为4种:即肌壁间肌瘤、黏膜下肌瘤、浆膜下肌瘤及阔韧带肌瘤。子宫肌瘤的分型可采用国际妇产科联盟(International Federation of Gynecology and Obstetrics,FIGO)子宫肌瘤9型分类方法,详见表3-5-6、图3-5-3。

表3-5-6　国际妇产科联盟(FIGO)子宫肌瘤9型分类

分类	描述
0型	有蒂黏膜下肌瘤
Ⅰ型	无蒂黏膜下肌瘤,向肌层扩展≤50%
Ⅱ型	无蒂黏膜下肌瘤,向肌层扩展>50%
Ⅲ型	肌壁间肌瘤,位置靠近宫腔,瘤体外缘距子宫浆膜层≥5mm
Ⅳ型	肌壁间肌瘤,位置靠近子宫浆膜层,瘤体外缘距子宫浆膜层<5mm
Ⅴ型	肌瘤贯穿全部子宫肌层
Ⅵ型	肌瘤突向浆膜
Ⅶ型	肌瘤完全位于浆膜下,有蒂
Ⅷ型	其他特殊类型或部位的肌瘤,子宫颈、宫角、阔韧带肌瘤

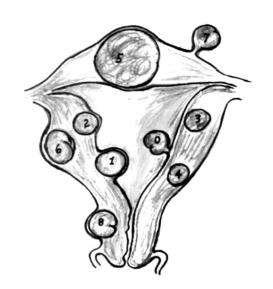

图3-5-3　国际妇产科联盟(FIGO)子宫肌瘤9型分类方法示意图

(四)诊断

1. 超声检查　为临床最常规的检查,可明确肌瘤的部位、大小、数目和有无变性,具有较高的灵敏度和特异度。

2. MRI、CT检查　MRI检查是诊断和定位子宫肌瘤最准确的影像技术,对肌瘤退行性变如玻璃样变、钙化等均可清晰显示,可以明确地鉴别子宫肌瘤与子宫腺肌病、附件肿块等,是超声检查的重要补充手段。对于不适宜MRI检查或需要确定病变钙化及钙化程度者可采用CT检查,常平扫与增强结合使用。但其对软组织分辨能力相对较差,不能早期鉴别子宫肌瘤与肉瘤,不能准确鉴别子宫肌瘤和子宫腺肌病,对特殊部位肌瘤,如黏膜下肌瘤、浆膜下肌瘤、阔韧带肌瘤等也很难鉴别。

3. 宫腔镜检查　诊断影像学检查不能明确的黏膜下子宫肌瘤,可同时切除黏膜下子宫肌瘤。

4. 腹腔镜检查　当影像学检查无法确定子宫或子宫旁实性肿块的性质和来源时,腹腔镜检查可以明确诊断,并可立即施行手术。

(五)治疗

子宫肌瘤的治疗原则必须根据肌瘤的大小及部位、有无症状、年龄、对生育的要求、肌瘤生长速度、有无并发症,以及诊断是否明确等制订个体化方案。

1. 药物治疗　适应证:①子宫肌瘤导致月经过多、贫血和压迫症状,不愿手术者;②子宫肌瘤剔除术或子宫全切术前预处理纠正贫血、缩小肌瘤和子宫体积,为手术治疗做准备;③子宫肌瘤患者孕前可使用药物缩小子宫体积和肌瘤体积,为妊娠做准备;④多发性子宫肌瘤剔除术后,预防肌瘤近期复发;⑤有手术治疗禁忌证者。

治疗子宫肌瘤的药物可以分为两大类：一类只能改善月经过多的症状，不能缩小肌瘤体积，如激素避孕药、氨甲环酸、非甾体抗炎药（nonsteroidal anti-inflammatory drug，NSAID）等。另一类既可改善贫血症状又能缩小肌瘤体积，如促性腺激素释放激素激动剂（GnRH-a）和米非司酮等。

2. **手术治疗**　适应证：①子宫肌瘤合并月经过多或异常出血甚至导致贫血，或压迫泌尿系统、消化系统、神经系统等出现相关症状，经药物治疗无效；②子宫肌瘤合并不孕；③子宫肌瘤患者准备妊娠时若肌瘤直径 ≥ 4cm 建议剔除；④绝经后未行激素替代治疗但肌瘤仍生长。

手术途径：

（1）经腹手术（包括腹腔镜和开腹两种术式）：经腹子宫肌瘤剔除术（myomectomy）适用于有生育要求、期望保留子宫者。术后 3 个月常规行超声检查，若发现仍有肌瘤为肌瘤残留；若此后检查出有肌瘤，为复发。远期随访，子宫肌瘤的术后复发率接近 50%，约 1/3 的患者最终需要再次手术治疗。

（2）宫腔镜手术：宫腔镜是治疗黏膜下子宫肌瘤的首选方式，适用于：①部分或全部凸向宫腔的子宫肌瘤；②超声测量 Ⅱ 型黏膜下肌瘤外缘距离子宫浆膜层的距离＞5mm。对于子宫黏膜下肌瘤宫腔镜是诊断的金标准。多数黏膜下子宫肌瘤可以通过宫腔镜手术切除。与子宫全切术相比，宫腔镜手术除保留了生育功能外，其恢复期短、并发症发生率低、费用低。

对于有生育要求的患者，需避免对子宫肌层的过度切除，切除大的 Ⅱ 型黏膜下肌瘤时如切除表面大部分子宫内膜可能会发生阿谢曼综合征。对于有生育要求且宫腔内多发黏膜下肌瘤的患者，可能需分两次手术切除，以减少术后发生宫腔粘连的机会。亦可术后予以雌激素促进子宫内膜再生，降低宫腔粘连的风险。

三、子宫内膜息肉

子宫内膜息肉（endometrial polyps）是一种常见的妇科疾病，因子宫内膜局灶性过度增生引起，可生长于宫腔的任何部位（包括宫颈管）。子宫内膜息肉患病率为 7.8%~34.9%。

（一）高危因素

子宫内膜息肉的发病高危因素包括年龄、高血压、肥胖及他莫昔芬的使用。子宫内膜息肉的发病率在育龄期妇女中有所上升，但目前尚不清楚绝经后其发病率是否变化。子宫内膜息肉的发现与其他良性疾病包括子宫肌瘤、宫颈息肉及子宫内膜异位症有相关性。他莫昔芬的使用是子宫内膜息肉发生和发展的特定风险因素。

（二）临床表现

异常子宫出血、白带异常、不孕等。出现症状的子宫内膜息肉患者大多数表现为异常子宫出血，对于绝经前妇女已被分类为子宫内膜息肉所致异常子宫出血（abnormal uterine bleeding-polyp，AUB-P），并且症状严重程度与息肉的数量、直径及位置无关。子宫内膜息肉可造成宫腔畸形，从而影响胚胎正常着床；位于宫角部位的息肉可堵塞输卵管开口从而影响配子的运送造成不孕。有研究表明，不孕妇女子宫内膜息肉的发病率似乎增加。一项前瞻性试验中纳入 1 000 例进行体外受精不孕妇女，其子宫内膜息肉发病率为 32%。因此为增加妊娠机会，对于合并子宫内膜息肉的不孕症女性或应用辅助生殖技术前应切除子宫内膜息肉。

（三）诊断

1. **经阴道超声检查**　典型子宫内膜息肉

通常表现为宫腔内高回声团,其周围环绕弱的强回声。但因其超声学检查表现与子宫肌瘤等其他疾病类似,故特异性低。在月经周期增生期阴道超声检查结果可能更具有可靠意义。月经期后重复超声检查可能有助于区分"息肉状子宫内膜"与子宫内膜息肉。

2. **宫腔镜检查** 镜下表现为子宫内膜息肉多呈卵圆形,也有圆锥形甚至不规则形;多为单个,也可多发;息肉可以生长在宫腔任何部位,也可以生长在宫角(图3-5-4~图3-5-6)。息肉质软,色红,若息肉体积小、蒂部细,息肉可随膨宫液的流动而摆动。而子宫黏膜下肌瘤多呈球形或半球形,向子宫腔凸出,色白,表面血管清晰可见。宫腔镜引导下活检最常见,且具有最高灵敏度和特异度。

(四)治疗

1. **保守治疗** 子宫内膜息肉恶变率低,一种方法就是不加干预的期待疗法。Ⅱ类证据显示约25%息肉可自发消退,并且与长度大于10mm息肉相比,较小的息肉更容易消退。绝经后无症状息肉是不太可能恶变的,与患者讨论并告知后,可以选择观察保守治疗。

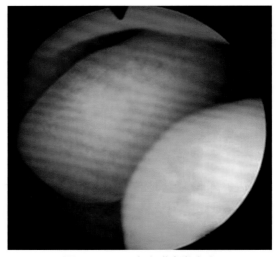

图 3-5-5   子宫内膜多发息肉

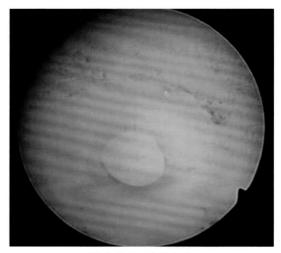

图 3-5-6   宫角息肉

2. **药物治疗** 药物对治疗子宫内膜息肉作用有限。

3. **手术治疗** 宫腔镜息肉切除术(transcervical resection of polyp,TRCP)对与诊断和治疗性干预是有效及安全的。宫腔镜检查可确定子宫内膜息肉的部位、大小、数目和范围后选择适当手术方式。由于息肉切除术不累及子宫肌层,宫腔粘连的风险亦很低。

(五)预后

75%~100%患者通过宫腔镜息肉切除术改善子宫异常出血的症状。息肉切除后可以有效提高低生育力妇女的生育能力,据报道,

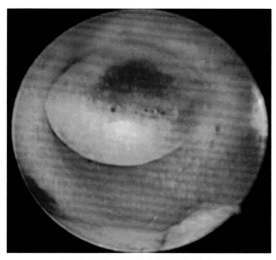

图 3-5-4   子宫内膜单发息肉

妊娠率可以达 43%~80%。自然怀孕率增加，也与辅助生殖技术的应用有关。研究表明，人工授精术前切除息肉可以显著提高再次妊娠成功概率（RR=2.1，95% 置信区间为 1.5~2.9，$P < 0.001$），并且 65% 切除息肉的妇女在辅助生殖技术协助前可以自然受孕。

第六节 子宫功能和不孕的影像学评估

影像学评估在子宫功能及不孕症诊断和治疗方面具有重要意义。现被广泛使用的影像学评估手段主要包括超声检查、子宫输卵管造影、磁共振等。

盆腔超声现已广泛应用于生殖医学患者的评估，可用于监测卵泡发育、评估子宫内膜情况，预测排卵时间，发现卵泡发育异常；确定盆腔肿物的存在及来源（子宫、卵巢或输卵管），判断肿物的内部结构（血液、脓液或浆液）。阴道超声显示宫腔内妊娠囊较经腹超声约早 2 周，故可用于早早孕检查以排除宫外孕。

子宫输卵管造影（hysterosalpingography，HSG）是不孕症女性的一线诊断手段，用于评估输卵管通畅程度，判断输卵管梗阻部位，亦可对子宫发育异常、宫腔粘连等情况做出判断。因其操作简便、价格低廉成为不孕女性首选的影像学检查方法，但可能存在对生殖器官的电离辐射，且对盆腔评估准确性相对较差。随着超声技术的发展，近年来逐渐开始应用子宫输卵管超声造影（hysterosalpingo-contrast sonography，HyCoSy）。该技术是在超声监测下通过向宫腔内注射显影剂，实现对显影剂通过宫腔、输卵管时的流动情况及进入盆腔后的分布情况进行实时监测，以达到判断输卵管通畅性、宫腔情况及盆腔病变的目的。已有的临床多中心对比试验证实 HyCoSy 诊断与腹腔镜直视下输卵管通液术的诊断符合率高，灵敏度及特异度较高，并认为临床上可以替代 HSG 进行输卵管通畅性的检查。

磁共振成像（magnetic resonance imaging，MRI）具有较高的软组织分辨率及空间分辨率，可以多角度、多方位成像，并具有视野广，无射线损伤等优势，故成为除超声检查外的另一种重要的无创影像学检查方法。对子宫进行冠状薄层无间隔扫描，并通过多平面重建后处理技术，可使子宫外部轮廓及内膜在同一层面上显示，使宫底、宫体、宫颈及阴道形态清晰显示，非常适合子宫发育异常类型的正确诊断。因此，如临床怀疑先天性子宫发育异常而不能通过超声或 HSG 明确诊断者，MRI 是进一步检查的最佳选择，亦可同时了解整个泌尿生殖系统情况，排除除子宫发育异常外伴有的泌尿系统畸形，为临床制订治疗方案提供详细全面的影像学参考资料。近年来，磁共振子宫输卵管造影（magnetic resonance hysterosalpingography，MR-HSG）不仅可以判断输卵管的通畅性，亦可结合 MRI 平扫清晰显示子宫、卵巢的形态，能够对不孕患者的盆腔病变进行全面的诊断，也具有较广阔的应用前景。

另外，包括宫腔镜、腹腔镜在内的内镜检查对子宫畸形、输卵管通畅性及盆腔状况的评估准确性高，为输卵管通畅性检查的"金标准"，但相对费用较高并且为有创检查，故不适宜作为筛查手段。

3

第七节　治疗选择总结

在进行生育力影像学评估的患者中,生殖道畸形的患者在这类人群中较为常见,普遍可采用子宫输卵管造影来评价输卵管功能,同时可显示宫腔及宫颈管形态,但对于子宫外形及盆腔占位病变无法显示,故其应用范围有限。盆腔超声操作简单且无辐射伤害,广泛应用于女性生殖器官的评估,但易受到肠管的影响而无法清晰显示盆腔器官外形。MRI 作为目前女性生殖道发育异常最可靠的诊断方式之一,亦有助于发现并发的泌尿系统畸形,且具有较高的灵敏度及特异度,但价格较高。因此,对就诊患者选择何种影像学检查就需要广大临床医生根据患者实际情况进行有针对性的取舍。

【病例讨论】

病例一

患者女性,32 岁,G1P1,因"继发不孕 2 年余"来院就诊。患者 26 岁时自然受孕,顺利妊娠并足月分娩一活男婴。现性生活正常,未避孕未孕 2 年,使用监测排卵试纸提示有排卵。患者诉近 1 年月经量明显增多,伴血块,无明显痛经。月经第二日性激素水平无明显异常。

查体: 妇科双合诊检查,子宫稍大,质地中等,活动好,无压痛,双附件区未触及明显异常。

辅助检查: 丈夫精液常规检查大致正常。

治疗过程: 在这一病例中,我们首先选择输卵管造影检查,提示子宫腔内可见多个充盈缺损,双侧输卵管通畅。同时完善经阴道超声检查提示子宫腔内可见多个低回声,大者位于子宫前壁,大小 2.8cm×1.8cm,1/2 凸向宫腔,超声诊断子宫多发肌瘤,部分为黏膜下肌瘤。遂行宫腔镜下子宫肌瘤切除术。

专家点评: 该患者育龄女性,既往有自然受孕及成功分娩史,性激素水平提示卵巢功能正常,排卵正常。子宫输卵管造影提示输卵管通畅性正常。超声及子宫输卵管造影均提示宫腔内占位,且患者有月经量增多病史,考虑存在子宫黏膜下肌瘤可能大。可行宫腔镜检查明确黏膜下肌瘤位置及数量,术中可同时行肌瘤切除术,以达到恢复正常宫腔形态,改善妊娠率的目的。

病例二

患者女性,28 岁女性,G2P0,因"继发不孕 1 年"来院就诊。患者 3 年前及 2 年前分别自然受孕 1 次,均于孕早期胚胎停育,均行清宫术。既往超声提示子宫不全纵隔(具体不详)。自末次清宫术后患者月经量明显减少,现性生活正常,未避孕未孕 1 年。

查体: 妇科双合诊检查,子宫正常大小,质地中等,活动好,无压痛,双附件区未触及明显异常。

辅助检查: 患者基础性激素水平正常,双侧输卵管通畅。

治疗经过: 行宫腔镜检查提宫腔粘连 Ⅲ度,遂行宫腔粘连松解术,术后予人工周期促进子宫内膜修复。

专家点评: 在这一病例中,患者既往可自然受孕,但末次清宫术后月经量明显减少并伴有不孕,可完善三维超声提示是否存在严重宫腔粘连可能,为进一步行宫腔镜检查提供依据。宫腔镜检查可明确是否存在宫腔粘连,手术中可同时行粘连松解术。考虑患者既往 2 次胚胎停育病史可能与不全纵隔相关,亦可同时在超声监测下行纵隔切开术。如粘连程度重可酌情行二次手术,术后加用人工周期改善子宫内膜生长情况。

（李 蓉 宋雪凌 王琳琳）

参考文献

1. SUN H, GONG TT, JIANG YT, et al. Global, regional, and national prevalence and disability-adjusted life-years for infertility in 195 countries and territories, 1990-2017: results from a global burden of disease study, 2017. Aging (Albany NY), 2019, 11 (23): 10952-10991.

2. BRÄNNSTRÖM M, DAHM-KÄHLER P. Uterus transplantation and fertility preservation. Best Pract Res Clin Obstet Gynaecol, 2019, 55: 109-116.

3. 沈红梅, 李百玲, 李璐. 子宫输卵管实时三维与三维超声造影在女性不孕症诊断中的应用对比. 中国超声医学杂志, 2019, 35 (11): 1023-1026.

4. CRACIUNAS L, GALLOS I, CHU J, et al. Conventional and modern markers of endometrial receptivity: a systematic review and meta-analysis. Hum Reprod Update, 2019, 25 (2): 202-223.

5. 王亚平, 陈蓉, 林守清, 等. 生殖衰老过程中子宫的变化. 协和医学杂志, 2016, 7 (06): 401-408.

6. WONG JY, GOLD EB, JOHNSON WO, et al. Circulating Sex Hormones and Risk of Uterine Fibroids: Study of Women's Health Across the Nation (SWAN). J Clin Endocrinol Metab, 2016, 101 (1): 123-130.

7. CHMEL R, NOVACKOVA M, JANOUSEK L, et al. Revaluation and lessons learned from the first 9 cases of a Czech uterus transplantation trial: Four deceased donor and 5 living donor uterus transplantations. Am J Transplant, 2019, 19 (3): 855-864.

8. 孙红梅, 邹凌霄, 黄欢, 等. 2013 年 ESHRE/ESGE 关于纵隔子宫分类共识的临床实践解读. 国际妇产科学杂志, 2017, 44 (03): 268-270.

9. 马晓黎, 段华. ACOG 关于 MRKH 综合征诊治的最新建议. 中国实用妇科与产科杂志, 2019, 35 (11): 1269-1272.

10. 刘海霞, 魏莉, 陈必良. 子宫移植免疫学研究进展. 中华器官移植杂志, 2018, 39 (06): 374-377.

11. 子宫肌瘤的诊治中国专家共识专家组. 子宫肌瘤的诊治中国专家共识. 中华妇产科杂志, 2017, 52 (12): 793-800.

12. 张俊杰, 牛金亮. 输卵管造影的影像学研究进展. 中国中西医结合影像学杂志, 2015, 13 (02): 225-228.

4
CHAPTER

第四章
男性不育

不育症是全球性的问题，尽管其发病率各国报道不同，并且随着社会的发展，不育症的发病率呈明显上升趋势，工业化国家育龄夫妇不育症的发病率已从 20 世纪 60 年代的 7%~8% 上升到近年来的 15%~20%。

在不育的病因中，20% 是单独男性因素，其余 30%~40% 与男性因素有关。世界卫生组织（World Health Organization，WHO）资料也表明，在不育夫妇中，50% 以上存在男方生殖功能缺陷。针对男性不育患者的检查远较女性配偶简单、无创或创伤性小，且费用较低，因此男性不育患者应首先或同时进行检查和诊疗。

第一节　男性不育的定义与预后因素

一、男性不育的定义

不育症是一种由多种病因导致的生育障碍状态，是生育期夫妇的生殖健康不良事件，男性无避孕性生活至少 12 个月而未孕称为不育症。关于男性不育的定义直接涉及临床上是否能进行规范诊疗，因此应该从以下三个方面加深理解：

首先，从理论上说，无精子症患者被认为是绝对不育，只要男性精液里有活动精子，就有生育可能。精液常规异常的患者只是受孕概率降低，或生育能力低下。

其次，男性不育治疗的成功率与女性配偶生育力明显相关，因此同时要对女性配偶进行评估，尤其是女性配偶年龄。年龄对于人类生育能力是有影响的。与 25 岁年轻男性相比，40 岁以上的男性其 1 年之内使女性配偶怀孕的概率下降 50%；45 岁以上男性比 25 岁男性要花更长的时间（约为 6 倍）使女性配偶怀孕。年龄对女性生育力影响更大：女性到了 35 岁，其生育能力降至 25 岁的 50%；到了 38 岁，降至仅有 25%，40 岁以上，则不到 5%。因此，女性配偶年龄在 35 岁或 35 岁以上，未采取避孕措施半年以上未怀孕即可进入不育诊疗流程。

再次，有家族因素或不育夫妇一方怀疑有不育时，则对不育症的诊疗不必推迟到 1 年以后进行。

男性不育不是一种独立的疾病，而是多种疾病和因素造成的结果，因此，男性不育的诊断应该包括三个方面，即疾病诊断、病理诊断和病因诊断。疾病诊断是对患者不育状况的基本判断，应明确患者是否患有男性不育；原发还是继发男性不育，原发不育是指男方从未使女性受孕，继发不育是指曾使女性怀孕，无论该女性是否是患者现在配偶。病理诊断是男性不育的病理基础，可通过精液常规分析及睾丸活检病理学报告确定，包括精浆异常（如少精液症、精液液化不全和白细胞精液症等）、精子异常（如少精子症、弱精子症、畸形精子症、少弱畸精子症及无精子症等）和睾丸病理学改变［如生精功能低下、生精功能阻滞、纯睾丸支持细胞综合征（Sertoli cell only syndrome，SCOS）、生精小管透明变性型、未成熟型睾丸和混合型病变］等。病因诊断是要明确男性不育的原发病，也是制订治疗方案的主要依据，男性不育的病因学诊断主要包括先天异常、医源性病因、全身性病因、继发睾丸损伤、内分泌异常、精索静脉曲张、副性腺感染、免疫因素和不明原因等。

二、男性不育的预后因素

（一）不育持续时间

正常情况下,生育力正常的夫妇单月怀孕率为 20%~25%,半年怀孕率为 75%,1 年怀孕率为 90%(有的资料的数据是 85%)。当未采取避孕措施而不能生育的时间超过 4 年,则每月的怀孕率仅约 1.5%。

（二）原发性还是继发性不育

原发性男性不育症患者多为生精功能减退或障碍,也可以是先天性的发育异常导致。而继发性男性不育症患者,多由获得性的后天因素造成,包括医源性手术、生殖系统感染等,一般可以通过医学干预手段恢复正常的生育力或采用辅助生殖技术获得自身后代。

（三）精液分析的结果

精液分析是评估男性生育力的重要依据,结果异常提示存在生育能力的减退,精液参数中与生育力关系最密切的是精子浓度与活力,而精子的形态学检查对预测体外受精 - 胚胎移植的成功率有重要参考价值。对精液质量低下者,应先评估原因,再进一步采取诊疗措施。

（四）女方的年龄和生育能力

女性年龄与生育能力的关系已在前文详述。在辅助生殖中,尽管各项技术不断进步和优化,女性年龄依然是影响成功率的最为主要的因素之一,统计数据表明,对于小于 35 岁的女性,每个体外受精 - 胚胎移植(*in vitro fertilization and embryo transfer*,IVF-ET)治疗周期的活产率为 33.1%,35~37 岁的女性为 26.1%,38~40 岁的女性为 16.9%,41~42 岁的女性为 8.3%,43~44 岁的女性为 3.2%,≥ 44 岁的女性仅为 0.8%;另有数据表明,对于进行辅助生殖的 ≥ 35 岁的高龄女性,年龄每增加 1~2 岁,其 IVF 胎儿活产率降低约 10%、IVF 胎儿流产率增加约 10%,累计妊娠率降低约 10%。

第二节　男性不育的病因

按照影响男性生育的环节,男性不育可分为睾丸前性因素(内分泌性病因)、睾丸性因素(染色体异常和引起睾丸损伤的其他病因)和睾丸后性因素(精子运输障碍和精子功能障碍等)。其中内分泌因素、染色体异常和引起睾丸损伤的其他因素是睾丸生精障碍性疾病的主要病因。

一、睾丸前性因素

主要是内分泌因素,常见的有下丘脑病变、垂体病变和生育相关激素异常等。下丘脑病变,主要有特发性低促性腺激素型性腺功能减退症、选择性 LH 缺乏综合征(生育型无睾综合征)、选择性 FSH 缺乏综合征和其他先天性综合征等;垂体病变,主要有垂体功能不全、高催乳素血症、血色沉着病等;生育相关激素异常,主要有雄激素异常(雄激素过多、雄激素合成缺乏、雄激素转化成双氢睾酮异常和雄激素受体异常等)、雌激素过多、甲状腺激素异常和糖皮质激素过多等。

二、睾丸性因素

睾丸性因素主要有遗传因素和引起睾丸损伤的其他因素。遗传因素主要是染色体异常和 Y 染色体微缺失等,其中染色体异常主要有克氏综合征、XYY 综合征、XX 男性综合征(性倒错综合征)、努南综合征(男性特纳综合征)和其他染色体异常等;引起睾丸损伤的其他因素,主要有精索静脉曲张,医源性因素(如药物、放疗和化疗等),环境毒素和职业暴露,隐睾症,睾丸扭转,睾丸炎,纯睾丸支持细胞综合征和肌强直性营养不良等。

三、睾丸后性因素

睾丸后性因素主要有输精管道梗阻、精子功能或运动障碍、免疫性不育和性交或射精功能障碍等。

输精管道梗阻是男性不育的重要病因之一:梗阻性无精子症在男性不育患者中约占7%~10%,输精管道梗阻主要有先天性梗阻,如囊性纤维化(Cystic fibrosis,CF)、扬氏综合征(Young syndrome)、特发性附睾梗阻(idiopathic epididymis obstruction)、成人多囊肾疾病(adult polycystic kidney disease,APKD)和射精管阻塞(ejaculatory duct blockage)等;获得性梗阻,如

生殖系统感染、输精管结扎/切除术、腹股沟区的手术,意外损伤输精管和疝修补中应用补片后出现输精管周围的炎症反应导致输精管阻塞等;功能性梗阻,如神经损伤和服用某些药物后。

精子功能或运动障碍,如纤毛不动综合征(immotile cilia syndrome)和成熟障碍(maturation arrest)等。

免疫性不育:2%~10% 的不育与免疫因素有关,抗精子抗体(antisperm antibody,AsAb)是免疫性不育的重要原因,常见原因有睾丸外伤、扭转、活检、感染或输精管堵塞、吻合手术后等。

性交或射精功能障碍:性欲减退、勃起功能障碍(erectile dysfunction,ED);射精功能障碍是不育症的常见原因,糖尿病、膀胱尿道炎症、膀胱颈部肌肉异常、尿道下裂、手术或外伤损伤神经也可导致不射精或逆行射精;不良的性习惯如性交过频、应用兴奋剂、润滑剂等也会影响生育。

第三节　男性不育的诊断

男性不育的诊断主要应从病史、体格检查和辅助检查等几个方面入手。

一、病史

男性不育的病史收集主要应包括家族史、婚育史、性生活史和其他对生育可能造成影响的因素,同时还要简要了解女方病史。病史采集和病历书写应当符合《病历书写基本规范》,且要客观真实、准确完整;同时,询问病史时要注意保护患者的隐私。

(一)主诉及现病史

1. **主诉**　结婚后年数,未采取避孕措施年数,原发不育或继发不育。

2. **婚育史**　需要了解未采用避孕措施尝试怀孕的时间,这对于男性不育的诊断非常重要;应详细了解患者的既往生育史,特别注意是否有其他性伴侣,以及她们的性生活史和生育史,尽管夫妇双方同时采集病史非常有益,但这些问题最好是单独询问。此外,还应了解女方生育力的一些基本情况。

3. **性生活史**　需要了解性生活频率、质量及能否在正常情况下射精,通过询问这些病史,可初步了解是否为性功能障碍导致的男性不育。

4. **关于生育方面的诊疗史**　患者既往检查资料非常重要,可避免重复检查,特别是精液常规的检查;要注意以前的治疗方案及治疗效果等细节。

(二)既往史

主要包括生长发育史、手术史、过去疾病史、用药史和职业等。

患者的发育史对于诊断男性生精功能障碍有重要的意义。患者在发育中是否存在隐睾,这对于睾丸生精有重要的影响,单侧的隐睾可能轻度降低生育能力,双侧隐睾往往引起重度的生精功能障碍。患者早期对于隐睾的处理也关系到生精能力的恢复。有文献报道,隐睾患者在 1 岁半之内行睾丸下降固定术,术后患者的生精能力恢复最佳;在青春期启动前手术患者仍有产生精子的希望;在青春期后手术的患者基本很少有再次产生精子的可能。青春期是否延迟或缺乏对于诊断很有意义,这些可能与内分泌或雄激素的异常有关,预示着患者生精功能障碍的可能。男性泌尿系统的先天性发育异常往往也伴发性腺的发育不良,影响生精。男性乳房的发育可能与高催乳素血症、雌激素及雄激素代谢异常有关,往往预示生精障碍的发生。

某些手术对于睾丸生精功能的发育可能存在重要的影响。疝修补手术可能存在睾丸动脉损伤,影响睾丸血供从而影响睾丸生精的可能;睾丸扭转的发生及手术可能造成睾丸的缺血时间过长而出现生精功能障碍;脊髓损伤可能导致睾丸失神经支配从而影响生精;阴囊的手术也存在影响睾丸生精的风险。

患者既往出现尿路感染、性传播疾病、病毒性睾丸炎、结核、睾丸肿瘤、恶性肿瘤行放疗和化疗等都会严重影响睾丸的生精功能,尤其是病毒性睾丸炎和恶性肿瘤后的放化疗往往直接造成睾丸生精障碍,出现无精子症。有文献报道,10%~30% 青春期患流行性腮腺炎的男性患者可能并发睾丸炎。睾丸肿瘤的患者本身就可能存在少精子症,进一步的放疗和化疗会加重睾丸生精功能损坏。放疗时产生的电离辐射对处于各个年龄阶段男性肿瘤患者的性腺功能都有不利影响,其影响程度主要取决于放射线的剂量、放射野和放疗方案等;化疗会损伤男性生育力,损伤程度主要与化疗药种类、剂量和患者年龄等有关。因放、化疗主要是杀死生长活跃的各级生精细胞,故部分患者可以在 4~5 年后恢复生精功能,但是有些生精干细胞受损的患者也会出现永久性的无精子症。

许多药物可能干扰患者的生精功能,如大剂量地使用合成雄激素、合成类固醇等可能造成低促性激素性性腺功能低下。

某些职业和特殊习惯也是引起生精功能障碍的原因之一。有些工作人员需要长期暴露在射线之下,造成生精功能障碍。在高温下工作或长期洗热水澡、蒸汽浴都会造成不同程度的生精障碍。睾丸位于阴囊内,比人体温度低 1~2℃,已有试验证明睾丸温度的上升会损害精液质量和精子生成。吸烟对于精子发生影响的研究,大部分显示吸烟会影响精子发生,而少部分研究则未发现有影响。

(三)家族史、遗传性疾病史

父母双方有无近亲结婚、有无遗传性疾病史等;如果诊疗需要,还要画出家族系图。

(四)配偶病史

主要是配偶的月经史、生育史和避孕

史等。

二、体格检查

体格检查是诊断学的基本手段之一，也男性不育诊断的基础。患者的体型、男性化特征和生殖器的检查是男性不育患者体格检查的重点。

（一）某些特殊的体型

如无睾丸体型，直接预示着睾丸生精功能障碍。

（二）第二性征的异常

可能提示先天性内分泌紊乱，应考虑克氏综合征和特发性低促性腺激素型性腺功能障碍。

（三）生殖器检查

1. **睾丸检查**　睾丸时，按压手法要轻柔，明确睾丸的位置、质地和体积等。

睾丸的体积是判断睾丸生精功能状况的指标。既往临床经验表明，如果患者睾丸容积＜6ml，进行睾丸穿刺活检发现精子的可能性小。睾丸的质地对于生精功能的判断也有一定帮助，睾丸质地较软通常精子发生功能也受损。软而小的睾丸一般预后不良。

2. **精索检查**　主要检查有无精索静脉曲张及程度。

精索静脉曲张多见于青壮年，发病率为10%~15%。精索静脉曲张男性20%~50%伴有精液质量和睾丸组织学异常，主要表现为精液质量下降，睾丸生精细胞脱落，间质血管病变，附睾功能紊乱及一侧曲张引起双侧睾丸病变。

此类患者在检查时局部可能触及呈蚯蚓团块状的曲张静脉，站立时明显，平卧后消失。Valsalva 方法适用于检查不明显的精索静脉曲张，此法要求患者站立，检查者用手压患者腹部来增加腹压，并让患者屏气，用力增加腹压

来配合，同时观察和触诊阴囊内的精索静脉。根据曲张的程度可将精索静脉曲张分为三度，轻度精索静脉曲张仅在 Valsalva 动作时可以摸到；中度精索静脉曲张在患者站立位时可以摸到；重度精索静脉曲张在站立位可以看到阴囊内曲张的静脉。

3. **附睾**　对于附睾的检查应包括附睾的完整性，附睾的饱满程度、是否存在肿物、是否存在硬结及压痛。附睾的炎症、结核经常会造成附睾的硬结，从而造成输精管道的梗阻，影响精液的质量。

（四）其他检查

直肠指诊。性腺功能低下者，前列腺较小，但质地一致；慢性前列腺炎患者，前列腺可增大、正常或缩小，但质地不一。精囊一般不易触及，如果触及并压痛，或有其他异常发现的，可行直肠超声检查。

射精功能障碍的患者，还需要进行球海绵体肌反射、肛门括约肌张力、会阴部皮肤敏感性、提睾肌和腹壁浅反射检查等。

三、辅助检查

采集病史和进行体格检查后，应进行实验室检查、睾丸组织病理检查和 B 超、CT、磁共振等影像学检查进一步明确。

（一）精液常规分析

精液常规分析是男性生精功能障碍患者的最基本检查之一，是男性生育力评估的实验室基石。由于精液检查的波动性存在，一般对于患者的评价应建立在 2~3 次精液检查之上。

世界卫生组织先后于 1980 年、1987 年、1992 年、1999 年和 2010 年制定了 5 个版本的《人类精液实验室检验手册》，特别是《世界卫生组织人类精液及精子 - 宫颈黏液相互作用实验室检验手册》（第 4 版，以下简称"WHO

第 4 版")和《世界卫生组织人类精液检查与处理实验室手册》(第 5 版)(简称"WHO 第 5 版")对于精液常规实验室技术具有重要指导意义,本章很多实验室技术参考或引用上述两版手册。基于循证医学证据的 WHO 第 5 版增加了精子制备技术和实验室质控内容,特别是质控的内容对于精液分析的标准化具有非常重要的意义,WHO 第 5 版已在世界范围内的实验室广泛应用,但 WHO 第 5 版缺乏中国人的数据,目前国内尚存在 WHO 第 4 版和 WHO 第 5 版并用的局面。

精液常规分析有 3 个主要参数,即浓度、活力和形态,WHO 第 5 版强调应优先考虑精子总数,因为精子总数优于精子浓度。WHO 第 5 版精子形态学采取了 Kruger 严格形态学标准,虽然 95% 置信区间为 3%~4%,但只要严格按照 WHO 第 5 版进行形态学分析,其特异度和灵敏度与 WHO 第 4 版是一样的。并且,相对于其他两个参数,形态学分析对男性生育能力的评估更重要,对于辅助生殖技术结局也具有重要意义。WHO 第 4 版的参考值和 WHO 第 5 版参考值低限(第 5 个百分位数,95%*CI*)以及与精液质量相关的术语可参考表 4-3-1~ 表 4-3-3。

表 4-3-1 WHO 第 4 版精液分析参考值

参数	参考值范围
量	$\geq 2.0ml$
pH	≥ 7.2
精子浓度	$\geq 20 \times 10^6/ml$
总精子数	$\geq 40 \times 10^6$ 精子 / 一次射精
活力	精液射出后 60 分钟内,50% 或更多精子具有前向运动(a 级 + b 级),或 25% 或更多精子具有快速前向运动(a 级)
存活率	50% 或更多存活,即不被着色
形态	*
白细胞数	$<1 \times 10^6/ml$
免疫珠试验	附着珠上的活动精子少于 50%
MAR 试验	附着粒上的活动精子少于 10%

注:*未给出正常形态的参考值,但在备注中提示来自辅助生殖技术项目的资料表明,使用 WHO 第 4 版中所描述的形态学分析方法和定义,当正常形态的精子低于 15% 时,体外受精率降低

表 4-3-2 WHO 第 5 版精液分析参考值下限(第 5 个百分位数,95%*CI*)

参数	参考值下限
精液体积(ml)	1.5(1.4~1.7)
精子总数(10^6/ 一次射精)	39(33~46)
精子浓度(10^6/ml)	15(12~16)
总活力(PR+NP,%)	40(38~42)
前向运动(PR,%)	32(31~34)

续表

参数	参考值下限
存活率(活精子,%)	58(55~63)
精子形态学(正常形态,%)	4(3.0~4.0)
其他共识临界点	
pH	≥7.2
过氧化物酶阳性白细胞(10^6/ml)	<1.0
MAR 试验(与颗粒结合的活动精子,%)	<50
免疫珠试验(与免疫珠结合的活动精子,%)	<50
精浆锌(μmol/一次射精)	≥2.4
精浆果糖(μmol/一次射精)	≥13
精浆中性葡萄糖苷酶(mIU/一次射精)	≥20

表4-3-3　与精液质量相关的术语

术语	解释
无精液症(aspermia)	无精液(没有精液射出或逆行射精)
弱精子症(asthenozoospermia)	前向运动(PR)精子百分率低于参考值下限
弱畸精子症(asthenoteratozoospermia)	前向运动(PR)精子百分率和正常形态精子百分率均低于参考值下限
无精子症(azoospermia)	精液中无精子(本手册检测方法未检出)
隐匿精子症(cryptozoospermia)	新鲜精液制备的玻片中没有精子,但在离心沉淀团中可观察到精子
血精症(hematospermia)	精液中有红细胞
白细胞精液症(脓性精液症)[leukocytospermia (pyospermia)]	精液中的白细胞数超出临界值
坏死精子症(necrozoospermia)	精液中活精子百分率低,不活动精子百分率高
正常精子(normozoospermia)	精子总数(或浓度,取决于报告结果)*、前向运动(PR)精子百分率和正常形态精子百分率均等于或高于参考值下限
少弱精子症(oligoasthenozoospermia)	精子总数(或浓度,取决于报告结果)*和前向运动(PR)精子百分率低于参考值下限
少弱畸精子症(oligoasthenoteratozoospermia)	精子总数(或浓度,取决于报告结果)*、前向运动(PR)精子百分率和正常形态精子百分率均低于参考值下限
少畸精子症(oligoteratozoospermia)	精子总数(或浓度,取决于报告结果)*和正常形态精子百分率低于参考值下限
少精子症(oligozoospermia)	精子总数(或浓度,取决于报告结果)*低于参考值下限
畸形精子症(teratozoospermia)	正常形态精子百分率低于参考值下限

注:*应该总是优先考虑精子总数,因为精子总数优于精子浓度

（二）激素的检查

下丘脑 - 垂体 - 性腺轴体系中垂体分泌的促性腺激素包括卵泡刺激素（follicle-stimulating hormone，FSH）和黄体生成素（luteinizing hormone，LH），它们不仅对女性性腺功能有促进作用，对男性性腺、睾丸生精及生精过程中所需的雄激素的产生都是必不可少的调节因素。

FSH 主要作用于精子成熟的最后阶段，促进次级精母细胞发育为精子细胞和精子。生精小管的支持细胞上存在 FSH 受体，FSH 一旦与靶细胞膜上的特异性受体结合后便移入细胞内，激发腺苷酸环化酶促进 cAMP 的产生。cAMP 激活蛋白激酶，mRNA 水平升高，并促进其产生雄激素结合球蛋白（andron-binding protein，ABP）。睾酮（testosterone，T）与 ABP 结合运载到精原细胞及精母细胞上使生殖细胞获得稳定、高浓度的雄激素，从而促进生殖细胞发育、分化为成熟的精子。FSH 受支持细胞分泌的抑制素的负反馈调节，如果支持细胞受损或病变就会引起抑制素分泌减少而致 FSH 选择性升高。因此，FSH 升高提示生精功能受到损害，但是 FSH 正常也不能说明生精功能障碍，生精阻滞的患者 FSH 可表现正常。

LH 主要促进睾丸间质细胞增生，刺激间质细胞合成和分泌 T，以供精子生成的需要。当 LH 显著升高时，表示睾丸受损不可逆转。当 FSH、LH 水平降低时，可导致睾丸功能下降。此时，FSH、LH、T 测定值均明显降低，可诊断为促性腺激素低下型性腺功能减低症，临床上常表现为睾丸体积小，精液质量极差甚至无精子症。

T 是人体主要雄性激素，主要由睾丸间质细胞分泌，间质细胞占睾丸体积的 36%，睾丸的大小、间质细胞的多少与 T 的水平呈正比。先天或后天因素均能造成睾丸受损，生精功能障碍，T 含量降低。血清中的 T 有 44% 与性激素结合球蛋白（sex hormone-binding globulin，SHBG）结合，无生物活性，54% 与白蛋白结合，2% 为游离 T，后两者有生物活性。当 T 产生减少时，SHBG 首先增加，使 T 总量达到一个稳定水平，而 FT 水平则继续降低，因此总 T 水平在性腺功能不足的早期保持正常，而 FT 下降。

原发性生殖内分泌紊乱约占男性不育患者的 3%，在下述情况中需要进行生殖激素检查：病史或体格检查有异常；精子浓度 $\leq 10 \times 10^6$/ml，精子浓度 $> 10 \times 10^6$/ml 时一般没有生殖内分泌异常。男性不育患者常见的生殖内分泌异常可参考表 4-3-4。

表 4-3-4　男性不育患者激素值

临床表现	FSH/(mIU·ml^{-1})	LH/(mIU·ml^{-1})	睾酮/(ng·ml^{-1})
正常人或梗阻性	正常	正常	正常
单纯生精障碍	↑	正常	正常
睾丸功能衰竭	↑	↑	正常或↓
低促性腺激素性腺低下	↓	↓	↓

（三）遗传学检查

男性不育的遗传学检查主要有常规检查（染色体异常、Y 染色体微缺失）和遗传学特殊检查（基因突变检查）等。

1. 染色体异常　染色体异常（chromosomal abnormalities）包括数目异常（如三倍体）和结

构异常(如倒位和易位等)。欧洲男性不育诊疗指南引用的数据表明在 9 766 名男性不育患者中,染色体异常发生率为 5.8%,其中性染色体异常率为 4.2%,常染色体异常率 1.5%;在 94 465 新生男童中,染色体异常率为 0.38%,其中性染色体异常率为 0.14%,常染色体异常率 0.25%。睾丸生精功能越差,则染色体异常发生率越高,精子浓度 $<10\times10^{6}/ml$ 男性不育患者其常染色体异常发生率为 4%,较一般人群高 10 倍。无精子症患者染色体异常发生率更高。

因此,对于无精子症患者和精子浓度 $<10\times10^{6}/ml$ 的男性不育患者建议进行染色体检查;如果患者有反复流产、畸形或智力发育迟缓等家族史,即使精子浓度正常也建议进行染色体检查。

(1)精子染色体异常:荧光原位杂交技术(fluorescence in situ hybridization,FISH)能够用来检查精子染色体是否正常,此项技术仍处于研究中,但 FISH 技术对于筛选遗传物质正常的精子或筛选正常精子从而更安全地进行卵胞质内单精子注射(intracytoplasmic sperm injection,ICSI)等具有重要意义。

(2)性染色体异常:克氏综合征(Klinefelter syndrome),简称克氏征,是最常见的性染色体异常,其核型表现为 47,XXY,占 80%~85%;或嵌合型 46,XY/47,XXY 约占 15%,其余为 48,XXXY、49,XXXXY 等。 克氏征患者血清 T 可以是正常或低于正常,血清雌二醇(estradiol,E_2)正常或升高,血清 FSH 升高。

血清 T 水平低的克氏征患者性欲一般正常,但成年克氏征患者也建议睾酮替代治疗;进行过显微取精(microsurgical testicular sperm extraction,micro-TESE)的克氏征患者需要长期随访。

克氏征中 24,XY 精子发生率为 0.9%,嵌合型克氏征则高达 7%,因克氏征患者的胎儿性染色体和常染色体异常率有所升高,故必要时建议行胚胎植入前遗传学诊断(preimplantation genetic diagnosis,PGD)或产前诊断。

(3)常染色体异常:常染色体异常最常见的是易位,包括罗伯逊易位(Robertsonian translocations)、相互易位(reciprocal translocations)、臂内倒位(paracentric inversion)和标记染色体(marker chromosome)等。 也建议结合 FISH 技术或羊水诊断等保证辅助生殖技术的安全性。

2. Y 染色体微缺失 Tiepolo 和 Zuffardi 于 1976 年首次提出了 Y 染色体微缺失和无精子症之间有相关性,Ma K 和 Sharkey A 等于 1992 年首次提出了 Y 染色体微缺失还和男性不育有关。基于多重 PCR 技术和基因组物理图谱研究的成果,1996 年 Vogt 等将 Yq11 区分成 25 个区(D1-D25),运用 76 个位点,对 Y 染色体上的 AZF 区进行定位,他们推测在 Yq11 上可能存在三个精子发生的关节区域,即 AZFa、AZFb 和 AZFc:AZFa(D3-D6,相当于连锁图谱的 5C 区的近侧)缺失的患者精子发生阻滞在青春期前,表现为纯睾丸支持细胞综合征(Sertoli cell only syndrome,SCOS),AZFa 区的主要候选基因是 *USP9Y*(ubiquitin-specific protease 9,Y chromosome)、*DBY*(dead box on the Y) 和 *UTY*(ubiquitous TPR motif on the Y);*AZFb*(D13-D16,相当于连锁图谱的 5O-6B)缺失的患者精子发生阻滞在青春期减数分裂前或减数分裂期,睾丸活检可见减数分裂前生精细胞,即初级精母细胞,AZFb 区主要候选基因有 *RBMY*(RNA binding motif on the Y)、*SMCY*、*EIF1AY*、*CDY2* 等候选基因；*AZFc*（D20-D22，相当于连锁图谱的 6C-6E）缺失患者的组织学表现较为分散，可见到纯睾丸支持细胞综合征，仅有精母细胞或成熟精子，*AZFc* 主要候选基因有 *DAZ*（deleted in azoospermia）和 *CDY1* 等（图 4-3-1）。

经过 10 多年的临床研究，目前可以明确以下几点：在精液参数都正常的男性中没有 Y 染色体微缺失，故 Y 染色体微缺失应该与生精功能受损有关；无精子症患者中 Y 染色体微缺失

发生率最高，为 8%~12%，其次为少精子症患者 3%~7%；精子浓度>5×10^6/ml 患者中 Y 染色体微缺失发生率很低，约为 0.7%；Y 染色体微缺失最常见的为 AZFc 亚区缺失（占 6%~70%），其次是 AZFb、AZFb+c 或 AZFa+b+c 亚区（占 25%~30%），AZFa 亚区缺失发生率很低（5%）；AZFa 和 AZFb 亚区缺失分别表现为纯睾丸支持细胞综合征（Sertoli cell only syndrome，SCOS）和睾丸精子发生阻滞；AZFc 亚区完全缺失临床表现从无精子症到重度少精子症；Y 染色体微缺失与隐睾或睾丸肿瘤无关。

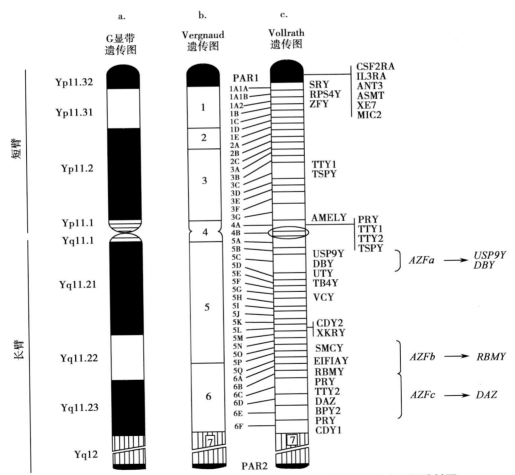

图 4-3-1 Y 染色体上 AZF 区的位置以及与精子生成相关的主要候选基因

a. Y 染色体的 G 显带。b. vergnaud 遗传图，Y 染色体两端为 X 染色体的同源配对区（PAR），中间分为 7 个区域。c. vollrath 遗传图，将 Y 染色体分为 43 个小的区域，AZFa 大约位于 5C 区，最主要的候选基因为 USP9Y 和 DBY；AZFb 大约位于 5C~6C 区，最主要的候选基因为 RBMY；AZFc 大约位于 6C~6E，最主要的候选基因为 DAZ。在 b 和 c 区之间有人划分出 d 区。

Y 染色体微缺失会遗传到男性后代,这种垂直传递占 25~30%,且男性后代中有极小概率缺失片段会增加,因此有 Y 染色体微缺失的男性患者接受辅助生殖技术(assisted reproductive technology,ART)前必须进行遗传学咨询,其男性后代需要长期随访;目前,有研究发现 AZFc 亚区缺失的少精子症患者其精子进行性下降,且有发展成无精子症的趋势,故建议此类患者及早生育或到人类精子库进行自精冻存。

3. 遗传学特殊检查(基因突变检查)

(1)囊性纤维化:囊性纤维化(cystic fibrosis,CF)为常染色体隐性遗传,是高加索人最常见的染色体异常。4% 的 CF 患者有跨膜传导调节蛋白(CF transmembrane conductance regulator,CFTR)的异常,CFTR 基因位于 7 号染色体,其编码的蛋白主要是作为离子通道;CFTR 基因还影响射精管、精囊腺、输精管和附睾远端 2/3 的发育。先天性双侧输精管缺如(congenital bilateral absence of the vas deferens,CBAVD)与 CFTR 基因突变有关。

临床上如果无精症患者精液量 < 1.5ml,pH 低于 7.0,建议要排除 CBAVD。

CFTR 基因库大约有 2 000 个突变基因。因为很多基因突变发生率低,所以不可能对患者进行所有已知基因筛查,故对于特定人群进行重点基因筛查即可。

对于 CBAVD 患者及其配偶进行 CF 基因突变的检查非常重要。如果发现 CBAVD 患者配偶携带 CFTR 基因突变,如果 CBAVD 患者为纯合子,其后代患 CF 的风险是 50%,如果 CBAVD 患者为杂合子,其后代患 CF 的风险是 25%;如果 CBAVD 患者配偶正常,其后代风险只有 0.4%。

(2)卡尔曼综合征:卡尔曼综合征(Kallmann syndrome,KS)是最常见的 X 连锁基因异常导致的男性不育。KS 最主要是由于 Xp22.3 上的 KALIG-1 基因突变导致的隐性遗传,除此之外,一些常染色体异常也可以导致 KS。

促性腺激素替代治疗有很好的效果,即使促性腺激素替代治疗后患者精子浓度很低,也可以使其配偶自然怀孕,有报道指出精子浓度 1×10^6/ml 也可以使女性配偶怀孕,有研究结果指出促性腺激素替代治疗后自然妊娠时的精子浓度介于 $(5~20) \times 10^6$/ml,中位数是 8×10^6/ml。

但仍建议治疗前进行遗传学检查,确定是 X 连锁还是常染色体显性或隐性遗传以保证辅助生殖技术的安全性。

(3)中度雄激素不敏感综合征:雄激素受体基因位于 X 染色体长臂。严重雄激素不敏感综合征患者不能产生自己的亲生后代;中度雄激素不敏感综合征往往因男性不育而就医,但目前临床报道较少。

(4)单侧或双侧输精管缺如或异常和肾脏异常:单侧输精管缺如一般伴随同侧肾脏缺如;单侧输精管缺如的男性一般没有不育问题。有研究提示,单侧输精管缺如可能与 CBAVD 患者具有相同的遗传学背景,而双侧输精管缺如和肾脏异常的患者不会发生 CFTR 基因异常。

单侧输精管缺如而肾脏正常的患者和双侧输精管缺如或异常的患者,建议进行 CF 基因突变的检测。

(5)X 连锁的基因异常:男性只有一条 X 染色体,因此 X 染色体隐性遗传疾病也会在男性表现,这些疾病只会传给女性后代。

(6)其他 X 染色体相关的男性不育基因缺陷:X 染色体上很多基因可能是睾丸组织特异性或在睾丸组织高度表达的,但目前只有两个

基因 *USP26* 和 *TAF7L* 有些小规模试验，且尚未证实与男性不育有关。

（四）其他可选择的辅助检查

除了精液分析、生殖激素和遗传学检查外，有条件的实验室可以进行附加试验（additional test），以进一步评估男性生育力，明确男性不育的原因。这些附加实验主要有抗精子抗体（anti-sperm antibodies）、白细胞染色（leukocyte staining）、精液培养（semen culture）、精子染色质检测（assessment of sperm chromatin）、精子超微结构评估（ultrastructural evaluation）、附属性腺功能的生化测试（biochemical assays for accessory sex organ function）和精子功能评估，如精子 - 宫颈黏液相互作用实验（interaction between spermatozoa and cervical mucus）、顶体反应检测（assessment of the acrosome reaction）、去透明带仓鼠卵穿透试验（精子穿透试验）（zona-free hamster oocyte penetration test, or sperm penetration）、活性氧检测（reactive oxygen species, ROS）和人卵透明带结合试验（human zona pellucida binding tests）等。

1. 抗精子抗体 男性精子发生是从青春期开始的。血睾屏障阻止人体免疫系统识别精子表面抗原，但如果血睾屏障连续性中断则可能产生抗精子抗体。抗精子抗体形成的最常见原因是生精管道的梗阻。资料表明，输精管结扎后约 60% 男性会产生抗精子抗体；显微外科输精管吻合术可以使输精管复通术的复通率达到 99.5%，但致孕率仅有 54%，即使排除女方因素，致孕率也只有 64%，可能就是因为免疫因素所致。睾丸扭转、隐睾、精索静脉曲张、睾丸活检术等与抗精子抗体的形成是否有关，现有的研究资料还未形成一致意见。正常人群中抗精子抗体阳性率不到 2%，男性不育患者中阳性率高达 10%，一般认为抗体滴度对男性生育力影响更重要。

抗精子抗体主要有局部抗体 IgA 和循环抗体 IgG，IgA 抗体可能比 IgG 抗体临床意义更大，IgM 抗体由于分子量较大所以一般不会出现在生殖系统。按照抗精子抗体的分布，抗精子抗体又分为存在精子表面的包被抗体和存在体液中的抗体，可以用直接试验和间接试验进行检测。

（1）检测包被抗体的直接试验：检测包被抗体的直接试验有混合抗球蛋白反应试验（mixed antiglobulin reaction test, MAR）和免疫珠试验（immunobead test, IB）。MAR 试验采用新鲜精液，而 IB 试验采用洗涤过的精子，两者都是记录黏附有乳胶珠或羊红细胞的活动精子百分比。

1）混合抗球蛋白反应试验：MAR 试验是用未经处理的新鲜精液，与包被抗人 IgG 或抗人 IgA 的乳胶颗粒（微珠）或处理过的羊红细胞相混合，乳胶颗粒或羊红细胞与活动精子之间形成混合凝集，提示精子表面存在 IgG 或 IgA 抗体。但 MAR 试验不能区分抗体类型，也不能明确精子表面抗精子抗体所在部位。

50% 活动精子黏附颗粒视为 MAR 试验临界值。50% 或更多的活动精子有抗体结合上去，精子穿透宫颈黏液或体内受精就可能受到显著抑制；如果颗粒仅黏附在尾尖，则可能与生育力降低无关，因为生育力正常的男性中也存在这种情况。

2）直接免疫珠试验：直接 IB 采用抗人 IgG 或抗人 IgA 的乳胶颗粒（微珠）。直接 IB 采用洗涤过的精子，所以排除了精浆中某些成分可能与乳胶颗粒非特异性结合的干扰，并且直接 IB 能区分抗体类型，也能明确精子表面抗精子抗体所在部位。

50% 活动精子黏附颗粒视为直接 IB 试验临界值。50% 或更多的活动精子有抗体结合上去,精子穿透宫颈黏液或体内受精就可能受到显著抑制;如果颗粒仅黏附在尾尖,则可能与生育力降低无关,因为生育力正常的男性中也存在这种情况。

(2)检测体液中抗精子抗体:如血清、睾网液、精浆或宫颈黏液中的抗精子抗体,可以采用间接 IB。先用无抗体的供者精子吸附待检测体液中的抗精子抗体,然后再用直接 IB 进行检测。

结果解释同 MAR 试验。

抗精子抗体可以影响精子的活力、穿透宫颈黏膜的能力、获能、顶体反应、结合并穿透卵母细胞透明带能力和影响精子与卵母细胞膜的融合等,但目前临床上应用的抗精子抗体检测无法确定特定性抗原,从而无法确定抗精子抗体与生育的关系,因此抗精子抗体的检测结果必须结合临床资料和其他实验室检查结果综合分析。

一般认为以下情况建议检测抗精子抗体:弱精子症患者、精子凝集、性交后试验(post coital test,PCT)结果异常和输精管再通术后1 年未怀孕的男性不育患者。

2. **白细胞染色**　精液常规分析无法区分不成熟的生精细胞和白细胞,通称为圆细胞。如果圆细胞 >(10~15)/HPF 或 > 1×10^6/ml,则建议进行白细胞染色(leukocyte staining),染色后如白细胞 > 1×10^6/ml,则需要进行生殖道感染的评价。尽管很多资料表明男性不育患者精液里白细胞浓度高于正常男性,但不是所有研究都证明精液里白细胞浓度升高会影响生育。尽管生殖道感染和脓性精液症有关,但很多脓性精液症患者没有生殖道感染。

常规采用的邻甲苯胺染细胞内过氧化物酶法虽然相对简单,但不能检测已经激活并释放颗粒的多形核白细胞和其他不含过氧化物酶的白细胞(如淋巴细胞或单核巨噬细胞),此时,我们可以采用全白细胞(CD45)免疫细胞化学染色。

全白细胞(CD45)免疫细胞化学染色:所有类型的人白细胞都有特异性抗原 CD45 的表达,如果使用一种适当的单克隆抗体来识别CD45 就可以检测所有的白细胞;还可以通过改变第一抗体的种类,从而区分出不同类型白细胞,如巨噬细胞、单核细胞、中性粒白细胞、B 细胞或 T 细胞。

目前,正常生育力男性精液的 CD45 阳性细胞的参考值,一般认为过氧化物酶阳性细胞的临界值为 1.0×10^6 个细胞 /ml。

3. **精液培养**　生殖道感染不是男性不育的主要原因,而且无症状的生殖道感染是否影响生育还有争议。有研究认为精液里细菌可能损伤精子,但也有相反的研究认为,精液里的细菌对精子没有影响。尽管支原体是人类明确的致病菌,有研究表明解脲脲原体可以吸附到精子膜上从而影响精子运动,如果吸附到精子上与卵母细胞结合的部分则可能影响到精卵结合,但也有研究认为对男性生育影响不大。有研究认为衣原体可能干扰精子发生与成熟,但另外的临床研究报道未发现其可以影响精子质量。

因此没有临床感染证据,一般不必常规进行精液培养(semen culture)。

4. **精子染色质检测**　目前有多种方法进行精子染色质(sperm chromatin)或 DNA 损伤的评估,这些方法使用与组蛋白结合的染料,如苯胺蓝或磷钨酸等,或与核酸结合的染料,如吖啶橙或色霉素,接着应用组织学方法或流式细胞仪进行检测。

苯胺蓝或磷钨酸能特异地与精子核组蛋白所富含的赖氨酸残基结合，在光镜或电镜下呈现蓝色或较高电子密度，从而对精子染色质进行评估。

吖啶橙与双链 DNA 结合后成绿色，与单链 DNA 结合后呈黄或红色，用荧光显微镜计数 200 个精子，或用流式细胞仪测定 5 000~10 000 个精子，然后计算正常 DNA 精子百分率。检测方法主要有脱氧核糖核苷酸末端转移酶介导的三磷酸脱氧核糖核苷酸缺口末端标记（transferase-mediated deoxyuridine triphosphate-biotin nick end labeling，TUNEL）、彗星试验（comet assay，COMET）、精子染色质扩散试验（sperm chromatin dispersion，SCD）和精子染色质结构试验（sperm chromatin structure assay，SCSA）等，这些方法各有优缺点。

精子 DNA 损伤的主要原因有生殖道内活性氧（reactive oxygen species，ROS）的损伤、精子凋亡、精子染色质包装缺陷、环境中有害物质（如射线等）、不良生活习惯（如吸烟）和医源性因素（如放化疗）等。

精子 DNA 损伤可以用来进一步评估男性生育力；可能是一部分不明原因不育的原因；可能影响临床上 IVF/ICSI 的结局；还可能影响晚期胚胎发育，与部分流产有关等。

精子 DNA 完整性检测的适应证主要为：女方反复自然流产、胚胎停育等的男性不育患者；采用 ART 多次未成功的男性不育患者；排除女方因素的特发性男性不育患者（无精子症除外）推荐进行；大龄、拟行 ART 助孕者及育前优生体检者可选择性检查。

精子 DNA 完整性一般使用精子 DNA 碎片率（sperm DNA fragmentation index，DFI）来评估：DFI ≤ 15%，正常；15% < DFI < 30%，一般；若 DFI ≥ 30%，完整性较差，可能会影响妊娠结局。

5. 精子超微结构的评估　精子超微结构评估（ultrastructural evaluation）异常，如线粒体、鞭毛的"9+2"微导管结构等，需要借助于电子显微镜检查。

临床上如果精子活力低于 5%~10%，则建议进行超微结构评估以排除超微结构异常。

6. 附属性腺功能的生化测试　附属性腺功能（accessory sex organ function）也能影响精液质量，因此有必要评估附属性腺功能。精液中锌、柠檬酸或酸性磷酸酶含量是评估前列腺分泌功能的可靠指标；果糖反映精囊腺功能，果糖浓度降低提示可能存在射精管阻塞、双侧输精管先天性缺如、不完全逆行射精或雄激素缺乏；游离左旋肉毒碱、甘油磷酸胆碱和中性 α- 葡糖苷酶可反映附睾功能，其中中性 α- 葡糖苷酶更具特异度和灵敏度，因为中性 α- 葡糖苷酶仅来自附睾，而精浆中还有少量的是酸性 α- 葡糖苷酶，主要来自前列腺。

7. 精子 - 宫颈黏液相互作用试验　精子 - 宫颈黏液相互作用试验（interaction between spermatozoa and cervical mucus）主要有体内试验（性交后试验）（*in vivo* test, or post-coital test）和体外试验（*in vitro* test）。此外，还有体外简化玻片试验和毛细管试验。

（1）体内试验（性交后试验）：性交后试验的目的是测定宫颈黏液中活动精子数目，并评估性交几小时后宫颈黏液池中精子的存活和状态；也用于评估男性或女性配偶抗精子抗体试验阳性的意义。

性交后试验结果分析：如果宫颈黏液中没有观察到精子为阴性，并且只有在月经周期中最佳时间段重复进行性交后试验的结果均为阴性，才能确定宫颈因素为不育的可能病因；

如果性交后 9~14 小时宫颈黏液中存在任何快速前向运动精子,那么就可以排除宫颈因素或双方免疫因素所致不育的可能;如果观察到非前向运动精子且颤动,提示宫颈黏液中或精子表面可能存在抗精子抗体。

如果体内试验阴性可进行体外试验。

(2)体外试验:体外试验通常在性交后试验为阴性结果后才进行。体外试验一般使用供者精液或供者宫颈黏液作为对照以获得更多信息:如需比较不同宫颈黏液,则应使用同一份参数正常的精液;如评价几份精液标本,则使用同一份质量好的月经中期宫颈黏液标本。

8. 顶体反应检测 精子获能后结合到卵透明带上还要发生生理性顶体反应后才能完成精卵结合的过程。顶体反应的生理诱导物是卵母细胞透明带上的 ZP3 蛋白;但透明带来源有限且具有种属特异性,钙离子内流启动正常顶体反应,所以目前一般用钙离子载体(A23187)诱导顶体反应。

结果分析:检测管已发生顶体反应的精子百分率减去对照管已发生顶体反应的精子百分率得出差值,正常差值约为 15% AR;差值低于 10% AR,则为异常;介于 10%~15% AR 之间,则提示精子功能可能异常;如果对照管的数值 > 15%,则提示过早发生了自发的顶体反应。

对于未找到明确原因的体外受精 - 胚胎移植(*in vitro* fertilization and embryo transfer,IVF-ET)低受孕率情况下的男性不育患者,可考虑进行顶体反应检测(assessment of the acrosome reaction)。

9. 去透明带仓鼠卵穿透试验(精子穿透试验) 卵母细胞周围的透明带是一层糖蛋白,能阻止不同物种之间交叉受孕,因此人类精子可以和去透明带仓鼠卵结合,但精子必须具备获能、顶体反应、与卵母细胞膜融合和与卵母细胞胞质结合的能力。

一般精子穿透卵细胞为 10%~30% 认为是正常的。

在精子浓度和活力正常但形态较差时,可考虑进行精子穿透试验(sperm penetration),如果异常则建议直接绕过宫腔内人工授精(intrauterine insemination,IUI)和常规 IVF-ET,行 ICSI。

10. 活性氧检测 活性氧(reactive oxygen species,ROS)是氧的代谢产物,包括超氧阴离子、过氧化氢、氢氧基、过氧羟自由基、氧化亚氮等。适当浓度的 ROS 是精子获能所必需的,但过高浓度的 ROS 会氧化损伤细胞的脂类、蛋白和 DNA。细胞存在抗氧化系统,包括酶抗氧化系统(如超氧化物歧化酶、谷胱甘肽过氧化酶和过氧化氢酶等)和非酶抗氧化系统(如尿酸、抗坏血酸和维生素 E 等),当精子中的抗氧化系统受损导致氧化系统 / 抗氧化系统失衡时,就可能损伤精子。

人精液 ROS 主要来源于精子和白细胞,白细胞可产生比相同数量精子多 100 倍的活性氧。精液离心或冷冻等操作会不同程度地增加 ROS。抗氧化物质和抗氧化酶存在于精浆中,所以精子制备时去除精浆后会使精子更容易遭受氧化损伤。

采用鲁米诺或光泽精为探针的化学发光法,可用于检测精液中的 ROS。由于人精子表面没有甲酰三肽 [甲酰 - 甲硫氨酰 - 亮氨酰 - 苯丙氨酸(formylmethionyl-leucyl-phenylalanine,FMLP)] 受体,所以,用 FMLP 为探针所产生的信号是白细胞特异性的。

ROS 是影响男性生育力的重要因素,但目前针对 ROS 的检测仍缺乏准确定量的分析。

11. 人卵透明带结合试验 人卵透明带结合试验(human zona pellucida binding tests)有两种方法:半卵透明带检测试验,将卵透明带显微切割成对等的两半,分别与相同浓度的待检测精子和对照精子进行结合;或用不同的荧光染料标记待检测精子和对照精子,然后计算结合在同一个卵透明带上的待检测精子和对照精子的数量和比值。

如果待检测标本中很少或没有精子结合在卵透明带上,通常提示精子有缺陷。

当体外受精失败或受精率低、特发性不育或畸形精子症时,可考虑进行人卵透明带结合试验。

(五)睾丸组织病理检查

睾丸活检是男性生殖病理研究的重要检测手段,是男性生精功能障碍临床诊断与分类、病因分析和预后判断的主要参考指标。根据睾丸生殖病理类型及诊断标准,睾丸生精情况可分为以下几种:

1. 正常的睾丸组织 生精小管可见各级生精细胞和支持细胞,管腔面有很多精子,生精小管界膜及间质无明显异常。支持细胞和精原细胞组成生精小管的基底膜,各级生精上皮内存在有丝分裂的干细胞、有丝分裂的生殖细胞(初级和次级精母细胞)、精子细胞和精子。

2. 生殖功能低下 生精小管包括精原细胞在内的各级生精细胞都存在,即精子发生存在,精原细胞、精母细胞、精子细胞和精子的相对比例亦基本正常,但各级生精细胞的数量则比正常减少。生精小管界膜、管径和支持细胞则无异常或仅有轻度变化。

3. 生精阻滞 精子发生阻滞在某一细胞阶段,此阶段之间的分化是正常的,之后没有更成熟的生精细胞,因此也就没有精子。其中精子主要阻滞在精母细胞阶段,其次为精子细胞阶段。

4. 纯睾丸支持细胞综合征 镜检睾丸生精小管生精细胞完全缺失,生精上皮仅由支持细胞组成,同时伴有管周组织轻重不等的纤维化和间质增生。这类患者的睾丸体积可正常或缩小,FSH 水平可正常或升高,没有有效的治疗方法。

5. 生精小管透明性变 透明变性型生精小管基膜增厚,呈均质透明样变,致管腔变小,病变严重者波及睾丸间质。

6. 未成熟型睾丸 患者年龄已达青春期或成年期,但睾丸发育仍停留在幼年未成熟阶段,生精小管未发育或未充分发育,管径较同年龄者小,管腔内无精子发生。

(六)影像学检查

必要时可以进行超声、磁共振等影像学检查。

生殖系统超声检查主要有阴囊超声及经直肠超声。

阴囊超声主要检测睾丸、附睾、精索静脉及近端输精管,男性患者的阴囊超声有助于精索静脉曲张的诊断,对于精索静脉曲张的诊断标准初步判定为静脉直径大于 3mm 或 Valsalva 动作时静脉逆流,超声检查的优点在于无创、能客观地提示精索静脉的宽度。

经直肠超声主要针对前列腺、精囊、输精管和射精管进行检查,有助于发现前列腺囊肿、射精管扩张、射精管结石或钙化、精囊扩张以及精囊发育不良、不发育甚至缺如,以及输精管发育不全等情况。

【病例讨论】

病例一

患者男性,31 岁,未采取避孕措施未育 2

年。性生活正常,在某三甲综合医院检查精液提示无精子症,性激素异常,中医中药治疗一年无改善。

查体:双侧睾丸体积 2ml,身高 172cm,体重 85kg,偏胖,皮肤白细,无胡须,有喉结,无遗传病家族史和近婚史。

辅助检查:性激素结果:PRL 8.22ng/ml(外院参考值 4.04~15.2ng/ml);FSH 24.35IU/L(外院参考值 1.5~12.4U/L),LH 13.19IU/L(外院参考值 1.7~8.6IU/L),E_2 184.5pmol/L(外院参考值 28.1~156.3pmol/L),T 13.7nmol/l(外院参考值 8.04~29nmol/l)。精液常规:未见精子。阴囊彩超:双侧睾丸体积小。

初步诊断:无精子症,建议复查精液、性激素,如果仍未见精子进一步查染色体核型和 Y 染色体微缺失明确诊断及治疗方案。

专家点评:该患者睾丸体积小,激素 FSH、LH 水平偏高提示睾丸生精功能障碍,需明确既往是否有睾丸肿痛史,睾丸是否继发性萎缩;同时患者仅有一次精液检查结果,且未离心检测,需要再次复查精液(未见精子需离心后检查),再次复查精液仍未见精子,需要进一步染色体核型和 Y 染色体微缺失检查明确诊断,患者睾丸体积小,不能进行睾丸穿刺明确睾丸生精功能,可考虑显微取精手术。

病例二

患者男性,36 岁,结婚 10 年,要二胎未避孕未育 1 年,性生活正常,自述婚前检查精液常规检查基本正常,近期多次精液检查提示少弱精症,无腮腺炎病史,无睾丸炎、附睾炎病史。女方:34 岁,G1P1,检查正常。

查体:双侧睾丸体积 12ml,双侧附睾、输精管、精索未见异常。无遗传病家族史和近婚史。

辅助检查:性激素检查正常。精液常规:体积 2ml,液化时间为 30 分钟,pH 7.0,精子密度 1.02×10^6/mL,PR 7.47%。

初步诊断:少弱精子症,建议进一步查染色体核型和 Y 染色体微缺失明确诊断,同时改善生活习惯、药物治疗后复查精液。

专家点评:该患者婚前体检正常,且正常生育 1 胎,近期多次检查提示睾丸重度少弱精子症,睾丸大小正常,激素水平正常,既往无腮腺炎、睾丸炎、附睾炎病史。结合患者病史、查体及辅助检查,不能排除 Y 染色体微缺失,因为其中 Y 染色体 C 区缺失会导致男性精子数量进行性下降的可能。

病例三

患者男性,20 岁,未婚,发现生殖器发育异常就诊。现病史:发现生殖器发育异常,幼儿型,无性欲,声音表现为童声,伴嗅觉障碍。无腮腺炎病史,无睾丸炎、附睾炎病史。无遗传病家族史和近婚史。

查体:双侧睾丸体积 1~2ml,双侧附睾、输精管未见异常。

辅助检查:精液常规检查未见精子。性激素检查:PRL 7.22ng/ml(外院参考值 2.5~17ng/ml);FSH 0.25mIU/ml(外院参考值 0.7~11.1mIU/ml),LH 0.3mIU/ml(外院参考值 0.8~7.6mIU/ml),E_2 184.5pmol/L(外院参考值 0~205.6pmol/L),T 0.46nmol/L(外院参考值 8.04~29nmol/l)。

初步诊断:低促性性腺功能减退症、卡尔曼综合征,建议进一步查染色体核型和 Y 染色体微缺失,同时双促治疗,定期复查性激素及精液常规。

专家点评:该患者根据患者病史、查体及性激素检查考虑为低促性性腺功能减退症,患者伴嗅觉异常,诊断为卡尔曼综合征(Kallmann syndrome,KS),是指伴有嗅觉减退或缺失的低促性腺激素型性腺功能减退症。男性发病率约为 1/8 000，女性发病率约为 1/40 000，可进行染色体核型和 Y 染色体微缺失等检查。

病例四

患者男性,25 岁,未避孕未育 1 年余。当地三甲医院多次精液检查提示无精子症,性激素异常。女方:26 岁,G0P0,检查未见异常。

查体:双侧睾丸体积 8ml,质软,双侧附睾、输精管、精索未见异常,无腮腺炎、睾丸炎病史,无遗传病家族史和近婚史。

辅助检查:性激素五项:PRL 8.12ng/ml(外院参考值 2.5~17ng/ml);FSH 12.24mIU/ml(外院参考值 0.7~11.1mIU/ml),LH 8.39mIU/ml(外院参考值 0.8~7.6mIU/ml),E_2 184.5pmol/L(外院参考值 0~205.6pmol/L),T 11.46nmol/L(外院参考值 8.04~29nmol/l)。精液常规:离心后未见精子。染色体核型:46,XY,Y 染色体微缺失提示未见缺失。

初步诊断:非梗阻性无精子症,完善术前检查进一步睾丸穿刺活检明确睾丸生精功能及下一步治疗方案。

专家点评:根据该患者病史、查体及辅助检查考虑为非梗阻性无精症,患者睾丸体积

小、质地软,而且激素 FSH、LH 水平偏高提示睾丸生精功能障碍,患者染色体核型及 Y 染色体微缺失正常,建议患者进一步行睾丸穿刺明确睾丸生精情况。

病例五

患者男性,28 岁,未避孕未育 1 年。我院两次精液检查提示无精子症,性激素正常;女方:27 岁,G0P0,检查正常。既往三年前双侧附睾炎病史,无腮腺炎、睾丸炎病史,无遗传病家族史和近婚史。

查体:双侧睾丸体积 15ml,质地正常,双侧附睾饱满,附睾尾可触及硬结,双侧输精管、精索未见异常。

辅助检查:性激素结果正常。精液常规:离心后未见精子。染色体核型:46,XY,Y 染色体微缺失提示未见缺失。

初步诊断:梗阻性无精子症,完善术前检查进一步行显微镜下输精管附睾探查吻合术。

专家点评:根据该患者病史、查体及辅助检查考虑为梗阻性无精症,患者睾丸体积正常、质地正常,患者性激素、染色体核型及 Y 染色体微缺失正常。可以考虑显微镜下行输精管附睾探查吻合术。

（姜 辉 唐文豪 张海涛）

参考文献

1. 唐文豪,姜辉,马潞林,等.男性不育患者精子形态与精子浓度和活力关系的研究.中国男科学杂志,2011,25 (10): 42-46.

2. SALLAM HN, EZZELDIN F, SALLAM A, et al. Sperm velocity and morphology, female characterics, and the hypo-osmotic swelling test as predictors of fertilization potential: experience from the IVF model. Int J Fertil Womens Med, 2003, 48 (2): 88-95.

3. 中国高龄不孕女性辅助生殖临床实践指南.中华医学会生殖医学分会.中国循证医学杂志,2019,19 (3): 253-266.

4. TIEPOLO L, ZUFFARDI O. Localization of factors controlling spermatogenesis in the nonfluorescent portion of the human Y chromosome long arm. Hum Genet, 1976, 34: 119-124.

5. MA K, SHARKEY A, KIRSCH S, et al. Towards the molecular localisation of the AZF locus: mapping of microdeletions in azoospermic men within 14 subintervals of interval 6 of the human Y chromosome. Hum Mol Genet, 1992, 1 (1): 29-33.

6. 唐文豪,马潞林,李座祥,等.男性生精障碍相关基因的研究进展.中国男科学,2005, 19 (1): 59-62.

7. 李座祥,王琳,唐文豪,等.Y染色体无精子症因子区及男性不育相关基因研究进展.生殖医学,2006, 14 (3): 176-181.

8. 唐文豪,侯小飞,黄毅,等.男性不育症诊断和治疗某些进展.国际生殖健康/计划生育杂志,2003, 22 (3): 180-183.

9. 唐文豪,陈咏健,马潞林,等.ICSI治疗男性不育的有效性和安全性.国际生殖健康/计划生育杂志,2004, 23 (1): 11-14.

10. 唐文豪,姜辉,马潞林.环境危险因素与男性生殖力.临床泌尿外科杂志,2007, 22 (2): 155-158.

11. THONNEAU P, MARCHAND S, TALLEC A, et al. Incidence and main causes of infertility in a resident population (1 850 000) of three French regions (1988-1989). Hum Reprod, 1991, 6: 811-816.

12. PIERIK FH, VAN GINNEKEN AM, DOHLE GR, et al. The advantages of standardized evaluation of male infertility. Int J Androl, 2000, 23 (6): 340-346.

13. ADAMOPOULOS DA, PAPPA A, BILLA E, et al. Effectiveness of combined tamoxifen citrate and testosterone undecanoate treatment in men with idiopathic oligozoospermia. Fertil Steril, 2003, 80 (4): 914-920.

14. ADAMOPOULOS DA, NICOPOULOU S, KAPOLLA N, et al. The combination of testosterone undecanoate with tamoxifen citrate enhances the effects of each agent given independently on seminal parameters in men with idiopathic oligozoospermia. Fertil Steril, 1997, 67 (4): 756-762.

15. 郭应禄,胡礼泉.男科学.北京:人民卫生出版社,2004.

16. 姜辉,邓春华.中国男科疾病诊断治疗指南与专家共识.北京:人民卫生出版社,2017.

17. PATRICK JR, FRANK HC, TIMOTHY BH, et al. WHO manual for the standardized investigation, diagnosis and management of the infertile male. Genewa: World Health Organization, 2000.

18. ALAN JW, LOUIS RK, ANDREW CN, et al. Campbell-Walsh Urology. 9th edition. Singapore: Elsevier, 2007.

19. World Health Organization. WHO laboratory manual for theExamination and processing of human semen 5th editon. Genewa: World Health Organization, 2010.

20. GR DOHLE, T DIEMER, A GIWERCMAN, et al. Guidelines on male infertility. European Association of Urology, 2010: 1-40.

21. 世界卫生组织.世界卫生组织人类精液检查与处理实验室手册 [J]. 国家人口和计划生育委员会科学技术研究所,中华医学会男科学分会,中华医学会生殖医学分会精子库管理学组,译.5版.北京:人民卫生出版社,2011.

22. FORESTA C. Y chromosome microdeletions and alterations of spermatogenesis. Endocr Rev, 2001, 22 (2): 226-2391.

5

CHAPTER

第五章

不明原因性不孕

不孕症原因很多,常见因素有女方输卵管因素、排卵障碍、宫腔病变及男方因素。经过不孕症常规诊断评估后仍无法确定不孕病因者,称为不明原因性不孕症(unexplained infertility,UI),占不孕症的15%~30%。

2019年,中华医学会生殖医学分会制定了《不明原因性不孕症诊断与治疗中国专家共识》,将UI定义如下:有规律、未避孕性生活至少1年,通过不孕因素的常规评估筛查(精液分析、输卵管通畅度检查、排卵功能评估)仍未发现明显的不孕原因。共识认为,通过对精液分析、输卵管和排卵功能这三方面的评估,大部分不孕夫妇能找出不孕因素,但也有少数患者未发现不孕的病因,则诊断为UI。既往也曾有多位学者提出UI概念,其表述大同小异,可归纳为夫妇有规律、未避孕性生活至少1年未孕,经过不孕因素常规评估筛查仍未能找到明显原因,与我国的专家共识观点是一致的。

第一节　不明原因性不孕的病因

UI是一种生育能力低下的状态,属于排除性诊断。UI并非没有病因,可能的病因包括免疫因素、潜在的精子/卵母细胞质量异常、受精障碍、隐形输卵管因素、胚胎植入失败、遗传缺陷等,但应用常规检测手段很难确诊。一些基础研究主要集中在免疫因素和子宫内膜容受性方面,男性因素研究较少,近期研究也将精子DNA碎片率(sperm DNA fragmen tation index,DFI)作为关注点进行探讨。

一、免疫因素

免疫性不孕(immune infertility)为机体自发产生的抗体与男性或女性配子抗原结合,影响精卵结合导致不孕。虽然免疫因素在UI中的研究多,但其与UI的关系仍然有争议,尚缺乏足够的证据证实免疫因素与不孕存在直接因果关系。研究的热点主要集中在非器官特异性自身抗体、器官特异性自身抗体和自然杀伤细胞(natural killer cell,NK)。非器官特异性自身抗体包括抗心磷脂抗体、抗核抗体等。不孕妇女中抗心磷脂抗体的阳性率约

为22%。抗心磷脂抗体可与精子的磷脂部分结合,最终导致精子活性丧失,不能有效进入卵细胞,从而导致不孕症的发生。抗心磷脂抗体还可作用于滋养细胞表面依赖性抗原,通过影响受精卵着床而损害受孕能力。抗核抗体(antinuclear antibody,ANA)是一组针对细胞核内DNA、RNA蛋白,以及这些物质的分子复合物的自身抗体。有研究发现,不孕症患者中ANA阳性率高于对照组,但其导致不孕的机制尚不清楚,有待于进一步研究。器官特异性自身抗体包括抗精子抗体、抗子宫内膜抗体、抗卵巢抗体等,有研究认为这些抗体能分别影响精子活性、子宫内膜结构和卵泡发育成熟,从而导致不孕。

虽然大量研究表明免疫因素参与生殖的各个环节(如配子的产生、精卵结合、胚胎着床、发育等),但这些研究仅停留在基础理论推测阶段,其具体机制尚未阐明。由于常规免疫测试价格相对昂贵,且不能预测妊娠结局,故在ASRM关于不孕症评估的指南中,不推荐免疫因素检查作为不孕症基本筛查内容。我国指南也提出免疫因素归属于UI潜在因素

的范畴，免疫因素筛查需经不孕诊断初筛后，根据不孕夫妇的临床特征，必要时再行检查。

二、子宫内膜因素

近年来，种植失败被认为是 UI 的重要原因之一，受损的子宫内膜容受性（endometrial receptivity）被认为是 UI 的主要病因。因此有关子宫内膜容受性的研究日益引起人们关注。子宫内膜的评估方法包括超声、宫腔镜检查、子宫内膜组织或宫腔液体的分子标志物的测定。有学者对 UI 患者子宫内膜孕激素受体表达进行了研究，发现其表达明显降低。而另一项研究对 UI 妇女 LH 峰值后 7 天的子宫内膜活检标本进行检测，发现雌激素受体明显升高，这可能影响子宫内膜容受性从而导致不孕，然而因样本例数太少，需进一步验证。

相比有创的子宫内膜活检及免疫组化检测，无创、简便的超声检查被视为评价子宫内膜容受性的理想工具。超声可以评估子宫内膜的厚度和血流情况，有学者认为，子宫内膜的厚度和血流参数对子宫内膜容受性具有良好的预测价值。近期一项回顾性研究对 168 名 UI 患者和 169 名生育女性着床窗口期的子宫内膜容受性进行了探讨，结果发现，生育女性的子宫内膜血管化指数、血流指数和血管血流指数明显高于 UI 女性。此外，生育女性宫腔液体中整合素，血管内皮生长因子、肿瘤坏死因子和白血病抑制因子的表达水平也明显高于 UI 女性，其临床妊娠率和持续妊娠率均高于 UI 女性。妊娠组的子宫内膜厚度、子宫内膜容积、子宫内膜血管化指数、血流指数和血管血流指数，以及上述因子的表达水平均高于未妊娠组。研究认为，三维超声和宫腔液体的生物标志物能够较好地预测子宫内膜容受性。有研究发现，用经阴道彩色多普勒超声

检查内膜及内膜下血流，同时出现内膜及内膜下血流预示着良好的子宫内膜容受性，但当两者血流均缺失时则预示不良的子宫内膜容受性。国内有关研究发现，在增殖晚期，健康育龄妇女的子宫内膜及内膜下血流灌注比 UI 妇女丰富，在增殖晚期与排卵期，健康育龄妇女的子宫内膜微血管密度高于 UI 妇女。目前用于改善子宫内膜微循环的药物也越来越广泛应用于临床，但仍缺乏大样本随机对照研究证实。

三、精子因素

虽然某些男性精液常规参数值在正常范围内，且夫妻双方均未发现其他导致不孕的明显病因，但当男方 DFI > 20% 时，患不育症的风险明显增加，DFI > 30%~40% 时，其生育力几乎接近零。有研究指出，育龄期夫妇中 40% UI 患者可能与男方精子 DFI 异常升高有关。国外有研究发现，UI 患者的精子活力和正常形态的精子数显著低于对照组，精子中的活性氧物质如超氧阴离子、过氧化氢水平和 DFI 高于对照组。UI 组中过氧化氢水平和精子 DFI 呈正相关，UI 组活性氧物质高水平与精子活力降低有关。目前，国内外尚未将 DFI 常规应用于不孕症检测，因此许多夫妇被定义为"特发性"不明原因性不孕患者。

四、隐匿性盆腔病变

诊断为 UI 的不孕的患者，可能存在隐匿性盆腔病变，而常规的检查手段，如超声或输卵管造影受其技术本身的限制无法准确评估盆腹腔病变。临床上盆腔病变导致不孕的病因很多，主要包括子宫内膜异位症、盆腔炎症、输卵管积水、扭曲、子宫内膜炎等。宫腹腔镜联合探查术可以对患者的实际病灶情况进行

更清晰地显示，从而能够帮助我们明确一部分 UI 患者不孕的原因。

五、精卵结合障碍

有文献报道，精卵结合障碍在 UI 患者中的发生比例高达 20%~25%，在整个受精过程中，精卵结构或功能异常，以及受精过程中的任何环节出现问题均可能引起受精失败而导致不孕。UI 患者的精液标本虽然符合或略低于 WHO 标准，但可能存在着某些难以发现的功能障碍，如透明带 - 顶体反应缺陷，精子核染色质不成熟，导致常规受精完全失败的风险增加。早在 1999 年就有学者发现 UI 患者中存在"易断头精子缺陷"，患者精液分析是正常的，但轻微的显微操作即可导致精子断头，对部分精子进行电镜检查发现精子基底板变性或缺失，近端中心粒异常。这种精子可以导致常规体外受精（*in vitro* fertilization，IVF）完全失败。对部分 UI 患者研究发现，在 IVF 周期中透明带诱发顶体反应与受精率有明显

的相关性，其中 29% 的原因不明患者存在顶体反应缺陷。在常规 IVF 中，精子与透明带黏附缺陷和透明带诱发顶体反应缺陷可能引起低受精率和完全受精失败，而男方精液可能是造成这些缺陷的主要原因，针对这部分患者胞质内单精子注射（intracytoplasmic sperm injection，ICSI）是一个有效的治疗方法。

另有研究对 UI 女性的卵母细胞分别采用丈夫精子和赠精进行受精，发现外观正常的卵母细胞与夫精和赠精均无法受精。然而，其丈夫的精子可以与第三方卵母细胞受精，从而排除了丈夫精子导致的不孕因素。国内也有学者研究发现，UI 组妇女 IVF 受精率较输卵管因素组低，补救 ICSI 率明显高于输卵管因素组，UI 组卵母细胞异常形态率显著高于因素组，认为精卵结合障碍和卵母细胞形态异常可能是 UI 患者潜在的不孕因素。然而，有关精子和卵母细胞的异常通过常规的检测和评估手段无法发现，故这部分患者被归为 UI 人群。

第二节　不明原因性不孕的诊断

目前国际上 UI 的诊断标准基本达成共识，根据相关指南和我国专家共识，UI 的诊断包括排卵功能评估、输卵管通畅度评估和男性不育的评估三项检查，三项检查结果无异常时可诊断 UI。

一、排卵功能评估

排卵功能障碍（ovulation dysfunction）存在于约 40% 的不孕妇女中，常表现为月经周期缩短或延长。既往月经周期正常是有规律排卵的标记，只有部分患者有规律月经而无排

卵，因此询问患者的月经史非常重要。临床上常用的评估排卵的方法包括基础体温（basal body temperature，BBT）记录、尿黄体生成素（luteinizing hormone，LH）试纸检测、黄体期孕酮水平测定和 B 超监测排卵。BBT 记录和尿 LH 试纸检测简单方便，患者可以在家中完成，但并不能准确反映卵泡的发育情况及是否排卵，因此 BBT 和尿 LH 监测指导性生活并不能改善自然受孕的概率，但对于少数不能经常同房的夫妇，采用尿 LH 试纸确定同房时间有一定意义。月经周期为 28 天的妇女第 21

天进行黄体中期孕酮水平测定,血清孕酮水平高于 3ng/ml(9.51nmol/L)表明有排卵。推荐使用经阴道超声监测排卵,监测内容包括子宫大小、形态、肌层回声、子宫内膜厚度及分型、卵巢基础状态,如卵巢体积、窦卵泡数、优势卵泡的发育、成熟卵泡的大小,以及排卵的发生,有无卵泡不破裂黄素化综合征、是否有输卵管积水的征象。

对于 UI 女性,除了评估排卵功能,还应重视其卵巢储备功能的评估。卵巢功能的评估包括月经第 2~4 天的血清卵泡刺激素(follicle-stimulating hormone,FSH)、LH 和雌二醇水平、抗米勒管激素(anti-Müllerian hormone,AMH)测定及超声测定窦卵泡数目多少。此外,女性年龄是用来预测其能否自然受孕或通过体外受精受孕概率的重要指标。因此,女方年龄和卵巢功能也是指导我们诊疗方案选择的重要参考因素。

二、输卵管通畅度评估

输卵管检查(oviduct inspection)包括输卵管通液术或 B 超监测下输卵管通液术、X 线下输卵管造影、超声下输卵管造影、腹腔镜检查。

(一)输卵管通液术或 B 超监测下输卵管通液术

输卵管通液术简单、费用低,但属于盲性操作,准确性差,结果的准确性与操作者的经验有很大关系。2013 年,英国国家卫生与临床优化研究所(National Institute for Health and Care Excellence,NICE)有关不孕女性评估和治疗指南指出,不推荐使用子宫输卵管通液术用于评估输卵管通畅度。

(二)X 线下输卵管造影

X 线下输卵管造影是目前应用较广泛的检查。与腹腔镜相比,该方法更微创、廉价,但也有一些不足之处,目前国内输卵管造影多选用碘造影剂,油溶性造影剂密度大、流速慢,能够在足够的时间内清晰显影,但也存在刺激性强,可诱发输卵管痉挛而导致疼痛等问题,此外,部分患者可能出现过敏反应。然而因该方法操作简单,准确性较高,仍然是目前检查输卵管通畅度的首选方法。

(三)超声下输卵管造影

三维或四维超声下输卵管造影是近几年发展的技术,操作者向宫腔内注入造影剂,同时在经阴道三维或四维超声引导下观察造影剂在子宫腔、输卵管内的流动,以及进入盆腔后弥散的情况。随着特异性超声成像技术和新型造影剂的迅速发展,该技术临床上应用越来越多。与传统 X 线造影相比,超声造影组患者恶心、呕吐、皮疹、中度及重度疼痛状况较轻。此外,该技术也有较高的准确性,并且不用担心 X 线的辐射,检查术后的下个月经周期即可备孕,但需要由有经验的超声科医生共同配合完成。

(四)腹腔镜检查

腹腔镜检查(laparoscopy)可以清楚了解盆腔解剖结构,明确输卵管异常及与周围脏器的关系,是评判输卵管通畅度的金标准。在检查的同时,可以进行有效的治疗,松解盆腔粘连,恢复盆腔正常解剖结构,早期发现盆腔子宫内膜异位病灶,改善盆腔炎性环境,从而对不孕原因进一步明确和治疗。腹腔镜检查虽然在 UI 妇女中可发现约 40% 的患者有轻至中度子宫内膜异位症等,但对 UI 妇女初筛就实施腹腔镜检查是否可以改善 UI 的妊娠结局尚有争议,可能造成过度检查。此外,腹腔镜价格昂贵、需要住院和存在手术风险,临床不推荐其作为评估输卵管通畅性的首选方案。2000 年后的临床研究多数不支持 UI 诊断过程首选腹腔镜检查,仅建议有相关指征的进行检查,如怀疑 I / II 期子宫内膜异位症或有盆腔粘连危险因素的疑似 UI 患者。

三、男性不育的评估

男性不育(male infertility)约占不孕夫妇的 30%。通过病史、体格检查及精液分析来评估男性生育能力。病史内容包括婚育史,是否有隐睾症,是否有性功能障碍、内科和外科病史,是否使用任何药物、烟草、酒精或非法毒品等。查体时重点检查外生殖器,注意发育情况,是否存在炎症、畸形或瘢痕、精索静脉曲张或输精管缺如。精液检查建议按照 WHO 第 5 版标准,以确保检查的质量可靠。如果第一次精液检查异常,建议 3 个月后复查。对于严重少精子症或无精子症的患者应尽早复查。如果复查结果正常,可暂时排除男性因素导致的不孕。

第三节　不明原因性不孕的治疗

对于 UI 目前尚无统一的治疗方法。不孕时间短的夫妻有较高的自发妊娠率,故对于年龄轻、不孕时间短的夫妻,可以给予充分的等待时间,一般为 2 年,如仍未妊娠,可采取医学干预,治疗方法从简单到复杂,一般是先选择非侵入性操作,然后是侵入性操作治疗。从期待治疗、到指导同房时间,促排卵(包括抗雌激素药物氯米芬、芳香化酶抑制剂来曲唑或促性腺激素)、自然周期宫腔内人工授精(intrauterine insemination,IUI)或促排卵周期 IUI,最后为体外受精 - 胚胎移植(in vitro fertilization and embryo transfer,IVF-ET)。

一、期待治疗

期待治疗(expectant management)是 UI 患者的治疗方法之一,尤其是预后好的人群。回顾性研究表明,年轻女性 2 年累计妊娠率高达 72%,超过 35 岁则降为 45%,不孕时间超过 5 年的夫妇则明显降低。由于女性的生殖能力随着年龄的增长逐渐下降,尤其是 37 岁后下降更快,因此女性年龄是影响 UI 夫妇期待治疗成功率最重要的指标,也是我们选择治疗方式时考虑的重要因素。期待治疗包括定时规律的无保护性交和任何可以提高怀孕概率的生活方式的改变,不包括临床治疗和干预措施。最近 Wang 等人对有关 UI 方面的综述进行了荟萃分析,结果表明,与期待治疗相比,促排卵指导同房、自然周期 IUI、促排卵周期 IUI 或 IVF/ICSI 治疗在活产率方面并无明显差异。期待治疗的活产率为 17%,促排卵指导同房、自然周期 IUI、促排卵 IUI 和 IVF 的活产率分别为 9%~28%、11%~33%、15%~37% 和 14%~47%。对于较年轻的 UI 患者,治疗遵循循序渐进的原则。对于年龄小于 35 岁的 UI 女性,不孕期限小于 2 年,可先尝试期待治疗 6~12 个月;如果 6~12 个月后仍未孕,应考虑助孕治疗。对于自然妊娠概率低的夫妇而言,与期待治疗相比,促排卵 IUI 和 IVF/ICSI 能够增加活产率,建议采取更为积极的治疗方式。

二、促排卵指导同房

促排卵药物种类很多,主要有口服和各种剂型的促性腺激素(gonadotropin,Gn)。口服促排卵药物应用方便、价格便宜、不良反应发生率低。口服药物和 Gn 可以单独应用，也可以联合使用。

（一）氯米芬

氯米芬（clomiphene citrate，CC）是一种口服选择性雌激素受体调节剂，是治疗无排卵性不孕症的常用药物。CC 通过在下丘脑和垂体水平拮抗雌激素的作用，增加 FSH 和 LH 的分泌，从而促进卵泡的发育。CC 因价格较便宜且不良反应小，在 UI 患者中也广泛应用。然而 CC 是否能够改善 UI 患者的妊娠结局尚不明确。多项研究表明，与期待治疗或安慰剂相比，CC 治疗并未被证实能够提高 UI 患者的妊娠成功率，但考虑其成本低且使用方便，氯米芬仍是治疗 UI 妇女的首选促排卵药物之一。

（二）来曲唑

芳香化酶抑制剂通常用于女性乳腺癌的治疗。该类药物能够抑制雄激素向雌激素的转化，使雌激素水平下降，再通过正反馈的机制，作用于下丘脑 - 垂体从而使其分泌 FSH 和 LH 增加，促进卵泡发育。来曲唑（Letrozole，LE）是第三代芳香化酶抑制剂，在过去的十多年中，它已被成功用于多囊卵巢综合征无排卵患者的促排卵治疗，目前也广泛应用于 UI 患者的促排卵治疗。同 CC 一样，目前尚无证据支持在 UI 患者的治疗中 LE 优于期待治疗。一项高质量的随机对照研究表明，LE 促排卵指导同房组的临床妊娠率与对照组并无统计学差异。

这两种口服促排卵药物相比有无疗效差别？国内有学者检索出近十余年的相关随机对照试验进行了荟萃分析，最终筛选出 8 篇文献，结果发现，CC 与 LE 对 UI 妇女促排卵的临床疗效相似，但 CC 活产率优于 LE 组，但

由于纳入研究较少，尚需进一步研究。而最新发表的一篇荟萃分析纳入了 8 项相关研究发现，虽然这些随机对照研究具有异质性，但 CC 与 LE 组临床妊娠率、活产率、流产率和双胎率均无统计学差异，LE 组雌二醇水平低于 CC 组。

（三）促性腺激素

促性腺激素（Gn）是由垂体前叶分泌的多肽激素，直接调节卵泡发育和激素分泌。Gn 具有剂量依赖性作用，更容易促进多个卵泡发育成熟。临床种类很多，常用的有尿促性腺激素（human menopausal gonadotropins，HMG）、尿源性或基因重组 FSH，均广泛应用于不孕患者的促排卵治疗中。与口服药物相比，Gn 较昂贵，需要进行注射，故不方便。

有研究认为，Gn 的妊娠率高于口服药物组，但 Gn 组卵巢过度刺激综合征（ovarian hyperstimulation syndrome，OHSS）和多胎妊娠的发生率较高。而 Athaulla 等人筛选了 231 例 UI 患者，分别采用 CC 和 Gn 促排卵治疗，结果提示单独使用 CC 组的妊娠率较注射 Gn 组低，但其他指标如多胎率、活产率等比较无明显差别。因此，目前关于促排卵药物的选择上并无统一观点，但因 Gn 治疗费用和副作用的关系，推荐首选口服促排卵药物。

三、人工授精

人工授精由于其操作的无创性和费用低于 IVF，往往被作为 UI 患者的一线治疗方法。对于促排卵指导同房失败的夫妇，我们可以选择 IUI 治疗。根据是否使用促排卵药物，分为自然周期 IUI 和促排卵周期 IUI。最新的循证医学指南建议对 UI 患者进行促排卵周期 IUI 助孕，不推荐自然周期 IUI，认为自然周期 IUI 成功率低于促排卵周期 IUI，并且疗效并

不优于期待治疗。

同促排卵指导用同房类似,IUI 促排卵药物可以选择 CC、LE 和 Gn 单独应或联合应用。许多研究表明,与自然周期相比,促排卵联合 IUI 可提高患者的临床妊娠率及活产率。本中心对 8 583 名 UI 女性进行的 14 519 个 IUI 周期进行了回顾性分析,结果发现,与自然周期 IUI 相比,CC-IUI 组、LE-IUI 组和 Gn-IUI 组的活产率均显著升高。促排卵周期 IUI 妊娠结局优于自然周期 IUI 的原因可能是促排卵药物能够解决卵泡发育异常,增加每周期中优势卵泡数目。因此,对于年轻且不孕时间短的患者,促排卵联合 IUI 是治疗 UI 较为简单、有效且经济的方法。但对于年龄大于 35 岁的患者,临床不建议行 IUI 治疗,建议尽早 IVF 助孕。

在促排卵 IUI 中,我们如何选择何种类型的促排卵药物?许多学者也对此进行了研究,得出的结论并不一致。有研究发现,LE 或 CC 联合 HMG,以及 HMG 组的临床妊娠率和活产率显著高于单用 LE 组或 CC 组。Kaur 等人将行 IUI 助孕的 60 名 UI 妇女随机分组,一组选择 LE 单独用药递增方案,另一组为 LE 联合 HMG 促排卵,发现两组的诱发排卵率和临床妊娠率无差异,然而 LE 单独应用组病人花费成本更低。近期研究人员对 26 项研究进行了荟萃分析,共包括 5 316 名妇女,分别总结了 CC、LE 和 Gn 促排卵与自然周期,以及三种促排卵药物之间妊娠结局的差异,结果发现,Gn-IUI 组活产率或继续妊娠率最高,但多胎妊娠的风险及周期取消率也增加。

四、体外受精 - 胚胎移植技术

体外受精 - 胚胎移植技术(IVF-ET)被认为是多数不孕症患者的最终治疗手段。对于大多数不孕患者,IVF-ET 是一个有效的治疗手段,在治疗不孕的同时也提供了更多的机会去明确潜在的不孕原因。对于年龄小于 35 岁的 UI 患者经过期待治疗、促排卵 IUI 治疗 3~6 个周期治疗仍未受孕可考虑行 IVF-ET 助孕;对于年龄 > 35 岁且不孕年限较长(3 年)的 UI 患者可考虑直接行 IVF-ET。如果持续 3 个周期以上的诱导排卵 IUI 未成功,应该考虑 IVF-ET 治疗,尤其是对于年龄 > 38 岁的患者,IVF-ET 是目前推荐的一线治疗方法。

IVF-ET 的平均受精率为 60%~80%,发生完全受精失败的概率为 5%~10%,在 UI 的原发不孕患者中完全受精失败的发生率可能高达 5%~25%。对于 UI 患者首次 IVF 治疗时应采取何种受精方法? ICSI 是否优于常规受精?如果首次常规 IVF 无受精卵或受精率极低,对患者而言可能面对无胚胎可供移植或无冷冻胚胎的结局,加重其心理负担加,而另一方面,ICSI 为侵入性操作,可能会增加卵母细胞的损伤、加重患者经济负担,因此这类患者首次 IVF 治疗选择常规 IVF 还是 ICSI,经常困扰着临床医生。

IVF 和 ICSI 哪个更适用于 UI 患者,不同中心的研究得出的结论也并不一致。2009 年的一项研究将 198 例 UI 患者随机分为常规体外受精组和 ICSI 组,结果发现,虽然 ICSI 组的受精率高于常规受精组,两组的受精失败率无差别,但常规体外受精组的临床妊娠率、着床率和活产率优 ICSI 组,提示 UI 患者行常规体外受精可能优于 ICSI。来自加拿大的一项多中心前瞻性随机研究将 96 例 UI 患者随机分为两组,分别行常规受精或 ICSI 受精,结果显示两组的受精率、着床率、胚胎质量、临床妊娠率均无统计学差异,认为 ICSI 并不比常规受精具有优势。2003 年有国外学者按照取卵数分成两组,A 组包括 125 个周期,取卵数 ≥ 6 个,B 组包括 74 个周期,取卵数 < 6 个,随机分配到 IVF 组或 ICSI 组。A组 ICSI 周期中每个卵母细胞受精率高于 IVF组(分别为 61% 和 51.6%),IVF 组完全受精失败率为 19.2%,而 ICSI 组为 0.8%,差异均有统计学意义。对于取卵数少的 B 组,ICSI 周期中每个卵母细胞受精率也高于 IVF 组(分别为 60.7% 和 53.3%),但差异无统计学意义,IVF 组完全受精失败率为 34.3%,明显高于ICSI 组(10.3%)。该研究认为,对于 UI 患者行第一周期助孕时,将卵母细胞分配到 IVF和 ICSI 组能够降低受精失败率,尤其对于取卵数少的患者更倾向于推荐直接 ICSI。2008年,北京大学第三医院生殖医学中心研究人员对行 IVF 治疗的 35 例 UI 患者进行了研究,将其卵母细胞分为两组,分别行常规受精和 ICSI,比较两组的受精结局、妊娠率及着床率。结果发现常规受精组受精率(51.2%)低于 ICSI 组(61.3%),而完全受精失败率(20.0%)明显高于 ICSI 组(2.8%),差异有统计学意义。两组的优质胚胎率、临床妊娠率、着床率无差别。作者认为 UI 患者行首次 IVF治疗时,采用部分卵母细胞常规受精、部分卵母细胞 ICSI 的方法,可降低完全受精失败的风险。

由于 IVF 治疗昂贵,周期也较长,对 UI患者尤其是 IUI 反复失败的患者可以适当放宽 ICSI 指征,但是 ICSI 治疗仅能提高受精率,增加患者的移植周期数,并未直接影响 UI患者整体妊娠结局。对于年龄较大、不孕时间较长、多个 IUI 周期未成功的患者,在首次IVF 治疗周期中,可部分行 ICSI 治疗,对于获

卵数较少的患者可直接行全部 ICSI 治疗,而对于年纪较轻、不孕时间较短、获卵数较多的患者可以先行常规 IVF 或部分单精子卵细胞质内注射(Half-ICSI)治疗。这在一定程度上可以增加受精率,增加冻融胚胎移植的机会,同时避免了 ICSI 技术的过度应用。

早补救单精子注射在 UI 患者中是否更有临床价值? 对于 UI 患者是否需要提前了解精卵结合情况? 国内学者探讨了短时受精联合早期补救 ICSI 在 UI 患者治疗中的应用价值,结果发现常规受精组 85 个周期中有 17 个周期完全受精失败而无胚胎可移植,而短时受精组 118 个周期中有 46 个周期需要进行补救ICSI,短时受精联合早期补救 ICSI 能够提前发现 UI 患者精卵结合障碍,可以作为预防 UI患者中可能发生受精失败的策略,并能获得较高的受精率、胚胎种植率及临床妊娠率,而且并未导致异常受精率的增加。

对于年龄 > 40 岁的 UI 患者,是否需要选择 ICSI? 一项回顾性研究对 685 名年龄 > 40岁的 UI 患者 IVF 结局进行了分析,发现 ICSI组和 IVF 组的胚胎质量、卵裂率、可移植胚胎数和冻存胚胎数均无差异,妊娠率、累计妊娠率、活产率、累计活产率及流产率也无统计学差异。因此,研究认为,ICSI 并不增加高龄UI 患者的活产率。

五、免疫性不孕的治疗

泼尼松有抗过敏和抗炎作用,可以对体内的免疫异常进行治疗,临床上用于治疗免疫相关性不孕的治疗。此外,阿司匹林也被用于UI 患者的治疗,有研究认为,IUI 患者加用小剂量阿司匹林可能改善子宫内膜容受性,从而改变临床妊娠率。免疫球蛋白是近年来用于治疗 UI 和反复移植失败患者,有研究认为可

以改善这部分患者的妊娠结局,然而结论并不一致。

六、宫腹腔镜手术

不孕症常合并多种病因,通过腹腔镜检查,80% 以上的 UI 患者可明确病因,宫腔镜发现 50% UI 患者伴有慢性子宫内膜炎。国内有学者对宫、腹腔镜联合探查术在 67 例 UI 患者中的价值进行了分析,发现 57 例(85.1%)术中诊断盆腔子宫内膜异位症,8 例(11.9%)术中插管通液提示单侧或双侧输卵管轻度阻力,通而欠畅;6 例(9.0%)术中发现盆腔粘连,其中 4 例合并子宫内膜异位症,2 例合并输卵管异常;6 例(9.0%)术后病理诊断子宫内膜炎;18 例(26.9%)术后病理诊断为子宫内膜息肉;仅 1 例术后仍诊断为 UI。最终有 98.5%患者通过宫、腹腔镜联合探查术发现可能不孕的病因并予以解除,且手术组术后尝试 IUI 助孕的患者临床妊娠率高于非手术组。北京大学人民医院对 90 例 2 次或 2 次以上 IVF 周期失败的患者进行了回顾性分析,这些患者均有 2 枚或 2 枚以上优质胚胎,并且输卵管检查未见异常。研究对象分为两组,分别为 45 例,一组接受腹腔镜探查,另外一组继续进行 IVF 周期。结果发现,腹腔镜组 97.8% 的患者均合并盆腔病变,主要有子宫内膜异位症、输卵管病变和盆腔粘连,术中同时进行了治疗。术后 19 例患者要求自然妊娠,16 例在 5 个月内成功妊娠,26 例继续接受 IVF 助孕,14 例妊娠,而未手术组继续行 IVF 助孕,仅 12 例妊娠。腹腔镜术后再次行 IVF 的妊娠成功率明显高于非手术组。这也提示我们,对于 UI 患者尤其是较年轻女性,以及反复移植失败的 UI 患者,可以尝试行宫腹腔镜检查以明确病因并改善后续妊娠成功率。

七、改善子宫内膜容受性的治疗

为了提高助孕成功率,很多学者为提高子宫内膜的容受性而进行了多方面的探索,子宫内膜搔刮便是临床干预手段之一。子宫内膜搔刮的机械性刺激是通过触发炎症反应而改善子宫内膜容受性的。子宫内膜机械性刺激可以诱导自然杀伤细胞、巨噬细胞和树突细胞募集至搔刮部位,并分泌大量的细胞因子、生长因子和趋化因子,从而利于种植成功。国内外研究提示,子宫内膜搔刮可以改善 IVF-ET 的妊娠结局,尤其是对于反复种植失败患者,可显著提高其种植率和临床妊娠率。国内也有学者对此进行了临床研究,研究人员对患者在胚胎移植前一月经周期的黄体中期对子宫内膜行浅表搔刮,结果发现子宫内膜搔刮可以显著提高 UI 患者的 IVF 临床妊娠率,但对输卵管因素和男性因素的不孕患者无明显改善。另有一项研究对 UI 患者在分泌中期行子宫内膜搔刮,之后的 6 个月内进行指导同房治疗,发现搔刮组的临床妊娠率显著高于未搔刮组。目前有关子宫内膜搔刮的时间选择和次数仍然无统一观点,需要进一步的临床实践明确其在 UI 患者中的疗效差异。

此外,目前可通过多种药物增加子宫内膜厚度、改善子宫和卵巢血流,从而改善子宫内膜容受性。有研究显示,促排卵后的一定时间内使用戊酸雌二醇可使子宫内膜的厚度显著增加,提高妊娠效率。此外,阿司匹林可以使血小板的活性和血栓形成明显降低,从而进一步优化局部血液循环。低分子量肝素对于内膜细胞因子及胚胎种植失败的预防有一定作用。无论从免疫治疗的角度,还是改善子宫内膜容受性的角度,这两种药物均有可能改善 UI 患者的妊娠结局。

八、男性方面

男性患者改变不良生活习惯,适量体育运动,减肥、戒烟、戒酒、增加水果和蔬菜摄入等有可能有助于降低精子 DFI 水平。此外,口服抗氧化剂可能缓解体内的氧化应激状态,减少活性氧化物对精子 DNA 的损伤,降低精子 DNA 碎片率从而提高妊娠率。有研究显示,不明原因不育男性患者每日口服维生素 C(1mg)+ 维生素 E(1mg)2 个月后,其平均 DFI 值由 24.8% 降至 8.2%,妊娠率由 6.9% 提至 48.2%,表明口服抗氧化剂可有效缓解体内的氧化应激状态,进而减少活性氧化物对精子 DNA 的损伤,降低精子 DFI 值而提高妊娠率。然而也有学者指出,长期口服抗氧化剂可能打破体内的氧化 - 还原系统之间的平衡状态,甚至导致"还原应激",表现为精子染色质解凝不同步,IVF/ICSI 周期胚胎细胞质碎片增加等。因此,口服抗氧化的患者应注意这种潜在的风险。

成本效益分析有关 UI 患者治疗成本效益分析(cost benefit analysis)的报道较少,随着干预手段的增加,患者的花费也随之增多。来自荷兰的研究人员对 CC-IUI 和 Gn-IUI 的成本效益分析进行了研究,发现 Gn 组每对夫妇的平均花费为 1 534 欧元,而 CC 组为 1 067 欧元,Gn 组和 CC 组的临床妊娠率分别为 31% 和 26%,差异无统计学意义。2018 年,有学者对年龄＜40 岁的 UI 女性立刻接受 IVF 治疗还是期待治疗 6 个月后未妊娠再行 IVF 治疗进行了成本效应模型分析,结果发现,如果这些患者延迟 6 个月行 IVF 助孕,花费会明显降低并且妊娠率和活产率不会受到影响。Vitek 等人对 35 岁以下 UI 患者行 IVF 助孕是否需要进行部分或全部 ICSI 进行了探讨,研究纳入了 154 名 UI 患者,同时计算机模拟了一个队列作为对照组。研究发现,如果进行 1 个 IVF 周期,建议常规受精,因为部分或全部 ICSI 费用增加了 58 766 美元,而活产率仅增加 3%。如果需要进行 2 个 IVF 周期,建议行 Half-ICSI,因为增量成本效益比增加了 29 666 美元,但累计活产率可以增加 3.3%,而且 Half-ICSI 与全部 ICSI 相比,每次活产成本所用费用更低。

综上所述,UI 的治疗策略需综合考虑,如患者年龄、不孕时限、卵巢功能状况、既往治疗方案、治疗效果和经济成本等多个因素,从而制订个体化治疗方案。对于年轻女性,先尝试非侵入性治疗方法,如果未孕,再积极进行 IUI 或 IVF 助孕治疗。对于高龄、不孕时间长、卵巢功能减退患者,尽早考虑 IVF 助孕。随着国内外临床经验的积累,希望我们能够积累更多经验,对患者进行个体化治疗,在降低经济成本的同时,尽早帮助 UI 患者成功妊娠。

【病例讨论】

患者女性,33 岁,因"未避孕未孕 3 年"于 2019 年 2 月于我院就诊。患者结婚 3 年,性生活正常,未避孕未妊娠,2018 年于外院行 4 个周期 B 超监测排卵指导同房未孕。患者 12 岁初潮,周期规律,6 天 /30 天。26 岁结婚,G0P0。

查体:身高 156cm,体重 48kg,心肺查体未及异常。腹平软,无压痛及反跳痛。妇科查体:外阴发育正常,阴道通畅,宫颈光滑,子宫前位,大小正常,质硬,活动好,无压痛。双附件区未探及异常。

辅助检查:2019 年 3 月 16 日月经第二天性激素:FSH 7.65IU/L,LH 6.25IU/L,E_2 104pmol/L,T 0.76nmol/L,A 10.6nmol/L,P 1.02nmol/L,

AMH 3.45ng/ml。彩超提示：子宫前位,宫体大小 5.5cm×5.25cm×5.4cm,内膜厚度 0.8 cm,右侧卵巢大小 3.8cm×2.5cm,可探及 7~8 个窦卵泡,左侧卵巢大小 4.2cm×2.6cm,可探及 8~9 个窦卵泡。2016 年 6 月曾于外院行 HSG 检查提示双侧输卵管通畅。男方精液检查：密度 49.81×10⁶/ml,a 级精子 33.51%,b 级精子 20.18%,c 级精子 3.42%,d 级精子 42.88%。

初步诊断：原发不孕、四次指导同房未妊娠。

诊疗经过：患者 2018 年于外院行 4 个周期指导同房未孕。2019 年 5 月开始于我院进行了 3 个周期 IUI,1 次为自然周期,2 次为促排卵周期,均有优势卵泡发育未孕。2020 年 4 月行拮抗剂方案 IVF 助孕,果纳芬 150IU 起始促排卵,促性腺激素使用 12 天,扳机 LH 1.43IU/L,E₂ 8 764pmol/L,P 3.21nmol/L。取卵 12 枚,选择常规受精,精卵结合失败,遂行补救 ICSI 后形成 3 枚受精卵,其中 2PN 1 枚,将 3 枚受精卵进行囊胚培养,第 7 天形成 1 枚 4BC 囊胚冻存。2020 年 7 月自然周期解冻移植后成功妊娠,移植术后 14 天血 hCG 950.78IU/L,21 天复查 hCG 10 992IU/L,移植术后 30 天彩超提示宫内孕,单活胎。患者于 2021 年 6 月孕 39 周足月剖宫产一健康男婴。

专家点评：该患者为年轻育龄女性,卵巢储备功能评估正常,输卵管通畅,男方精液检查正常,未发现明确导致不孕的病因,患者首先在外院接受了 4 个周期的 B 超监测排卵指导同房治疗,未妊娠。随后进行了 3 个周期的 IUI,仍然未孕,考虑不明原因性不孕。最后选择 IVF 助孕,患者存在精卵结合障碍,常规受精失败。实验室人员及时进行了补救单精子注射的操作,最终于取卵后第 7 天获得 1 枚囊胚。考虑子宫内膜发育不同步,我们将囊胚冻存。之后进行了胚胎解冻移植,患者成功妊娠并足月分娩。对于不明原因性不孕,经历过常规指导同房和 IUI 助孕失败后,在行 IVF 助孕时,要注意关注精卵结合的情况,及时发现精卵结合障碍,并积极争取补救单精子注射,或选择 Half-ICSI。根据子宫内膜与胚胎发育是否同步决定是否选择新鲜周期胚胎移植。如果无囊胚形成,建议下次 IVF 时直接选择 ICSI 助孕。

（张春梅　王丽娜）

参考文献

1. GELBAYA TA, POTDAR N, JEVE YB, et al. Definition and epidemiology of unexplained infertility. Obstet Gynecol Surv, 2014, 69(2): 109-115.
2. 杨一华,黄国宁,孙海翔,等. 不明原因不孕症诊断与治疗中国专家共识. 生殖医学杂志, 2019, 28(09):984-992.
3. 乔杰. 生殖医学临床诊疗常规. 北京：人民军医出版社, 2013.
4. RUFFATTI A, HOXHA A, FAVARO M, et al. Additional Treatments for High-Risk Obstetric Antiphospholipid Syndrome: a Comprehensive Review. Clin Rev Allergy Immunol, 2017, 53(1):28-39.

5. CRACIUNAS L, GALLOS I, CHU J, et al. Conventional and modern markers of endometrial receptivity: a systematic review and meta-analysis. Hum Reprod Update, 2019, 25(2): 202-223.

6. PETOUSIS S, PRAPAS Y, MARGIOULA-SIARKOU C, et al. Unexplained infertility patients present the mostly impaired levels of progesterone receptors: Prospective observational study. Am J Reprod Immunol, 2018, 79(6): e12828.

7. DOROSTGHOAL M, GHAFFARI HO, MARMAZI F, et al. Overexpression of endometrial estrogen receptor-alpha in the window of implantation in women with unexplained infertility. Int J Fertil Steril, 2018, 12(1): 37-42.

8. KIM A, JUNG H, CHOI W J, et al. Detection of endometrial and sub endometrial vasculature on the day of embryo transfer and prediction of pregnancy during fresh in vitro fertilization cycles. Taiwan J Obstet Gynecol, 2014, 53(3): 60-365.

9. WANG L, LV S, MAO W, et al. Assessment of endometrial receptivity during implantation window in women with unexplained infertility. Gynecol Endocrinol, 2020, 36(10): 917-921.

10. 陈敏霞, 何燕妮, 刘红梅, 等. 子宫内膜及内膜下血流灌注与不明原因不孕的关系. 中国妇幼保健, 2015, 30(33): 5817-5819.

11. REX AS, AAGAARD J, FEDDER J. DNA fragmentation in spermatozoa: a historical review. Andrology, 2017, 5(4): 622-630.

12. ZANDIEH Z, VATANNEJAD A, DOOSTI M, et al. Comparing reactive oxygen species and DNA fragmentation in semen samples of unexplained infertile and healthy fertile men. Ir J Med Sci, 2018, 187(3): 657-662.

13. LIU DY, BAKER HW. Disordered zona pellucida-induced acrosome reaction and failure of in vitro fertilization in patients with unexplained infertility. Fertil Steril, 2003, 79(1):74-80.

14. LIU DY, BAKER HW. Defective sperm-zona pellucida interaction: a major cause of failure of fertilization in clinical in-vitro fertilization. Hum Reprod, 2000, 15(3):702-708.

15. EZRA Y, SIMON A, LAUFER N. Defective oocytes: a new subgroup of unexplained infertility. Fertil Steril, 1992, 58(1): 24-27.

16. O'FLYNN N. Assessment and treatment for people with fertility problems: NICE guideline. Br J Gen Pract, 2014, 64(618): 50-51.

17. 王莉. 经阴道输卵管超声造影术与 X 线输卵管造影术的临床疗效比较. 影像研究与医学应用, 2019, 3(01):34-35.

18. WANG R, DANHOF NA, TJON-KON-FAT RI, et al. Interventions for unexplained infertility: a systematic review and network meta-analysis. Cochrane Database Syst Rev, 2019, 9: D12692.

19. HUGHES E, BROWN J, COLLINS JJ, et al. Clomiphene citrate for unexplained subfertility in women. Cochrane Database Syst Rev, 2010, 2010(1):D57.

20. BADAWY A, SHOKEIR T, ALLAM AF, et al. Pregnancy outcome after ovulation induction with aromatase inhibitors or clomiphene citrate in unexplained infertility. Acta Obstet Gynecol Scand, 2009, 88(2):187-191.

21. 邹先翔, 何耀娟, 程曦, 等. 来曲唑和氯米芬对不明原因不孕症疗效对比 Meta 分析. 中国妇幼健康研究, 2018, 29(05):588-596.

22. ESKEW AM, BEDRICK BS, HARDI A, et al. Letrozole Compared With Clomiphene Citrate for Unexplained Infertility: A Systematic Review and Meta-analysis. Obstet Gynecol, 2019, 133(3): 437-444.

23. ATHAULLAH N, PROCTOR M, JOHNSON NP. Oral versus injectable ovulation induction agents for unexplained subfertility. Cochrane Database Syst Rev, 2002, 2002(3):D3052.

24. Evidence-based treatments for couples with unexplained infertility: a guideline. Fertil Steril, 2020, 113(2):305-322.

25. HUANG S, WANG R, LI R, et al. Ovarian stimulation in infertile women treated with the

use of intrauterine insemination: a cohort study from China. Fertil Steril, 2018, 109(5):872-878.

26. 王馥新, 张艳, 许咏乐, 等. 不同促排卵方案对不明原因不孕患者行宫腔内人工授精结局的比较. 生殖医学杂志, 2017, 26(12): 1187-1191.

27. KAUR J, SURI V, GAINDER S, et al. Prospective randomized trial comparing efficacy of letrozole step-up protocol with letrozole plus gonadotropins for controlled ovarian stimulation and intrauterine insemination in patients with unexplained infertility. Arch Gynecol Obstet, 2019, 300(6):1767-1771.

28. DANHOF NA, WANG R, VAN WELY M, et al. IUI for unexplained infertility-a network meta-analysis. Hum Reprod Update, 2020, 26(1):1-15.

29. TOURNAYE H, VERHEYEN G, ALBANO C, et al. Intracytoplasmic sperm injection versus in vitro fertilization: a randomized controlled trial and a meta-analysis of the literature. Fertil Steril, 2002, 78(5):1030-1037.

30. CHECK JH, BOLLENDORF A, SUMMERS-CHASE D, et al. Conventional oocyte insemination may result in a better pregnancy outcome than intracytoplasmic sperm injection (ICSI) for unexplained infertility. Clin Exp ObstetGynecol, 2009, 36(3):150-151.

31. JAROUDI K, AL-HASSAN S, AL-SUFAYAN H, et al. Intracytoplasmic sperm injection and conventional in vitro fertilization are complementary techniques in management of unexplained infertility. J Assist Reprod Genet, 2003, 20(9):377-381.

32. 郑晓英, 刘平, 廉颖, 等. 不明原因不孕患者体外受精方式的探讨. 中国实用妇科与产科杂志, 2008(10):752-754.

33. 王卓然, 孙壮状, 李力男, 等. 影响不明原因不孕患者 IVF 受精率的因素分析. 中国优生与遗传杂志, 2010, 18(11):107-109.

34. 陈智勤, 潘家坪, 滕晓明. 比较短时受精联合早期补救 ICSI 与常规 IVF 在不明原因性

不孕治疗的结局. 生殖与避孕, 2013, 33(10): 665-671.

35. GENNARELLI G, CAROSSO A, CANOSA S, et al. ICSI Versus conventional ivf in women aged 40 years or more and unexplained infertility: a retrospective evaluation of 685 cycles with propensity score model. J Clin Med, 2019, 8(10):1694.

36. 易玲, 黄筱金, 陈玲琴, 等. 阿司匹林辅助宫腔内夫精人工授精治疗不明原因不孕症的效果. 南昌大学学报 (医学版), 2018, 58(4): 44-46.

37. LI J, CHEN Y, LIU C, et al. Intravenous immunoglobulin treatment for repeated IVF/ICSI failure and unexplained infertility: a systematic review and a meta-analysis. Am J Reprod Immunol, 2013, 70(6):434-447.

38. VIRRO MR, WINGER EE, REED JL. Intravenous immunoglobulin for repeated IVF failure and unexplained infertility. Am J Reprod Immunol, 2012, 68(3):218-225.

39. 余芝芝, 吴瑞芳, 傅晓华, 等. 宫、腹腔镜联合探查对原因不明性不孕诊断及临床疗效. 中国计划生育学杂志, 2019, 27(06):742-746.

40. YU X, CAI H, GUAN J, et al. Laparoscopic surgery: Any role in patients with unexplained infertility and failed in vitro fertilization cycles? Medicine (Baltimore), 2019, 98(13):e14957.

41. GNAINSKY Y, GRANOT I, ALDO P, et al. Biopsy-induced inflammatory conditions improve endometrial receptivity: the mechanism of action. Reproduction, 2015, 149(1):75-85.

42. KARIMZADEH MA, AYAZI RM, TABIB-NEJAD N. Endometrial local injury improves the pregnancy rate among recurrent implantation failure patients undergoing in vitro fertilisation/intra cytoplasmic sperm injection: a randomised clinical trial. Aust N Z J Obstet Gynaecol, 2009, 49(6):677-680.

43. 梁毓, 兰永连, 李颖, 等. 子宫内膜搔刮对体外受精 - 胚胎移植的影响. 中国优生与遗传

杂志, 2016, 24(05):137-140.

44. GIBREEL A, BADAWY A, EL-REFAI W, et al. Endometrial scratching to improve pregnancy rate in couples with unexplained subfertility: a randomized controlled trial. J Obstet Gynaecol Res, 2013, 39(3):680-684.

45. CHEN MJ, YANG JH, PENG FH, et al. Extended estrogen administration for women with thin endometrium in frozen-thawed in-vitro fertilization programs. J Assist Reprod Genet, 2006, 23(7-8):337-342.

46. GRECO E, IACOBELLI M, RIENZI L, et al. Reduction of the incidence of sperm DNA fragmentation by oral antioxidant treatment. J Androl, 2005, 26(3):349-353.

47. BISHT S, DADA R. Oxidative stress: Major executioner in disease pathology, role in sperm DNA damage and preventive strategies. Front Biosci (Schol Ed), 2017, 9:420-447.

48. DANHOF NA, VAN WELY M, Repping S, et al. Gonadotrophins or clomiphene citrate in couples with unexplained infertility undergoing intrauterine insemination: a cost-effectiveness analysis. Reprod Biomed Online, 2019, 40(1):99-104.

49. PHAM CT, KARNON JD, NORMAN RJ, et al. Cost-effectiveness modelling of IVF in couples with unexplained infertility. Reprod Biomed Online, 2018, 37(5):555-563.

50. VITEK WS, GALARRAGA O, KLATSKY PC, et al. Management of the first in vitro fertilization cycle for unexplained infertility: a cost-effectiveness analysis of split in vitro fertilization-intracytoplasmic sperm injection. Fertil Steril, 2013, 100(5):1381-1388.

6
CHAPTER

第六章
常见医学问题和对生殖
功能的影响

女性生殖功能紊乱最根本的影响因素往往集中在女性生殖系统本身发生异常：其中排卵障碍占全部女性不孕因素的 40%，输卵管和盆腔因素占 40%。当所有检查手段结果无法查明不孕原因时，普遍认为可以诊断为"不明原因性不孕"，并常以此诊断进行常规的助孕治疗。然而，随着对一些合并症的了解逐渐深入，发现其也可对女性生殖功能造成影响，而对这些合并症进行治疗，可以改善不孕症患者的治疗结局。尽管目前的数据还非常有限，对于特殊病因还只是假说和推测，但用这种生物医学 - 社会 - 心理模式诊治患者，为患者实现妊娠愿望、提供最好支持变得越来越重要。

本章重点讲述一些常见的其他系统疾病对女性生殖功能的影响。讨论每个疾病时，提供疾病有关不孕和 / 或早期妊娠不良结局的临床证据，展示其可能的病因及支持证据，疾病相关的生殖风险，常见医疗处理益处及推荐的生育治疗方法。了解这些疾病对生育力的影响，有助于修正生育治疗的治疗策略，改善治疗效果，并能够判断治疗的安全性和潜在风险。

第一节　情感性精神障碍

情感性精神障碍（affective disorder），又称心境障碍（Mood Disorder），是指由各种原因引起的、以显著而持久的心境或情感改变为主要特征的一组疾病，分抑郁障碍（major depressive disorder，MDD）和双相障碍（bipolar disorder，BPD）两个主要亚型，典型的临床表现为抑郁发作、躁狂发作和混合发作。

该病患病率较高，我国情感障碍的患病率为 6.9%。情感障碍在育龄期女性中患病率也较高。文献报道，18~39 岁的美国人中，7.4% 患者患中至重度抑郁症，女性患病率更高于男性（9.3% vs. 5.8%）。不孕症患者作为一个特殊群体，面临社会、心理、经济的压力，长时间治疗对生活工作的干扰、性激素的影响，情感障碍的患病率更高，寻求助孕的女性抑郁症的患病率可高达 41%，而 IVF 助孕的男性抑郁症的患病率可高达 49.1%。但 Sejbaek 等在队列研究中发现，42 880 例 IVF 助孕患者中，仅 1 096 例（2.6%）患有抑郁症，患病率低于普通人群，这可能跟样本偏倚及健康效应相关，即抑郁症患者更少的寻求助孕，而助孕患者中也更少的关注诊断情感障碍。在不孕症患者的诊治过程中，对合并情感障碍的患者，需给予足够的关注。

一、情感性精神障碍与生育功能的影响

情感性精神障碍带来精力、情绪、兴趣等方面的负面影响，对育龄期患者的生育功能及生育结局可能带来不良影响。情感障碍影响夫妻双方的性生活，性生活障碍的发生率高达 25%~75%，包括性欲减退、勃起功能障碍、阴道润滑减少等；双相障碍患者可能发生危险性生活，多个性伴侣等，增加盆腔感染、输卵管因素性不孕的风险。此外，情感障碍的潜在神经内分泌改变也可能影响生育能力，包括下丘脑 - 垂体 - 肾上腺轴紊乱、甲状腺功能减退或高催乳素血症，这些对排卵可能存在潜在的影响。但目前尚无研究证实情感障碍增加患者的排卵障碍（ovulation obstacle）。情感障碍还

可能影响精液质量,精液浓度更低,可能对于生育造成不利影响。

　　临床研究中,情感障碍对生育功能的影响,尚无一致结论。Nillni 等在一项前瞻性研究 PRESTO 中发现,纳入 2 146 名备孕女性中,重度抑郁症患者较没有抑郁症及轻度抑郁症患者,自然妊娠率降低,生育能力显著下降(fecundability ratio,0.62;95% 置信区间为0.43~0.91);且抑郁症越严重,生育能力越低,与治疗情况无关;而未予药物治疗的中重度患者或现在正使用药物治疗的患者,生育能力也较轻度抑郁或没有抑郁症状的患者,以及从未药物治疗的患者低。但 Lynch 的研究中并没有得到一致的结论,339 例备孕育龄女性的自然妊娠率与情感障碍、精神压力无相关性。

　　体外受精 - 胚胎移植(*in vitro* fertilization and embryo transfer,IVF-ET),可一定程度弥补改善情感障碍对性功能障碍、精液质量的不良影响。然而临床研究中,情感障碍对 IVF 患者结局的影响并不一致。Sejbaek 等在队列研究中发现,IVF 助孕患者中 1 096 例(2.6%)患有抑郁症,这部分患者 IVF 助孕周期较对照组少,但活产率及活产数与无抑郁者并无统计学差异;分层分析,380 例(34.7%)患者在助孕前已确诊抑郁症,其活产率与无抑郁症组无统计学差异,但活产数更少。Cesta 等纳入 23 557例初次 IVF-ET 新鲜周期助孕的无生育史的女性,4.4% 的患者在 IVF 助孕前诊断情感障碍(266 例,包括抑郁障碍、焦虑症、双相障碍)或使用抗抑郁药,妊娠率及活产率均有轻微下降;助孕前诊断情感障碍但未用药物治疗者,妊娠率及活产率更低。可见情感障碍对生育功能的影响,不单纯是因为对性功能、精液质量的影响,其原因尚待进一步研究。

　　Evans-Hoeker 等为了研究重度抑郁症对非 IVF 助孕不孕夫妇生育功能的影响,总结分析了两项大样本量随机对照试验(PPCOSII 和 AMIGOS),不孕原因为多囊卵巢综合征(polycystic ovary syndrome,PCOS)所致的排卵障碍或不明原因性不孕,助孕方式采用促排卵指导同房或宫腔内人工授精(intrauterine insemination,IUI)助孕,结果发现 5.96% 的女性患有重度抑郁症,2.28% 的男性现患有重度抑郁症。研究显示,患重度抑郁症且未进行抗抑郁药物治疗的女性患者,其妊娠结局并未受到不良影响,活产率及流产率无差异,但该组患者似乎更容易怀孕;而患有重度抑郁症的男性患者更难使伴侣怀孕。

二、精神药物的影响

　　情感障碍虽然总体预后较为良好,但复发率高,复发患者常需要长期维持治疗,甚至终身服药。若不加治疗或治疗不当,可导致严重后果,抑郁发作中至少有 25% 的人有自杀企图或自杀行为,而未经治疗的双相障碍患者,有高达 15% 的患者有自杀死亡。情感障碍的药物治疗至关重要。对于有生育要求的备孕患者及孕产期患者,考虑疾病及药物治疗对生育功能、孕期并发症及子代的影响,需精神科、生殖科、产科的多科协作,完成育龄期患者特殊时期的处理,实现患者的生育愿望。

　　精神药物(psychotropic drugs)对生育功能的影响,目前尚存争议。PRESTO 研究发现,严重抑郁症患者的自然妊娠率降低;进一步分层分析发现,既往使用精神药物治疗的患者较从未使用或正在使用药物治疗的患者,妊娠率有所改善,并与现在是否存在抑郁症及抑郁症的严重程度无关;而正在使用精神类药物的女性,其生育力低于未使用的患者。Casilla-Lennon 等发现 957 例 30~44 岁的育龄女性中 9.6% 的女性使用抗抑郁药,并且使用抗抑郁药的情感障碍患者,自然妊娠率低于未用药组。精神药物对生育能力的影响,是药物本身的因素还是情感障碍本身的影响,还需进一步研究明确。Casilla-Lennon 等在研究中发现,抗抑郁药的使用并未影响月经周期,并无证据推测抗抑郁药对性腺轴及排卵的影响。但情感障碍的药物治疗增加了性功能障碍的风险,可能对自然妊娠率有影响。文献报道,有高达 27%~65% 的女性和 26%~57% 的男性在抗抑郁症药物治疗后出现或加重了性功能障碍。而双相障碍的治疗药物(包括锂剂、抗惊厥药物、抗精神病药物、抗抑郁症药物及苯二氮类药物)也可能导致性功能障碍的发生。其中,丙戊酸钠会引起血清睾酮、雄烯二酮、脱氢表雄酮水平升高,进而引起女性月经紊乱及排卵障碍;女性患者服用该药物常会性欲降低甚至产生性冷淡,男性患者则容易引起勃起障碍。卡马西平会增加性激素结合球蛋白(sex hormone binding globulin,SHBG)水平,进而引起睾酮和雌二醇的生物活性降低,最终导致患者的性功能减退、性欲降低及勃起障碍。

精神药物的宫内暴露,对子代安全性的不良影响不能完全规避。抗抑郁药是广泛使用的一类药物,9.2%~10.0% 育龄期女性在使用抗抑郁药,IVF 助孕患者中的使用率会低些。抗抑郁药的安全性分级,除马普替林为 B 级、帕罗西汀为 D 级外,三环类抗抑郁药(tricyclic antidepressants,TCAs)、5- 羟色胺再摄取抑制剂(selective serotonin reuptake inhibitors,SSRIs)、5- 羟色胺和去甲肾上腺素再摄取抑制剂(SNRIs)等均属于 C 级,故孕前需精神科会诊酌情调整用药方案,评估病情和妊娠禁忌,而妊娠期用药需权衡抑郁症本身和抗抑郁药对母儿的影响,谨慎选择,但应避免患者自

行停药。妊娠期抗抑郁药物可能造成流产、胎儿畸形、胎儿毒性和长期的神经生物学影响,还有研究显示可能增加产科并发症及不良结局,如妊娠期高血压疾病、子痫前期、早产、产后出血等。

SSRIs 是妊娠期的抗抑郁药物一线用药,主要通过抑制突触前膜对 5- 羟色胺的再摄取发挥作用。Domar 等在 2013 年进行的文献回顾分析显示,使用 SSRIs 的不孕女性的妊娠率在统计学上没有显著差异,没有不良影响,也没有显示对妊娠率的改善。但大多数研究是在进行 IVF 助孕的夫妇中进行的,而 IVF 技术的使用有可能改善抑郁症药物的负面影响,这可能是研究结果无差异的原因。目前,尚不清楚在缺乏这些技术的情况下使用抗抑郁药是否会改善生育结局。

不断有研究显示,抗抑郁药的使用可增加流产风险,主要与非 SSRIs 类药物的使用有关,但许多研究并没有细致区分研究抗抑郁药本身及其他风险因素对流产率的影响,抗抑郁药与自然流产的关系尚待进一步研究。有研究发现,SSRIs 可能与先天性心脏缺陷有关,且母婴在叶酸、同型半胱氨酸、转硫酸途径的遗传变异性可能与孕期 SSRIs 摄入患者的子代先天性心脏出生缺陷有关。但也有设计更为复杂的研究并未证实 SSRIs 与先天性心脏缺陷的关系。还有一些个体研究发现特定 SSRIs 相关的其他畸形,如腹部缺陷、无脑儿、神经管缺陷、骨骼肌肉缺陷等。SSRIs 宫内暴露患者,还可能导致新生儿行为综合征,表现为持续的啼哭、紧张、喂养困难,发生率可高达 30%,但多症状轻微且短暂,其发生可能与 SSRIs 的血清毒性或戒断效应有关。SSRIs 对胎儿大脑发育的潜在影响及远期神经心理异常的影响尚存争议。

三、遗传因素

情感性精神障碍的病因和发病机制尚不清楚,大量研究资料提示遗传因素、神经生化因素和心理社会因素等对本病的发生有明显的影响,而遗传因素的影响远甚于环境因素。家系研究发现,情感性精神障碍患者的生物学亲属的患病风险明显增加,患病率为一般人群的 10~30 倍,血缘关系越近,患病概率也越高;在双相障碍患者中,这种趋势尤为明显。单卵双胎的情感性精神障碍患病率高于双卵双胎,其中双相障碍的单卵双胎患病率为 60%~70%,而双卵双胎为 20%。关于遗传方式,有单基因常染色体显性遗传、性连锁显性遗传、多基因遗传和异质性遗传等假说,但均未获得证实,目前多倾向于多基因遗传模式。

总之,不孕症患者中情感障碍的发病率较高,在对不孕症的诊治过程中,需关注患者的精神心理状况,必要时请精神科专科会诊。对于有明确情感障碍的患者,在助孕前建议在精神科、产科专科进行孕前咨询,评估疾病治疗状态,调整治疗,了解孕产期母儿风险;若需持续药物治疗,尽量选用低剂量、对母儿影响小的药物。情感障碍对生育功能的影响尚存争议,在助孕过程中需关注性生活及精液质量,给予适当助孕,妊娠结局并非都比未患病者差。情感障碍的遗传因素多倾向于多基因遗传模式,并非胚胎植入前遗传检测(preimplantation genetic testing,PGT)的指征。

第二节　癫　痫

癫痫(epilepsy)是神经系统常见的慢性疾病之一,是多种原因所导致的脑部神经元高度同步化异常放电所致的临床综合征,发作形式不一,可表现为感觉、运动、意识、精神、行为、自主神经功能障碍或多种兼有。据 2019 年世界卫生组织报道,全球约 5 000 万癫痫患者,患病率为 0.6%~1%,全世界育龄女性患病者约有 1 250 万。对于育龄期患者,生育作为该年龄段特殊而重要的生活事件,对疾病的治疗、身心健康都将产生一定程度的影响。育龄期患者的生育力是否受到疾病影响,也因此备受关注。

通常认为癫痫患者人口出生率低于非癫痫患者。*Lancet* 发表的一项大样本回顾性分析也指出癫痫降低了人口出生率(fertility rate),且不孕风险增加。英国在 2 052 922 个人中调查癫痫患病率为 0.515%,按年龄分组分析生育力,25~39 岁的育龄期患者 4 046 例,与同年龄普通人群组相比,癫痫患者的生育力明显降低($P < 0.05$)。另一项关于 978 例的女性癫痫患者(18~47 岁)的回顾性研究,发现 9.2% 患者不孕,而 20.7% 生育力受损;多药治疗组的患者生育力受损的概率高于未用药物治疗组,证明与病情的严重程度相关;拉莫三嗪治疗组的妊娠率、活产率高于丙戊酸钠组。发病年龄越小,影响越大。Christian Starck 等进行的一项基于人口的队列研究,分析了芬兰单中心 307 例儿童时期发病的成年癫痫患者的婚育状态,与 1 244 例正常对照相比,研究组人口出生率更低(32.2% *vs.* 57.3%,$HR=0.49$,95% 置信区间为 0.38~0.58)。癫痫导致生育力的下降既可能为疾病本身带来的

身心及社会的影响,也可能是抗癫痫药物的影响。

一、癫痫影响婚配率与生育意愿

多项国内外研究报道癫痫患者的婚配率低于正常人群。国内一项回顾性研究调查了1 823例成年癫痫患者(男性 ≥ 22岁,女性 ≥ 20岁),婚配率为62.1%,低于中国人口婚配率(78.4%),823例患者(45.1%)有生育史;多元回归分析发现患者年龄、发病早(≤ 18岁)、有无工作是婚配及生育的影响因素。Christian Starck等的研究,发现儿童时期发病的患者婚配率更低(28.3% *vs.* 49.7%,*HR*=0.49,95%置信区间为0.39~0.61),而主要影响因素有癫痫并发残疾、症状、2岁前发病、治疗后仍频发抽搐,对于没有并发残疾患者的婚育影响小。

接近80%的癫痫患者来自中低收入国家,尤其是低收入国家约3/4的癫痫患者可能得不到恰当的治疗,存在所谓的"治疗差距",从而影响患者的身体健康及生活质量。同时,社会对疾病认知不足、对癫痫患者存在一定的误解及偏见,长期治疗增加个人及家庭的经济及心理负担,影响癫痫患者的从业及经济文化水平,部分患者还因癫痫患上焦虑症、抑郁症,癫痫患者的婚姻也受到影响,较正常人群婚配率降低、婚姻满意度降低、离婚率升高。而对于已婚患者,由于疾病负担、药物致畸形风险、妊娠对癫痫发作影响及子代健康的担忧、婚姻稳定性降低等因素,其生育意愿也随之降低。

二、对性生活的影响

癫痫患者存在较普遍的性功能障碍,据报道发生率为14%~89%,是一般人群的2~3倍。有研究报道,埃及120例不明原因女性育龄期癫痫患者(平均年龄36.35 ± 2.89岁),持续药物控制18.63 ± 4.33年(卡马西平60例、奥卡西平60例),通过女性性生活指数问卷调查及亚组分析指出,性功能障碍普遍存在,其主要影响因素包括癫痫发作更频繁、更差的药物疗效、更严重的抑郁或焦虑症状,而与雄激素水平的下降无显著性关系;奥卡西平治疗的患者较卡马西平治疗者性功能障碍发生率更低,这可能与奥卡西平疾病控制效果更好有关。但一项挪威的研究结论并不完全一致,该研究比较了221名成年癫痫患者与1 671名普通成年人的性功能。结果显示,对性生活满意的癫痫患者较少;癫痫患者在性高潮、性交困难、勃起功能障碍和性异常感觉方面的问题发生率明显较高;性欲减退、早泄和阴道干涩在普通人群中发生的频率相似;性功能问题与癫痫控制或使用抗癫痫药物之间没有显著的联系;性异常感觉与较低的生活质量相关。

三、对生殖内分泌的影响

癫痫及抗癫痫药物都可能通过影响生殖内分泌而影响生育力。颞叶局灶性癫痫放电可能通过改变下丘脑 - 垂体 - 性腺轴(hypothalamic-pituitary-gonad axis)而改变性激素的分泌,增加多囊卵巢综合征、高催乳素血症、高雄激素血症、下丘脑闭经等风险,进而增加对生育力的不良影响。转氨酶诱导的抗癫痫药物(antiepileptic drugs,AEDs),如苯妥英钠、苯巴比妥、卡马西平,可能影响女性激素代谢水平,增加性激素结合球蛋白浓度,降低睾酮、雌激素活性,导致生殖内分泌异常。丙戊酸是一种酶抑制剂,与高血清睾酮、游离雄激素指数、雄激素二酮、硫酸脱氢表雄酮引起的生殖内分泌紊乱及排卵障碍有关。

尽管多种因素可能降低癫痫患者的生育

力,但 Page B Pennell 等学者研究发现,对于有生育要求的育龄期癫痫女性患者(平均年龄 31.9±3.5 岁),在排除既往不孕症及不孕相关因素(多囊卵巢综合征、严重的子宫内膜异位症、未治疗的甲状腺疾病、高催乳素血症、其他垂体疾病、男方不育因素等)之后,与对照组在排卵障碍、性生活、妊娠率、活产率方面均无统计学差异,观察组在一年内 54 人(60.7%)怀孕,其中 44 人活产(81.5%)。由此可见,育龄期癫痫患者的生育力与癫痫疾病本身的相关性尚待进一步研究。对于有生育需求的患者,一方面应积极控制癫痫,另一方面应尽量调节生育相关的心理压力、积极查找处理影响生育力的常见因素。

四、癫痫患者妊娠相关问题

(一)抗癫痫药物的使用

有生育要求的育龄期癫痫患者孕前需于神经内科及产科进行孕前咨询,了解癫痫相关的孕产期风险、抗癫痫药物可能的致畸作用,以及孕前孕期注意事项。《妊娠期女性抗癫痫药物应用中国专家共识》建议,在妊娠前应保证至少最近半年无癫痫发作;如果近两至三年均无发作,且脑电图正常,在告知癫痫复发对患者及胎儿影响后,可考虑逐步停药。孕期抗癫痫治疗在"控制发作"和"可能致畸"两者间权衡利弊。应选取最小剂量抗癫痫药物控制发作,并尽可能单药和避免使用丙戊酸、扑痫酮、苯巴比妥等;孕前 1 个月及早期妊娠阶段口服大剂量叶酸 5mg/d,可在一定程度上降低胎儿发生先天性畸形的风险;如需换药,应保证在妊娠前达到有效血药浓度。妊娠及产后抗癫痫药浓度会变化,加强血药浓度监测,注意药物剂量调整。

抗癫痫药几乎都能透过胎盘屏障(placental barrier),孕期单药治疗的致畸率约为 3%(正常人群约为 2%),而多药联合治疗致畸率可高达 17%。传统抗癫痫药中苯妥英钠、苯巴比妥联合治疗最显著的畸形是指甲发育不良及关节僵硬;卡马西平与丙戊酸所致的畸形以神经管畸形最多见,有研究表明胎儿期受到丙戊酸影响的儿童智商相对较低。新型抗癫痫药近年来在临床上广泛使用,其中奥卡西平在新诊断的部分性癫痫中被推荐使用;拉莫三嗪、左乙拉西坦作为新一代抗癫痫一线或二线药,许多研究显示其致畸性要小很多;托吡酯在孕早期单药治疗可引起肢端骨骼异常、先天性心脏病、唇腭裂等畸形。

(二)孕期风险

妊娠可能会增加癫痫发作的风险,有研究分析 604 例患者癫痫的诱发因素,随访半年,发现 19.5% 的患者存在月经周期及妊娠的诱发因素,但更多以睡眠紊乱、情绪变化、饮食相关、服药不规律为诱发因素(51.5%~72.8%)。妊娠期间癫痫发作会对母体和胎儿产生不良影响,强直-阵挛性发作(generalized tonic-clonic seizure,GTCS)可导致胎儿心动过缓、缺氧,甚至流产。

Viale L 等学者荟萃分析了癫痫患者的妊娠结局及孕产期并发症,纳入 39 项研究,2 837 325 例癫痫孕妇及 2 809 984 例未患癫痫的孕妇,分析发现癫痫孕妇孕产期风险较对照组高,包括自然流产、产前出血、产后出血、妊娠期高血压疾病、引产、剖宫产、早产(<37 周),胎儿生长受限。

(三)对分娩方式的选择

2%~4% 的患者在分娩过程中或分娩后 24 小时内出现强直-阵挛性发作,对母儿造成不良影响。建议患者在有条件的医院分娩,控制稳定的女性癫痫患者都可阴道分娩,注意在产程中镇痛支持。剖宫产原则上仅限于产科指征,也包括孕妇意识不清无法配合者、妊娠后期癫痫反复发作者。麻醉方式无限制。

(四)对哺乳的影响

丙戊酸、苯巴比妥、苯妥英钠、卡马西平、拉莫三嗪、托吡酯等药物在乳汁内的药物浓度较低,低于透过胎盘屏障的药物浓度,对胎儿的影响相对较小;左乙拉西坦在乳汁内浓度较高,其风险需进一步研究。癫痫患者的母乳喂养利大于弊,大部分患者可在医生指导下母乳喂养。研究报道,服用抗癫痫药的母亲采用母乳喂养,在子代 3 岁和 6 岁时进行认知功能随访,没有发现任何不良作用。

(五)对新生儿的影响

肝微粒体酶诱导的抗癫痫药,可透过胎盘促进胎儿体内维生素 K_1 氧化降解,导致新生儿出血性疾病风险增加。故专家共识建议患者在妊娠最后一个月,每日口服 20mg 维生素 K_1,新生儿出生后即刻肌内注射维生素 K_1,降低风险。

新生儿应观察是否出现与抗癫痫药相关的副作用,如苯巴比妥可导致新生儿觉醒程度降低和嗜睡,丙戊酸可能与新生儿易激惹相关,拉莫三嗪可能会诱发新生儿皮疹。

总之,癫痫本身对育龄期患者生育力的确切影响尚待进一步研究,在除外其他不孕影响因素后,癫痫患者的生育力与正常患者并无明显差异,社会、心理因素、患者本身的其他不孕因素对出生率的影响因素不可忽视。有生育要求的育龄期女性,需积极控制疾病的同时,关注患者本身不孕因素的排查。备孕患者需神经内科及产科共同治疗与指导,充分了解癫痫与抗癫痫的药物孕产期及子代的风险,孕前需疾病控制满意,尽量单药治疗,使用最低有效剂量,孕前补充叶酸,降低先天性畸形的风险。孕期需加强监护及血药浓度的检测。

第三节　多发性硬化

多发性硬化(multiple sclerosis,MS)是一种免疫介导的中枢神经系统慢性炎性脱髓鞘性疾病,并可能最终导致残疾。MS 患者大脑、脑干、小脑、脊髓可同时或相继受累,临床症状体征多样化,50% 的患者以肢体无力为首发症状,其他症状还有感觉异常、视力下降、复视、共济失调、认知障碍、膀胱功能失调等,男性患者还可能出现性功能障碍。MS 发病率不高,并存在一定的地域差异,离赤道越远发病率越高,约为 40/100 000 或更高,而赤道国家发病率低于 1/100 000,我国属于低发病区,约为 5/100 000。MS 好发于 20~40 岁的青壮年,男女患病的比例为 1∶2。故 MS 患者处于生育年龄,同时面临着生育的困扰和压力。

随着对疾病的进一步认识及治疗的进展,大多数 MS 患者预后较乐观,患者更有信心及愿望完成生育,提高生存质量。约半数患者发病后 10 年只遗留轻度或中度功能障碍,病后存活期可长达 20~30 年,仅少数患者于数年内死亡。尤其是女性、40 岁以前发病、单病灶起病、临床表现为视觉或感觉障碍、最初 2~5 年复发率低等情况,可能提示预后较为良好。对于年轻、预后良好的患者,有条件在合适的时机完成生育目标。

一、妊娠对 MS 的影响

妊娠对 MS 的影响是患者担忧的问题,也是医生关注的问题。自 19 世纪 60 年代便开始陆续有研究探索妊娠对 MS 发病、围产期复发、MS 远期预后的影响。

关于妊娠是否会影响 MS 的发病，目前仍存有争议。早在 1967 年，Leibowitz 等报道了一项关于女性 MS 的病例对照研究，MS 组纳入 253 例，结果提示妊娠并不影响 MS 发病，末次妊娠时间与 MS 首发时间也无相关性。Hedstrom 等在 2014 年也进行了相关的病例对照研究，MS 组纳入女性患者 1 301 例、男性患者 497 例，结果发现，无论男女，有生育史对 MS 患者的发病具有保护作用，但生育孩子的多少对 MS 的发病没有影响。2018 年，Nguyen 等全面检索出既往相关的 15 项研究，分析发现，多数研究认为妊娠对 MS 发病有利或无影响，而仅有少量小样本量的研究认为妊娠可能会增加 MS 发病的风险。

围产期 MS 的复发率是否会发生变化？2011 年，疾病修饰药物（disease-modifying drugs，DMDs）还未广泛应用，有荟萃分析纳入 1 221 例孕妇（13 项研究），各研究一致发现孕期 MS 复发性降低，并具有统计学意义；而产后 MS 复发率的变化有差异，经过荟萃分析发现产后 MS 的复发率较孕前一年升高。在 DMDs 广泛应用后，近年来的多项研究仍然得出了类似的结论，孕期 MS 复发率显著降低，即使孕前或孕期使用 DMDs，产后短期内 MS 复发率都较孕前升高。因此，现普遍认为妊娠对 MS 具有保护作用，其原因可能是孕期高雌激素水平对免疫系统的影响，但产后雌激素水平很快下降，则失去对 MS 的保护作用，导致产后短期内复发率升高。值得注意的是，Alroughani 等最近的一项研究发现孕期 MS 的复发率（17%）高于预期，孕前使用芬戈莫德或那他珠单抗治疗的患者，孕期复发率更高；

并且治疗失效时间越长的患者孕期复发率越高。而 Portaccio 等也发现，患者停止那他珠单抗治疗后孕期的复发率高达 37%。这可能提示对于需要强有力疾病修饰治疗的高侵袭性的 MS 患者，妊娠本身不足以减少 DMDs 戒断所带来的复发风险。

妊娠是否影响 MS 的远期预后？大多数研究报道，对于 MS 进行 10 年以上的随访，发现妊娠并不影响 MS 远期致残，少数研究还提出妊娠会降低或延缓 MS 的远期致残率。因此，对于 MS 患者，虽然产后短期内复发率增加，但妊娠并不会增加远期致残率，故不反对患者妊娠。但除醋酸格拉默外，妊娠期疾病修正治疗（disease modifying therapy，DMT）药物均不建议在妊娠期使用。妊娠前需评估病情，确定妊娠时机，对病情持续高度活跃的患者，建议延迟妊娠。

二、MS 与生育能力

MS 患者由于社会因素通常婚配率低于正常人群，生育愿望也受疾病的影响，从而一定程度上降低了 MS 患者子代的出生率。Alwan 等通过对 5 949 例 MS 患者的问卷调查发现，仅 20.9% 的患者确诊 MS 后有生育，明显低于正常人群；另外 79.1% 的 MS 患者（1 313 例女性、311 例男性）确诊后未生育，其中约 1/3 的患者因 MS 疾病相关原因放弃生育，包括 MS 症状的影响、药物治疗、家庭负担、担心子代遗传等。

不孕不育是普通人群中亦常见的一个问题，迄今仅有少数研究评估了 MS 及其治疗对生育能力的影响，且尚无明确结论。Roux T 等人回顾性分析了 115 名 MS 患者和 84 名普通育龄女性（216 次妊娠）的妊娠情况，发现两组女性自然妊娠所需的时间（解除避孕至妊娠的时间)没有统计学差异,且两组女性的自然妊娠率、自然流产率均相似。但 MS 患者生育的平均子代数量(1.37 人)低于一般人群(1.99 人),目前尚不清楚,这是由于 MS 疾病本身及治疗导致生育能力下降所致,还是仅仅反映了 MS 患者对妊娠的谨慎态度。MS 的药物治疗对生育功能的影响也尚无明确结论。有研究发现干扰素可导致患者的月经紊乱,而米托蒽醌还可能导致闭经,故可能影响患者的生育。但 J.Frau 等发现 MS 常用药物免疫抑制剂米托蒽醌(mitoxantrone)对妊娠并无不良影响,米托蒽醌使用前后患者的妊娠率、流产率、活产率无差异,但米托蒽醌使用后患者的生育愿望有所降低。还有研究认为,MS 可能通过影响生殖内分泌,降低女性患者卵巢储备,研究发现患者基础窦卵泡数、AMH 水平低于正常人群,可能影响患者的生殖功能。研究中还发现 AMH 的降低与药物治疗无相关性,可能与 MS 的自身免疫性病因相关,但其机制尚不清楚。此外,在多发性硬化症患者中,性功能障碍也很常见。在最近对 14 538 名各种多发性硬化症的患者进行的荟萃分析中,63% 的女性和 61% 的男性报告存在性功能障碍,从而可能影响 MS 患者的生育。男性 MS 患者性功能障碍的发生率增高,精液质量可能降低,但也有研究报道男性 MS 患者的夫妇新生儿出生率与正常人群无明显差异。

三、MS 与辅助生殖技术

尽管目前并不认为 MS 增加不孕风险,但 MS 合并不孕的患者,仍有辅助生殖技术(assisted reproductive technology,ART)的需要。相关的报道较少,样本量小,且缺乏新近研究。2013 年,K.Hellwig 等总结了 5 项关于 ART 治疗对 MS 影响的研究,结果一致发现

使用 GnRH 激动剂降调的方案促排卵,若患者未获得成功妊娠,在助孕后的 3 个月内 MS 复发率升高;但在拮抗剂方案中,ART 是否增加助孕后的 MS 复发,尚无一致结论。ART 增加助孕后 MS 复发风险,原因尚不明确,可能的机制有:①目前普遍认为高水平雌激素对 MS 具有保护作用,但 ART 在助孕过程中性激素短时间发生巨大变化,降调时,雌激素水平降低显著,当助孕后未获妊娠,缺乏高水平雌激素保护,则可能诱发 MS 复发;②ART 过程动态而复杂地改变体内性激素水平,诱导机体免疫细胞分泌多种因子(IL-8、IL-12、IFN-γ、TGF-β、VEGF、CXCL-12 等),并通过诱导 IL-8、VEGF 和 CXCL-12,促进免疫细胞在血脑屏障的转运,诱导自身免疫反应,增加 MS 的复发;③ART 助孕前,多数患者停止了 MS 的药物治疗,也可能导致复发风险增加。

四、MS 患者孕产期并发症及子代安全性

研究发现,MS 患者孕产期的并发症、流产率、胎儿畸形率与普通人群无显著差异。但一项 649 例的回顾性研究发现,MS 患者的器械助产率和剖宫产率高于正常孕妇,这可能与 MS 患者容易出现疲劳、肌肉痉挛、感觉障碍等症状相关。

通常孕期不建议疾病修正治疗,DMT 药物除醋酸格拉默为 B 类药物(FDA 安全分级),其余均为 C 类、X 类药物。若孕期 MS 急性发作,可予以糖皮质激素治疗,但孕早期间应谨慎使用,可能导致胎儿腭裂的风险。在妊娠早期严重复发的情况下,首选的糖皮质激素是泼尼松龙,它在胎盘中可被灭活,只有约 10% 的泼尼松龙能经胎盘到达胎儿体内,而

100%的地塞米松能到达胎儿体内。孕期持续糖皮质激素治疗的患者有偶发胎膜早破、电解质紊乱、低血糖的报道。

虽然母乳喂养（breast feeding）好处颇多，但鉴于产后MS的复发风险及药物对子代的影响，MS患者产后是否推荐母乳喂养，仍存争议。早在2012年的荟萃分析发现，产后母乳喂养可能降低MS的产后复发。还有研究提出，母乳喂养对子代患MS具有保护作用。但由于产后缺乏雌激素的保护作用，MS可能迅速进入活跃阶段，多项研究发现产后MS复发风险增加，故产后按照神经内科专科医生意见酌情及时恢复DMT治疗。然而DMT药物在乳汁的分泌浓度及对新生儿的负面影响研究数据有限，药物治疗时母乳喂养需权衡利弊。有报道提示干扰素在乳汁中浓度极低，

仅为母体血药浓度的0.006%，而醋酸格拉默（grammer acetate，GA）不太可能出现在乳汁中，相对较安全。而那他珠单抗在母乳中浓度波动于2~412ng/ml，故不推荐在使用该药物时母乳喂养。

对于子代的远期安全性也颇受关注，但相关研究报道少。MS有明显的家族性倾向，两同胞可同时罹患，约15%的MS患者有一个患病的亲属。患者的一级亲属患病风险较一般人群高12~15倍，但发生率仍极低。MS遗传易感性可能受多数微效基因的相互作用影响，与6号染色体组织相容性抗原HLA-DR位点相关。但目前产检诊断尚不能筛查出MS的遗传性及传播性，遗传因素和环境因素等多种因素共同作用，影响其遗传易感性。

第四节 偏头痛

偏头痛（migraine）是一种常见的慢性神经血管性疾病，发病率为5%~10%，病因尚不明确。偏头痛多在青春期发病，中青年期达发病高峰，女性月经期容易发作。患者以女性多见，男女比例为1:(2~3)。偏头痛虽然大多预后良好，但病程长，可贯穿整个生育期，严重影响育龄期女性的健康及生活质量，并给生育带来一定困扰。

一、女性偏头痛

偏头痛是世界范围内第三大高发疾病，虽为神经内科疾病，但因女性高发，妇产科患者合并偏头痛并不少见，这也是妇产科疾病诊治过程中需要关注的问题。Vasilios Tanos等综述分析了关于女性偏头痛的38项研究，女性

偏头痛的发病率为11.7%~12.5%；妊娠期间偏头痛的累计平均患病率约为20.04%，妊娠早期更为突出，在妊娠晚期，偏头痛的严重程度和频率都有所下降。偏头痛女性在妊娠期间25%病情无变化，80%在孕晚期无发作，而产后母乳喂养可能会延缓偏头痛的发作。在使用性激素类避孕药避孕的女性中偏头痛的患病率可高达35.7%。

女性偏头痛患者的发作多与月经周期密切相关。月经性偏头痛（menstrual migraine），一般是指在3个连续的月经周期中至少有2个周期有规律地发病，发病时间在月经开始前2天至月经开始后3天。该类患者偏头痛的发作时间除了经期前后，也可能在经期以外的时间段发作。早在40多年前就有学者提

出"雌激素戒断(estrogen withdrawal)"诱发偏头痛的假说,认为黄体晚期的雌激素水平下降与月经性偏头痛有关。Pavlović JM 等进一步比较了偏头痛女性患者和对照组的每日性激素水平的变化,结果发现偏头痛女性患者在黄体晚期尿结合雌激素水平下降更快,但与该周期有无偏头痛发作无关,而尿结合雌激素峰值、孕二醇 -3- 葡糖醛酸、LH、FSH 水平与对照组都无明显差异。有研究发现,雌激素受体遗传变异造成的多态性被认为是偏头痛发作的潜在因素。ESR1 G594A 位点多态性的个体偏头痛发病率是野生型个体的 2 倍;而携带 *ESR1* 基因 C325C 多态性的偏头痛易感性是携带 G325G 的 3 倍。

鉴于偏头痛发作与性激素的可能相关性,不同外源性激素治疗方案已被不断尝试用于治疗偏头痛,但临床研究报道有限,且缺乏高质量研究。2018 年欧洲头痛联盟(EHF)联合欧洲避孕和生殖健康学会,通过总结育龄女性患者外源性激素治疗的相关研究,发表共识认为,尽管证据级别低,去氧孕烯 75μg/d 的治疗对偏头痛是有效的,并且心血管风险最低;此外,复方避孕药的延长方案(没有停药间隙)也是值得考虑的一个治疗方案;而目前没有证据支持传统的复方避孕药对偏头痛有肯定疗效。有研究报道,偏头痛患者在使用复方避孕药避孕或治疗时,部分患者的病情得到改善,但也有报道症状加重或出现新的先兆症状。而偏头痛患者使用复方避孕药被认为会增加缺血性卒中的风险。

关于偏头痛患者使用复方避孕药发生缺血性卒中(cerebral ischemic stroke,CIS)的风险,2017 年欧洲头痛联盟(EHF)联合欧洲避孕和生殖健康学会发表相关共识,总结了20~44 岁女性的缺血性卒中的风险,使用激素类避孕药的有先兆偏头痛(migraine with aura,MA)与无先兆偏头痛(migraine without aura,MO)患者每年发生缺血性卒中的风险分别为 14.5/100 000 和 10.0/100 000;风险高于不使用激素类避孕药的患者及无偏头痛的女性。不使用激素类避孕药的有先兆偏头痛与无先兆偏头痛患者每年发生缺血性卒中的风险分别为 5.9/100 000 和 4.0/100 000,略高于不使用激素类避孕药的无偏头痛女性(2.5/100 000),但却低于使用激素类避孕药的无偏头痛女性(6.3/100 000)。因此,偏头痛患者使用激素类避孕药需谨慎,尤其是有先兆偏头痛的患者。共识建议给予育龄期女性性激素类避孕药前需进行相关评估,临床评估是否有偏头痛、偏头痛的临床分型及发作频率、常见的血管风险因素,并考虑激素类避孕药的风险级别(高风险类,含炔雌醇 > 35μg 的复方避孕药;中风险类,含炔雌醇 ≤ 35μg 的复方避孕药、复方避孕药贴片或阴道环;无风险,单孕激素类避孕药、皮下埋植剂、注射剂、左炔诺孕酮缓释宫内节育器)。对于有先兆偏头痛或伴有心血管高危因素的无先兆偏头痛患者,建议使用非激素类避孕方法或单孕激素类避孕方法;对于无心血管高危因素的无先兆偏头痛患者还可以考虑使用中风险的复方避孕药。临床常用的复方避孕药均属于中风险类避孕药,炔雌醇环丙孕酮片含炔雌醇 35μg,去氧孕烯炔雌醇片及屈螺酮炔雌醇片均含炔雌醇 30μg,屈螺酮炔雌醇片(Ⅱ)含炔雌醇 20μg。我们在不孕症的诊治过程中,可能会应用复方避孕药进行人工周期的治疗、降低多囊卵巢综合征患者的雄激素水平、治疗子宫内膜增殖症,在使用前也需关注患者是否合并偏头痛,权衡相关的偏头痛加重风险及缺血性脑卒中风险。

二、偏头痛与生育

(一)偏头痛对生育功能的影响

偏头痛对患者生育功能的影响尚不清楚,目前仅有关于偏头痛与性功能障碍相关性的报道。普遍认为偏头痛患者多存在性功能障碍,并可能与偏头痛发作的严重程度及频度呈负相关。但 Dogan VB 等通过分析女性性功能指数调查量表(FSFI)、偏头痛残疾评定测验(the migraine disability assessment questionnaire,MIDAS)、视觉模拟评分法(visual analogue scale,VAS)、贝克抑郁自评量表(Beck depression inventory)、贝克焦虑量表(Beck anxiety inventory)及性激素水平,发现偏头痛女性患者的性功能障碍与头痛发生的强度、频度没有直接相关性;虽然这类患者伴发的抑郁、焦虑可能影响性兴奋及性生活中的润滑感,但对性功能障碍的影响也有限。研究还发现 FSH/LH 及 PRL 水平是 MS 女性患者性生活障碍的独立影响因素,但样本量有限、机制不详,还需进一步研究探索。

子宫内膜异位症(endometriosis,EMT)是导致女性不孕的一种常见疾病,也常导致周期性或非周期性的慢性盆腔疼痛综合征。近期有研究发现育龄女性偏头痛与子宫内膜异位症关系密切,偏头痛患者子宫内膜异位症的患病率高于非子宫内膜异位症的患者,而子宫内膜异位症患者中偏头痛的发生概率也更高,并且偏头痛患者更容易合并深部浸润型异位症或子宫内膜异位囊肿。其机制尚不清楚,仅有一些尚未证实的推测,如雌激素对两种疾病有共同的调控作用、有交汇的 MAPK 通路作用、共同的酮代谢通路、都有遗传易感性等。因此,在对不孕症患者的诊治中,若合并偏头痛,我们可以考虑更积极地筛查子宫内膜异位症的因素。

(二)妊娠与偏头痛

Vasilios Tanos 等总结了 286 304 例孕妇,合并偏头痛的孕妇发生早产、低出生体重儿的风险更高,流产风险也略有增加。多项研究一致发现偏头痛孕妇发生子痫前期风险平均增加 3.3 倍。Sanchez 等探讨偏头痛与胎盘早剥的相关性,发现偏头痛发生胎盘早剥的风险较非偏头痛患者增加 2.14 倍,且妊娠期高血压疾病风险也增加 2.85 倍。Grossman TB 等报道了妊娠早期出现急性严重偏头痛的孕妇发生早产、子痫前期、低出生体重儿的概率高于普通人群;54.7% 的此类患者存在不良分娩结局。故偏头痛患者孕产期需加强母儿的监护。

(三)遗传性

约 60% 的偏头痛患者具有家族史,其亲属出现偏头痛的风险是一般人群的 3~6 倍;对单卵双胎和双卵双胎的研究表明,普通偏头痛一致性的变异中约有一半是遗传因素造成的,其余的则取决于非共有的环境因素,而非共有的环境因素。这提示偏头痛是具有遗传易感性的。

家族性偏瘫型偏头痛(familial hemiplegic migraine,FHM)是与偏瘫相关的偏头痛,呈高度外显率的常染色体显性遗传,其研究为偏头痛遗传性提供了早期依据。并根据突变基因(突变基因依次为 *CACNA1A* 基因、*ATP1A2* 基因和 *SCN1A* 基因)将 FHM 分为三类。但后期的研究发现散发的偏瘫型偏头痛也存在以上突变基因,而有的 FHM 则未发现已知的基因突变。

全基因组关联研究(Genome-Wide Association Study,GWAS)是目前偏头痛基因研究的最前沿方法,将从大量偏头痛患者队列中获得的基因型与从对照队列中获得的基因型进行比较,以确定随着疾病频率增加的等位基因。2010—2016 年发表了 5 项关于偏头痛的大样本量 GWAS 研究,鉴定出许多与偏头痛相关的基因位点,2016 年,国际人类遗传学大会(International Congress of Human Genetics,ICHG)报道了 44 个遗传风险位点和 37 个与偏头痛有关的基因。每一个位点都代表普通偏头痛类型的一个小风险因素。这些基因变异可分为五个方向:谷氨酸能神经传递、突触的发育和可塑性、疼痛感、金属蛋白酶、血管系统和代谢。

但偏头痛病因仍不明确,目前尚无确定的遗传病因的证据,多认为是多基因及环境因素共同作用的结果,偏头痛的遗传因素需要进一步研究,目前无法通过胚胎移植前遗传学诊断技术对偏头痛患者的子代进行干预。

第五节　哮喘

支气管哮喘(bronchial asthma,BA),简称哮喘,是一种以慢性气道炎症和气道高反应性为特征的异质性疾病。哮喘是世界最常见的慢性疾病之一,全球约有 3 亿、我国约有 3 000 万哮喘病人,我国成人哮喘的患病率为 1.24%,呈逐渐上升的趋势,也是育龄期女性常见的慢性疾病。

一、女性哮喘

虽然目前认为哮喘的发病机制主要与气道免疫 - 炎症机制、神经调节机制及其相互作用,但女性性激素的作用、月经周期及妊娠,与哮喘的患病也有很多关联。

Fida 等研究了月经周期与育龄女性哮喘患病的关系,7.5% 的女性在月经初潮(menarche)后诊断哮喘;在控制潜在的混杂因素(年龄、种族、体重指数和社会经济地位),女性月经初潮早于 12 岁的女性,在育龄期诊断哮喘的风险比初潮年龄 ≥ 12 岁者高 60%(aRR=1.59,95% 置信区间为 1.19~2.13),而月经不规律与育龄期哮喘发病风险无关。还有少数报道与该研究观点一致,月经初潮早的女性在育龄期患哮喘的风险更高。但机制尚不清楚。雌激素和孕激素具有促炎作用,增加了患炎症反应性疾病哮喘的易感性;雌激素等性激素还可通过免疫调节、与代谢的相互作用,导致气流阻塞和支气管高反应性增加。月经初潮早的女性很早就暴露于这些性激素的作用中,增加了患哮喘的风险。

性激素类药物对哮喘的影响尚存争议。有研究总结 3 257 例患者,激素类避孕药(复方口服避孕药、单孕激素避孕药等)的使用可能降低育龄期女性哮喘的发作和哮喘治疗次数,但肥胖女性使用激素类避孕药对减少哮喘发作并无显著作用,未使用激素类避孕药的肥胖女性哮喘发作的风险增加了 42%~135%。该研究显示,激素类避孕药似乎对哮喘具有保护性作用,也许得益于雌孕激素对支气管平滑肌功能、气道反应性的调控作用有关,但与性激素的促炎作用相矛盾。外源性性激素对哮喘的影响,尚需进一步研究。

多囊卵巢综合征(polycystic ovary syndrome,PCOS)常见于不孕患者,导致排卵、代谢等异常。有限的研究认为,患有多囊卵巢综合征的女性可能更容易患哮喘。Htet 等报道通过一项以社区为基础的大型前瞻性研究,调查了 28~33 岁女性 PCOS 与哮喘之间的关系（PCOS 组 478 例，对照组 8 134），显示 PCOS 状态和超重／肥胖状态均与哮喘具有独立相关性。患有多囊卵巢综合征组哮喘患病率为 15.2%，高于无多囊卵巢综合征的女性（10.6%，$P=0.004$）。患有多囊卵巢综合征的哮喘妇女与无哮喘的妇女相比，体重指数（body mass index，BMI）有升高的趋势（$29.9\pm0.9kg/m^2$ vs. $27.7\pm0.4kg/m^2$，$P=0.054$）。有哮喘的无多囊卵巢综合征妇女的 BMI 高于无哮喘的妇女（$26.4\pm0.2kg/m^2$ vs. $24.9\pm0.1kg/m^2$，$P<0.001$）。在对年龄、BMI 和吸烟情况进行调整后，PCOS 与哮喘发病率增加相关（$OR=1.34$，95% 置信区间为 1.004~1.79，$P=0.047$）。

4%~10% 的孕妇合并哮喘。在妊娠期间，一般认为约 1/3 的哮喘患者症状减轻，1/3 的患者无明显变化，1/3 的患者症状加重。然而，妊娠期出现严重并发症是很常见的，尤其是在妊娠中期，原因可能是多方面的，包括激素水平的变化、膈肌上抬等机械效应、治疗依从性的降低及病毒感染易感性的增加等。妊娠期间哮喘控制不良，增加不良妊娠结局的风险。孕期需保持呼吸科的监测随访，加强哮喘的监护与治疗。

二、哮喘与生育功能

哮喘对生育功能的影响尚存争议，但多数研究提示女性哮喘与生育能力降低有关。Bláfoss 等系统回顾了 2019 年前关于女性哮喘与生育功能的文章，分别从子代数量、受孕时间、助孕需求等方面进行了分析，发现哮喘患者，尤其是有生育要求的高龄患者或非过敏性哮喘患者，可能与生育功能的降低有关。6 项关于子代数量的研究中，3 项研究显示哮喘

对子女数量没有影响，2 项研究显示哮喘患者的子女数量较正常女性更少，而 1 项研究还发现过敏性疾病（包括过敏性哮喘）较非过敏性疾病患者生育的子女数更多。3 项关于试孕时间（time to pregnancy，TTP）的研究发现，哮喘患者所需的试孕时间更长，且与是否接受哮喘治疗无关。5 项关于生育力受损和助孕需求的研究，其中 3 项研究发现哮喘女性存在生育问题、需寻求助孕的概率高于无哮喘的女性，另 1 项研究认为两者之间无显著差异，此外，2 项研究还发现抗哮喘药物治疗的患者不孕症发生率更高。

哮喘影响生育功能的机制尚不清楚。从哮喘为炎症反应性疾病的角度可以推测，哮喘的炎症反应，可以影响呼吸系统以外的系统，包括生殖系统，炎症因子可能影响内膜的容受性。有研究发现，合并哮喘的不明原因性不孕女性患者血管内皮生长因子（vascular endothelial growth factor，VEGF）水平较低，可能对子宫内膜容受性造成负面影响。

三、哮喘与妊娠结局

妊娠合并哮喘可能导致胎儿生长受限（fetal growth restriction，FGR）、早产、急诊剖宫产率增加，甚至增加孕产妇死亡风险。Yland 等通过大样本量的队列研究，分析了哮喘及其严重程度、治疗与不良妊娠结局的关系，发现哮喘并未增加妊娠的丢失及胎儿的畸形。29 882 例孕妇合并有哮喘，其发生早产、小于胎龄儿、入住新生儿重症监护室风险增加，严重哮喘与小于胎龄儿相关（$RR=1.18$，95% 置信区间为 1.07~1.30），孕晚期哮喘控制不佳增加早产（$RR=1.39$，95% 置信区间为 1.32~1.46）、入住新生儿重症监护室（$RR=1.26$，95% 置信区间为 1.17~1.35）风险。

而哮喘的患病、严重程度及治疗并未增加自然流产、死产和胎儿畸形风险。研究还发现,妊娠早期的哮喘药物暴露增加了小于胎龄儿的风险,而妊娠晚期的药物暴露增加了早产风险。孕妇哮喘的严重程度、控制状况与胎儿生长受限、早产有关,推测可能的生理病理机制为:①子宫平滑肌与气道平滑肌存在共同的潜在高反应性,当哮喘严重或控制不良时,气道出现高反应、支气管痉挛,而子宫平滑肌出现类似的病理生理反应,则可能导致早产的发生;②母体哮喘加重引起的缺氧可通过氧合减少或生物活性介质的释放引起胎儿应激和早产的发生;③促炎机制可能在哮喘和胎盘功能中均发挥作用。由此,我们推测与慢性严重哮喘相关的缺氧或炎症会影响妊娠早期胎盘的形成,从而影响胎儿的生长,导致与母体哮喘严重程度相关的小于胎龄儿风险的增加。

孕前诊断及孕期诊断哮喘的患者,其妊娠结局存在差异。Longo 等分析了 122 880 次妊娠,发现妊娠中期和晚期诊断哮喘的患者,发生早产的风险高于孕前 2 年诊断哮喘者。而妊娠早期诊断哮喘的患者,胎儿畸形的风险似乎较孕前 2 年诊断者有增加趋势,但尚缺乏统计学差异。

有少数研究报道了辅助生殖技术助孕后子代发生哮喘的风险,结论存在争议。有研究对 13 000 名英国儿童及母亲进行调查分析显示,低生育能力(试孕时间超过 12 个月)女性的子代患哮喘的风险增加,而且这种影响在辅助生殖技术助孕后生育的子代中最为明显。随访到儿童 5 岁时,IVF-ET 后子代儿童期患哮喘的可能性是对照组(自然妊娠且试孕时间 < 12 个月)的 2.5 倍,是未治疗低生育组的 2 倍。观察到儿童 7 岁时,这样的影响差异减小,对照组儿童哮喘的患病增加,IVF-ET 组哮喘的患病并未减少,提示 IVF-ET 助孕后的子代患哮喘可能被更早地诊断,这可能与不孕夫妇对子代更多的关注、更愿意寻求医疗诊治有关。

孕前及产前加强哮喘的筛查诊断及治疗,而妊娠合并哮喘的患者,应加强孕期的哮喘控制,降低哮喘带来的不良妊娠结局。

四、哮喘的遗传因素

哮喘是一种复杂的、具有多基因遗传倾向的疾病,其发病具有家族集聚现象。近年来,全基因组关联研究(Genome-Wide Association Study,GWAS)的发展给哮喘的易感基因研究带来了革命性的突破。目前,GWAS 已鉴定了多个哮喘易感基因,如 *YLK40*、*IL6R*、*PDE4D*、*IL33* 等。但哮喘易感基因与环境因素对哮喘发病的影响权重还需进一步研究。

第六节　糖尿病

糖尿病(diabetes mellitus,DM)是一组以慢性高血糖为特征的代谢性疾病,是由多种病因引起胰岛素分泌和 / 或利用缺陷所导致的。糖尿病是世界范围的常见病、多发病,且发病率呈快速增长趋势。据国际糖尿病联盟(International Diabetes Federation,IDF)统计,2015 年全球糖尿病患病人数达 4.15 亿,较 2014 年增加近 7.2%。在我国,2013 年糖尿病患病率高达 10.9%,2015 年成人糖尿病患病人数为 1.096 亿,居世界第一位。糖尿病病人中以 2 型糖尿病最多见，占 90%~95%，我国 1 型糖尿病的比例小于 5%。糖尿病患者长期代谢紊乱可引起多系统损害，导致眼、肾、神经、心脏、血管等组织器官慢性进行性病变、功能减退，同样也可能影响生殖系统，影响生育。

在美国，18~44 岁的糖尿病患者高达 500 万，占该年龄段人群的 4%。1 型糖尿病患者多青少年期发病，覆盖整个育龄期，约 40% 的女性患者在一生中可能面临着月经异常及生殖障碍。2 型糖尿病在年轻女性，尤其是 20~30 岁，发病率越来越高，也就是提示更多的患者会遇到与糖尿病相关的生殖问题。糖尿病可能从多方面影响患者的生殖健康，包括青春期和月经初潮的延迟、月经周期异常、生育能力降低、不良妊娠结局和潜在的提前绝经。因此，对于糖尿病患者，临床医生还需要意识到糖尿病对生殖健康的影响，并做好应对。

一、糖尿病与月经周期

早在胰岛素应用之前，1 型糖尿病患者普遍存在原发或继发闭经、不孕症；随着胰岛素及其他治疗方法的不断改进，现部分研究发现 1 型糖尿病患者的月经初潮和同龄的非糖尿病患者类似，但无排卵性月经及月经失调仍然常见。据报道，合并糖尿病的青春期女性有 20%~80% 存在月经失调，而 20%~40% 的成年患者存在月经失调。Schroeder 等一项前瞻性研究表明，1 型糖尿病青少年女性月经失调的风险是非糖尿病女性的 6 倍，而且风险随着 HbA1c 的升高而升高。

2 型糖尿病增加无排卵性月经的风险。在一项针对 190 名近期诊断为 2 型糖尿病的青春期女性的多中心研究中，21% 的患者有月经失调，并与较高的 BMI 和性激素、性激素结合球蛋白（sex hormone-binding globulin，SHBG）的异常变化相关。在 2 型糖尿病中，肥胖、胰岛素抵抗和生殖功能之间的相互作用变得更加密切。体重指数增加，无论有无糖尿病，都与排卵功能障碍和月经周期异常密切相关。而 2 型糖尿病、多卵巢综合征、肥胖与月经失调、生殖功能降低的相互关系还需进一步研究。

二、糖尿病与女性生殖功能

直接评估两种糖尿病女性生育功能的研究很少。一项对 1999—2008 年登记孕妇的队列研究显示，两种糖尿病妇女的生育能力较无糖尿病者都有所下降。与无糖尿病者的女性相比，调整 BMI、月经周期后，患 1 型和 2 型糖尿病女性的生育力优势比分别降低了 24% 和 36%，且试孕时间均延长。

有少量关于 1 型糖尿病患者活产数的报道，均发现 1 型糖尿病患者的活产数较正常人群少。瑞典一项关于 1965—2004 年因 1 型糖尿病住院的女性患者的研究，结果显示，标准化的生育率（standardised fertility ratio，SFR）：观察的活产婴儿数与预期活产婴儿数的比率，在 1 型糖尿病患者中降低，并且在合并微血管和心血管并发症的情况下降低得更多。然而，生育力的下降是与 1 型糖尿病患者选择更少的妊娠有关，还是疾病本身对生育的直接影响，目前还不清楚。尽管如此，SFR 降低仅限于 1985 年以前首次住院的妇女，可能提示随着治疗的改进，疾病控制的改善，糖尿病合并的生育力受损也可能得到改善。

关于 2 型糖尿病生育功能的研究更少。Isik 等研究发现 2 型糖尿病患者 FSH 水平升高及卵巢体积减小，可能提示卵巢储备降低。考虑 2 型糖尿病与多囊卵巢综合征的重叠，其不孕发生率和辅助生殖技术的使用可能比观察的要高，但这方面的报道很少。

糖尿病对生殖功能的影响机制可能如下：

（一）1型糖尿病对生殖功能的影响机制

1型糖尿病影响下丘脑促性腺激素释放激素（gonadotropin releasing hormone，GnRH）的分泌，可能导致"低促性腺激素性性腺功能减退"，影响月经及生育。胰岛素是下丘脑-垂体-性腺轴的重要调节因子，促进促性腺激素释放激素（GnRH）的分泌。一方面，1型糖尿病患者控制不满意时，胰岛素缺乏导致GnRH分泌减少。在胰岛素严重缺乏的动物模型中还提示，因血糖利用低，脂肪分解增加、体脂减少，瘦素（leptin）水平也随之降低；胰岛素和瘦素的缺乏抑制中枢神经系统神经肽B（neuropeptide B）的分泌，而神经肽B作为GnRH的一个重要刺激因子，其分泌的减少导致了GnRH水平降低。故下丘脑GnRH分泌的减少，通过下丘脑-垂体-性腺轴，导致垂体LH、FSH水平降低，进而引起卵巢功能减退，卵巢甾体类性激素分泌均降低，导致青春期延迟、月经失调，降低生育功能。另一方面，慢性高血糖也可能通过糖代谢终末产物及与其受体的作用，导致1型糖尿病患者的卵泡生成障碍、凋亡，卵巢功能受损，影响生育功能，绝经早。

此外，1型糖尿病导致的继发性PCOS常被忽视，但也是影响生殖功能的可能机制之一。卵巢在颗粒细胞、卵泡膜及基底细胞中均有胰岛素受体表达。胰岛素结合这些胰岛素受体及卵巢胰岛素样生长因子受体（insulin-like growth factor 1，IGF-1），模仿FSH、LH的促性腺作用，增加卵泡颗粒细胞及卵泡膜细胞分泌雄激素、雌激素及孕激素。血清胰岛素和睾酮浓度呈正相关。1型糖尿病需终生胰岛素替代治疗，外源性胰岛素直接自皮下吸收入循环系统，避免了肝脏的首过效应，增加暴露于卵巢的胰岛素水平。长期高浓度的胰岛素，刺激卵巢胰岛素受体和IGF-1受体，可能导致卵泡过多刺激和卵巢雄激素分泌增加，导致多囊卵巢综合征的发生，引起排卵障碍。研究还发现，1型糖尿病的强化胰岛素治疗方案，比传统治疗更容易增加体重和PCOS的发生，并且可能导致继发的胰岛素抵抗，外源性胰岛素用量进一步增加，产生恶性循环。

（二）2型糖尿病对生殖功能的影响机制

2型糖尿病主要通过内源性胰岛素抵抗、高胰岛素血症及外源性的胰岛素治疗，作用于卵巢，增加小卵泡的募集及生长，雄激素水平升高，增加多囊卵巢综合征风险；胰岛素抵抗（insulin resistance，IR）可能抑制优势卵泡的发育，导致无排卵周期及月经失调。有研究报道，2型糖尿病患者卵巢多囊样改变的发生率高达34%～61%。

两种糖尿病均可引起多囊卵巢综合征的发生。但多囊卵巢综合征、肥胖与糖尿病的相互作用及其对生殖健康的影响，错综复杂，需要加强认识和管理。

三、妊娠合并糖尿病

妊娠合并糖尿病，为高危妊娠，母儿并发症的风险增加，包括妊娠丢失、羊水过多、巨大胎儿、胎儿畸形、新生儿低血糖、围产儿死亡，以及子痫前期、糖尿病酮症酸中毒等。

妊娠合并糖尿病，流产风险增加，且与血糖控制程度密切相关，孕早期的HbA1c水平与流产相关。有报道发现，1型和2型糖尿病死产的风险分别是非糖尿病患者的5倍和2倍。目前研究并未发现1型糖尿病和2型糖尿病围产儿死亡率的差异，但1型糖尿病的妊娠丢失通常发生在孕早期间,而 2 型糖尿病通常发生在孕晚期。有胎盘组织学的研究发现, 2 型糖尿病患者发生胎盘血管异常导致胎盘梗死风险更高,而 1 型糖尿病患者胎盘形成过程发生异常的风险更高。

妊娠合并糖尿病发生胎儿先天性畸形的概率为 3%~8%,神经管缺陷和心脏畸形较非糖尿病患者更常见,尾部退化(或骶骨发育不全)发生率是非糖尿病者的 200~400 倍。孕前及孕期的高血糖水平,引发的代谢异常对胚胎异常发育起主要作用,严格控制受孕及胚胎形成期的血糖,则可降低先天性畸形的发生。

四、糖尿病与男性生殖功能

男性合并糖尿病,可能从多方面影响生殖功能,包括性欲减退、勃起功能障碍、射精困难等,而精液质量下降是糖尿病引起男性不育的主要原因。多个研究发现,糖尿病男性较正常男性的多项精液参数均降低,包括精液量、精子浓度、精子总数、精子活力、精子存活率、正常精子形态百分比等。糖尿病通过影响性激素水平(睾酮水平降低等),作用于睾丸、附睾,造成精子生成异常,影响精液质量;还可能通过损伤精子 DNA,影响染色质完整性、增加基因突变等导致精液质量下降。

五、遗传因素

糖尿病的病因和发病机制极其复杂,不同类型病因不尽相同,同一类型中也存在异质性。总的来说,遗传因素及环境因素共同参与其发病。

1 型糖尿病绝大多数是自身免疫性疾病,遗传因素在其发病中起重要作用,环境因素作用于有遗传易感性的个体,激活 T 淋巴细胞介导的一系列自身免疫反应,引起选择性胰岛 β 细胞破坏和功能衰竭,体内胰岛素分泌不足进行性加重,最终导致 1 型糖尿病。1 型糖尿病的遗传易感性涉及 50 多个基因,包括 *HLA* 基因和非 *HLA* 基因,尚未被完全识别。已知位于 6 号染色体短臂的 *HLA* 基因为主效基因,贡献了遗传易感性的 50%,其他为次效基因。

2 型糖尿病也是由遗传因素与环境因素共同作用引起的多基因遗传性复杂疾病,病因及发病机制认识不足,具有异质性。单卵双生子中 2 型糖尿病的同病率接近 100%,但起病和病程受环境因素的影响变异较大,参与发病的基因很多,分别影响糖代谢有关过程的某个中间环节,大多为次效基因,单个并不足以致病,也不一定是致病所需。多基因异常的总效应形成遗传易感性。

总之,糖尿病患者对生育功能及妊娠结局有显著不良影响,需予以重视,加强监测及宣教。孕前及孕期需加强糖尿病的控制,并对生育功能积极进行评估,对卵巢功能低下、排卵障碍等异常者予以积极助孕。加强备孕及孕期糖尿病的随访监测,以降低孕产期并发症,降低不良妊娠结局。

第七节 慢性肝病

慢性肝病是指由于病毒、酒精、药物、自身免疫、遗传代谢等因素引起,以肝细胞炎症、坏死以及肝纤维化为主要病理改变的慢性疾病,其组织学改变及生化检测异常持续 6 个月以上。常见的慢性肝病包括慢性乙型病毒感染、慢性丙型病毒感染、脂肪肝等。其中，慢性乙肝病毒感染最为常见。全世界 HBsAg 携带者约 3.5 亿，我国约 1 亿；育龄期女性乙型肝炎病毒（hepatitis B virus，HBV）的感染率为 6%~8%，与整体人群感染率相似。

HBV 是一种嗜肝病毒，但也可存在于肝外组织，包括胰腺、肾脏、皮肤、卵巢、睾丸等，并可在多种细胞中复制。HBV 感染女性，在卵泡发育的不同阶段，卵母细胞、颗粒细胞、间质细胞和内皮细胞中均可检测到乙型肝炎表面抗原（hepatitis B surface antigen，HBsAg）和乙型肝炎核心抗原（hepatitis B core antigen，HBcAg）表达。HBV 携带者女性在卵巢组织中经免疫组化被检测到 HBsAg 和 HBcAg 的阳性率均为 34.6%，58.3% 的女性 HBV 携带者通过 PCR 在卵巢组织中检测到 HBV DNA。卵母细胞和胚胎的细胞核和细胞质还检测到 HBV DNA、RNA 和 HBsAg，HBV 存在通过受感染配子垂直传播给后代的可能。近期一项研究纳入 64 名 IVF/ICSI 助孕的不孕症患者，在 44% 的患者泡液中检测到 HBV DNA，两侧卵巢中 HBV DNA 含量之间也存在一致性，并与血清中 HBV DNA 水平有关（OR=4.592，95% 置信区间为 2.333~9.038）。有研究报道，当血清 HBV DNA 水平 < 10^6 拷贝 /ml 时，卵母细胞中 HBV DNA 阳性率为 5.4%，而当血清 HBV DNA 水平 ≥ 10^6 拷贝 /ml 时，卵母细胞中 HBV DNA 阳性率为 17.5%。但目前尚不清楚在 IVF/ICSI 治疗过程中，HBV 感染的卵巢或卵母细胞对卵巢刺激是否表现出不同的反应，卵巢刺激是否会刺激 HBV 复制，受感染的卵巢或卵母细胞是否会表现出不同的治疗反应，从而影响受精率、胚胎形成及胚胎着床。Mak 通过一项

前瞻性研究探索了 HBV 携带者卵泡液 HBV DNA 阳性与 IVF/ICSI 结局的关系。结果发现，43.8%（28/64）的 HBV 携带者的卵泡液可检测到 HBV DNA，这组患者的血清 HBV DNA 也更高（OR=4.592，95% 置信区间为 2.333~9.038），但每周期的持续妊娠率 / 活产率并没受到卵泡液 HBV 的不良影响，反而高于卵泡液中未检测出 HBV DNA 的对照组（60.7% $vs.$ 38.9%），但由于样本量小，差异没有统计学意义。

关于 HBV 感染对生育结局的影响，目前研究结论尚不一致，且缺乏大样本量的研究。Pirwany 研究中，夫妻一方感染 HBV 的不孕女性（13 例），IVF 第一周期的临床妊娠率低于对照组（7.69% $vs.$ 41%）。也有研究报道，HBV 感染对 IVF 助孕结局无显著影响。Lee 等发现 131 例 HBV 感染的不孕女性（丈夫有 / 无 HBV 感染），与无 HBV 感染组相比，IVF 持续妊娠率（persistent pregnancy rate）无显著差异（34% $vs.$ 33.8%）。而 Lam 等却得出了相反的结论，夫妻至少一方感染 HBV 的 34 例 IVF/ICSI 助孕女性，第一移植周期着床率（implantation rate）（43.3% $vs.$ 18.4%）、持续妊娠率 / 活产率（53.3% $vs.$ 24.4%）均高于对照组；且亚组分析，单独女性 HBV 感染组的着床率、持续妊娠率 / 活产率均高于单独男性 HBV 感染及夫妻均 HBV 感染组，且均有统计学差异，但其原因尚不明确。免疫反应在慢性 HBV 感染中起着重要作用，有研究试图从免疫反应的角度分析 HBV 感染对妊娠结局的影响。该研究回顾性分析了 IVF/ICSI 助孕的不孕不育（不孕症或复发性流产）患者，包括 10 例 HBsAg（+）HBeAg（+）、27 例 HBsAg（+）HBeAg（−）、190 例 HBsAg（−），其结果与 Lam 等的研究结果一致。HBsAg（+）HBeAg（+）组患者

的临床妊娠率(85.7% *vs.* 56.9%)及早期流产率(33.3% *vs.* 20.3%)均高于 HBsAg(−)组。该研究发现 HBV 感染对外周血淋巴细胞亚群(T 细胞、B 细胞、NK 细胞)有调节作用,尤其是 HBsAg(+)HBeAg(+)组。与对照组相比,HBsAg(+)HBeAg(+)组的 NK 细胞颗粒酶 B、穿孔蛋白和颗粒溶酶的表达降低,$CD3^+CD4^+$ 辅助性 T 细胞比例降低,B 细胞比例升高;而这些免疫系统改变可能影响患者的妊娠结局。但研究样本量小,还有待进一步的研究。

为进一步明确女性或男性 HBV 感染对妊娠结局的影响,有少量研究分析了夫妻中仅女性 HBV 感染或男性 HBV 感染对妊娠结局的影响。有研究报道,123 例 HBsAg 阳性的女性患者,其丈夫均无 HBV 感染,IVF/ICSI 助孕的临床妊娠率(44.72% *vs.* 43.09%)及活产率(42.28% *vs.* 40.65%)较对照组均无统计学差异。HBV 可能诱发精子线粒体膜电位显著减小,降低精子的活力,并最终导致精子凋亡坏死,从而降低其体外生育能力。关于男性乙肝病毒感染对 IVF/ICIS 助孕结局的影响,研究结果存在差异,在 ICSI 助孕患者中,男性感染乙肝病毒降低了 2PN 率、胚胎质量、着床率及临床妊娠率;而在 IVF 助孕患者中,男性感染乙肝病毒对妊娠结局并没有产生不良影响。该研究认为,ICSI 助孕可能将乙肝病毒带入卵母细胞,影响妊娠结局,但后续也有研究与该结论并不一致。

总之,HBV 感染虽然可存在于卵母细胞及精液中,但对妊娠结局的影响尚不肯定,还需要进一步的研究。但 HBV 存在垂直传播的风险,HBV 感染的不孕患者助孕前需评估病毒载量及肝功能,并专科评估是否抗病毒治疗,交代相关风险,做好 HBV 垂直传播的阻断措施。

第八节　心血管疾病

影响女性生殖功能常见的心血管疾病包括瓣膜性心脏病(二尖瓣脱垂)、高血压和高脂血症;少见的疾病包括动脉粥样硬化和心肌病。没有证据表明,常见的心血管疾病与不孕和自然流产有关,但心血管疾病会增加产科并发症,影响妊娠和新生儿结局;同时,存在生殖健康状况异常的女性在未来发生心血管疾病的风险增加。研究提示,母乳喂养时间越长,患心血管疾病的风险越低。

二尖瓣脱垂(mitral valve prolapse,MVP)是一种良性疾病,也是育龄女性最常见的瓣膜性心脏病。二尖瓣反流仅在重度二尖瓣脱垂的患者中才会出现。无其他心血管疾病的二尖瓣脱垂患者对妊娠耐受良好,不会出现明显的心脏并发症。然而,妊娠期可能发生二尖瓣脱垂严重的并发症,包括心律失常、感染性心内膜炎和脑缺血事件。

一项来自美国的研究,利用 2010—2017 年医疗成本和利用项目国家再入院样本数据库回顾性队列,结果共有 23 000 名 MVP 孕妇入院,总发病率为 16.9/10 000。患有 MVP 的孕妇更有可能在怀孕期间死亡(调整后的危险比 5.13,95% 置信区间为 1.09~24.16),发生心搏骤停(调整后的优势比 $aOR=4.44$,95% 置信区间为 1.04~18.89),心律失常($aOR=10.96$,95% 置信区间为 9.17~13.12),

脑卒中($aOR=6.90$,95% 置信区间为 1.26~37.58),心力衰竭($aOR=5.81$,95% 置信区间为 3.84~8.79),与无 MVP 的女性相比冠状动脉夹层发生率($aOR=25.22$,95% 置信区间为 3.42~186.07)。MVP 也增加妊娠期早产风险($aOR=1.21$,95% 置信区间为 1.02~1.44)和子痫前期、HELLP 综合征相关风险($aOR=1.22$,95% 置信区间为 1.05~1.41)。

关于二尖瓣脱垂孕妇使用预防性抗生素和 β 受体阻滞剂的问题仍存在争议。妊娠患者的预后可能与二尖瓣的病理和 / 或功能改变密切相关。非黏液瘤性二尖瓣脱垂在妊娠、分娩和新生儿并发症方面几乎没有产科风险;而黏液瘤性二尖瓣脱垂是育龄妇女瓣膜性心脏病的主要病因。对于二尖瓣脱垂进展为主要并发症的孕妇,应考虑手术治疗。使用 β 受体阻滞剂对这类患者进行药物治疗应该是对胎儿安全的关注。

育龄妇女高血压病(hypertension)的患病率相对较低,为 8%~9%。对所有种族而言,高血压患病率随着 BMI 的增加而增加。慢性高血压女性患者孕期一些严重并发症发生风险增加,研究表明,合并慢性高血压女性重复性子痫前期发病率(25.9%,95% 置信区间 21.0%~31.5%)、剖宫产率(41.4%,95% 置信区间 35.5%~47.7%)、< 37 周妊娠的早产率(28.1%,95% 置信区间为 22.6%~34.4%)、< 2 500g 的低出生体重儿(16.9%,95% 置信区间为 13.1%~21.5%)、新生儿入院率(20.5%,95% 置信区间 15.7%~26.4%)及围产儿死亡率(4.0%,95% 置信区间为 2.9%~5.4%)均显著增加。最新研究提示预防性应用低剂量(每天 100~150mg)乙酰水杨酸(acetylsalicylic acid,ASA)可显著降低高血压患者发生子痫前期的风险,推荐用药从怀孕 12 周开始,用到怀孕

36~37 周。

约 50% 患有高血压的育龄妇女接受抗高血压治疗,尽管抗高血压治疗与不孕无关,但一些抗高血压药物,如甲基多巴、维拉帕米、血管紧张素转换酶抑制剂(angiotensin converting enzyme inhibitor,ACEI)等,可增加血清中催乳素水平,临床表现可出现停经泌乳症状。尽管没有报道证实这些药物能降低生育潜能,但催乳素水平的改变肯定可以干扰生殖功能,只是缺乏数据排除这些药物对妇女的影响。ACEI、血管紧张素 Ⅱ 受体拮抗剂(angiotensin Ⅱ receptor antagonist,ARB)和直接肾素抑制剂类的降压药物在怀孕期间是严格禁用的,因此不应向没有可靠避孕措施的、有生育潜力的妇女开此类处方。β 受体阻滞剂可能导致胎儿心动过缓、生长迟缓和低血糖;因此,如使用应仔细选择孕妇 β 受体阻滞剂的类型和剂量,最好避免使用阿替洛尔。

对于慢性高血压疾病,妊娠期要继续用药,可选择对胎儿安全的药物种类。血压在孕早期是有所下降的,孕期治疗轻至中度慢性高血压并不能改变已经存在的高血压对妊娠的不良影响。尽管数据有限,但高血压疾病用药的潜在致畸作用,抗高血压药物对胎儿的负面影响仍值得关注,需要孕前咨询。表 6-8-1 对临床常用抗高血压药物种类及孕期应用情况进行简要总结。

少有文献研究报道高脂血症(hyperlipidemia)对妊娠结局的影响。动物研究显示与不良结局有关,主要的不良影响包括流产率显著增加,新生儿死亡率和低体重率增加。抗高脂血症治疗对生育和胎儿预后影响的数据非常有限,尽管缺乏充分数据,但已有相关研究证实其与胎儿畸形的发生有关,故孕期禁用抗高脂血症药物。

表 6-8-1 妊娠合并慢性高血压的治疗

药物	剂量	附加注释
甲基多巴	500~3 000mg 分 2~4 次入 200~1 200mg 分 2~3 次入	作用广泛可考虑选择的药物
拉贝洛尔	50~150mg 每日三次口服	与甲基多巴具有同样的有效性和安全性
β 受体阻滞剂	不定	可能导致胎儿心动过缓,胎儿低体重(当孕早期时应用)
钙通道拮抗剂	不定	孕期应用极小剂量
可乐定	0.1~0.8mg,口服,分 2~4 次	数据有限
噻嗪类利尿药		可能与孕期体液增加不足有关,但对于盐敏感的高血压是必需的
血管紧张素转换酶抑制剂	禁忌	孕期应用导致新生儿无尿、肾衰竭
血管紧张素受体拮抗剂	禁忌	孕期应用导致新生儿无尿、肾衰竭

2020 年 *BMJ* 杂志一项荟萃分析显示,女性心血管疾病,包括缺血性心脏病(ischemic heart disease,IHD)、心力衰竭(heart failure)、外周动脉疾病(peripheral arterial disease,PAD)和脑卒中(stroke)等,都会对女性生育功能和妊娠结局产生不良影响。女性患有复合性心血管病,子痫前期、死产和早产发生率是非心血管系统疾病患者的 2 倍,妊娠期高血压疾病、胎盘早剥、妊娠期糖尿病和卵巢早衰发生率为对照组 1.5~1.9 倍,月经初潮早、多囊卵巢综合征和绝经早的比例约为对照组的 1.5 倍。对于缺血性心脏病、子痫前期、复发性子痫前期、妊娠期糖尿病和早产与缺血性心脏病的相关性是 2 倍或更大;使用的联合口服避孕药(雌激素和黄体酮)、反复流产、卵巢早衰和绝经早期为 1.5~1.9 倍;流产、多囊卵巢综合征和更年期症状的发生率约为非心脏病患者的 1.5 倍。对于脑卒中

患者,使用的任何口服避孕药(联合口服避孕药或仅含孕酮的避孕药)、子痫前期和复发性子痫前期的相关性是 2 倍或更多;使用联合口服避孕药、妊娠期糖尿病和早产的比例为非脑卒中患者的 1.5~1.9 倍;多囊卵巢综合征的发病率约为 1.5 倍。心力衰竭患者子痫前期发生率为正常患者的 4 倍。目前未发现心血管疾病结局与仅使用孕酮避孕药、非口服激素避孕药或生育治疗之间存在关联。

在给予心血管疾病患者进行任何生育治疗前,都应该首先向产科医师进行孕前咨询及评估药物应用。尽管心血管疾病并没有直接导致生殖功能紊乱,但对于不明原因性不孕或黄体功能异常的女性,在应用心血管药物,尤其甲基多巴或维拉帕米治疗时,应检测血清催乳素水平。如果催乳素水平中度升高,应考虑是药物的影响。

第九节　胃肠道疾病

一、血红蛋白沉着病

血红蛋白沉着病(hemochromatosis, HC)，又称血色病，属于常见的慢性铁负荷过多疾病，分为遗传性血红蛋白沉着病(hereditary hemochromatosis, HHC)和继发性血红蛋白沉着病。HHC 是常染色体隐性遗传疾病，继发性血红蛋白沉着病大多数与输血引起的慢性溶血性贫血有关。发病机制因肠道铁吸收不当而增加，使过多的铁储存于肝脏、心脏和胰腺等实质性细胞中，导致组织器官退行性变和弥漫性纤维化、代谢和功能失常。主要临床特点为皮肤色素沉着、肝硬化、继发性糖尿病等。

遗传性血红蛋白沉着病基因于 1996 年鉴定，该基因被称为 HFE 基因。遗传性血红蛋白沉着病与大多数 HFE 基因(C282Y 和 H63D)突变的患者相关。HFE 基因位于 6 号染色体，白种人突变发病率约为 1∶200，携带率可高达 10%。发病表现型有性别差异，由于女性继发于月经、妊娠和哺乳而产生的保护性铁代谢负平衡，故在过早绝经人群中患病更明显。

少见的 HHC 亚型青年型或 2 型 HHC 在生命的早期即可表现。与常染色体隐性遗传病相似，但不同于 HFE 突变的类型，是位于 1 号染色体基因异常所致。发病均在 30 岁前，最初表现为青春期后性腺功能减退(继发闭经)。如未能及时诊断，可逐渐形成心肌病。小样本研究证实，从最初的临床表现到诊断心肌病的时间平均为 10 年，甚至出现心力衰竭才明确诊断。

在 HFE 基因突变携带与妊娠期并发症的相关性研究中，在北欧和中欧妊娠期糖尿病(gestational diabetes mellitus, GDM)患者中，C282Y 等位基因频率高于健康孕妇，表明 GDM 的发生具有遗传易感性。但目前无研究数据支持 C282Y 等位基因突变是子痫前期风险增加的标志物。也有研究探讨中国汉族人群 HFE 基因三个突变(C282Y、H63D 和 S65C)与特发性男性不育的关系，研究结果未发现 HFE 与男性不育的显著相关性。

无论哪种类型的血色沉着病，对生殖功能的影响很大程度是由于铁沉积在下丘脑 - 垂体区，特别是垂体前叶。低促性腺激素性性腺功能不全(hypogonadotropic hypogonadism, HH)合并 HC 的患者，GnRH 刺激试验无促性腺激素水平的升高，提示垂体功能不全。组织学证据表明，铁沉积在垂体前叶，尤其是促性腺激素分泌区域。尽管多数研究支持垂体功能异常，仍有研究认为 HC 还可影响下丘脑 - 垂体轴的其他部位导致激素水平分泌不足，患者的表型为下丘脑和垂体功能不全共同作用结果。也有研究证实，铁会沉积在睾丸组织而影响男性生殖功能，尚没有证据证实铁会沉积在卵巢组织。

本病治疗平稳后生殖潜能状态研究甚少。有研究证明，男性治疗后生殖功能可恢复，对于女性生殖功能研究更少，没有证据显示未治疗的下丘脑低下性性腺功能障碍可以纠正或生殖功能恢复正常。有病例资料显示此类患者应用外源性促性腺激素治疗后可恢复排卵，并完成生育。

总之，对于 HC 女性，在生育治疗前应进行垂体刺激试验评估下丘脑 - 垂体功能。另外，强烈建议此类患者应咨询遗传学家、血液病专家、生殖医学专家及产科专家。当年轻女性有继发闭经和不孕时应考虑与本病鉴别诊断，如能及早诊断，治疗会更加有效，且不会发展至威胁生命安全而使治疗变得棘手。

二、麸质过敏症

麸质过敏症（celiac disease，CD），又称乳糜泻，是一种自身免疫性吸收不良性疾病，以小肠暴露于麸类（包括谷类、小麦、大麦、黑麦、燕麦等）后黏膜炎性损害为特点。当抗组织谷氨酰胺转移酶抗体或抗内源性肌内膜抗体阳性且有小肠黏膜组织学评价时，可以做出诊断。其发病率很难统计，因有些患者仅有肠道外症状。估计本病在欧洲人群发病率为 1∶200，在北美的发病率为 1∶（200~300），可以发生于成人或儿童，无明显性别差异。

麸质过敏症与内分泌功能紊乱有关，不仅是自身免疫性疾病（糖尿病和甲状腺疾病），而且与一系列女性生殖异常相关。患有本病的女性初潮延迟，或绝经过早，闭经的发生率很高。一些研究显示，仅有肠外症状的 CD 在不孕症女性中发生率较高，估计在不明原因性不孕女性中占 4%~8%。实际上 CD 最初可表现为生殖内分泌紊乱和不孕症。近期有研究显示，免疫介导的组织损伤和子宫内膜炎症可能是生殖内分泌紊乱主要的致病机制。

一些研究已经证明早期妊娠丢失与未治疗 CD 有关。估计未治疗 CD 女性流产的相对风险是治疗后的 9 倍。另外，在反复自然流产的女性中无肠道症状 CD 的发生率可能更高。也正是这部分患者易被诊断为不明原因性不孕，而没有得到有效的治疗。

麸质过敏症与不良妊娠结局有关。多个病例研究证实，未治疗的 CD 患者孕期发生宫内生长受限和低出生体重儿的概率增加，相对危险性是应用不含谷物食物治疗孕妇的 3~6 倍。一项大规模回顾性队列研究证实了这些发现，结果显示未治疗的 CD 女性发生宫内生长受限的危险性增加了 3 倍，妊娠结局与疾病的严重程度无关。有限数据表明，叶酸吸收障碍导致本病患者出现先天缺陷（如神经管畸形）的发生率增高。近期有研究显示，母亲患有 CD 是后代长期感染发病率的独立危险因素，后代菌血症和中枢神经系统感染的发生率均显著较高。

麸质过敏症对生殖功能损害的病因不明。可能的机制是营养不良，尤其是过度营养不良的女性。尽管研究有限，仍有临床证据支持本病治疗后可以改善生殖功能和妊娠结局。有些个案报道不明原因性不孕症的女性被诊断为 CD 后给予不含谷类的饮食而自然妊娠。对于继发于 CD 反复流产的女性给予不含谷类的饮食后流产率与正常人群相似，低出生体重儿和死产的发病率也明显降低。

麸质过敏症作为一种流行病虽有各种临床表现，但没有胃肠道症状。尽管目前的证据尚不能做出结论，但应意识到本病与生殖内分泌紊乱有关。因此对于临床医生，如果遇到不明原因闭经、不孕患者，或反复自然流产患者，应仔细排除麸质过敏症的经典症状（如腹泻、胃肠胀气或脂肪泻）。一旦怀疑本病，应检测 CD 抗体，如阳性，应行小肠活检确诊。因 CD 最初可以生殖内分泌紊乱为表现，如检查明确并对 CD 进行治疗，可能为 CD 提供一种有效的治疗途径。

三、炎症性肠病

溃疡性结肠炎（ulcerative colitis，UC）和克罗恩病（Crohn disease）是慢性特发性胃肠炎症性疾病。尽管病理特点不同，由于具有类似的临床和流行病学特点，通常被统一归类为炎症性肠病（inflammatory bowel disease，IBD）中。IBD 的发病率在不同地区报道为 1.6/100 000~24.5/100 000。在美国和欧洲发病率较亚洲和非洲高。结肠炎对两性的影响相同，高发年龄为 15~25 岁，病因为多因素作用。

IBD 主要影响年轻人，故生育和怀孕是需要考虑的重要临床问题。患有 IBD 的女性同时可能伴有生育力低下，但对这些患者生殖功能评估的数据有限。有研究发现，此种疾病中青春期迟滞和月经紊乱的发病率增加。这些发现支持了 IBD 对生殖功能的直接作用，可能为继发于营养不良对下丘脑 - 垂体轴的损害。然而，大多数 IBD 性生育功能低下继发于外科手术后遗症。很多研究发现，IBD 患者生殖潜能下降仅在外科手术干预后出现（如直肠结肠切除术后回肠肛门吻合术）。有研究对 290 例患者进行 5 年系统性随访，发现药物控制下溃疡性结肠炎患者的生育力与对照人群相似，但外科手术后生育力则明显下降（约降低 80%）。

子宫输卵管造影显示外科手术后生育力降低是由于盆腔粘连形成而引起的输卵管因素不孕。但应该注意手术导致的生育力损害与疾病的解剖部位有关，并不是所有外科手术均会导致不孕症。如家族性多发性腺瘤样息肉患者的生育力在回肠肛门吻合术后会下降，但在次全结肠切除术后却没有明显下降。另有一项大规模队列研究显示，女性在儿童时行阑尾切除术不会增加不孕症的发生率。

IBD 可以导致不良妊娠结局。有数据显示患有克罗恩病的女性，流产风险增加，尤其是当疾病活动时，流产率会更高。由于病程和妊娠相关并发症的风险主要取决于怀孕时的疾病活动，IBD 的女性患者应在缓解期计划怀孕。氨甲蝶呤、吗替麦考酚酯和沙利度胺在怀孕期间禁用。其他用于 IBD 的药物均是安全的，如柳氮磺吡啶、磺胺吡啶、对氨基水杨酸等并不增加自然流产或新生儿缺陷的发生率。有些药物可能会抑制叶酸的吸收，当应用外源性叶酸补充后，胎儿畸形的发生率无增加。硫嘌呤类药物不应在怀孕期间使用，但若之前使用单药治疗，则可以继续使用。有研究显示，免疫抑制剂（如咪唑硫嘌呤或 6- 巯基嘌呤）不影响妊娠结局。分娩方式由产科指征决定，但活动性肛周疾病的妇女应考虑行剖宫产终止妊娠。

生物制剂应在整个妊娠期持续使用，不得中断，并根据药物水平和预计分娩日期确定孕晚期给药的时间。研究提示，使用生物制剂的 IBD 孕妇的不良妊娠结局与普通人群相当。维得利珠单抗是第一个且唯一一个专门针对肠道炎症信号通路的药物，2014 年 5 月，其静脉注射剂型先后在美国和欧盟获批，截至目前，该药已在全球 60 多个国家和地区获批，用于治疗对传统疗法或对 TNF-α 拮抗剂治疗缓解不充分、不再得到缓解，或不耐受的中至重度 UC 和 CD 患者，但仍需要更大规模的前瞻性研究来证实。

总之，炎症性肠病可影响育龄女性的生育力，尤其是外科手术干预后。目前数据显示，对于结肠炎外科手术治疗导致盆腔粘连是不孕女性最大的危险因素。因此，对于经过外科腹部手术治疗后，生育治疗前行子宫输卵管造影是非常重要的。妊娠后药物治疗 IBD 应持续进行(辅助叶酸补充),对早期妊娠无不良影响,且病情控制好者有可能会改善妊娠结局。

对治疗和疾病控制的风险/收益评估很重要,应该个性化。

第十节 肾脏疾病

慢性肾病是最常见的继发性系统性疾病(如糖尿病、高血压、结缔组织病等),但也有原发性肾病,包括肾小球肾病、肾小管间质肾病、血管性肾病和先天性肾病等。慢性肾病患者病情进展,最终会发展为终末期肾病(end-stage renal disease,ESRD),被定义为需要慢性透析或肾移植才能治疗的尿毒症状态。尽管早期慢性肾病与内分泌异常有关,但这些疾病最终会导致终末期肾病,本节主要讨论 ESRD 对生殖功能的影响。

终末期肾病危害很大,发病率随着年龄的增加而增加,男性发病率较高。而按照年龄段区分,20~44 岁患者中,女性可占 46%。最新数据显示,2014 年成立的中国肾脏疾病数据网络(CK-NET),收集中国数据,更好指导医疗政策,加强学术研究,有效促进肾脏疾病患者管理。目前估计年龄调整后的透析发病率为每年 122/百万(per million people,pmp)。此外,2015 年血液透析和腹膜透析的患病率分别为 402/百万和 40/百万(553 000 血液透析和 55 000 腹膜透析患者)。尽管这些患者同时存在其他系统疾病(如心血管疾病等),可能导致死亡,但透析和/或肾移植可以改善生命期限,甚至恢复正常肾功能。因此很多 ESRD 患者还有潜在生殖需求。

ESRD 与生殖功能紊乱之间的关系早已明确。终末期肾病与低生育率相关,接受透析的女性受孕率估计为总人口的百分之一。生殖功能紊乱包括月经失调、无排卵和不孕。功

能紊乱的程度与肾脏功能退化的严重程度和维持性治疗与否存在很大相关性:超过 90%的透析女性有月经异常,包括月经过多或闭经。4%~20% 的女性肾移植患者有卵巢功能下降。当肾病发展严重时,妊娠率明显下降,调查发现仅有 7% 女性在透析时可能自然妊娠。相对于透析,肾移植更有可能改善月经异常,恢复生殖功能。

与 ESRD 相关的月经异常病因尚不明确,目前认为是因下丘脑-垂体功能继发于尿毒症而发生紊乱。FSH 水平完全正常,但对卵巢的直接作用是否异常存在争议。LH 水平在 ESRD 发生早期即有升高,并随着肾功能恶化而加重。其中部分为代谢物清除率下降而使 LH 升高,主要由于肾脏滤过率减少,而肾脏承担超过 40% LH 的清除作用。然而,异常的 LH 脉冲分泌在尿毒症患者中也可见,说明下丘脑调节 GnRH 分泌存在异常。也有研究显示 ESRD 患者对外源性 GnRH 反应不良,导致 LH 水平异常,提示患者存在垂体功能紊乱。另外,慢性肾病女性往往存在性欲低下,这也使得他们成为生育力低下人群。

慢性肾功能不全和透析患者常常会有高催乳素血症。从疾病的发展来看,催乳素水平的升高应该归因于肾脏滤过功能损害,但催乳素清除并不主要依靠肾脏排泄,因此更可能由于催乳素本身分泌增多导致。高催乳素血症可以是独立导致月经异常的因素,但更可能是下丘脑-垂体功能紊乱而继发性改变中枢多巴胺

分泌强度导致。因此在透析患者中,往往可以观察到高催乳素血症存在,并有月经紊乱持续存在,而肾移植后月经可恢复,月经紊乱消失。

ESRD 患者妊娠结局并不乐观,有观察发现各年龄段妊娠丢失率都会明显增加。在透析患者妊娠登记系统中显示,自然流产发生率大于 32%,仅有 54% 的妊娠可以达到妊娠中期而活产。这个结局不受透析方法的影响(血液透析或腹膜透析),但妊娠后开始透析治疗可以改善妊娠结局。尽管孕母的死亡率并没有超过基线水平,研究显示母胎均易存在其他妊娠并发症。由于透析治疗的发展及产科、新生儿护理水平的进步,过去几十年的报道指出接受血液透析的患者活产率有所改善。

肾移植后即使成功妊娠,也应被视为高危妊娠。尽管肾移植后月经功能有所改善(相较于透析治疗的女性),但同样可以观察到高发的不良妊娠结局,包括流产、死产、早产发病率均明显增高。目前没有数据显示各种不同的免疫抑制剂,如咪唑硫嘌呤、环孢菌素、泼尼松等能影响生殖功能,也尚未发现对妊娠结局有不良作用。

对于辅助生殖技术治疗 ESRD 患者不孕症的报道很少。文献中曾描述肾移植后患者应用控制性超促排卵可能得到活产,但过程中发生卵巢过度刺激综合征(ovarian hyperstimulation syndrome, OHSS),出现典型 OHSS 症状,和血清尿素、肌酐水平明显升高,但血细胞比容在正常范围,未见第三腔隙积液。理论上由于继发性卵巢增大,肾后性梗阻可能是肾功能恶化的原因。不能明确此类患者是否对 OHSS 更易感,尽管数据很少,但肾移植患者应用辅助生殖技术治疗的风险肯定增加。只有 7 位作者描述了肾移植患者的辅助生殖技术,目前尚未见到透析患者进行辅助生殖治疗相关报道。因此,辅助生殖技术管理需要多学科的方法,并得到产科、肾病和生殖医学团队的同意。

由于 ESRD 患者生活质量明显改善,更多患者试图妊娠。但因合并症多,妊娠期风险增加,故不鼓励此类患者怀孕,一旦有生育要求,应向围产医学专家咨询相关事宜。

第十一节   免疫性疾病

有足够的证据表明自身免疫性疾病增加自然流产风险,特别是抗磷脂综合征(antiphospholipid syndrome, APS)。然而与其他自身免疫性疾病的关系并未引起足够重视,自身免疫性疾病和不孕症的因果关系更是备受争议。尽管自身免疫性疾病对生殖功能影响的机制并没有被完全阐明,学者们认为自身抗体起着很关键的作用。因此一旦出现不明原因性不孕或妊娠丢失,即使没有临床表现也要测定自身抗体的滴度。本节主要讨论两种常见的自身免疫性疾病,风湿性关节炎(rheumatoid arthritis, RA)和系统性红斑狼疮(systemic lupus erythematosus, SLE)对生殖功能的影响。

一、风湿性关节炎

风湿性关节炎是一种慢性多系统性炎症性疾病。尽管临床表现多种多样,但疾病的基本特点是围绕破坏周围关节为核心的。RA 的发病机制并不完全清楚,有证据表明发病

机制是由于 *HLA-DRB1* 基因和环境因素综合作用的结果。RA 的发病率有种族差异,欧洲和北美的白种人发病率约为1%,中国人群的发病率约为0.42%。总体来说,随着年龄的增长发病概率增加,但女性发病率约为男性的2倍。

文献报道,RA 对生殖功能的影响是相当有限并且具有争议的。最初一些研究认为在未生产的妇女中 RA 发病率增高,因此推测未产是 RA 发病的危险因素,但这些研究无法提供生育与 RA 之间的因果关系。另外,在研究随访中并没有确定产次与 RA 有关,因此 RA 与不孕是否有关始终是未能明确的问题。

有学者研究了近期复发 RA 与不孕的关系,病例对照研究显示近期发作 RA 女性生育力下降(超过12个月无保护性性交但未妊娠)。尽管结果有显著差异,但由于研究对象和对照组基本特征无可比性,造成文章偏倚。另有研究匹配了 RA 组和对照组的年龄和婚姻状态,结果显示 RA 与未产妇、不孕症有关联(6个月无保护的性交后未妊娠),流产则与RA 无关(表6-11-1)。

表6-11-1 RA 妇女和对照组的生育结局相对危险度

	95% CI		P
	OR	区间	
未产妇	1.4	0.5~3.9	0.6
有妊娠史	1.3	0.5~3.3	0.5
不孕	0.7	0.3~1.7	0.4
不孕希望有孩子	0.7	0.2~2.2	0.4
口服避孕药			
曾经应用	0.6	0.1~3.1	0.9
应用>5年	1.7	0.7~3.8	0.4
妊娠失败	0.8	0.3~2.5	0.7
流产	0.9	0.2~4.0	0.9
毒血症	0.9	0.2~3.4	0.9

尽管 RA 对生育的直接影响没有统一意见,但有一些报道指出 RA 的常见治疗药物,尤其 NSAIDs 可能影响生育功能。NSAIDs 是一种常见的可引起可逆性不孕的药物,其药理作用的靶对象为环氧化酶(cycloxygenase,COX),通过阻断前列腺素的合成而发挥作用。最初提到 NSAIDs 与不孕症相联系的证据是,在动物实验中发现排卵在很大程度上依赖经 COX2 产生的前列腺素。人类的一些研究支持这一观点,发现应用 NSAIDs 可以引起卵泡不破裂黄素化(lutueinized unruptured follicles,LUF)。病例系列研究表明,当长期应用 NSAIDs 初步诊断为不明原因性不孕的患者,在停止使用后短期内即可妊娠,为 NSAIDs 相关不孕症是可逆性的提供了证据。

有研究报道,与无类风湿关节炎的女性相比,接受 ART 治疗的类风湿关节炎女性的活产机会显著降低,每胚胎移植活产的调整 *OR*(a*OR*)=0.78(95% 置信区间为0.65~0.92),考虑可能与胚胎植入机会受损有关。多数观点认为 RA 与任何特殊的妊娠母体并发症无关,但有少数数据显示与不良胎儿结局有关,如宫内生长受限和早产。近年一篇系统回顾显示,母体 RA 宫内暴露及其对后代神经发育障碍(neurodevelopmental disorder,NDD)风险可能增加,后代癫痫的危险比升高,患有注意缺陷多动障碍(attention deficit hyperactivity disorder,ADHD)的儿童概率较高。

没有证据显示生育治疗可导致 RA 恶化,也没有证据显示高雌激素状态(如口服雌激素和妊娠)可以改善 RA 症状。

综上所述,RA 本身并不增加不孕症的发病率,但治疗时应该全面追踪可能的副作用。在妊娠治疗前,建议进行医学评估。NSAIDs

不应继续应用,RA 妇女可以调整用抗风湿药物(disease-modifying antirheumatic drugs,DMARDs),免疫抑制剂可能对胎儿有害(如氨甲蝶呤、含金化合物、抗疟药、柳氮磺吡啶、环孢菌素等)。在决定妊娠治疗前应该向产科专家进行孕前咨询。

二、系统性红斑狼疮

系统性红斑狼疮是一种复杂的自身免疫性疾病,影响多个系统,包括肾脏、血液、关节等。目前病因不十分清楚,但认为是多因素引起的疾病(基因和环境因素)。SLE 的发病率大约为 0.05%,黑种人和亚洲人较白种人发病率高,主要影响育龄女性,男性和女性发病比例为 1:9。临床表现不一,轻型至重型的可有不同程度的变化,SLE 治疗后生存率有明显改善,且很多女性可以达到无病生存。

经文献报道,SLE 不直接影响生育力,但疾病的后遗症,如狼疮性肾炎或治疗药物(如环磷酰胺)可以导致生殖功能异常。这种功能异常有的为可逆的,如狼疮发作时的肾功能不全;但也可以是永久性的,如环磷酰胺应用后的卵巢功能衰竭,发生率为 11%~59%,且随着年龄的增大风险度也增加。

SLE 与早期妊娠丢失有关。有报道显示 SLE 女性自然流产的发生率高达 35%,明显高于一般人群。尽管确切机制不清,目前可知的预测因素包括活动性肾病和抗磷脂抗体的存在。SLE 患者具有继发性 APS 特异性体质,临床上与原发性不易区别。

SLE 与不良妊娠结局有关。最明显的母体不良结局是子痫前期的危险增加;疾病特异性的危险因素包括狼疮肾和抗磷脂抗体的出现。孕期狼疮是否加重存在争议,但很明显病情会在妊娠各个时期和产后波动。如果病情在妊娠前缓解,孕期恶化的可能性会降低。SLE 的不良胎儿结局包括死产、胎儿生长受限和早产,有活动性肾病或抗磷脂抗体的患者会增加危险。

与健康女性所生的孩子相比,患有 SLE 女性所生的孩子有可能增加神经系统发育障碍的风险。最近的试验数据表明,子宫内暴露于母体抗体和细胞因子是神经发育障碍的重要危险因素。SLE 孕妇出现不良产科结局和药物暴露的风险增加,也被认为是神经发育障碍的潜在风险因素。研究提示 SLE 子代患孤独症谱系障碍、诵读困难和多动症等神经发育障碍的风险增加。然而也有对于 SLE 子代整体长期认知发展研究的提示,根据子代学校表现衡量,子宫内 SLE 暴露、羟氯喹和 / 或免疫抑制剂对儿童的神经认知发育没有有害影响。

尽管 SLE 被认为不直接影响生育力,但 SLE 妇女经常处于有生育要求状态。计划妊娠应在病情得到良好控制(使用允许的药物)的情况下,继续使用抗疟药物羟氯喹,备孕期间允许使用的免疫抑制药物是硫唑嘌呤和他克莫司。一些患者推迟妊娠和生育是为了等待病情好转,或已经应用药物治疗(如环磷酰胺)而导致卵巢功能减退,故希望利用辅助生殖技术预防性冷冻胚胎。然而,辅助生殖过程应该考虑 SLE 妇女在进行卵巢刺激、高雌激素血症时的安全性问题。有人认为雌激素参与 SLE 的病理机制,间接证据是 SLE 主要发生于育龄女性及其他高雌激素状态时(如口服联合避孕药和妊娠)。另外一些报道显示,诱导排卵与狼疮发作、血栓性静脉炎、卵巢过度刺激综合征有关,但如果对存在抗磷脂抗体的 SLE 患者预防性治疗,诱导排卵不导致病情恶化。为了减少诱导排卵的副作用,建议对 SLE 患者进行预防性治疗:所有 SLE 患者服用抗炎药物,存在抗磷脂抗体的患者(即使无血栓病史)预防性应用肝素和/或阿司匹林。研究认为在 APS 患者中应用预防性治疗可以改善妊娠结局,但对于没有 APS 的 SLE 患者是否适合预防性应用还需要前瞻性研究来证实。

总之,在肾病和抗磷脂综合征的 SLE 患者中,与 SLE 相关的生育和妊娠风险增加。尽管研究数据有限,SLE 女性的生育治疗通常

要考虑安全性问题,且必须全面评估识别可能的危险因素,包括肾病和抗磷脂抗体。在妊娠治疗前为了改善妊娠结局而等待病情缓解需要慎重考虑。如果 SLE 女性存在抗磷脂抗体,即使没有流产史、血栓等相关异常发生,也应该考虑给予抗凝治疗。妊娠治疗前应向产科专家进行孕前咨询,不仅要讨论妊娠结局,还要讨论疾病状况和可能的胎儿副作用。

第十二节　感染性疾病

一、结核病

全世界约 1/3 的人口感染或曾经感染结核(tuberculosis,TB),每年有数百万人死于结核感染。这是一个持续存在的全球性问题,在过去几十年中,全球一直努力根除结核病。这些努力取得了一些积极成果,2017 年,根据世界卫生组织(World Health Organization,WHO)报道,自 2000 年后全球结核病发病率每年下降约 1.5%,肺结核引起的死亡率已显著稳步下降。2000—2015 年,全球结核病死亡率下降了 22%。全球大部分新增感染和结核病死亡发生在发展中国家,其中有 6 个国家,即印度、印度尼西亚、中国、尼日利亚、巴基斯坦和南非最为严重,占 2015 年结核病死亡的 60%。结核病仍然是发达国家疾病和死亡的重要原因,尤其是免疫系统受到抑制的个体,人类免疫缺陷病毒携带者也容易因结核病死亡。2015 年,结核病占全球艾滋病患者死亡率的 35%,同年约 100 万儿童患结核病。

结核病直接感染女性生殖道而导致不孕。生殖道结核(genital tuberculosis,GT)通常是继发于其他器官的结核,最常见的是肺结核,

但如果男性性伴侣感染结核并通过性传播,GT 可能是结核的原发部位。估计肺结核扩散到生殖道的概率是 5%~15%。输卵管结核是最常见的初始感染部位,随后直接扩散到子宫内膜(50%~90%)、卵巢(20%~30%)和宫颈(5%~15%),感染可形成粘连、输卵管阻塞或输卵管包块,均可导致不孕发生。GT 在不孕人群中的发病率随地域而发生变化(1%~16% 不等)。

不孕症是 GT 女性最常见的主诉,其他症状包括腹部和盆腔疼痛、异常出血(少于20%)、腹膜炎和输卵管卵巢脓肿(少见)。由于临床特异性症状少见,GT 在不孕症中的诊断困难,很重要的鉴别点是询问患者是否存在高危因素,包括患者是否来自结核高发区域或肺结核病史等。子宫输卵管造影表现的特点包括输卵管"铅管"样改变、附件钙化、双宫角阻塞,以及宫腔不规则或宫腔消失。GT 的确诊是生殖道培养出分枝杆菌,或组织病理学活检见肉芽肿和朗汉斯巨细胞。有 70% 子宫内膜结核在月经期可培养出分枝杆菌。

随着抗结核的治疗,GT 患者不孕症治疗也同时进行。经验显示药物治疗或外科手术

治疗后怀孕率低,妊娠结局不良,异位妊娠和流产的风险增加。体外受精技术应用后妊娠率明显改善,但成功率仍然依靠患者正常的子宫内膜功能。有研究显示 GT 患者内膜正常时 IVF 妊娠率为 42.9%,而萎缩性内膜的妊娠率接近 0。需对 GT 患者进行 IVF 前充分评估内膜情况,内膜有良好的增殖是保障成功的基础。

二、人类免疫缺陷病毒

据联合国人类免疫缺陷病毒 / 获得性免疫缺陷综合征联合方案(Joint United Nations Programme on HIV/Acquired Immune Deficiency Syndrome,UNAIDS)估计,2020 年全球共有 3 770 万人群感染人类免疫缺陷病毒(human immunodeficiency virus,HIV)。大约 86% 处于生育年龄,其中 20% 为女性。2021 年国家卫生健康委员会发布最新数据显示,全国报告现存 HIV 感染者 114 万例,有上升趋势。

大量资料证明感染 HIV 后的妇女生育力下降。一般认为可能是社会和行为因素影响,但最近调查显示生育力下降并非单纯避孕所致,而是感染 HIV 妇女其他性传播疾病的发生率也在增高,如支原体感染、衣原体感染、淋病等,这些均可能导致输卵管性不孕的发病率增加。

有研究显示 HIV 抗体阳性的患者处于生殖内分泌失调状态。研究认为 HIV 感染不会导致月经紊乱,矫正年龄、CD4 测定水平和吸烟等因素后,发现 HIV 感染女性较对照组更易出现闭经或月经稀发。生殖功能紊乱与疾病的严重程度相关性尚无定论,有些研究认为无关,有些研究则显示病毒滴度很高和 CD4 水平低的患者更容易出现月经紊乱,提示免疫抑制的妇女更容易出现稀发排卵。

在 HIV 阳性人群中,闭经的女性与月经正常女性相比,空腹高胰岛素血症和胰岛素 / 血糖比值明显增高。其机制是多因素的,其中脂代谢异常、脂肪分布异常(向心性肥胖)是重要原因之一。有些研究指出抗反转录病毒药物(如蛋白酶抑制剂)可能会导致胰岛素抵抗而加重代谢综合征。没有脂代谢综合征的患者也可能有月经紊乱和高胰岛素血症。在这些病例中,体重、躯干和全身脂肪、游离或总睾酮水平无明显差异,HIV 女性患者中会有 20% 出现闭经,且闭经与 BMI 无关,说明 HIV 感染可能是生殖系统功能异常的独立危险因素。

HIV 感染女性同样也发生排卵障碍,症状类似于 PCOS。表现为血清雄激素水平增加(特别是总睾酮和游离睾酮),LH/FSH 比值明显增加,而 SHBG 水平明显降低。对于卵巢形态的研究不多,有些报道观察为卵巢多囊样改变。

1994 年,美国生殖医学会(American Society for Reproductive Medicine)伦理委员会对 HIV 阳性患者进行辅助生殖伦理审查,包括传播给配偶和子女的风险,以及因被感染的父母生命缩短而导致儿童贫困等可能性。然而近年来 HIV 在治疗方面结果明显改善,在悉心照顾下(结合抗反转录治疗和 / 或选择剖宫产),HIV 的传播率在 2% 以下,生活质量也已经明显改善。美国生殖医学会伦理委员会提倡给予 HIV 感染者提供不孕症治疗服务,但应适当的评价、咨询和追踪。2021 年美国生殖医学会伦理委员会再次进行了辅助生殖伦理审查更新。

不孕症治疗同样可以减少 HIV 在夫妻间的传播概率。因为血清及垂直传播的风险,夫妻往往很难决定是否自然受孕。如果一位男性感染 HIV，女性性伴侣 HIV 阴性，在一次无保护的性交情况下，女性有 0.1%~0.2% 的可能被感染。多次性交则概率大大增加，造成女性和儿童的严重危害。HIV 病毒存在于精液，并没有证明感染精子，因此应用精子洗涤技术，如密度梯度法可以非常有效地去除 HIV 病毒。此外，应用聚合酶链反应（polymerase chain reaction，PCR）证实，血清学阳性的男性传染女性和新生儿的风险最终被排除。但是研究评估宫腔内人工授精的安全性仍在进行中，夫妻双方仍需警惕可能的风险。如果女性 HIV 阳性而男性 HIV 阴性，IUI 治疗可使男性血清学阳性的危险降低。如果夫妻双方均被感染 HIV，无需考虑配偶间传播问题，重要的是评价每个患者的健康状况，以及孕前咨询有效的方法降低垂直传播。

（杨蕊 邓凤 王颖）

参考文献

1. NILLNI YI, WESSELINK AK, GRADUS JL, et al. Depression, anxiety, and psychotropicmedication use and fecundability. Am J Obstet Gynecol, 2016, 215 (4): 453. e1-8.

2. CESTA CE, VIKTORIN A, OLSSON H, et al. Depression, anxiety, and antidepressant treatment in women: association with in vitro fertilization outcome. Fertil Steril, 2016, 105 (6): 1594-1602.

3. EVANS-HOEKER EA, EISENBERG E, DIAMOND MP, et al. Major depression, antidepressant use and male and female fertility. Fertil Steril, 2018, 109 (5): 87-887.

4. O'CONNOR E, ROSSOM RC, HENNINNGER M, et al. Primary care screening for and treatment of depression in pregnant and postpartum women evidence report and systematic review for the US preventive services task force. JAMA, 2016, 315 (4): 388-406.

5. NEMBHARDWN, TANG X, HU Z, et al. Maternal and infant genetic variants, maternal periconceptional use of selective serotonin reuptake inhibitors, and risk of congenital heart defects in offspring: population based study. BMJ, 2017, 356: j832.

6. MACEACHERN DB, MANDLE HB, HERZOG AG. Infertility, impaired fecundity, and live birth/pregnancy ratio in women with epilepsy in the USA: findings of the epilepsy birth control registry. Epilepsia, 2019, 60 (9): 1993-1998.

7. STARCKC C, NEVALAINEN O, AUVINEN A, et al. Fertility and marital status in adults with childhood onset epilepsy: a population-based cohort study. Epilepsia, 2019, 60 (7): 1438-1444.

8. LI SS, CHEN JN, ABDULAZIZATA, et al. Epilepsy in China: Factors Influencing Marriage Status and Fertility. Seizure, 2019, 71: 179-184.

9. PENNELL PB, FRENCH JA, HARDEN CL, et al. Fertility and birth outcomes in women with epilepsy seeking pregnancy. JAMA Neurol, 2018, 75 (8): 962-969.

10. VIALE L, ALLOTEY J, CHEONG-SEE F, et al. Epilepsy in pregnancy and reproductive outcomes: a systematic review and meta-analysis. Lancet, 2015, 386 (10006): 1845-1852.

11. NGUYEN AL, EASTAUGH A, WALT AVD, et al. Pregnancy and multiple sclerosis: Clinical effects across the lifespan. Autoimmunity

Reviews, 2019, 18 (10): 102360.

12. ALROUGHANI R, ALOWAYESH MS, AHMED SF, et al. Relapse occurrence in women with multiple sclerosis during pregnancy in the new treatment era. Neurology, 2018, 90: e840-846.

13. PORTACCIO E, ANNOVAZZI P, GHEZZI A, et al. Pregnancy decision-making in women with multiple sclerosis treated with natalizumab: I: Fetal risks. Neurology, 2018, 90: e823-831.

14. FRAUA J, COGHE G, CASANOVA G, et al. Pregnancy planning and outcomes in patients with multiple sclerosis after mitoxantrone therapy: a monocenter assessment. European Journal of Neurology, 2018, 25: 1063-1068.

15. COYLE PK, OH J, MAGYARI M, et al. Management strategies for female patients of reproductive potential with multiple sclerosis: An evidence-based review. Multiple Sclerosis and Related Disorder, 2019, 32: 54-63.

16. TANOS V, RAAD EA, BERRY KE, et al. Review of migraine incidence and management in obstetrics and gynaecology. European Journal of Obstetrics & Gynecology and Reproductive Biology, 2019, 240: 248-255.

17. SIMONA S, MERKI-FELD GS, EGIDIUS KL, et al. Effect of exogenous estrogens and progestogens on the course of migraine during reproductive age: a consensus statement by the European Headache Federation (EHF) and the European Society of Contraception and Repro-ductive Health (ESCRH). J Headache Pain, 2018, 19: 76.

18. SACCO S, MERKI-FELD GS, EGIDIUS KL, et al. Hormonal contraceptives and risk of ischemic stroke in women with migraine: a consensus statement from the European Head-ache Federation (EHF) and the European Society of Contraception and Reproductive Health (ESC). J Headache Pain, 2017, 18: 108.

19. MAITROT-MANTELET L, HUGON-RODIN J, VATEL M, et al. Migraine in rela-tion with endometriosis phenotypes: Results from a French case-control study. Cephalalgia, 2019, 40 (6): 606-613.

20. NYHOLT DR, BORSOOK D, GRIFFITHS LR. Migrainomics identifying brain and genetic markers of migraine. Nat Rev Neurol, 2017, 13: 725-741.

21. HTET TD, TEED HJ, DE COURTEN B, et al. Asthma in reproductive-aged women with polycystic ovary syndrome and association with obesity. European Respiratory Journal, 2017, 49 (5): 1601334.

22. JOAN B, HANSEN AV, LAUESGAARD SSM, et al. Female asthma and atopy-impact on fertility: a systematic review. Journal of Asthma and Allergy, 2019, 12: 205-211.

23. LONGO C, FORGET A, SCHNITZER M, et al. Timing of maternal asthma diagnosis in rela-tion to adverse perinatal outcomes. The Journal of Allergy and Clinical Immunology: In Practice, 2020, 8 (6): 1938-1946.

24. THONG EP, CODNERA E, LAVEN JSE, et al. Diabetes: a metabolic and reproductive disorder in women. Lancet Diabetes Endocrinol, 2020, 8: 134-149.

25. KELSEY MM, BRAFFETT BH, GEFFNER ME, et al. Menstrual dysfunction in girls from the treatment options for Type 2 Diabetes in adolescents and youth (today) study. J Clin Endocrinol Metab, 2018, 103: 2309-2318.

26. LIN YH, CHEN KJ, PENG YS, et al. Type 1 diabetes impairs female fertility even before it is diagnosed. Diabetes Res Clin Pract, 2018, 143: 151-158.

27. ESCOBAR-MORREALE HF, Roldán-Martín MB. Type 1 diabetes and polycystic ovary syndrome: systematic review and Meta-analysis. Diabetes Care, 2016, 39: 639-648.

28. American Diabetes Association. Management of diabetes in pregnancy: standards of medical care

in diabetes, 2019. Diabetes Care, 2019, 42 (suppl 1): S165-172.

29. MAK JSM, LAO TT, LEUNG MBW, et al. Ovarian HBV replication following ovulation induction in female hepatitis B carriers undergoing IVF treatment: a prospective observational study. J Viral Hepat, 2020, 27: 110-117.

30. MAK JSM, LEUNG MBW, CHUNG CHS, et al. Presence of Hepatitis B virus DNA in follicular fluid in female Hepatitis B carriers and outcome of IVF/ICSI treatment: a prospective observational study. Eur J Obstet Gynecol Reprod Biol, 2019, 239: 11-15.

31. LI LF, Wang LL, HUANG CY, et al. Chronic hepatitis B infection alters peripheral immune response in women with reproductive failure. Am J Reprod Immunol, 2019, 81: e13083.

32. WILKIE G, QURESHI W, O'DAY K, et al. Cardiac and Obstetric Outcomes Associated With Mitral Valve Prolapse. Am J Cardiol, 2022, 162: 150-155.

33. NILSSON PM, VIIGIMAA M, GIWERCMAN A, et al. Hypertension and Reproduction. Curr Hypertens Rep, 2020, 22 (4): 29.

34. QUINN MM, CEDARS MI. A canary in the coal mine: reproductive health and cardiovascular disease in women. Semin Reprod Med, 2017, 35 (3): 250-255.

35. YU XY, WANG BB, XIN ZC, et al. An association study of HFE gene mutation with idiopathic male infertility in the Chinese Han population. Asian J Androl, 2012, 14 (4): 599-603.

36. SCOTET V, SALIOU P, UGUEN M, et al. Do pregnancies reduce iron overload in HFE hemochromatosis women? results from an observational prospective study. BMC Pregnancy Childbirth, 2018, 17, 18 (1): 53.

37. ABU-FREHA N, WAINSTOCK T, PHILIP A, et al. Maternal celiac disease and the risk for long-term infectious morbidity of the offspring. Am J Reprod Immunol, 2021, 86 (1): e13399.

38. DI SIMONE N, GRATTA M, CASTELLANI R, et al. Celiac disease and reproductive failures: An update on pathogenic mechanisms. Am J Reprod Immunol, 2021, 85 (4): e13334.

39. SZYMAŃSKA E, KISIELEWSKI R, KIERKUŚ J. Reproduction and Pregnancy in Inflammatory Bowel Disease-Management and Treatment Based on Current Guidelines. J Gynecol Obstet Hum Reprod, 2021, 50 (3): 101777.

40. NIELSEN OH, GUBATAN JM, JUHL CB, et al. Biologics for Inflammatory Bowel Disease and Their Safety in Pregnancy: A Systematic Review and Meta-analysis. Clin Gastroenterol Hepatol, 2022, 20 (1): 74-87. e3.

41. TANGREN J, NADEL M, HLADUNEWICH MA. Pregnancy and End-Stage Renal Disease. Blood Purif, 2018, 45 (1-3): 194-200.

42. OLIVERIO AL, HLADUNEWICH MA. End-Stage Kidney Disease and Dialysis in Pregnancy. Adv Chronic Kidney Dis, 2020, 27 (6): 477-485.

43. LITTLEJOHN EA. Pregnancy and rheumatoid arthritis. Best Pract Res Clin Obstet Gynaecol, 2020, 64: 52-58.

44. KNUDSEN SS, THOMSEN A, DELEURAN BW, et al. Maternal rheumatoid arthritis during pregnancy and neurodevelopmental disorders in offspring: a systematic review. Scand J Rheumatol, 2021, 50 (4): 253-261.

45. KNUDSEN SS, SIMARD JF, KNUDSEN JS, et al. Systemic lupus erythematosus during pregnancy is not associated with school performance in offspring—A Danish population-based study. Lupus, 2021, 30 (2): 228-237.

46. PETRI M. Pregnancy and Systemic Lupus Erythematosus. Best Pract Res Clin Obstet Gynaecol, 2020, 64: 24-30.

47. TAL R, LAWAL T, GRANGER E, et al. Genital tuberculosis screening at an academic fertility center in the United States. Am J Obstet Gynecol, 2020, 223 (5): 737.

48. ZHANG X, ZHUXIAO R, XU F, et al.

Congenital tuberculosis after in vitro fertilization: suggestion for tuberculosis tests in infertile women in developing countries. J Int Med Res, 2018, 46 (12): 5316-5321.

49. Ethics Committee of the American Society for Reproductive Medicine. Human immunodeficiency virus and infertility treatment: an Ethics Committee opinion. Fertil Steril, 2021, 115 (4): 860-869.

50. HADDAD LB, HOAGLAND AB, ANDES KL, et al. Influences in fertility decisions among HIV-infected individuals in Lilongwe, Malawi: a qualitative study. J Fam Plann Reprod Health Care, 2017, 43 (3): 210-215.

7
CHAPTER

第七章
不孕的心理因素

近年来,随着社会的飞速发展,在多种社会、环境、心理及生理等多因素作用下,不孕症患者的数量不断增加,世界卫生组织(World Health Organization,WHO)预测,不孕症将成为 21 世纪仅次于肿瘤和心脑血管疾病的第三大疾病。随着不孕症发病率的升高,我们注意到几乎所有的患者都承受着不同程度的心理压力。不孕症不仅给患者带来了疾病的困扰,同时也产生了与之相关的情感问题,致使患者表现出不同程度的焦虑或抑郁情绪,并可能影响不孕症夫妻的关系。因此,我们需要认识到不孕症给患者带来的相关心理问题,进而找到合适的方法帮助患者尽早解决生育问题,或通过心理疏导、调整心态、减轻压力等方式帮助患者走出困境。

第一节　不孕患者的情感危机

一、不孕患者情感危机的影响与危害

不孕症(infertility)作为一种特殊的疾病,以夫妻双方或一方生育力降低、无法受孕为特征,在预防、诊断和治疗等多个环节影响世界各国各地区育龄夫妇及其家庭。其影响范围大、致病因素广泛、对患者心理冲击巨大,已经成为世界性的医学和社会问题。

从"生物 - 心理 - 社会"医学模式来看,不孕症虽未给患者带来生理上的直接病态改变,但对心理影响不可估量,极大程度地损害了患者心理和社会适应的完好状态。而患者的心理状态又将反作用于患者自身,在生理层面上影响机体激素水平,进而影响女性的排卵效果;在心理层面上影响患者在治疗过程中的依从性,或产生不良心理状态,如焦虑、抑郁和睡眠障碍等,最终影响不孕症的治疗结果。因此,学习和了解不孕症患者的精神状态,掌握不孕症患者的常见情感反应,以及帮助患者缓解情感障碍、适应医学检查和治疗有重要意义。

二、不孕患者情感危机中的性别差异

多项研究指出,女性比男性接受了更多的与"无法生育"相关的指责、谩骂和其他负面情绪,"常常被长辈问及是否怀孕""将怀孕视为为家庭做贡献,而不怀孕视为错误""将自己与其他怀孕女性对比"是受访女性时常提到的困扰。近年来,女性不孕及男性不育患者在社会、家族及夫妻关系所受到的区别对待这一社会现象也被关注,相对于女性不孕,男性不育患者在夫妻间关系中更容易受到家庭、妻子和外界社会的谅解和帮助,特别是来源于在辅助生殖过程中女方的支持与忍受,而反之,更高比例的女性不孕患者独立承担更大的压力,以及在不孕诊治过程中的痛苦。

通过近 5 年我国各省市不同地区不孕患者精神状态调查,发现"焦虑(anxiety)、抑郁(depression)、沮丧(depression)和被歧视感(discrimination)"是最常见的表现,这些不良情绪为后续治疗的完成及妊娠过程带来了巨大的阻碍。

因此,不孕妇女存在以焦虑、抑郁、内疚、易激惹和病耻感为主的多种不良情绪和心理问题,而这些心理问题影响患者及其家庭的情绪、性格、相处模式等,也严重阻碍了他们的正常生活,甚至导致了情感破裂。"不孕症的情感危机"在中国各省市、各级卫生服务部门、各年龄层、文化水平、经济水平的不孕妇女中十分普遍,了解"危机"的形成机制并有效地对"危机"做出应答,缓解"危机"带来的各种危害对于医务工作者而言十分必要。

第二节 不孕不育的常见情感反应

不孕不育症的情感反应多种多样,而且因患者不同的不孕原因、治疗效果、文化水平、经济条件、夫妻感情及家庭和睦状况而异,常见的反应包括抑郁、焦虑、内疚、易激惹及其他精神症状等。此外,随着患者就诊和辅助生殖技术的应用,患者在治疗过程中容易出现敏感、情绪波动大、失落、无助等情绪,在成功受孕后可能出现和一般产妇相似的产时、产后抑郁(intrapartum and postpartum depression),而治疗失败则会加重上述不良情绪。

一、抑郁

抑郁(depression)患者常出现心情压抑、悲伤、诉说自己心情不好、高兴不起来、时常无缘无故地长时间哭泣、对家人和朋友情感淡漠。需要注意的是,这种心境或情感低落与一般的"悲伤"不同,通常不能由原本能带来欢乐的人事物(如朋友、好消息等)缓解,在就诊过程中,患者往往会掩盖自己的情绪,虽然有很深的抑郁却仍笑容可掬、带有礼节性的微笑,而这种掩饰恰恰是因为其不愿意承认自己的心理问题或害怕因此被歧视、绝望至极的表现,利用这些表现麻痹周围人从而伺机自杀的行为在不孕症患者中屡见不鲜。

此外,患者可表现为对以前非常感兴趣的活动不再有兴趣,和愉快感丧失,如本来爱好体育运动的人可能不再进行日常锻炼而更愿意待在家里什么也不做,严重者离群索居、不愿意见人,对于沟通、食欲、性欲等本能活动也失去了基本的兴趣。

识别患者的心境和情感低落,要求家属或医护人员密切关注其不良情绪的昼夜节律,通常情绪低落在早上较为严重而在晚间得到缓解,典型的症状表现包括不注重着装和修饰、嘴角下垂、眉心竖纹、弯腰驼背、头部前倾、目光向下、姿势变化次数减少等。

在情感低落的基础上,患者会产生"三无"感,即无望、无助、无用。

1. **无望** 无望(hopeless)是指对未来的生活失去希望,对于将来的日子持悲观态度,认为"好日子到头了"或是"没有前进的动力",有的患者会觉得"活着没有意思"而产生自杀的想法。

2. **无助** 无助(helpless)是指对于自己现在的状态缺乏改变的信心和决心。这一点既可以出现在不孕症患者进行辅助生殖治疗的过程中,也可出现在正常分娩之后,认为自己生育、喂养孩子的能力无人理解、家人无法提供必要的帮助、自己无力照顾孩子等。这一情绪通常表现为患者不愿就医、依从性差、对治疗不抱信心及认为他人爱莫能助。

3. **无用** 无用(worthless)是指患者认为自己毫无价值。一方面,不孕症患者在确诊后往往受到家人或社会舆论的影响,认为自己"连个孩子都生不出";另一方面,在怀孕分娩后,患者也会产生"我不会是一个好妈妈""我连生孩子、养孩子这点事都做不好"的想法；而产生这类想法的患者往往对他人的看法或评价过分关注，甚至主观臆测自己在他人眼里是一个失败者，极端时可能会寻求死亡以求解脱。

二、焦虑

焦虑（anxiety）是不孕症患者最容易出现的精神表现：在确诊时，患者迫于配偶、家庭和社会舆论的压力而产生对自己或对未来过度担心的烦躁情绪，随着治疗进行，患者希望与失望交替出现，如此循环往复，失望往往最后叠加产生对患者的不利影响，不断加深其焦虑感。

常见的症状包括无缘无故的恐慌、烦躁、坐立不安、无来由地担心自己、胎儿或婴儿和家人的健康，或担心一些还没发生的事，可伴有自主神经功能紊乱，如口干、胸闷、心跳加快、尿频、出汗和睡眠障碍等，严重时可以表现为神经衰弱，也可表现为易激惹、时常与他人意见出现分歧、发脾气，甚至冲动、摔东西，此外，在焦虑中可以导致以下表现：

1. 注意力降低　注意力降低（decreased attention）指不孕症患者往往难以集中注意力完成一件事情或继续一次谈话。常见的症状可被分为两类：一种是记忆力下降，另一种是反应力下降或两种情况并存，具体可表现为记忆力降低，丢三落四，对问题的回答缓慢，数问一答，忘记回答某些问题或答非所问等。

2. 认知功能障碍　不孕妇女认知功能障碍（cognitive impairment）以记忆力差为主要特征，但与上述注意力降低导致记忆力下降（忘记刚刚发生的事情）不同的是，常表现为难以进行新学知识的提取和识别。症状严重者可表现为类似痴呆，称为抑郁性假性痴呆，严重影响患者的社会功能和职业功能。在认知障碍的基础上，患者可能通过他人的评价或自我评价加重内疚感并导致自卑、自罪等负面情绪，诱发更多的不良情绪反应。

三、内疚

在女方因素导致的不孕症患者中，绝大多数患者对家庭、爱人有明显内疚（guilt）负罪感，认为自己是家庭的包袱、社会的累赘，甚至认为自己罪大恶极。

内疚多表现在诊断、治疗和正常妊娠及分娩过程中出现的一种以"认为自己毫无用处或有罪"为特征的强烈负面情绪。在确诊后认为自己的生活充满失败，未来也一无是处，被认为"连个孩子也生不出"，或是强行自觉和不自觉地与其他已经生育的女性比较，将加重患者的这种不良情绪。此外，患者也会表现为对其他与妊娠无关的小事情有不合理的自责，这种内疚感伴随自责甚至是自罪的体验，常常如滚雪球一样加重，对这一类事件的反复回忆、思维反刍又不断深化患者的抑郁——患者为她的痛苦与无能而责备自己，将其归咎于个人的失败从而陷入一个恶性循环。

严重的内疚会产生病耻感（stigma），指患者的自我污名化。其主要包括自我贬损、社会退缩、家人和周围人的羞辱等几个不同维度。研究显示，大多数不孕妇女家庭关怀度低，压力感受度强，往往产生与社会、他人相对立的异常情绪，并倾向于为自己贴上不符合事实、过分贬损的标签。在许多国家，"生育"错误地被看作是女性必须承担的（甚至是女性个人承担的）延续家族血脉的基本义务和责任，导致女性承受过大压力，因此她们刻意回避各种社交场合，不愿意提及不孕事实，与周围人交流减少，拒绝就医，甚至会延误病情。

中国不孕妇女大多在调查中对"被问起孩子的事，我会感到尴尬""因为不能怀孕，我对怀孕和小孩的事变得敏感""我尽量对我的病情保密""我不愿意提起不孕这件事情",以及"我担心和丈夫的关系变得不好"等事件或表述产生共鸣。对于病情的回避及对家庭关系、社会关系的过分忧虑使之产生了社会退缩和源自伴侣、家庭、社会的羞辱感。这种羞辱感的反映在行为上多表现为出现自我贬损、不合群、敏感、孤立为特征,从而揭示了患者拒绝就医、与医生沟通不畅、依从性不佳,以及耽误病情、治疗效果不显著等不良结果。

四、易激惹

易激惹(irritability)通常是不孕妇女自感未来无望、活着没有意义之后产生的继发性精神状态,主要源于患者情绪低落,容易产生内疚、自卑、自责,认为前途暗淡悲观,感到绝望,多疑及对周围的人充满敌意,容易将外界的人与事件与自己关联,认为事情向对自己不利的方向发展,所以患者一遇到刺激或不愉快的人或事,即使很轻微,也容易产生剧烈的情感反应,生气、激动、愤怒或大发雷霆,与人争执。

五、其他精神症状

1. 自杀或自伤观念及行为　有严重心理障碍的不孕症患者可能有自杀或自伤倾向,可表现为反复出现与死亡有关的念头,甚至思考自杀的时间、地点、方式等。有些患者的自杀是一过性的,通常与生活中的事件有关,如以某一件事情的发生或终结作为自杀、自伤行为的导火索。而有一些患者的自杀或自伤观念比较顽固,反复出现且与现实生活时间无明显关系。比较严重的患者会出现"扩大性自杀",即杀死别人之后再自杀,而其所杀的对象通常是与自己关系最亲密的家人。

2. 精神病性症状　精神病性症状(psychotic symptoms)主要指幻觉、妄想和木僵。幻觉与妄想可以与抑制心境相关,如出现谴责性的幻听、自罪妄想等。患者受到社会舆论、他人评价的冲击,不断深化对自己过于贬损的错误认知,不断告诉自己"我没办法生出健康的孩子""我没有承担做妈妈的责任"时,幻听及妄想症状就此产生,并和患者的自卑、自罪感相互作用,形成恶性循环。

3. 自知力不完整或丧失自知力　自知力(insight)的出现根据患者症状严重程度而有所不同,一部分不孕患者自知力完整,主动求治,且在治疗过程中依从性好,对治疗结果保持合理期待和相对乐观。而较为严重的患者,尤其是有明显自杀倾向的患者自知力扭曲,缺乏对自己当前状态的清醒认识,甚至完全失去求治愿望。

第三节　不孕患者的夫妻关系

一、夫妻关系的重要性

夫妻关系作为婚姻质量和家庭关系的重要组成部分,不仅是不孕症患者精神状态的外在反应,同时也在诊疗及妊娠、分娩过程中对女方的精神状态产生了巨大影响。从婚姻满意度、性格相容性、夫妻交流、解决冲突的方式、经济安排、业余活动、性生活、子女和婚姻、与亲友关系、角色平等性、信仰一致性等多个维度评价不孕症患者的夫妻关系,结果可以不具有统一性。

二、不孕症患者夫妻关系变化

一方面,不孕症作为一种较大的生活危机,给患者及其家庭带来巨大压力,婚姻中各种问题会伴随不孕症的出现而凸显,因此不孕症夫妇多存在自责、期望过高、挫折反应和相互猜疑等不合理信念,婚姻满意度下降,甚至出现婚姻危机或感情破裂。另一方面,不孕症也可以提高夫妻双方的婚姻调试能力。在一部分夫妻身上,双方的凝聚力通过经历不孕症这一挑战得到了极大提升。解决问题的能力、互相沟通的方式及渠道得到了拓展,夫妻关系在"患难"之后更加牢固,婚姻满意度也得到相应提高。

三、影响夫妻关系走向的因素

不孕患者的夫妻关系可以出现正负双向差异,与患者及家属学历、收入、家庭背景、年龄、不孕年限、不孕原因等有关,夫妻双方本人的性格特点,确诊之前的沟通方式和情感基础,以及两个家庭内部是否和睦都或多或少影响处在挑战与困难之中的夫妻关系。

研究发现,高学历、高收入不孕患者夫妻关系相较于低收入、低学历不孕患者夫妻关系更佳;结婚、不孕年限较短的妇女较结婚及不孕年限较长的妇女对婚姻满意度更好;在病因方面,原发不孕往往比继发性不孕患者承受了更大的家庭压力,也更容易出现夫妻关系的裂痕或其他情感危机,既往有妊娠史、或已有子女,能够显著降低这种压力并缓和夫妻关系;针对患者个人及其家庭而言,良好的人格特征、和睦的家庭关系、多元有效的解决问题的渠道,以及适宜的性生活质量都是稳固夫妻关系、避免关系破裂的积极因素。而当患者因不孕出现消极情绪,如自卑、自罪、焦虑、抑郁、多疑、神经质、恐惧、偏执等,则对夫妻关系的构建产生不利影响。

正如前文所述,不孕妇女与其丈夫之间的关系与不孕症诊疗效果、不孕妇女精神状态之间存在着千丝万缕的联系,关系的好坏决定了女方的精神状态,而精神状态一定程度又影响了患者的依从性和诊疗效果,经过一系列辅助生殖技术的使用,最终的诊疗效果反作用于精神状态并决定了夫妻关系的走向。这三个元素之间的相互作用和因果发展在医生的诊疗中需要得到高度重视,并要求医生结合患者及其家庭的具体状况给予心理和社会干预(图7-3-1)。

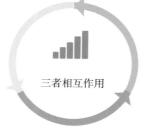

夫妻关系
学历、收入、家庭背景、不孕年限、不孕原因、人格特征、家庭关系、解决问题的渠道、性生活质量

不孕妇女的精神状态
自卑、自罪、焦虑、抑郁、多疑、神经质、恐惧、偏执

三者相互作用

不孕症的治疗
漫长、复杂的治疗过程,高昂的治疗费用,以及治疗结局的不确定

图 7-3-1　不孕妇女精神状态、治疗效果及夫妻关系三者的相互作用

第四节　情绪因素作为不孕症的原因之一

目前的研究明确认为,情绪因素对女性生育力的影响主要体现在可引起机体内分泌系统紊乱从而导致排卵功能障碍。

焦虑、抑郁、紧张、恐惧等不孕妇女常见不良情绪作为一种社会-心理刺激,作为应激原影响患者体内的激素调节系统,应激原激活蓝斑区域的大量去甲肾上腺素能神经元,通过蓝斑-交感神经-肾上腺髓质轴释放肾上腺素和去甲肾上腺素,这两种儿茶酚胺类激素作用于中枢使机体保持适度的兴奋和警觉,过量则容易引起焦虑、抑郁和恐惧,从而正反馈加重情绪对于内分泌系统的

作用。同时,肾上腺素和去甲肾上腺素能够启动机体下丘脑-垂体-肾上腺皮质激素轴(hypothalamic pituitary adrenocortical hormone axis,HPA 轴),促进下丘脑释放促肾上腺皮质素的释放激素(corticotropin releasing hormone,CRH)作用于垂体,后者释放促肾上腺皮质素(adrenocorticotropic hormone,ACTH)以促进肾上腺皮质释放糖皮质激素(glucocorticoid,GC)。而糖皮质激素的大量释放可以作为肾上腺-性腺轴的始动因素,其抑制黄体生成素的释放使得女性性功能尤其是排卵功能下降,无法正常排卵导致不孕(图 7-4-1)。

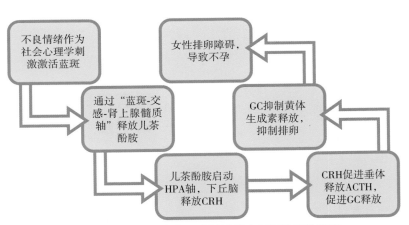

图 7-4-1　**不孕症患者不良精神状态对于排卵的影响**

除此之外,也有研究表明应激原可以通过导致内啡肽、垂体催乳素,以及降黑素的浓度升高导致排卵障碍,引发不孕。患者的不良情绪可影响精子在女性体内的存活,通过改变阴道的酸碱度诱发精子在进入输卵管前的提前

死亡,使受精卵无法形成。输卵管痉挛、宫颈黏液分泌异常、盆腔充血过度等妇科疾病都可能由社会-心理因素引发,从而干扰精卵相遇,导致女性不孕。

第五节　帮助患者适应检查和治疗

不孕症患者作为社会上日益增多的特殊群体,在确诊、治疗和正常怀孕、分娩过程中焦虑、抑郁、自卑、恐惧等负面情绪和患者的诊治可以形成一个恶性循环,最终不能获得满意结局。因此,患者的精神状态及对其不良情绪进行干预在不孕症诊治中尤为重要,而医生作为卫生服务的提供者,帮助患者合理应对不良精神状态并适应不孕症的诊治过程尤为重要。

一、对一般患者的干预

(一)预防或减轻患者心理情感危机

改善医疗服务模式、提高医疗服务质量、增加人民就医获得感是当下我国医改关注的核心问题,而对于不孕症,是预防或减轻不孕症患者心理情感危机的有效手段。

寻求不孕症治疗的患者因疾病特殊性,在助孕治疗过程中常因对 IVF 信息缺乏、治疗周期长、辅助检查项目均需多次往返就医、就诊时间随月经周期不确定等因素,而产生焦虑、易激惹等不良情绪。

在生殖医学中心,可以依托信息化平台和"5S"管理模式(门诊就诊环节、人工授精环节、进入周期环节、取卵环节、移植环节五个维度),通过对不同阶段精准、精细管理来提高不孕症患者对就诊环境、专业技能、服务态度和健康教育的满意度,提高就医体验,提升护理服务,减轻不孕症来源于医疗的就诊压力,以及尽量减少不良情绪的发生。

此外,通过开发智能分诊系统,移动医疗应用软件(APP)和微信公众号来创建患者宣教平台,生殖医学中心可以充分利用新媒体丰富患者健康宣教模式,为患者推送与生殖健康相关的知识和就诊攻略,以及根据就医流程调整、不断更新微信推送的内容,为患者提供远程的信息支持,帮助患者消除就医盲目感,提高就医体验。同时,可以开展不同形式的患者宣教会,增加体验日活动,更多地倾听患者的建议,提高患者满意度,尽量减少患者焦虑原因及诱因。

进一步地,医生可以为患者提供适宜的心理保健课程,教授患者学习情绪管理、积极赋能、心身减压、自我成长等心理保健技术,以此缓解患者压力,并对不孕症诊疗期间的心理问题有预防效果。

(二)定期筛查

医生应当在不孕症患者诊疗及怀孕的不同时期检测其心理健康状况,并帮助患者学习如何正确、有效地进行自我评估。

二、对有不良精神状态表现的患者的干预

(一)树立正确认知

不孕症患者通常对怀孕、分娩及不孕症治疗存在错误认知,认为这是一个"艰难""不可能实现"的过程,而当患者受到来源于自己和外界压力而产生不良情绪时,又进一步加深对自己状态存在"过分贬低"的自我认识。认知决定患者的情绪与行为,进而影响治疗效果,产生良性或恶性循环。这就要求医生们挖掘患者的错误认知并加以分析、解释,代之以正确、现实、理性的认知,从而帮助患者更好地适应环境,缓解心理压力并减轻情绪反应。

（二）提供应对指导

对不孕症患者不良精神状态的应对指导是指从医学伦理、医学心理及社会学的角度充分了解患者的心理状态、经济情况、家庭问题并主动提供医疗、心理、社会信息的支持，以解除其顾虑，消除心理压力。对于患者的指导应包括但不限于：情绪管理（如何控制及管理焦虑、抑郁情绪）、婚姻关系（如何改善夫妻关系及避免其对治疗产生不利影响）、性生活方式（如何正确面对性欲望及体验过低，性生活不协调的问题）、家庭关系（如何避免受到不必要的家庭干预、抱怨、同情的影响，如何增加家庭成员之间的情感联系和亲密度）。如何有效地为患者提供应对指导需要医生根据患者的具体情况和个人经验决定。

在提供必要的应对指导之外应同时配合药物、辅助疗法等干预手段，通过支持疗法、行为、认知等方面的辅导或干预帮助患者放松身心、减轻压力，以理性而积极的态度认识不孕症和不孕症的治疗，从而对不孕症的治疗效果保持合理期待，坚定对未来生活的信心。

（三）提供适当发泄的机会

缺少发泄渠道是不孕症患者不良情绪加重导致精神状态不佳，甚至产生自杀倾向的原因之一。社会上不少人群错误地将女性生育作为衡量女性健康与否、家庭是否美满，甚至能力与品格高低的标尺。而这种广泛且根深蒂固的思想使深陷于不孕症旋涡之中的女性没有机会表达自己内心的真实想法，并向外输出自己的不良情绪，最终导致恶性精神事件的发生。

此时，医生除提供医疗服务外也应当成为倾听者，为患者提供适当的发泄机会，使其长期遭受的精神压力和不良情绪得到缓解和释放，精神状态及思维认知趋向"好"的方向发展。

（四）为患者创造减轻压力的机会

在提供发泄机会的基础上，为患者创造减轻压力的机会能帮助患者以更加积极的心理状态面对不孕症的检查和治疗。与患者交流、鼓励患者之间的交流和朋辈辅导、设置各类沙龙活动都有助于患者分散注意力，在减压的同时认识到生活的美好，从而更好地适应诊疗的过程和结果。

（五）建立密切的医患关系

在不孕症的诊断和治疗过程中，建立良好的医患关系有助于提高患者依从性并巩固治疗效果。密切医患关系的建立依赖于医生仔细倾听患者的意见，构建和谐、融洽、开放的氛围并引导患者表达自己的观点或感觉。从医生的角度出发，首先应尊重患者的病情和心理特点，以平等不加歧视的态度了解患者的心理需要和不良情绪的症结。而在诊疗的过程中，还需要注意保护患者隐私，不向他人透露患者的病情及性生活史，从而有效地帮患者摆脱"不愿意讲述""不愿意承认"的自卑心理，使患者能够坦然面对自己的病情并对疾病的治疗甚至治愈保持信心。

（六）利用外部资源对患者进行心理干预

由于不孕症治疗具有周期长、需要患者多次复诊等特点，医生难以在治疗周期的每个时间点对于患者的情绪和精神状态进行实时监控，因而帮助患者在院外利用外部资源改善精神状态从而更好地适应检查和治疗十分重要。社区卫生服务中心（乡镇卫生院）及其他设置精神科、心理科、心身医学科的相关医疗机构可以作为不孕症诊疗的补充，为患者提供心理健康服务和常规的保健指导。建立多学科联络会诊体系和不同医疗机构和科室之间的协作体系。发挥不同专业优势，从不孕患者的生理、心理、社会关系等多方面帮助患者做好自身健康管理,也能够发动更多科室人员从多角度对患者的精神状态进行监测,及时发现问题并构建畅通的转诊合作绿色通道。

第六节　治疗方法的选择和通过其他途径建立完整家庭

对许多合并不孕症的夫妇来说,成为父母是一个漫长而复杂的过程,这一过程通常开始于创伤最小的医疗检查和操作,逐步过渡到更为复杂、需要进行慎重选择的治疗方法。有些患者在早期阶段就得到了不孕症的明确诊断,或许会因为不孕感到沮丧和失落。有些患者可能需要进行更进一步的检查和治疗,并可能作出一些艰难的抉择,这些不仅包括医疗上的考虑,还要同时关注夫妻之间的情感及家庭财务状况。但无论是哪种情况,许多不孕症夫妇都得面对治疗方法的选择和如何组建家庭的选择,最终都是情感和经济上的艰难抉择,患者都需要承受一定的精神、心理及经济负担。

一、助孕手段

近年来,生殖医学领域在医疗和技术上发展迅速。辅助生殖技术给许多想成为父母的不孕症患者带来了新的希望,而在十余年前不孕症患者成为父母的途径十分有限。这些医疗技术上的发展如体外受精 - 胚胎移植(*in vitro* fertilization and embryo transfer,IVF-ET)、卵子和精子显微操作技术,包括卵胞质内单精子注射(intracytoplasmic sperm injection,ICSI)、供精、赠卵、着床前遗传诊断技术等,都给不孕不育的患者带来了成为父母的希望。与此同时,这些进步也同样给患者带来了精神上的额外负担,以及与各种具体治疗手段相伴随的特殊精神心理压力。这些压力包括巨大的财务支出、比理想中偏低的成功率、医疗操作风险,以及潜在的法律、道德和伦理矛盾。

许多不孕症夫妇选择 IVF 及其衍生技术手段助孕,并将这些助孕手段看成是自己生育孩子最好的选择和最后的办法。这些不孕症夫妇在诊疗过程中可能失望及遭受经济损失,也承受着巨大的精神压力,但依然期望通过治疗最终生育一个健康的孩子。对这些夫妇双方来说,这个过程是关注他们情感的关键时刻,因为他们很可能已经进行了数月甚至数年的治疗,因此在开始新技术前,他们就已经感到疲劳、抑郁或焦虑。如果他们在经济上很紧张,或许只有一两次尝试的机会。这时,精神紧张和焦虑感就会更加强烈,夫妻关系可能也会因此紧张起来。

不孕症治疗的每个阶段都可能让夫妻双方产生新的焦虑和紧张。未成功怀孕会造成巨大的悲痛。如果能在应用辅助生殖助孕技术之前充分做好心理上的准备,对不孕症夫妇会有很大帮助。这些准备包括获取可能的成功率信息,以及医疗、财务、精神情感和后勤保障方面的相关信息。亲戚朋友们的电话慰问,或求助于心理健康专业医疗者,都能使患者更好地适应不孕症的治疗过程并能坚持下去。夫妻之间及不孕症夫妇与医务人员之间的坦诚交流也是非常有必要的,有助于大家了解各自的想法和疑虑,进而去解决这些问题。有了这样的心理建设,无论结果如何,绝大多数选择辅助生殖技术的不孕症患者都能感到努力是值得的。也有许多不孕症夫妇迷失了方向,忘记了成为父母、孕育孩子这一最终目标,他们可能陷入自己究竟能否怀孕的这个问题中而感到无限的焦虑和恐惧。对医务人员或心理咨询者来说,去帮助那些想要放弃治疗或是转而求助于其他手段成为父母的夫妇,让他们感到自己已经尽了最大的努力也是十分重要的。

目前临床上常用的助孕手段主要包括以下几种:

(一) 人工授精

人工授精(artificial insemination)是指通过人工方法用器皿将精液注入阴道及宫颈附近的方式使妇女受孕。根据精液来源分为夫精人工授精和赠精人工授精。宫腔内人工授精就是将丈夫的精液处理后,去除精浆,集中活动精子的液体,注入患者的宫腔内以助怀孕。由于人工授精操作简单且经济实惠,现已普遍应用于临床。

宫腔内人工授精主要的适应证为免疫因素、男性因素、子宫颈因素、子宫内膜异位症及不明原因性不孕等。根据患者排卵的情况,可以通过激素刺激或不通过激素刺激来触发排卵,是目前临床常用的助孕手段。

(二) 体外受精 - 胚胎移植

体外受精 - 胚胎移植(*in vitro* fertilization and embryo transfer,IVF-ET)是将精子和卵子在女性体外结合,省略了胚胎通过输卵管的过程,通过激素刺激触发排卵,经阴道获得多个卵子。在实验室中,进行受精、培养,在受精后的胚胎重新移植到女性子宫中。IVF-ET 的适应证包括:①女方输卵管因素造成的精子

与卵子遇合困难;②排卵障碍;③子宫内膜异位症;④男方少、弱精子症;⑤不明原因不育;⑥女性免疫性不孕。

IVF-ET 治疗包括以下五个步骤:①控制性卵巢刺激:常用的方案有 GnRH 激动剂方案长方案、短方案和超长方案,GnRH 拮抗剂方案和其他方案,如微刺激方案、自然周期促排卵方案等。②卵母细胞采集:通常采用的取卵方式为经阴道超声引导下负压抽吸取卵,操作简单,显像清晰,卵母细胞回收率高。③体外受精:通常每枚卵母细胞需要 5 万 ~10 万条精子在体外完成受精。受精卵被置入生长培养液中,在适宜的温度、湿度和氧浓度条件下培养,在体外培养的第三天,胚胎师根据形态进行胚胎的评分,此时根据患者的胚胎评分、助孕方案、患者的个体化条件,决定胚胎的培养和移植策略。④胚胎移植:根据患者夫妇的个体化情况,由医师与患者夫妇充分讨论沟通后选择实施胚胎移植。⑤黄体支持。

(三) 卵胞质内单精子注射显微受精技术

卵胞质内单精子注射(intracytoplasmic sperm injection,ICSI)这项技术是将成熟的卵细胞微注入单个精子细胞中完成受精,因此降低了精子在体外受精过程中的质量要求。这项技术最初被用于治疗男性不育或精子异常,但现阶段也常用于给冷冻卵子受精,或治疗特发性不孕,或常规受精失败情况下的补救受精。

(四) 植入前遗传学诊断和植入前遗传学筛查

植入前遗传学诊断(preimplantation genetic diagnosis,PGD)是指利用生殖技术对植入前的胚胎进行基因分析。植入前遗传学筛查(preimplantation genetic screening,PGS)是利用细胞遗传学技术对胚胎基因检测以进行新的非整倍体筛选的过程。PGD 和 PGS 都需要在体外受精。PGD 目前被用于减少后代遗

传性疾病的发生，PGS 目前被用于辅助生殖治疗，通过转移整倍体胚胎来提高妊娠成功率，因此被建议用于高龄产妇、反复着床失败的夫妇、反复不明原因流产的夫妇，以及严重男性因素不孕的夫妇。

二、配子捐赠

配子捐赠包括赠精和赠卵。无论是男方因素还是女方因素导致的不孕症，通过配子捐赠可以帮助很多不孕不育患者拥有自己的孩子。我国目前已允许配子捐赠，但有严格的限制性规定。对精子捐赠施行双盲制，即人类精子库应当为供精者和受精者保密，未经供精者和接受者同意不得泄露有关信息。目前，国内对卵子捐赠是有限制的，因为捐卵是有创的，对女性身体会有不同程度的损伤，而且卵子库的建设难度远高于精子库。我国虽然允许卵子捐赠，但规定了赠卵的基本条件，即赠卵是一种人道主义行为，禁止任何组织和个人以任何形式募集供卵者进行商业化的供卵行为，赠卵只限于人类辅助生殖治疗周期中剩余的卵子。即使是这样，卵子捐赠对不孕症家庭来说也是一个希望。

尽管配子捐赠对不孕症家庭来说是一种看起来快速合理的解决办法，但通过这一方式助孕可能会引起夫妻双方长期的心理矛盾，在建议不孕症家庭选择配子捐赠方式进行助孕时，还有很多重要问题需要考虑。

首先，推荐配子捐赠这一方法就是向患者表明：目前已经没有其他医疗手段可以让你拥有一个遗传夫妻双方基因的后代了。不孕症的夫妻都必须接受不孕不育且目前无法治愈的最终结论。在采取其他方式成为父母之前，患者通常需要一段时间来消化这样的结局，同时也需要冷静地考虑接下来将做出怎样的决定，是否愿意放弃成为父母的这一目标。

这个决定可能会令他们感到完全无法接受，因此，给他们足够的时间去接受不孕的结果十分重要，接着应该给他们足够的时间去考虑成为父母的其他途径。当患者走到这一步时，如果愿意接受不孕不育心理咨询师的治疗，对不孕不育个人及夫妇的治疗都是十分有意义的。在那里他们可能获得关于配子捐赠或领养的一些信息，并讨论哪种方法能让他们更容易接受，以及各种方法的利弊，帮助他们做出选择。

其次，也要强调，得到精子或卵子捐赠后生育的孩子与生育遗传了自己基因的孩子是完全不同的。多数夫妇最初寻求辅助生殖技术助孕是想要拥有一个遗传了自己基因的孩子，但当他们意识到这一目标不能达成时，必须再去熟悉配子捐赠生育孩子衍生出的远期问题，如如何保密、如何公开、使用已知的或是未知的捐赠者的配子、社会伦理与宗教的态度等。如果使用捐赠的配子完成生育可能会给婚姻带来一些影响，对未来的孩子也会有一定的影响，这些都是需要不孕不育夫妇接受配子捐赠前需要充分考虑的问题。

最后，应当充分向夫妇双方告知治疗手段的有限性，同时认可其得到的配子不能拥有自己的基因。只有夫妻双方都充分认可并接受这些情况，并且确定自己将会尽全力去养育这个不拥有自己基因的孩子，尽到赡养的义务，我们才可以考虑建议符合配子捐赠条件的家庭通过这种方式助孕实现他们成为父母的愿望。

三、领养

孩子是我们对生命延续的表达，但很多不孕症家庭无法让自己拥有美好的延续。传统观念认为人们结婚生子、繁衍生息是一种自然规律，但在不孕不育家庭这却显得很艰难。当不孕症患者无法通过辅助生殖技术助孕时，可以选择领养孩子。

对许多不孕症家庭来说,领养是解决问题矛盾的极好方法。经过了经年累月的不孕治疗,很多夫妇可能会认为成为父母的结局比是否经历怀孕与分娩的过程更为重要。人们对于领养有很多担忧,但事实上大多数都是虚构出来的,或是已有的社会成见。孩子是一个家庭的纽带,拥有孩子之后,夫妻双方会变得更有责任感,也会有一种共同的使命感,让他们感受到为人父母的感觉,缓解他们因为不孕不育带来

的各种焦虑情绪,同时也能让他们的夫妻关系更为融洽。绝大多数领养会令父母、不孕症夫妇双方,以及其他的家庭成员都感到意外的满意。

领养孩子有很多途径,最好的、确保合法领养的途径是建议患者到社会福利院登记确认信息。如果患者正在考虑领养的途径,鼓励他们多花点时间考虑清楚十分重要。不孕症的心理咨询师对希望领养孩子的个人或夫妇都很有帮助,这样的渠道与参考资料还有很多,帮助他们走出不孕症带来的悲伤,鼓励他们去领养。

第七节　特殊的不孕不育症和相关考虑

一、妊娠丢失

对一对夫妻来讲,流产(abortion)可以引发多种复杂的心理问题。流产可以产生复杂的心理变化,有的女性在经历了流产之后很容易陷入心理危机,产生抑郁、沮丧、烦躁、焦虑等症状。一名育龄期女性可顺利地怀孕,但却不能同样顺利地足月分娩一个孩子,她也会视此为自己的失败。经历过流产的患者通常会认为是自己的原因造成流产,并因此产生强大的内疚感和恐惧感。这些不单单是流产这一现实造成的,还与妊娠前后体内激素水平的变化有关,多数人会不治而愈,而有的女性如果不及时调整,就会对她们的心理造成负面的影响,甚至出现严重的心理问题。不管是未进入围产期的流产还是妊娠中晚期的死产,无论何种形式的妊娠丢失都会使人感到无限的悲伤。流产与死产所带来的悲痛同样巨大,当然,流产所引起的悲痛程度和持续时间会相对短一些。

然而,专业人士与普通大众一般认为流产是相对不太重要的不良事件,女性身体上可以很快

地恢复,没有十分严重的不良影响,即使有,也不会对女性及其配偶产生持久的心理影响。流产对夫妻双方所带来的影响在文化上被忽略。

有些经历过流产的妇女注意到,她们并不被鼓励哭泣或反复谈论流产所带来的悲痛与伤心,她们因此可能认为自己的感受有些过分,并且试图对自己和他人否认这种真实存在感受。我们需要注意的是,医疗从业者也没有过分关注这种情况,有的医生也试图使这种情绪和心理影响最小化,使这些女性的孤独感长久地存在。

通过不孕治疗后怀孕、之后又流产的患者,极可能与顺利自然妊娠的妇女感受不同。她们的悲切更加深切,因为这可能是她们努力几次才刚刚看到的一点点希望,现在希望也破灭了,她们害怕这将是她们仅有的一次或是最后一次孕育孩子的机会。事实上,她们的担忧不无道理,可能最终也是事实。需要引起我们关注的还有复发性流产和反复着床失败的患者,他们可能经历了多次的妊娠丢失和长时间不孕症的治疗,耗费了巨大的财力和精力,多次的失败给他们带来更多的负性情绪,进而影

响其生活质量。有研究指出,负性情绪是引发复发性流产的影响因子之一,故临床上也需要重视对复发性流产患者的心理干预和疏导。

如何帮助这些女性走出心理阴影呢?在应对妊娠丢失时,有几个重要因素能帮助这些夫妇们调节对妊娠丢失带来的悲伤情绪。如医生们可以帮助患者减轻自己的负罪感、悲伤和挫折感,鼓励她们。妊娠丢失可能并不是因为她们做得不好或不够多,更多的可能是其他因素,如胚胎染色体异常、免疫因素等。对病人来讲,获得家庭和朋友们的感情支持,或从有同样遭遇的人那里获得支持很有帮助。对于极度抑郁的病人或很难从悲伤中恢复过来的病人,约见精神健康专业人士,并得到帮助是值得推荐的。我们要让经历流产的女性给自己建立一个积极的心理暗示。妇科临床医师在充分交代流产的可能病因之外还需更多的提供心理支持,做好下次妊娠的孕前咨询,帮助患者尽快完成生育。

二、不孕不育和中年阶段

很多女性为了继续学业、建立事业基础或获得财务自由,而推迟了自己的生育时间,这些抱负通常与养育孩子相矛盾。而另外一些处于中年阶段的女性或许刚刚找到合适的伴侣。一些 35 岁以上的妇女可能会发现怀孕比她们想象的要难很多。遇到这种情况时,医生与其他健康从业人员应鼓励这些女性在努力妊娠这方面更积极一点。当女性的年龄和怀孕生产的时机越来越紧迫时,不能养育孩子可能就会给她们带来痛苦和失望。意识到"失去了机会"可以引发自责和沮丧。与年轻的夫妇一样,这些患者也不得不接受不好的现实,并考虑建立家庭的其他途径。有时,这种不良的精神状态需要精神心理健康从业人员的帮助。

人们在各个阶段都有焦虑的情绪,近些年来,中年群体由于家庭、事业等各方面的压力增加明显,中年群体的焦虑更是被称为"中年危机"。中年危机总结起来无外乎就是些日常繁琐的小事,如婚姻问题、健康问题及工作能力增加带来的责任和压力等,如果还有不孕不育的困扰,就会让中年家庭陷入更深的焦虑中。

到了中年阶段,随着年龄的增加,高龄女性妊娠能力下降的同时自然流产率升高,死胎发生率增加,活产率降低。男性方面也随着年龄的增加出现多脏器趋于衰老,慢性疾病发生率逐渐增高,导致了生育力的下降。对于计划妊娠的高龄女性,生殖医生应当指导她们在准备妊娠前至少 3 个月对健康状况进行检查和调整,并给予孕前健康教育指导。

对于中年阶段不孕的患者,应当积极进行 IVF 助孕。在促排卵方案的选择上,对于卵巢功能正常者,可以首先选择常规控制性超促排卵方案。

(一)促性腺激素释放激素激动剂长方案

在过去 20 年中促性腺激素释放激素激动剂(gonadotropin releasing hormone agonist, GnRH-a)长方案是 IVF 治疗中最常用的方案,但研究显示长方案的降调节对卵巢低反应患者出现垂体过度移植,导致促性腺激素(gonadotropin, Gn)启动剂量增加、卵巢反应性下降。

(二)促性腺激素释放激素激动剂短方案

与长方案相比,短方案减少了前一黄体期的垂体降调节时间。GnRH-a 不仅能够有效抑制内源性黄体生成素(luteinizing hormone, LH)分泌,还可以使早卵泡期促卵泡激素(follicle stimulating hormone, FSH)分泌剧增,启动卵泡募集,有利于内源性 Gn 释放,减少外源性 Gn 用量,增加获卵数。但大量研究显示其临床结局并不优于长方案和拮抗剂方案。

（三）促性腺激素释放激素拮抗剂方案

促性腺激素释放激素拮抗剂（gonadotropin releasing hormone antagonist，GnRH-A）不仅能有效抑制早发 LH 峰，而且在卵泡发育的中晚期开始使用，避免了早卵泡期卵泡募集阶段内源性 FSH 和 LH 的显著抑制，使卵泡发育的早期更接近于自然。不过，临床荟萃分析显示 GnRH-A 方案和 GnRH-a 方案对卵巢低反应患者的 IVF 结局并没有统计学差异。

对于卵巢低反应的患者，生殖医生应当仔细回顾患者病史，有针对性的治疗并再次检查患者的病情，预测 IVF 成功率极低时，应当建议患者考虑放弃 IVF，改为赠卵 IVF 或领养。

对于高龄卵巢功能下降、卵巢低反应的患者进行 IVF 促排卵治疗时，可考虑采用非传统的促排卵方案，如微刺激方案、自然周期、改良自然周期或黄体期促排卵方案。总而言之，对于高龄卵巢低反应患者，没有绝对有效和最理想的方案，对于一般卵巢低反应患者可以先尝试稍微改良的控制性卵巢刺激方案，失败后再逐步尝试微刺激和自然周期方案，对于卵巢极低反应者，则直接进行微刺激或自然周期。随着生殖医学的不断发展，生殖医生的灵活性提高、临床经验不断丰富，越来越多的中年阶段不孕症患者可以通过 IVF 完成生育。

三、继发不孕

对某些人来讲，继发不孕（secondary infertility）对其精神的影响绝不亚于从未怀孕或从未生产所造成的影响。继发不孕夫妇同样会经历极大的悲伤、渴望、焦虑和痛苦。他们可以描述作为父母的快乐，但现在又因为丧失了这种快乐而感到无比失望。

这些夫妇本来已经有了一个或几个孩子，常发现自己处于矛盾的状态，他们可能对于再次妊娠存在着纠结的心理，想做生物学上的父母，但却无法怀孕。对很多人来讲，这是一种精神上的混乱状态。他们很庆幸自己曾经有过孩子，或是怀孕过，仍渴望再要一个孩子。

与其他不孕症夫妇相同，鼓励他们自己找到疏解痛苦和沮丧的方法十分重要。向医疗机构寻求支持，或向心理医生寻求帮助，都将有助于患者去应对在继发不孕的困难斗争中出现的复杂问题和不良感受。

继发不孕对不孕症家庭的影响相比原发不孕往往更大。继发不孕的夫妇有的可能曾经经历了作为父母的快乐，他们会在妊娠或流产过程中经历更大的悲伤、期待、焦虑和伤感。

【病例讨论】

患者女性，33 岁，于 2015 年 12 月因"原发不孕 7 年"来院就诊，要求助孕。患者夫妻双方试孕 7 年未孕，完善化验检查后发现男方为隐匿性无精症，Y 染色体微缺失。男方既往曾进行 3 次精液分析，其中 2 次发现了极少量的精子，男科医生建议患者直接进行 IVF 助孕，同时进行显微镜下睾丸切开取精术。

患者于 2016 年 1 月促排卵后获卵 11 枚，因男方手术中未获得精子，于是患者选择冷冻保存卵母细胞。2 个月后患者再次来院，与家人商议沟通后要求赠精人工授精。患者于 2016 年接受 3 次赠精人工授精，但均未成功受孕。2017 年患者要求解冻卵母细胞进行赠精 IVF 助孕。患者新鲜周期移植 2 枚胚胎，均成功着床。但其中一胎在孕早期胚胎停育，另一个胎儿在怀孕 5 个月时产检发现小脑畸形并行中期引产手术。

2017 年 10 月患者的丈夫复查精液，镜下可见极少量精子，经过生殖医生和男科医生的反复讨论，考虑其精子数量很少，可多次取精并冻存,积累到一定数量后再启动 IVF 周期。冻存 2 次精子之后,患者也同步进入促排卵周期,获卵 28 枚,行 ICSI 助孕获得 14 枚胚胎。为预防卵巢过度刺激综合征新鲜周期未移植,患者及家属拒绝行 PGD 筛选胚胎,解冻周期移植 2 枚胚胎后受孕单胎,并于妊娠 38 周⁺剖宫产成功分娩一健康男婴。

专家点评: 在这个病例中,我们可以看到患者经历了不孕、赠精人工授精、赠精 IVF,甚至还经历了赠精人工授精后妊娠胎儿畸形而不得不选择引产。中期引产之后,她感到更加焦虑和不安,生殖医生安抚了她的情绪,同时考虑到其丈夫这种间断性无精的情况,经过讨论后提出了冻存精子后 IVF 的助孕策略。生殖医生通过灵活运用个体化的助孕方案,为患者夫妇再次燃起了希望,并建立继续尝试助孕的信心,从而能够去应对这个过程中不断出现的各种压力和焦虑,最终夫妻二人才成功拥有一个属于自己的孩子。

(迟洪滨　赵捷　潘宁宁)

参考文献

1. TIUMM, HONG JY, CHENG VS, et al. Lived experience of infertility among Hong Kong Chinese women. Int J Qual Stud Health Well-being, 2018, 13 (1): 1554023.

2. 鲍冠君, 董萍培, 冯莺. 女性不孕症病人病耻感及其影响因素的调查研究. 全科护理, 2019, 17 (23): 2817-2820.

3. KIM M, YI SJ, HONG JE. Experiences of Women with Male Factor Infertility under in vitro Fertilization. Int J Environ Res Public Health, 2020, 17 (21): 7809.

4. 王倩倩. 无锡市 80 例不孕症妇女心理症状调查及干预效果研究. 中国卫生产业, 2016, 13 (32): 175-177.

5. 闫霞, 王美婷. 863 例不孕症患者心理因素及 GSES 评分分析. 中国性科学, 2019, 28 (04): 149-152.

6. 方舟, 孔伟, 闻姬. 207 例不孕症妇女焦虑抑郁影响因素分析. 生殖与避孕, 2015, 35 (10): 735-738.

7. 郑睿敏. 孕产妇心理健康管理专家共识 (2019 年). 中国妇幼健康研究, 2019, 30 (7): 781-786.

8. SHEN Y, HE D, HE L, et al. Chronic Psycho-logical Stress, but Not Chronic Pain Stress, Influences Sexual Motivation and Induces Testicular Autophagy in Male Rats. Front Psychol, 2020, 30 (11): 826-831.

9. BOIVIN J, GAMEIRO S. Evolution of psychology and counseling in infertility. Fertil Steril, 2015, 104 (2): 251-259.

10. GALHARDO A, ALVES J, MOURA-RAMOS M, et al. Infertility-related stress and depressive symptoms—the role of experiential avoidance: a cross-sectional study. J Reprod Infant Psychol, 2020, 38 (2): 139-150.

11. 张博雯, 周伟元, 黄小芳. 先兆流产与孕期生活事件及心理压力的相关性探讨. 中国现代医生, 2016, 54 (31): 44-47.

12. 宋东红, 王巧红, 陆虹, 等. 北京市某三级甲等医院复发性流产患者焦虑抑郁状况及影响因素调查. 中华现代护理杂志, 2014, 49 (8): 882-885.

13. 张玉萍, 燕美琴, 王丽萍, 等. 辅助性 T 细胞 17 和调节性 T 细胞相关细胞因子在不明原因复发性流产中的变化及意义. 中国药物与临床, 2019, 19 (8): 1273-1275.

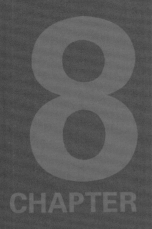

8
CHAPTER

第八章
无排卵性不孕妇女的
药物治疗

无排卵是导致不孕症的重要因素,占女性不孕症的 15%~20%,占女性不孕的 40%。无排卵是由于下丘脑-垂体-卵巢轴之间功能失调所致,如多囊卵巢综合征(polycystic ovary syndrome,PCOS)、高催乳素血症(hyperprolactinemia,HP)等,均可以引起卵泡发育不良。未破裂卵泡黄素化综合征(luteinized unruptured follicle syndrome,LUFS)是另外一种排卵障碍,多见于子宫内膜异位症患者。排卵障碍最常见的症状是月经稀发或闭经,也可表现为轻度的月经改变。对于有生育要求的无排卵患者,促排卵治疗是首选方案,氯米芬、芳香化酶抑制剂、促性腺激素(gonadotropin,Gn)类等是常用药物,可有效调节月经,促进排卵,从而达到治疗的效果。

第一节　背景和病因学

一、诊断

无排卵妇女通常表现为月经稀发或闭经,初诊时需要详细地询问病史、月经史包括月经周期长度、月经周期是否规律和末次月经时间,同时需除外是否应用了任何可能导致月经周期紊乱药物及既往用药病史。另外,还应询问有无与高催乳素血症(如溢乳、头痛、视力障碍)、甲状腺功能障碍和更年期症状相关的症状,以及雄激素过多的症状,如多毛症、痤疮、油性皮肤。其他相关的病史包括最近的体重变化、饮食、压力情况和运动方式。体格检查应关注痤疮、多毛、甲状腺肿、棘皮病、男性化(阴蒂变大、声音变粗和男士脱发)和溢乳等症状。若无排卵且多毛的患者合并高血压,应评估肾上腺功能是否异常。

对怀疑排卵障碍的患者,基础体温(basal body temperature,BBT)测定是一个经济实用的判断有无排卵的方法,在卵泡期,BBT 一般为 36.1~36.4℃,一旦孕激素水平超过产热阈值,BBT 就比之前的平均值升高 0.4~0.6℃,在黄体期,BBT 维持此高度,直到月经前后降至基础水平。理想的 BBT 图是呈明显双相的,周期为 25~35 天,体温升高 12 天以上来月经。BBT 监测虽然简单,无创,花费低,但相对繁琐,在排卵发生后才有孕激素引起的体温升高,患者每天监测体温会增加紧张情绪,故 BBT 监测在促排卵治疗时应用有限。

评估不孕症患者是否排卵的另一个常用方法是测定血清孕激素。卵泡期血清孕激素水平较低,黄体生成素(luteinizing hormone,LH)峰时轻度升高,排卵发生后急剧升高,黄体期时孕激素浓度稳步升高,排卵后 7~8 天达高峰,月经期时下降。通常,血清孕激素 > 3ng/ml 是发生排卵的依据。监测血清孕激素可在下一个月经期前 7 天左右进行,通过记录取血后月经来潮的日期来评估时机的正确性。

尿 LH 试纸是通过检测月经中期 LH 峰,判断排卵是否即将发生。LH 峰从开始到结束持续 48~50 小时,大多数周期,这个试验仅在一天显示阳性结果,有时连续两天阳性,所以,为检测到 LH 峰,应每天测定尿 LH。首次出现阳性结果预示排卵将发生在 24~48 小时内。

尿 LH 测定的结果受测定时间影响较大,一天测定一次以上可减少假阴性的发生率,但检测次数多也会增加费用。

连续的阴道超声监测是判断排卵与否的一项重要手段,在估计排卵前一周左右开始,观察排卵前后排卵卵泡的连续变化特征,可观察到晚期卵泡发育和早期黄体发育,尽管仍然不能提供确凿的证据表明卵子确实排出,但连续经阴道超声监测提供了关于排卵前卵泡大小和数量的详细信息,而且可以最精确地估计排卵的发生。

子宫内膜活检可以通过发现分泌期子宫内膜来确定是否排卵,但操作有创且有明显不适,内膜活检一般用于高度怀疑或除外子宫内膜病变的患者。月经稀发的患者应进行基础血清促卵泡激素(follicle stimulating hormone,FSH)、促甲状腺激素(thyroid stimulating hormone,TSH)和催乳素的检测。并检查雄激素的分泌情况,如果出现严重的高雄激素血症(如总睾酮 > 5nmol/L)或有严重多毛或男性化的现象,则需要检查 17- 羟孕酮以排除迟发性先天性肾上腺增生;可进行地塞米松抑制试验排除库欣综合征,以及排除分泌雄激素的肿瘤。

二、WHO 无排卵分类

1997 年 世 界 卫 生 组 织(World Health Organization,WHO)将排卵功能障碍分为 3 类(表 8-1-1):①低促性腺激素性腺功能不全(WHO Ⅰ 组):这类患者可表现为原发性或继发闭经,血清 FSH、黄体生成素和雌二醇水平通常表现为不同程度的降低,若病因明确是可以治疗的,应先针对病因进行治疗。②正常促性腺激素型排卵障碍(WHO Ⅱ 组):多数为多囊卵巢综合征患者,表现为卵泡刺激素水平正常或降低,黄体生成素正常或升高,血清雌激素正常。肥胖的 PCOS 患者首要的治疗方式是减肥,部分患者可恢复自然排卵,并可改善对促排卵药物的反应。同时对引起雄激素过多的其他疾病也应进行相应地治疗。氯米芬和芳香化酶抑制剂是此类患者促排卵的一线药物。③高促性腺激素性腺功能不全(WHO Ⅲ组):如卵巢早衰、性腺发育不全等,这类患者可能出现原发性或继发性 FSH 升高和雌二醇水平降低。约一半的年轻卵巢早衰患者出现间歇性和不可预测的排卵,5%~10% 的病例可自然妊娠。然而,对这类患者促排卵治疗效果欠佳,赠卵是此类患者的有效治疗方案。

表 8-1-1 排卵障碍的分类

低促性腺激素性腺功能不全(WHO Ⅰ 型)
特发性性腺功能减退性腺功能减退症,如卡尔曼综合征
功能性下丘脑功能障碍(可能由过度肥胖、神经性厌食症、运动、应激、药物导致或医源性因素所致)
垂体瘤,垂体梗死(如希恩综合征)
正常促性腺激素型排卵障碍(WHO Ⅱ 型)
多囊卵巢综合征
高促性腺激素性腺功能不全(卵巢早衰)(WHO Ⅲ 型)
遗传因素(如特纳综合征)
自身免疫性疾病,感染(如腮腺炎、卵巢炎)
医源性因素(如外科手术绝经、放疗或化疗后)
特发性其他内分泌疾病,如高催乳素血症、甲状腺功能不全、其他雄激素过多的情况,如先天性肾上腺增生和分泌雄激素的肾上腺和卵巢肿瘤

第二节　无排卵性不孕女性的治疗

由于导致不孕症多因素存在的情况非常普遍,在无排卵不孕症患者助孕治疗前,建议进行一些基本检查,尤其是男方精液分析。通常,至少需要两次轻度异常精液检查结果决定患者诱导排卵后进行宫腔内人工授精助孕,如果男方诊断为严重少弱精症,则需直接进行 IVF 或 ICSI 助孕。如果女性曾患性传播疾病、盆腔炎、子宫内膜异位症,或有剖宫产史、盆腔内手术史(如常见的阑尾炎手术),则建议进行输卵管通畅性检查。如确认输卵管通畅且宫腔正常,可开始诱导排卵助孕。如果发现输卵管或宫腔异常,建议进行宫腔镜或腹腔镜检查及治疗,甚至由于存在严重的输卵管病变也可直接进行 IVF 助孕。

一、低促性腺激素性性腺功能不全(WHO Ⅰ型)的治疗

低促性腺激素性性腺功能不全(hypogonadotropic hypogonadism,HH) 即 WHO Ⅰ型排卵障碍,在无排卵患者中占 10%,病变可能来源于下丘脑或垂体,使促性腺激素浓度过低,以致于不能刺激卵巢中卵泡发育和雌激素的生成,临床表现为无排卵、闭经及不孕。在药物治疗前需先去除不良影响因素,如过度节食、神经性厌食、压力过大、长期剧烈运动等。如果因极低体重导致无排卵,应尽一切努力增加体重,这不仅能减轻治疗负担,还对之后妊娠的成功非常重要。

如果无生育需求,低促性腺激素性性腺功能不全患者在进入青春期后建议应用雌孕激素序贯性替代治疗,既可以预防因低雌激素导致的骨质疏松和心血管疾病风险增加,也可促进子宫发育,保留相应功能。对于有生育需求的患者,需区分病变来源于下丘脑还是垂体,如病变来源于下丘脑,垂体功能正常,应用 GnRH 脉冲性释放的"替代疗法"可恢复下丘脑 - 垂体 - 卵巢轴的正常功能,是最佳治疗方案。无论是下丘脑还是垂体原因,也可用促性腺激素直接刺激卵巢诱导排卵助孕。而需要依赖下丘脑 - 垂体 - 卵巢轴正负反馈调节功能的完整性才能诱导排卵的雌激素拮抗剂(氯米芬),以及芳香化酶抑制剂(来曲唑)都不适用于低促性腺激素性性腺功能不全患者。

(一)GnRH 替代治疗

生理状况下,下丘脑分泌的促性腺激素释放激素(gonadotropin releasing hormone,GnRH)呈脉冲式释放,研究显示,连续注射 GnRH 并不能产生所需的促性腺激素释放,相反会下调相应的受体并抑制了 FSH 及 LH 的释放。因此,GnRH 的使用剂量、时机及方式对恢复正常的排卵周期至关重要。然而由于其半衰期非常短,无法在外周血中测到其浓度,临床中一般通过 LH 的释放频率及脉冲间接了解 GnRH 的生理分泌特性。

当前,可应用与胰岛素泵类似的设备通过皮下或静脉给药,因静脉给药在留置针部位偶有发生过血栓性静脉炎,建议应用皮下给药途径。设定为每 60~90 分钟皮下注射 15~20μg 或静脉注射 5~10μg GnRH,排卵后需将泵调至黄体期模式或停用 GnRH 并开始黄体支持,直到确定怀孕或月经来潮。对于特发性低促性腺激素性性腺功能不全、卡尔曼

综合征,以及由于极低体重引起的排卵障碍,都是非常有效的诱导排卵方法,妊娠率超过80%,优点是几乎不要监测,单卵泡排卵率非常高,不会发生卵巢过度刺激综合征(ovarian hyperstimulation syndrome,OHSS),多胎妊娠率小于 5%。多胎妊娠的情况易出现在第一个治疗周期或应用 hCG 扳机的情况下。主要缺点是佩戴泵和配件不便,成本较高,因此患者的可接受度有限。

(二) 促性腺激素诱导排卵

无论病变来自下丘脑还是垂体,促性腺激素诱导排卵助孕都有效,尽管诱导排卵过程相当简单,但挑战仍然是找到 FSH 阈值,然后继续应用促性腺激素来促使优势卵泡完全成熟。另外需要注意的是,这类患者卵巢既往缺乏内源性促性腺激素的刺激,很可能限制了颗粒细胞中 FSH 受体的数量,因此对外源性促性腺激素治疗反应通常较慢,在第一个治疗周期中需要一段时间的启动,为了获得最佳的诱导排卵效果,需要耐心并适当调节促性腺激素剂量。

根据"两促性腺激素 - 两细胞"假说(twocells:two gonadotrophins hypothesis),需要 LH 活性才能促使膜细胞生产雄激素,也就是进一步产生雌激素的底物。而患者体内内源性 FSH 及 LH 同时缺乏,在这种情况下,诱导排卵必须同时应用外源性 FSH 和 LH,单独应用 FSH 可能会促进一定程度的卵泡发育,甚至超声监测卵泡发育"正常",但是由于缺乏 LH,针对这些看似成熟的卵泡扳机排卵,卵母细胞质量差,子宫内膜发育不良,且两者不同步,导致妊娠率非常低。

药物选择:可选择绝经期促性腺激素(human menopausal gonadotropin,HMG)(FSH、LH 含量为 1:1);也可以同时给予 FSH

和 LH,缺点是每天需要 2 次皮下注射,但可根据卵泡发育情况调整 FSH、LH 的比例。75IU 的 rLH 似乎足以使大多数患者的卵泡正常发育,只要给予的 FSH/LH 比率不低于1,较高的 LH 剂量也不会干扰促性腺功能减退环境中的卵泡成熟。

用药方案:低剂量的逐步递增方案更适合这类患者,但是,在发现 FSH 阈值之前,可能连续一段时间每天注射药物但剂量不足,也可以很好地评估卵巢对 FSH 的灵敏度,大多数患者可产生单卵泡发育及排卵,多卵泡发育的风险很低。与其他患者诱导排卵相同,选择起始剂量时应考虑患者的年龄和 BMI,BMI 正常或较低的 35 岁以下患者建议起始剂量为 50IU,其他情况下为 75IU。应用初始剂量治疗 7 天后评估,如果没有检测到卵巢反应,则将每日剂量增加初始剂量的 50%,再持续 7天,依此类推,直到出现优势卵泡,血浆雌二醇相应升高。保持相应的剂量,直到扳机排卵。如果首次排卵成功但妊娠失败,可以考虑以低于观察到 FSH 阈值一级的促性腺激素剂量开始下一次诱导排卵。缺乏内源性 LH,优势卵泡发育成熟后需要外源性的药物扳机,扳机与其他诱导排卵方案相同。

治疗持续时间:在没有其他不育因素的情况下,通常建议进行 6 个诱导排卵周期,成功妊娠的机会与正常排卵夫妇相似,预计超过80%,如助孕失败可考虑 IVF-ET 助孕。

二、正常促性腺激素型排卵障碍(WHO Ⅱ型)的治疗

促性腺激素正常的性腺功能不全(gonadal dysfunction with normal gonadotropin)也称为下丘脑 - 垂体功能障碍(hypothalamic-pituitary dysfunction),特征是患者雌二醇和卵

泡刺激素浓度正常,但 FSH 及 LH 所特有的周期性改变消失,无法刺激卵泡正常发育,几乎 90% 的排卵障碍属于这一类,其中大部分为多囊卵巢综合征。除此之外,还包括卵泡膜细胞增生症和 HAIRAN 综合征(多毛、无排卵、胰岛素抵抗和黑棘皮症)等。

PCOS 作为全身性慢性的内分泌代谢性疾病,严重影响患者的生育能力、生活质量及远期健康。自青春期发病影响女性一生,需要根据女性所处生理阶段进行对症处理,改善生活质量,进行远期并发症的预防及长期管理,提倡个体化治疗策略。生活方式干预包括平衡膳食、合理运动及行为干预三部分的综合疗法,是所有患者的基础治疗,国内外均予以提倡。对于月经紊乱或自发月经周期大于两个月的无生育要求及高雄激素血症患者,可予以短效复方口服避孕药或后半周期孕激素撤退出血治疗。针对代谢紊乱,二甲双胍作为胰岛素增敏剂应用最为广泛。对于有生育要求患者可考虑以下助孕措施。

(一)诱导排卵一线方案

1. **氯米芬**(clomiphene citrate,CC)　已应用于临床四十余年,作为选择性雌激素受体调节剂,可解除雌激素对下丘脑和垂体的负反馈作用,进而促进内源性促性腺激素产生和分泌达到诱导排卵的效果,由于 CC 为雌激素受体调节剂,其诱发排卵要求有完整的下丘脑 - 垂体 - 卵巢轴。除了抑制雌激素的负反馈作用,CC 可以通过类似雌激素的作用方式增加垂体对 GnRH 的灵敏度。使用 CC 的排卵率为 60%~80%,妊娠率为 20%~30%。由于其抗雌激素作用,使得子宫内膜厚度下降、宫颈黏液数量和 / 或质量下降,进而宫颈黏液黏稠不利于精子穿透,对单纯使用 CC 内膜薄而未妊

娠者,可考虑加用少量雌激素或 HMG,以抵消 CC 抗雌激素的不良作用。

CC 口服后经肠道吸收,进入肝血流循环,半衰期一般为 5~7 天,主要由粪便排出。此外,CC 的代谢因人而异,尤其与体重有关,因此,应根据个人体重而选择不同剂量。

自月经周期第 2~5 日开始服用,推荐起始剂量为 50mg/d,连用 5 天;如卵巢无反应,第二周期逐渐增加剂量(递增剂量 50mg/d),最大剂量为 150mg/d。单用 CC 诱发排卵失败时,建议根据患者情况应用 CC 合并外源性 Gn,或合并二甲双胍,或合并低剂量糖皮质激素来诱发排卵。如果 CC 连续治疗三个周期,仍无排卵,则考虑 CC 抵抗。如果 CC 促排卵经过 6 个周期治疗后,患者仍未妊娠,则建议更换其他促排卵药物。

2. **来曲唑**(Letrozole,LE)　作为第三代芳香化酶抑制剂,阻止睾酮及雄烯二酮转化为雌二醇及雌酮,进而抑制雌激素对下丘脑 - 垂体的负反馈作用,增加促性腺激素分泌,促进卵泡发育,具有效力强、特异性高、不会发生雌激素受体耗竭等优点。早期应用于乳腺癌辅助治疗中,2001 年首次引进促排卵领域。LE 促排卵的效果与剂量相关,随着剂量增加,排卵率和妊娠率也增加。近期一些随机对照试验指出,LE 可能比 CC 诱导排卵效果更佳,存在更高的累计排卵率及活产率,且从助孕到临床妊娠时间明显缩短。根据循证医学证据,最新的国际指南均建议 LE 成为 PCOS 患者的一线诱导排卵药物。

自月经第 2~6 天开始使用,推荐起始剂量为 2.5mg/d,连用 5 天;如卵巢无反应,第二周期逐渐增加剂量(递增剂量 2.5mg/d),最大剂量为 7.5mg/d。LE 可合并 Gn,增加卵巢对 Gn 灵敏度,从而降低 Gn 用量。

（二）诱导排卵二线方案

1. 促性腺激素　患有 PCOS 及其他无排卵性不孕症的患者，促性腺激素是二线治疗药物。可单独应用或辅助 CC、LE 同时进行诱导排卵，每周期的临床妊娠率为 20%~25%，但存在多胎妊娠及卵巢过度刺激综合征的风险。应用方法多样，如小剂量递增及大剂量递减等方案。PCOS 患者应用 Gn 易发生卵巢高反应和卵巢过度刺激综合征，故在一般促排卵时，推荐小剂量递增方案。

自月经周期第 2~6 天开始，FSH 起始剂量为 37.5~75IU/d，第一周期 FSH 应用 14 天卵巢无反应，逐渐增加 FSH 剂量，7 天为一个观察期，递增剂量约为起始剂量的 50% 或初始剂量，可有效减少卵巢过度刺激，FSH 最大应用剂量不超过 225IU/d，FSH 诱导排卵不建议超过 6 个排卵周期。小剂量 FSH 递增方案对 PCOS 患者排卵有益，然而需严密监测卵巢反应，保证诱导排卵的有效性和安全性。

2. 腹腔镜卵巢打孔术　主要应用于 CC 抵抗、LE 治疗无效及顽固性 LH 分泌过多的患者，如因其他不孕相关因素（如输卵管粘连、梗阻、子宫内膜异位症等）需进行腹腔镜手术，可考虑术中同时行卵巢打孔术，需警惕术后卵巢功能减退。卵巢打孔术后 6 个月内的排卵率为 54%~76%，自然妊娠率为 28%~56%。

（三）三线治疗方案

在没有体外受精（*in vitro* fertilisation，IVF）绝对适应证的情况下，患有 PCOS 和无排卵性不孕症的女性可以在其他诱导排卵治疗失败的情况下接受 IVF 助孕。研究显示，PCOS 患者与非 PCOS 患者具有相似的 IVF 临床妊娠率及活产率，早期流产率较高，但主要问题为多胎妊娠、卵巢过度刺激综合征及妊娠期合并症显著增加，控制性促排卵过程中需密切监测卵泡发育情况及血激素水平，建议限制植入胚胎数量，提倡单囊胚移植。

三、高促性腺激素性腺功能不全（WHO Ⅲ型）的治疗

高促性腺激素性性腺功能不全（hypergonadotropic gonadal insufficiency）即早发性卵巢功能不全（premature ovarian insufficiency，POI），定义为 40 岁巢活性丧失，卵泡池过早地耗竭，可发生在月经初潮之前或 40 岁前的任何时间。特征是闭经超过 4 个月，FSH 升高，雌二醇降低，人群发病率为 1%。

在 POI 患者中骨质疏松性骨折、心血管系统疾病、血管内皮功能受损及认知功能障碍发病率显著增高，且与死亡风险增加，预期寿命缩短相关。对于 POI 患者激素替代治疗对心血管疾病及骨质疏松的发病可能起到一级预防作用，同时生活习惯的改变，包括平衡饮食、负重锻炼、维持适当的体重、戒烟、摄入足够的维生素 D 和钙也是重要的干预措施，此外，心理咨询是维持心理健康的有效辅助方案。

该类人群中仍有一部分有生育需求，生育力下降是困扰患者及临床医师的难题之一。尽管生育能力明显受损，POI 并不等于卵巢功能完全和永久性丧失，患者卵巢中仍含有一些残余的小卵泡，有报道指出高达 25%~50% 的 POI 年轻女性有间歇性和不可预测的自发排卵，5%~10% 的患者在确诊后会自然怀孕并分娩，流产率与正常女性相近。

尽管近年来生殖医学领域取得了显著进展，但在提高 POI 患者卵巢功能和受孕方面进展甚微。虽然人们经常尝试用外源性促性腺激素诱导排卵，但高促性腺激素性性腺功能不全的患者是一组反应很差的人群，这一

点已经达成共识。学者们试图通过不同的干预措施来增加诱导排卵后妊娠概率,这些策略的原理包括抑制循环中促性腺激素来改善卵巢的反应性,针对怀疑存在自身免疫起源的患者进行免疫调节治疗。有几项研究评估雌激素、标准激素替代疗法、GnRH 类似物、皮质激素或达那唑预处理与促性腺激素持续刺激卵巢的效果。虽然一些报道称,在促性腺激素治疗之前使用雌激素预处理后 FSH 的阈值降到 15mIU/ml 以下,可以改善排卵率,但妊娠率和活产率仍然极低。系统回顾分析显示,这些治疗策略在 POI 患者中显示出非常有限的成功率,大约 20% 的 POI 患者诱导排卵成功。然而,应用这些策略的 POI 女性的妊娠率与对照组的自然妊娠率相似。

对于 POI 患者,IVF 方案的目的是最大限度地获得卵母细胞,并优化临床妊娠率和活产率。然而,各种用于改善卵巢对促性腺激素刺激反应的方案,以及相应的干预措施已被证明作用是微乎其微的。因此就目前来看,没有任何干预措施及方案可以有效地改善 POI 患者的卵巢储备功能及辅助生殖技术结局。

虽然卵巢移植、原始卵泡体外激活技术(*in vitro* activation of primordial follicles, IVA)、干细胞治疗、基因治疗成为研究热点,但当前 POI 患者最有效的助孕措施仍旧是赠卵 / 胚胎移植,接受供卵的 POI 患者的妊娠率约为 40%,这些患者怀孕后可能出现与妊娠相关的过度紧张性疾病,以及妊娠早期出血频率的增加,但最终结局及新生儿远期预后与健康人群相近。

针对可能出现损伤卵巢功能且未来有生育需求的女性,进行生育力保护与保存咨询非常重要。生育力保护与保存包括卵母细胞、胚胎或卵巢组织冷冻保存,然后进行自体移植。

卵巢移位和保留生育功能的手术有助于改善化疗、放疗或手术引起的继发性卵巢功能不全的结局。卵母细胞及胚胎冷冻保存已广泛应用于临床,目前认为,卵巢组织冷冻保存后再进行自体移植安全和有效,这已经得到了数据的证实,而不再是实验性的,正逐渐在临床中开展。

四、高催乳素血症的治疗

高催乳素血症是指各种原因引起的外周血催乳素水平持续增高的一种病理状态。在 25~34 岁妇女中高 PRL 血症的年发病率为 23.9/100 000。在继发闭经及闭经泌乳患者中高 PRL 血症各占 10%~25% 及 70%~80%。催乳素是由垂体前叶的催乳素细胞合成和分泌的,下丘脑通过 PRL 抑制因子和 PRL 释放因子对 PRL 分泌起双向调节作用,其调控因素的失衡可导致催乳素出现不同程度的升高。催乳素水平升高可以通过下丘脑 - 垂体 - 性腺轴各个环节影响生殖系统及性功能,如高催乳素血症可通过短反馈促进下丘脑多巴胺的分泌从而直接抑制促性腺激素释放激素分泌,促性腺激素释放激素水平下降,进而抑制卵泡刺激素和黄体生成素的产生并且降低其受体活性,雌孕激素分泌受影响,导致卵子排出障碍影响生育。药物治疗是高催乳素血症首选的治疗方案,多巴胺受体激动剂是治疗的主要药物,通过此类药物的治疗能够使大部分患者催乳素水平降至正常并使瘤体缩小。临床上常用的多巴胺受体激动剂包括溴隐亭和卡麦角林等。

(一)溴隐亭

溴隐亭(bromocriptine)是一种麦角衍生物,是第一个临床应用的多巴胺 D_1、D_2 受体激动剂,可抑制垂体 PRL 分泌和 PRL 瘤细胞增殖从而缩小瘤体,但不能消灭肿瘤细胞,长期使用后肿瘤出现纤维化,停止治疗后垂体 PRL 腺瘤恢复生长,又出现复发现象,再用药仍然有效。四十余年来,临床报道溴隐亭治疗可使 60%~80% 的患者血 PRL 水平降至正常、异常泌乳消失或减少,80%~90% 的患者恢复排卵月经,70% 的患者生育。80%~90% 的大腺瘤患者视野改善,60% 瘤体缩小 50% 以上,瘤体缩小所需时间长短不一,与血 PRL 水平下降情况也不平行。

由于肝脏的首过效应,溴隐亭口服吸收率为 30%~40%,5%~10% 进入全身循环,其中 95% 与血浆蛋白结合,总生物利用度很低。溴隐亭口服 2.5mg 后 2~3 小时达到高峰,6~7 小时后处于低谷,24 小时回到基线水平,90% 的代谢物由胆汁排出,3%~4% 进入肝再循环,不到 6% 经尿排出。不良反应主要包括胃肠道反应(恶心、呕吐、便秘)和直立性低血压(头晕、头痛),多数在短期内消失。为减轻不良反应一般从小剂量开始,初始剂量为 1.25mg/d,餐中服用;根据患者反应,每 3~7 天增加 1.25mg/d,直至常用有效剂量 5.0~7.5mg/d,

一般不需大于此量。如加量出现不耐受可减量维持。持续服药 1 个月后复查血 PRL 水平,调整药物剂量。10%~18% 的患者对溴隐亭不敏感或不耐受,可更换其他药物或手术治疗。

(二)卡麦角林

是新合成的第二代麦角源性多巴胺激动药,是具有高度选择性的多巴胺 D_2 受体激动剂,是溴隐亭的换代药物,抑制 PRL 的作用更强大而不良反应相对减少,作用时间更长。对溴隐亭抵抗(指每天使用 15mg 溴隐亭效果不满意)或不耐受溴隐亭治疗的 PRL 瘤患者改用此新型多巴胺受体激动剂仍有 50% 以上有效。

卡麦角林的半衰期非常长,为 65 小时,只需每周给药 1~2 次,常用剂量为 0.5~2.0mg/d(1~4 片)。作用时间的延长是由于从垂体组织中清除缓慢,与垂体多巴胺受体的亲和力高及广泛的肠肝再循环。口服后 3 小时就可以检测到 PRL 水平降低,然后逐渐下降,在 48~120 小时效应达到平台期;坚持每周给药,PRL 水平持续下降。副作用少,很少出现恶心、呕吐等,患者顺应性较溴隐亭好。

第三节　未来发展方向

一、发病机制及病因研究

排卵功能障碍种类繁多,病因复杂,临床表现高度异质,且可能涉及多系统内分泌代谢功能紊乱。针对各种类型的排卵障碍,虽然病因及发病机制已有较多的研究,但大多数患者具体病因仍不明确,因此不能给出更为有效的预防及治疗措施,通过未来的研究,包括微小 RNA、微生物、表观遗传学、蛋白脂肪代谢组

学等进一步对发病机制及病因,对症治疗效果可能更为确定。

二、GnRH 替代治疗改善推广

对于垂体功能良好的下丘脑-垂体功能衰竭的妇女,毫无疑问,使用脉冲式 GnRH 而不是外源性促性腺激素,治疗无排卵不孕效果最好,安全性最高。接受 GnRH 替代治疗的患者几乎完全没有并发症的发生,且绝大多数

患者可获得正常的单胎妊娠的机会。然而,由于治疗形式繁杂,操作困难,这种方法在临床中几乎绝迹,因此通过其他领域相关技术改善 GnRH 替代治疗给药途径或方式可能成为更安全有效的治疗方案。

三、原始卵泡体外激活技术

临床研究发现,POI 患者卵巢中仍有不同数量的休眠卵泡。然而,这些卵泡很难自然生长,因此患者不太可能用自己的卵母细胞受孕。多卵巢内因素已被证明是激活原始卵泡的重要因素。Suzuki 等人联合卵巢冷冻保存、组织碎片化和体外激活药物等技术,此后进行卵巢组织自体移植,探索 POI 患者的不孕治疗方案,报告了卵泡生长和成功活产病例。IVA 技术通过阻断 Hippo 信号通路,并用磷脂酰肌醇 3 激酶刺激剂激活 POI 患者休眠的原始卵泡和抑制的次级卵泡和窦前卵泡。然而,该技术的临床应用需要更多的证据来证实它们的安全性,特别是在体外培养过程对于后代表观遗传变化的影响。

四、卵母细胞干细胞

几十年来,人们一直认为成年人类女性的生殖潜能是由出生前或出生时建立的有限数量的原始卵泡决定的。然而近期研究证实,成年女性卵巢内拥有数量稀少的卵母细胞干细胞,能在体外稳定增殖数月并产生成熟卵母细胞。将标记的卵巢干细胞注射到小鼠卵巢中,导致这些细胞分化为成熟卵母细胞,这些卵母细胞可成熟、排卵、受精并产生存活的子鼠。Stimpfel 等人成功地鉴定和分化了成人卵巢皮质的体外干细胞。此外,骨髓间充质干细胞、皮肤间充质干细胞,以及脐血干细胞和羊水干细胞已被用于动物模型中,并显示出一定

的预防卵泡闭锁和挽救卵巢功能的能力,这些细胞的应用将为 POI 的治疗开辟新的篇章。

【病例讨论】

患者女性,26 岁,月经稀发 10 年,未避孕未孕 2 年。月经初潮 16 岁,自初潮起月经周期 60~120 天,持续 6~7 天,量中等,无痛经,末次月经 65 天前。婚后正常性生活,未避孕未孕 2 年,1 年前外院就诊查性激素六项及超声检查提示为多囊卵巢综合征,输卵管造影提示双侧输卵管通畅,男方精液分析未见明显异常。自行监测基础体温 3 个月均显示为单相型,现有生育要求就诊。

体格检查:身高 161cm,体重 73kg,BMI 28.2kg/m²,血压 130/78mmHg,面部痤疮明显,上唇毛重,双侧乳晕未见明显毛发,腹部脂肪堆积。妇科检查:外阴及肛周毛发稍重,余未见明显异常。

辅助检查:妇科超声(2021.10.15):子宫前位,子宫体大小 4.8cm×5.4cm×3.6cm,内膜厚 1.4cm,左侧卵巢大小 3.5cm×3.1cm,可探及 0.2~0.9cm 12 个以上卵泡,右侧卵巢大小 3.2cm×2.8cm,可探及 0.2~0.9cm 12 个以上卵泡。

性激素(2021.10.15):PRL 21.5ng/ml,FSH 3.01mIU/ml,LH 11.72mIU/ml,E_2 135pmol/L,T 8.42nmol/ml,AND 19.0nmol/ml,P 1.14nmol/L。AMH 8.61ng/ml(2021.10.15)。

诊治过程:

1. **完善相关检查**　肝肾功能、血脂、糖耐量试验、胰岛素检查、甲状腺功能、肾上腺功能等。

2. **下一步处理**　①患者停经时间超过 2 个月,内膜厚,予以孕激素口服撤退出血,此后予以达英 -35 调整月经周期及降低雄激素治疗。②进一步检查提示肝肾功能、血脂正

常,但存在糖耐量受损及胰岛素抵抗,予以二甲双胍口服治疗,定期监测血糖。③多囊卵巢综合征合并肥胖及代谢综合征,予以饮食运动指导,适当减重。④经过生活方式改变,3个月后体重下降8kg,BMI为25.1kg/m²,予以氯米芬诱导排卵助孕治疗(起始剂量50mg,每日1次,共5天,月经第3天开始),诱导排卵3周期仍未妊娠。⑤回顾3周期促排卵方案,考虑患者对氯米芬促排卵效果欠佳:第1周期无优势卵泡生长,第2~3周期氯米芬改为100mg,每日1次,共5天,有卵泡生长,最大直径可达17mm,但生长缓慢,因此改用Gn诱导排卵治疗,于月经第3天开始,HMG 75IU,隔日1次,肌内注射,根据卵泡生长速度调整剂量,最终卵泡成熟破裂指导同房后成功妊娠。

专家点评:多囊卵巢综合征是育龄期女性最常见的妇科内分泌紊乱疾病,其严重影响患者生育能力、生活质量及远期健康,因此,受到妇产科、生殖医学、内分泌学专家高度重视。国内外指南均提倡生活方式干预是所有患者的基础治疗,即包括平衡膳食、合理运动及行为干预三部分的综合疗法。多项研究显示,针对合并超重或肥胖的患者,体重减轻5%~10%后可有效恢复排卵及规律月经周期,良好的运动饮食习惯可提高药物助孕治疗反应,使妊娠率提高、治疗费用降低。

PCOS患者临床表现高度异质,对药物的反应也具有个体化,氯米芬作为一线诱导排卵药物,如连续治疗三个周期仍无排卵,则考虑氯米芬抵抗,本患者应用氯米芬诱导排卵3周期促排卵效果欠佳,更换二线诱导排卵方案效果良好,成功妊娠,需注意应用促性腺激素存在多胎妊娠及卵巢过度刺激综合征风险,建议使用低剂量递增方案,需要密切监测及充分沟通。针对PCOS合并代谢紊乱的患者,临床应用最为广泛的药物是二甲双胍,其为胰岛素增敏剂,可有效改善糖代谢及胰岛素抵抗状态,且并不刺激胰岛素分泌引起低血糖,荟萃分析显示,与单用氯米芬相比,联合二甲双胍,患者排卵率和临床妊娠率均显著增加。

(李红真 宋颖 张红霞)

参考文献

1. BJELICA A, TRNINIPJEVI A, MLADENO-VISEGEDI L, et al. Comparison of the efficiency of clomiphene citrate and letrozole in combination with metformin in moderately obese clomiphene citrate-resistant polycystic ovarian syndrome patients. Srp Arh Celok Lek, 2016, 144 (3-4): 146-150.
2. GLEZER A, BRONSTEIN MD. Prolactinomas. Endocrinol Metab Clin N Am, 2015, 44 (1): 71-78
3. BROWN RS, HERBISON AE, GRATTAN DR. Prolactin regulation of kisspeptin neurons in the mouse brain and its role in the lactation-induced suppression of kisspeptin expression. J Neuroendocrinol, 2014, 26 (12): 898-908.
4. VILAR L, Abucham J, Albuquerque JL, et al. Controversial issues in the management of hyperprolactinemia and prolactinomas—An overview by the Neuroendocrinology Department of the Brazilian Society of Endocrinology and Metabo-

lism. Arch Endocrinol Metab, 2018, 62 (2): 236-263.

5. AURIEMMA RS, GRASSO LF, PIVONELLO R, et al. The safety of treatments for prolactinomas. Expert Opin Drug Saf, 2016, 15 (4): 503-512.

6. QUAAS AM, LEGRO RS. Pharmacology of medications used for ovarian stimulation. Best Pract Res Clin Endocrinol Metab, 2019, 33 (1): 21-33.

7. TSIAMI AP, GOULIS DG, SOTIRIADIS AI, et al. Higher ovulation rate with letrozole as compared with clomiphene citrate in infertile women with polycystic ovary syndrome: a systematic review and meta-analysis. Hormones (Athens), 2021, 20 (3): 449-461.

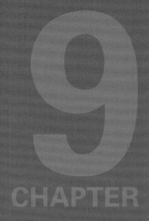

9
CHAPTER

第九章
促排卵治疗的并发症

促排卵治疗是对有排卵障碍、卵泡发育欠佳及 IVF 治疗的患者进行医疗干预,希望得到一个或多个成熟卵母细胞,提高其妊娠率的治疗。促排卵治疗由于干预了单个优势卵泡生长的生理机制,是超生理性的,既可以用于排卵正常的妇女,也可以用于无排卵妇女,是提高 IVF-ET 成功率和促进 ART 及其衍生技术发展的基础。

促排卵治疗在提高临床妊娠率的同时,亦使卵巢过度刺激综合征(ovarian hypersti-mulation syndrome,OHSS)、多胎妊娠、多部位妊娠等并发症发生概率增高。同时,某些特殊的制剂如胰岛素增敏剂有导致血糖代谢紊乱、低血糖等风险。此外,超生理剂量的性激素水平是否会导致乳腺癌、子宫内膜癌等性激素依赖性肿瘤的发生率明显增加? 多个卵泡排卵或取卵导致的卵巢损伤是否会增加卵巢癌的风险? 控制性超促排卵与妇科恶性肿瘤(包括乳腺癌)发生的关系一直是生殖医学安全性重点监测的内容。

第一节　多胎妊娠

一、发病率

一次妊娠中同时怀有 ≥ 2 个胎儿称为多胎妊娠(multiple pregnancy),包括双胎、三胎和高序多胎妊娠,多胎妊娠的自然发生率约为 1:89。诱导排卵药物导致的多卵泡发育以及体外受精-胚胎移植(in vitro fertilization and embryo transfer,IVF-ET)过程中多个胚胎移植等医疗干预后受孕发生的多胎妊娠称为医源性多胎妊娠,医源性多胎妊娠的发生率高达 30%~40%,显著高于自然妊娠。

二、并发症

多胎妊娠的发生对母婴的围产期结局影响很大,增加母婴并发症,流产、早产、围产儿死亡等发生率明显提高。多胎妊娠孕妇的妊娠剧吐、妊娠期高血压疾病、妊娠期糖尿病、贫血、产前及产后出血、产后抑郁等孕产期并发症发生率显著高于单胎妊娠,剖宫产率也明显升高;早产和胎儿生长受限发生率成倍增加,导致低出生体重儿尤其是极低出生体重儿、新生儿窒息、新生儿呼吸窘迫综合征、颅内出血等发生率也数倍甚至数十倍高于单胎妊娠,新生儿死亡率显著升高,存活下来的新生儿此后的体格发育落后、心理发育障碍等风险增加。

三、预防

为了降低辅助生殖技术(assisted reproductive technology,ART)相关的多胎妊娠率,临床上应严格控制促排卵药物的应用指征。对无排卵患者使用排卵诱导药物时,应首先选择 CC 或 LE 等口服药物,在无效的情况下,选用 Gn 制剂,但应从 ≤ 75IU/d 小剂量开始。应用排卵诱导药物后,应进行超声和 / 或结合 E_2 测定来监测卵泡发育,当直径 ≥ 14mm 的卵泡数 > 3 个时,应停用促排卵药物;接受宫腔内人工授精(intrauterine insemination,IUI)者应停止治疗,有自然受孕可能者应建议其使用避孕套避孕。此外,对于 IVF-ET 过程中由于移植多枚胚胎导致的多胎妊娠,临床医生应根据患者的实际情况,全面评估患者年龄、健康状况、孕产史、胚胎质量和子宫病理情况,在不影响临床妊娠率的情况下选择最恰当的移植胚胎数，从而降低多胎妊娠发生率。目前国内规范限制移植的胚胎数目为 2~3 个，有些国家已经采用了单胚胎移植的概念和技术，减少双胎妊娠，杜绝三胎（含三胎）以上妊娠。

四、多胎妊娠减胎术

在多胎妊娠早期或中期妊娠过程中行减胎术（fetal reduction）可以作为改善多胎妊娠结局的补救措施。减胎术包括经阴道减胎术和经腹部减胎术，手术方式及目标胎儿的选择应根据孕妇孕周、健康状况，以及多胎妊娠类型等进行综合评估。

减胎术的适应证包括：①自然妊娠及辅助生殖技术助孕妊娠三胎及三胎以上的患者必须减胎，根据患者情况，建议减至单胎或双胎，避免三胎或以上的妊娠分娩；双胎妊娠的应充分告知风险，建议减胎。②产前诊断多胎妊娠中有遗传病、染色体病或结构异常胎儿者必须实施减胎术。③早期妊娠诊断为多胎妊娠需要减胎，但如夫妇一方有染色体异常、先天畸形儿分娩史、孕妇高龄，可保留至妊娠中期，根据产前诊断结果再选择性减胎。④高龄孕妇、瘢痕子宫、子宫畸形、宫颈功能不全等，多胎妊娠建议减为单胎。⑤孕妇合并其他疾病，如高血压、糖尿病等，建议减为单胎。⑥多胎妊娠合并 OHSS 并发症，视 OHSS 病情建议减胎或终止妊娠。禁忌证包括：①孕妇存在各器官系统特别是泌尿生殖系统的急性感染；②先兆流产者应慎行选择减胎时机。

减胎术可降低多胎妊娠早产率和低出生体重儿的发生率，从而改善临床妊娠结局。术后应密切监测母体的凝血功能，防止出血、感染等并发症的发生。

第二节　卵巢过度刺激综合征

卵巢过度刺激综合征（ovarian hyperstimulation syndrome，OHSS），是一种发生于促排卵后黄体阶段或妊娠早期的医源性并发症。是 ART 最常见且最具潜在危险的并发症，严重时可危及生命。

一、发生率

接受促排卵治疗的患者中，OHSS 总体发生率约为 20%，中至重度为 1%~2%。妊娠周期的 OHSS 发生率为非孕周期的 4 倍。对促性腺素反应敏感、高雌激素水平及取卵数较多的患者患 OHSS 风险增加，年轻患者或多囊卵巢综合征（polycystic ovary syndrome，PCOS）患者也是 OHSS 的高危人群。

二、发病机制

OHSS 的病理生理变化包括：①卵巢增大，间质显著水肿，有多发性黄素囊肿及黄体形成；②毛细血管通透性增加，引起体液急剧转移，导致腹腔积液、胸腔积液、全身水肿及血液浓缩。多数学者认为主要原因是毛细血管通透性增加。卵巢过度刺激综合征的发病机制尚不清楚。有关因素如下：

1. **血管内皮生长因子**　血管内皮生长因子（vascular endothelial growth factor，VEGF）又称血管渗透因子，是一种特异性作用于血管内皮细胞的多功能细胞因子，具有促进血管内皮细胞分裂、增殖，增加微血管与小静脉的通透性等作用。hCG 可以刺激血管内皮生长因子产生,使血管通透性增加。

2. 肾素 - 血管紧张素 - 醛固酮系统　卵巢存在肾素 - 血管紧张素 - 醛固酮系统(renin-angiotension-aldosterone system,RAAS),调节卵巢的自身稳定。外源性(诱导排卵药)或内源性(妊娠)的 hCG 可使血液及卵泡液中的肾素原增加,使其向肾素的转化增加。该系统主要通过最终活性产物血管紧张素 II,促进血管生成和毛细血管通透性增加,导致 OHSS 体液外渗的病理变化。

3. 前列腺素　hCG 可活化花生四烯酸转变成前列腺素所需要的环氧化酶,与体内较高的雌激素共同促进前列腺素的分泌,组胺产生增加,毛细血管的通透性增加,产生胸腔积液、腹水及全身水肿。

4. 激素　OHSS 患者的血、尿及卵泡液中雌二醇(E_2)明显增高,但 E_2 浓度不是 OHSS 可靠的预测指标。

OHSS 确切的发病机制尚不清楚。可能排卵后的卵巢分泌一种或多种物质过量,共同作用,使血管通透性增加,从而引起一系列临床症状。

三、临床特点

OHSS 的主要临床表现是腹胀,最早可在 hCG 注射 24 小时后发生。OHSS 为自限性疾病,按照发病时间分早发型与晚发型两种。早发型与促排卵相关,多发生在 hCG 注射后 9 天内。其病情严重程度与卵泡数目、hCG 日 E_2 水平等有关,如无妊娠,10 天左右缓解,如妊娠则病情加重、持续时间延长。晚发型与早期妊娠内源性 hCG 升高及应用外源性 hCG 黄体支持有关,多发生在 hCG 注射 9 天后,临床症状更为严重。严重 OHSS 可能威胁生命。

OHSS 诊断主要依据促排卵病史,结合腹痛、腹胀、体重指数增加和尿少等症状,以及相应的实验室检查。依据症状与体征,结合 B 超下腹水深度与卵巢大小的测量诊断 OHSS,同时检测血常规、尿常规、凝血功能、肝肾功能、血清电解质等确定病情严重程度。腹水穿刺术可了解腹水性质。此病患者有促排卵病史,结合体征与辅助检查,一般诊断较为明确。但应与盆腔感染、盆腹腔出血、异位妊娠、阑尾炎、卵巢蒂扭转及卵巢黄体破裂等疾病相鉴别,同时要警惕 OHSS 有发生卵巢蒂扭转或破裂的风险。

四、临床分级

一旦确诊 OHSS,详细分级是必要的,因 OHSS 的严重程度决定临床治疗方案。1967 年 Rabau 最早提出将 OHSS 分为轻、中、重度,每一程度又分为两个级别。1978 年,Schenker 等在 Rabau 的分类基础上,加上 B 超监测卵巢大小、腹水及胸腔积液等结果,更加完善地把 OHSS 分为轻、中、重度。1992 年 Navot 等又提出将重度 OHSS 再分为一般重度和极度重度。目前常用的是根据临床表现及实验室指标将 OHSS 分为轻度、中度及重度(表 9-2-1)。

五、高危因素

OHSS 预防重于治疗,了解发病的高危因素有助于及时采取有效手段降低 OHSS 发生。如何预测 OHSS 发生尤为重要。目前,有许多用于预测 OHSS 的指标(表 9-2-2),但其灵敏度及特异度存在差异,其中一些仍存在争议。

表 9-2-1　卵巢过度刺激综合征临床分度

OHSS 分度	临床表现	实验室指标
轻度	腹胀 / 腹部不适 轻度恶心 / 呕吐 腹泻 卵巢增大（<8cm）	血细胞比容 （HCT）<0.45 白细胞（WBC）计数升高 （<15×10⁹/L）
中度	轻度表现 +B 超证实腹水 卵巢增大（8~12cm）	血细胞比容 （HCT）<0.45 WBC 计数升高 （<15×10⁹/L）
重度	轻、中度症状 + 难以缓解的恶心、呕吐； 严重呼吸困难；晕厥 严重腹痛；少尿 / 无尿； 卵巢增大（>12cm） 腹水的临床表现 张力性腹水；胸腔积液 低血压 / 中心静脉压 快速体重指数增加 （>1kg/24h） 静脉血栓	血液浓缩 （HCT>0.45） WBC>15×10⁹/L Cr>1.0g/L K⁺>5mmol/L Na⁺<135mmol/L 转氨酶升高

六、OHSS 的预防

（一）早发型 OHSS 的预防

1. **个体化卵巢刺激方案**　注意识别 OHSS 高危人群：对于瘦小、年轻、有 PCO 卵巢表现的患者，以及既往发生过 OHSS 的高危人群，在刺激方案上应慎重，首选 GnRH 拮抗剂方案，对于 PCO 患者多采用 r-FSH 75~150IU 起始，同时可用妈富隆、达英 -35 等避孕药物压抑卵巢功能。促排卵后一定要用 B 超监测卵泡生长，并应根据个体对药物的灵敏度不同及时调整药物剂量。

2. **hCG 的应用**　hCG 在促排卵过程中起到诱导卵泡成熟及排卵的作用，而 OHSS 与 hCG 密切相关，故对于高危患者，hCG 的应用与否、应用剂量及使用时间对 OHSS 的发生至为重要。

表 9-2-2　卵巢过度刺激综合征高危因素

高危因素	标准
原发因素（患者本身因素）	
高抗米勒管激素（AMH）水平（A 级证据）	>3.36mg/L 可独立预测 OHSS
低龄（A 级证据）	<33 岁可预测 OHSS，2013 年 ESHRE 建议<30 岁
既往 OHSS 病史（B 级证据）	既往有中、重度 OHSS 史，住院患者
多囊样（PCO）卵巢（A 级证据）	双侧卵巢窦卵泡计数>24 枚
基础窦卵泡计数（AFC）（A 级证据）	AFC>14 枚
低体重指数（存争议）	结论存在争议
过敏体质（自身免疫性疾病）（存争议）	结论尚不确定
甲状腺功能减退（存争议）	促甲状腺激素使卵巢增大
继发因素（卵巢功能相关因素）	
中 / 大卵泡数量多（存争议）	≥13 个直径 ≥11mm 的卵泡或>11 个直径 ≥10mm 的卵泡
高的或增长迅速的雌二醇（E₂）水平及大量卵泡（存争议）	E₂≥5 000ng/L 和 / 或 ≥18 个卵泡可预测重度 OHSS
获卵数（存争议）	获卵数>11 个，2013 年 ESHRE 建议>20 个获卵数
应用 hCG 触发排卵或黄体支持（A 级证据）	hCG 触发排卵或黄体支持与 OHSS 相关
早妊娠（hCG）（A 级证据）	早期妊娠致内源性 hCG 升高与晚发型 OHSS 相关

（1）不用 hCG 促卵泡破裂：在高危人群中不用 hCG，可抑制排卵与卵泡黄素化，避免 OHSS 的发生，尤其是对于仅进行促排卵而不接受 IVF-ET 治疗的患者；但如未应用 GnRH 激动剂降调节的患者，停用 hCG 并不能完全防止 OHSS 的发生。

（2）减少 hCG 用量：hCG 剂量减至 5 000IU 甚至 3 000IU 也可达到满意的效果，减低了 hCG 水平，可减少 OHSS 的发病率并减轻病情，但不能完全避免 OHSS 的发生。

（3）GnRH-a 替代 hCG 诱导卵泡成熟：未用 GnRH-a 降调节者，或应用 GnRH 拮抗剂进行降调节者，可用短效 GnRH-a 代替 hCG 促排卵，引起内源性 LH 峰，因其作用持续时间明显短于 hCG，从而减少 OHSS 的发生。因 GnRH-a 有溶黄体作用，故对于行胚胎移植术的患者，需加强黄体支持治疗。

3. Coasting　对于 OHSS 高危人群，当有 30% 卵泡直径超过 14mm，血 $E_2 > 6\ 000pg/ml$，总卵泡数 > 30 个时，终止促性腺激素的使用，而继用 GnRH-a，此后每日测定血中 E_2 浓度，当 E_2 降到一定水平后再应用 hCG，可明显降低 OHSS 的发生率。一般情况下只要控制好 hCG 应用时间并不影响卵子质量、受精率、胚胎质量及妊娠率。一般 Coasting 时间不超过 3 天，E_2 水平界值多以 < 3 000pg/ml 为标准。其有效性及安全性仍存在争议，超过 3 天可能影响妊娠率。

4. GnRH 拮抗剂　有研究表明，GnRH 拮抗剂除了对垂体的抑制外，还有溶黄体作用，减少卵巢相关激素的分泌，取卵后起应用 GnRH 拮抗剂能够预防 OHSS 的发生，用量 0.25μg 每日 1 次，皮下注射，疗程 3~7 天。但由于其费用高昂，多用于极高危、预计病情重的患者。患者发生重度 OHSS 风险大，且由

于其溶黄体作用，故新鲜周期不移植。

5. 多巴胺受体激动剂　对于高危患者在取卵后可使用多巴胺受体激动剂，以预防 OHSS 的发生。用卡麦角林 0.5mg 口服或溴隐停 2.5~5mg 肛塞，疗程 7~10 天。但为超说明书用药，有待大样本前瞻性随机研究的证实。

6. 未成熟卵体外成熟培养　未成熟卵体外成熟培养（in vitro maturation，IVM）将卵巢中不成熟卵母细胞取出，使之脱离高雄激素环境于体外培养，成熟后应用 ICSI 技术使之受精，从而避免了超排卵所致 OHSS 的发生。目前多用于 PCOS 患者。

（二）晚发型 OHSS 的预防

1. 选择性单胚胎移植或全胚冷冻　妊娠后内源性 hCG 的分泌会加重 OHSS，延长病程，尤其是多胎妊娠，因此，对于 OHSS 高危患者，可根据情况选择单胚胎移植或全胚冷冻。

2. 黄体支持　hCG 的应用增加了 OHSS 的发病率，因而对于高危人群不用 hCG 进行黄体支持，仅用孕激素支持黄体可降低 OHSS 发病率。

七、OHSS 的治疗

（一）治疗原则

因 OHSS 为自限性疾病，OHSS 的病情发展与体内 hCG 水平相关，未妊娠患者随着月经来潮病情好转；妊娠患者孕早期病情加重。

1. 轻度 OHSS 的治疗　轻度 OHSS 被认为在控制性卵巢刺激中不可避免，患者无过多不适，可不予特殊处理，但需注意避免剧烈活动或突然的体位改变，以预防卵巢扭转，也应警惕长期卧床而致血栓，需叮嘱适当活动。

2. 中度 OHSS 的治疗　中度 OHSS、可

配合严密随访的患者也可在门诊观察处理，予适当的饮食、生活指导(详见下文)，每日液体摄入量约为 2 000ml，每日总入量约为 3 000ml，同时每日监测体重增长情况及 24 小时尿量，尿量应不少于 1 000ml/d，同时每 2~3 天门诊复诊，监测血常规、凝血功能、血生化指标，了解血液浓缩及肝肾功能、白蛋白等情况，必要时可予以静脉滴注扩容并缓解血液浓缩。

3. 重度 OHSS 的治疗　重度 OHSS 应住院治疗：急诊住院指征：严重腹痛与腹膜刺激征；严重的恶心、呕吐，甚至影响进食，不能保证足够入量；严重少尿(< 30ml/h)或无尿；张力性腹水(tense ascites)；呼吸困难或急促、胸腔积液；低血压、头昏眼花或晕厥；严重电解质紊乱(低钠 < 135mmol/L、高钾 > 5.5mmol/L；血液浓缩(HCT > 55%)；不能保证严密随访的中度 OHSS 患者。

4. 病情监护　每日监测 24 小时出入量、腹围、体重，监测生命体征、检查腹部、肺部体征，注意有无水肿及双下肢体征，警惕血栓形成。每日或隔日检测血常规、尿常规，以助评估血液浓缩情况。每 3~4 天监测血生化(包括电解质、肝肾功能、白蛋白、总蛋白)、B 超监测卵巢大小及胸腔积液、腹水变化，以助评估治疗效果，病情危重时随时复查。血液浓缩严重、血液高凝的患者，予低分子量肝素抗凝治疗。

(二)治疗方法

1. 饮食与生活指导　OHSS 是一种自限性疾病，目前无特效治疗方法，治疗目的主要是缓解患者症状、改善血液浓缩，并预防、监测处理并发症。因此对患者的宣教是非常重要的，主要包括饮食及生活指导。饮食方面主要包括高蛋白饮食、适当多饮汤汁(肉汤、冬瓜汤、奶制品、豆浆、蛋白粉等)，以保证足够的入量及蛋白质摄入。生活指导主要为适当运动，降低血栓形成风险。同时由于 OHSS 患者可伴有上腹痛、腹胀、恶心等消化道症状，需要关注患者进食情况，并适当鼓励进食。

2. 扩容治疗　OHSS 因液体外渗致血液浓缩及相对血容量不足，因此当患者存在血液浓缩指征时，补液、扩容是最主要的治疗方法。扩容液体包括晶体液与胶体液。晶体液可选用 5% 葡萄糖注射液、10% 葡萄糖注射液或 5% 葡萄糖盐水注射液，而避免使用乳酸林格液等含钾的液体；一般晶体液用量为 500~1 000ml。由于只用晶体液不能维持体液平衡，因此要加用胶体液，常用的是低分子右旋糖酐，对于血清白蛋白水平低、反复引流腹水，水肿严重，尤其是晚发型过度刺激、病程长的患者，可以适当补充白蛋白，根据病情严重程度，10~20g/d，疗程 3~7 天。其间监测出入量、水肿情况及血化验指标变化情况。但由于白蛋白为血液制品，有传播病毒等风险，且价格较贵，因此仅用于严重低蛋白血症等危重患者，胶体液首选低分子右旋糖酐或羟乙基淀粉。

3. 对症支持治疗　OHSS 患者多伴有消化道症状，包括恶心、上腹痛、腹胀、腹泻等，根据情况对症处理，可于补液中补充维生素 B_6，未妊娠患者还可用甲氧氯普胺等药物对症处理。对于腹泻的患者，可完善便常规检查，并可予肠道活菌的制剂、蒙脱石散等药物对症处理。

部分患者特别是晚发型 OHSS 患者，可能出现肝功能升高，根据转氨酶升高程度，可予以口服或静脉保肝药物治疗，补液中可加入维生素 C。轻度升高者可用葡醛内酯 400~600mg/d、肝功升高较重者(超过正常值的 2 倍)，可加用注射用还原型谷胱甘肽钠

0.6~1.2g/d 静脉滴注。经治疗后肝功能一般不会进一步恶化,并随 OHSS 症状的好转而恢复,需嘱患者定期监测肝功能至正常,警惕肝脏原发疾病。

4. 胸腹腔穿刺   胸、腹腔穿刺的主要目的是引流胸腔积液、腹水,缓解患者症状,同时对于张力性腹水,穿刺引流还有助于恢复循环血容量保证肾脏血流灌注。

穿刺指征:①中等量以上胸腔积液伴明显呼吸困难;②重度腹水伴呼吸困难;③纠正血液浓缩后仍少尿(<30ml/h);④血 Cr ≥ 1.5mg/dl 或肌酐清除率降低;⑤张力性腹水;⑥危重的 OHSS 发生肾衰竭、血栓等情况。在可疑腹腔内出血或血流动力学不稳定的情况下禁忌腹腔穿刺。腹腔穿刺引流可于经腹与经阴道两途径,一般多采用经腹途径。穿刺应在扩容后进行,要在 B 超定位下施行,避免损伤增大的卵巢。腹水放至不能流出为止,胸腔积液引流量应低于 1 000ml。对于应用抗凝药物的患者,应注意选择穿刺时机,警惕穿刺后内出血的发生。

5. 多巴胺   肾衰竭或扩容并腹腔穿刺后仍少尿的患者可应用低剂量多巴胺静脉滴注,用法为 20mg+5% 葡萄糖 250ml 静脉滴注,速度为 0.18mg/(kg·h),(不影响血压和心率),同时监测中心静脉压、肺动脉楔压。或于腹腔穿刺时于腹腔内应用多巴胺 20mg,同样能起到增加尿量作用。

6. 利尿剂   由于 OHSS 发生尿少的原因主要是由于相对循环血容量不足或张力性腹水导致的肾灌注不足,因此过早、过多应用利尿剂,将加重血液浓缩与低血容量甚至导致血栓及循环衰竭。因此仅在已达到血液稀释仍少尿(HCT<38%)的患者可静脉应用呋塞米 20mg。但血液浓缩、低血容量、低钠血症时禁用。

7. 肝素   OHSS 患者血液浓缩、高凝状态,血栓高风险患者可加用抗凝药,现多选用低分子量肝素,4 100~6 100IU,每 12 或 24 小时 1 次,根据血液浓缩及凝血状态决定。若患者无产科指征应用低分子量肝素,凝血指标好转后可停用抗凝药物。

8. 卵巢囊肿抽吸   B 超下抽吸卵巢囊肿可以缩小卵巢体积、减少卵巢内血管活性物质的生成,有助于 OHSS 的缓解。但可能出现囊肿破裂、出血、感染等并发症,因此并不推荐常规进行卵巢囊肿抽吸。当促排卵治疗后多个卵泡未破裂但妊娠的患者,如病情危重,卵巢 >12cm,腹水引流后病情无改善时,可行 B 超指引下经腹或经阴卵巢囊肿抽吸,术后应严密观察有无腹腔内出血征象。

9. 终止妊娠   晚期 OHSS 的发生主要与妊娠后内源性 hCG 的产生有关,尤其是接受助孕治疗后多胎妊娠,病程长、病情重。因此必要时需终止妊娠。指征为合并严重并发症,如血栓、成人呼吸窘迫综合征、肾衰竭或多脏器衰竭时;在持续扩容并反复多次腹水引流后仍不能缓解症状时,也可考虑终止妊娠。终止妊娠是 OHSS 不得已而行的有效治疗方法,随着 hCG 的迅速下降,OHSS 症状迅速好转。终止妊娠的方法首选人工流产术,同时应监测中心静脉压、肺动脉楔压、尿量、血肌酐,以及肌酐清除率、血气分析。

八、OHSS 的并发症

随着 OHSS 病程进展,会出现一些较严重的并发症,进一步加重 OHSS 的病情。主要有以下几种:

1. 卵巢或附件的扭转或破裂   不规则增大的卵巢重量分布不均匀,大量腹水使盆腹腔局部空间增大,如果进行不恰当的动作,则极易发生卵巢或附件的扭转甚至破裂,出现剧烈腹痛,并可引起急性腹腔出血,一般需手术治疗,必要时需切除一侧附件。

2. 循环衰竭 大量体液外渗可导致有效循环血容量不足,加上严重的胸腔积液、腹水,进一步加重循环的负担,最终可导致循环衰竭,危及生命。

3. 血栓形成 OHSS病程中可出现血液高凝状态,而过高的激素水平又加剧血管内皮细胞的损伤,此时,若不及时纠正液体外渗所致低血容量及血液浓缩,将出现严重的血栓形成,动静脉均可发生。如双侧颈内静脉栓塞、双上下肢栓塞,严重者甚至出现心肌梗死、脑梗死。

4. 肾功能障碍 严重血容量不足,加上张力性腹水、腹部张力升高,肾灌流量下降,引起肾功能障碍,表现为少尿,血尿素氮和肌酐升高,最终可引起无尿、高血钾及尿毒症。治疗应以改善肾灌流量,恢复肾功能为主。

5. 肝功能障碍 OHSS引起的肝功能障碍以肝细胞障碍和胆汁淤积为主,若持续1个月以上不缓解,则提示病情严重。原因考虑可能与高雌激素加重肝脏代谢负担等有关。

6. 成人呼吸窘迫综合征 成人呼吸窘迫综合征(adult respiratory distress syndrome,ARDS)是一种极为少见、但非常严重的并发症,可危及生命。OHSS病情进一步进展时,肺部毛细血管通透性显著增加,引起血浆、胶体分子的泄露及肺泡上皮细胞的损害,可导致肺水肿或肺不张,最终出现呼吸衰竭。但如治疗有效并存活,将不遗留肺功能障碍。

总之,OHSS是一种复杂的医源性疾病,严重时可危及患者生命。接受ART促排卵治疗的患者可能有发生OHSS的风险,临床医生应认真评估患者的高危因素,制定个性化促排卵方案,最大限度地预防OHSS发生。一旦OHSS发生,应详细评估患者病情,给予适当治疗并防止严重并发症的发生。

第三节 异位妊娠

异位妊娠(ectopic pregnancy)是指受精卵种植在子宫体腔以外的部位,简称宫外孕。依据受精卵种植的部位不同分为:输卵管妊娠、卵巢妊娠、腹腔妊娠、阔韧带妊娠、宫颈妊娠、剖宫产瘢痕妊娠、残角子宫妊娠及罕见的腹腔妊娠等。最常见的为输卵管妊娠,在异位妊娠中的发生率超过95%,其中约78%为输卵管壶腹部妊娠。

异位妊娠是助孕治疗的常见并发症之一,其发生率较自然妊娠明显增加,报道可达4%~10%。除此之外,罕见异位妊娠、多部位异位妊娠、宫内妊娠合并异位妊娠的发生率也明显增加。宫内合并宫外孕在自然周期是罕见的(1/30 000),但进行不孕治疗后发病率会增高。在促排卵及IVF助孕的患者中,其发病率高达1%。

一、异位妊娠的临床表现

异位妊娠最典型的临床表现为腹痛及阴道出血。

疼痛可表现为一侧下腹部隐痛或酸胀感,或突然发生的撕裂样疼痛,当有内出血时可伴肛门坠胀，出血量多时还可刺激膈肌，出现肩胛部或背部的疼痛。内出血量大、速度快时还可能发生晕厥、失血性休克等表现。

阴道出血通常少于月经量，也可有蜕膜组织排出。

二、异位妊娠的体征

异位妊娠的体征主要与是否有内出血及内出血的量有关。若无内出血或内出血量少，生命体征平稳，腹部检查和妇科检查可发现下腹部及附件区的压痛，以患侧为著，可无明显的肌紧张或反跳痛。当出血量多时可能出现生命体征不平稳，腹部压痛、反跳痛及肌紧张或触及包块，移动性浊音阳性。妇科查体可及宫颈举痛，患侧的压痛、反跳痛、肌紧张并能触及包块。

三、异位妊娠的诊断及鉴别诊断

异位妊娠的诊断需要依据助孕治疗并妊娠的病史/停经史、腹痛伴阴道出血的症状、并结合查体及辅助检查的结果进行判断。

1. **hCG 测定**　hCG 测定对于异位妊娠的诊断至关重要，异位妊娠患者 hCG 值水平通常低于正常妊娠，且倍增不满意。当出现此情况时，需警惕异位妊娠。

2. **妇科超声**　妇科超声检查不仅对诊断异位妊娠至关重要，还有助于判断异位妊娠的部位和包块的大小，而且能判断有无内出血及内出血的量。通常选择阴道超声检查，其准确性较腹部超声检出率高。特别是结合血清 hCG 检查结果，更有助于做出异位妊娠的诊断。特别是 hCG > 1 000mIU/ml，有阴道出血或腹痛，阴道超声检查未见宫内妊娠囊时，需要高度警惕异位妊娠。

需要警惕的是，随着促排卵及辅助生殖技术的广泛应用，多部位妊娠及罕见部位妊娠的发生率明显升高，对于经促排卵或辅助生殖技术助孕妊娠的女性，需特别警惕多部位及罕见部位妊娠。即使通过超声检查确认了宫内妊娠或异位妊娠，还需要警惕是否存在多部位妊娠的情况，在超声检查时应按顺序观察宫腔、宫颈、双侧附件，以免漏诊多部位妊娠。

3. **腹腔镜检查**　腹腔镜检查是异位妊娠诊断的金标准，还可以同时进行治疗。但需要警惕妊娠囊过小而漏诊，在接受助孕治疗尤其是促排卵治疗后妊娠的患者，还要警惕多部位妊娠，术中需仔细探查。

4. **其他检查**　还包括阴道后穹窿穿刺、诊断性刮宫等，由于目前超声检查的普及，已经很少应用。

异位妊娠的鉴别诊断主要包括流产、急性盆腔炎、黄体破裂、卵巢囊肿蒂扭转，其他疾病，如阑尾炎等。需要依据病史、查体及辅助检查仔细进行鉴别诊断，诊断有困难时需根据患者情况选择观察或手术探查等诊断性治疗方式。

四、异位妊娠的治疗

异位妊娠的治疗方法主要分为药物治疗及手术治疗。

（一）药物治疗

药物治疗的指征：①无药物治疗禁忌证；②输卵管妊娠未发生破裂；③妊娠囊平均直径 ≤ 4cm 且没有心管搏动；④血 hCG < 2 000mIU/ml；⑤无明显内出血。

药物治疗的禁忌证：①生命体征不稳定；②妊娠囊直径 ≥ 4cm 或 ≥ 3.5cm 伴胎心搏动；③合并宫内活胎并要求继续妊娠。

根据患者病情，可选择的药物包括中药方剂、米非司酮及氨甲蝶呤（MTX）。米非司酮可配合中药或 MTX 治疗。MTX 除全身用药外，还可选择局部用药，经阴道超声引导下穿刺或腹腔镜术中穿刺。

中药治疗，常用中药成方：蜈蚣 1 条（酌情加），元胡 10g，紫丹参 15g，川楝子 10g，三棱 10g，桃仁 10g，赤芍 10g，莪术 10g，乳香 10g，没药 10g，5 副煎服（一日 2 次）为一个疗程。米非司酮可单用或与中药、MTX 联合应用，25~50mg/d，用药 3 天。MTX 单次肌内注射按照 50mg/m² 计算。药物治疗同时须严密监测患者不适主诉、生命体征、腹部体征及血 hCG、超声变化情况，同时警惕药物副作用，如皮疹、肝肾功能损伤等。每 5~7 天监测血 hCG 及超声变化情况，病情有变化随时进行相应检查，保守治疗失败应及时手术治疗。

（二）手术治疗

手术指征：①生命体征不稳定或有腹腔内出血征象；②诊断不明确者；③异位妊娠有进展（血 hCG > 3 000mIU/ml 或持续升高、超声可见胎心搏动、附件区大包块等）；④不能按要求随访者；⑤有药物治疗禁忌或无效者。

手术多由腹腔镜手术完成，由于异位妊娠尤其是输卵管妊娠的发生很重要的原因之一是输卵管疾病，故术中明确输卵管妊娠建议行患侧输卵管切除术。接受助孕治疗患者均有不孕病史，术中观察对侧输卵管情况，若有严重的粘连、积水等情况，建议同时处理，一般情况下不建议行输卵管开窗等保守手术方式，若行保留患侧输卵管的手术，术后需严密监测 hCG 变化情况，警惕持续性异位妊娠。

其他特殊部位妊娠如卵巢妊娠，腹腔妊娠超声可能无法诊断，需结合术中情况进行处理。还可有宫颈妊娠及剖宫产切口部妊娠。

宫颈妊娠（cervical pregnancy）在辅助生殖技术中发病率也显著高于自然妊娠，与输卵管妊娠不同，可表现为较多的阴道出血，查体可发现宫颈膨大呈筒状、变软、变蓝。结合病史，查体见典型的体征即可高度怀疑宫颈妊娠，超声检查有助于明确诊断。宫颈妊娠诊断标准：①妇科检查发现在膨大的宫颈上方为正常大小的子宫；②妊娠产物完全在宫颈管内；③分段诊刮，宫腔内未发现任何妊娠产物。需注意与不全流产鉴别。宫颈妊娠明确诊断后可行宫颈管搔刮或宫颈管负压吸引，术前应做好输血准备，或行子宫动脉栓塞以减少术中出血。术后可用纱布或 10 号 Foley 尿管水囊压迫止血，若仍出血，多需行双侧髂内动脉结扎，若仍效果不佳，需行子宫全切术。

剖宫产切口部妊娠（cesarean scar pregnancy，CSP）指有剖宫产史的孕妇，胚胎着床于子宫下段剖宫产切口瘢痕处，是一种特殊部位的异位妊娠，为剖宫产的远期并发症之一。由于剖宫产率高居不下，随着二孩和三孩政策的实施，以及辅助生殖技术的广泛开展，发病率呈上升趋势。其可无典型的临床表现，也可有妊娠后阴道不规则出血，甚至发生严重的大出血，妇科超声是诊断剖宫产切口部妊娠的重要手段。典型的图像为：①宫腔内无妊娠囊；②宫颈管内无妊娠囊；③妊娠囊位于子宫峡部前壁；④膀胱壁和妊娠囊之间缺少正常肌层。彩色多普勒超声检查可显示妊娠物内部及周边血流丰富。必要时可行 MRI 进一步判断。剖宫产瘢痕妊娠一经诊断需急诊入院，治疗方案应根据患者有无阴道出血、出血量及 hCG 水平、胎囊情况等进行个体化的选择。

第四节　多部位妊娠

多部位妊娠(heterotopic pregnancies),即同时发生在多个部位的妊娠。女性自然周期大多只有一个成熟卵子排出,只形成一个受精卵,故妊娠只发生于单一部位,随着促排卵治疗及辅助生殖技术的广泛应用,多部位妊娠的发生率也明显升高。其临床表现及体征与单纯异位妊娠并无显著差别,常需经超声检查辅助诊断或手术探查发现。因此,对于经促排卵治疗或辅助生殖技术助孕妊娠的女性,应特别警惕多部位妊娠的发生,以免影响治疗。需特殊强调的是,多部位妊娠的一种特殊类型,即宫内外同时妊娠的处理。

宫内外同时妊娠即宫内孕同时合并异位妊娠,由于同时合并有宫内孕,易于漏诊,在处理时要考虑宫内胚胎的安危。

(一)宫内外同时妊娠的诊断

宫内外同时妊娠可无明显的临床表现,也可以异位妊娠破裂出血为首要表现,多需超声检查以助诊断。

促排卵治疗后有 2 个及以上成熟卵泡破裂,IVF-ET 过程中移植 2 个及以上胚胎并妊娠后,有腹痛、阴道流血的妇女,尿妊娠试验阳性或血 hCG 阳性,即使 B 超检查发现宫内有一妊娠囊,也不要认为是单纯的先兆流产,应随诊宫外情况,即使没有任何症状的辅助生殖妊娠者,亦应警惕宫内外妊娠并存的可能。如 B 超发现附件区包块,应高度警惕宫内外同时妊娠的可能,定期随诊,及早诊断、治疗。

(二)宫内外同时妊娠的治疗

原则为一旦确诊,无论破裂与否,应立即治疗,宫内妊娠是否保留需根据患者的意愿决定,接受不孕症治疗的患者妊娠意愿大多比较强烈,因此其宫内妊娠的预后取决于异位妊娠的处理。

治疗首选手术,腹腔镜虽然微创,但有文献报道,腹腔镜手术中的二氧化碳气腹会对人体的呼吸、循环等系统产生影响,因此对于常见的输卵管妊娠合并宫内孕,应选择有经验的医师进行开腹或腹腔镜手术,动作应轻柔,尽量避免碰触子宫,尽量缩短手术时间,减少胚胎在二氧化碳气腹中的暴露时间,术后注意休息并根据情况给予黄体酮保胎治疗,这样既可以有效地处理宫外妊娠,又可以使宫内妊娠得以维持。对于输卵管间质部妊娠、宫角妊娠或宫颈妊娠合并宫内孕,可以考虑在超声引导下行异位妊娠部位灭胎术。需要注意的是,由于同时存在宫内妊娠,应注意避免使用 MTX 等药物,尽量选择抽吸异位妊娠胎芽或局部注射高张糖(50% 葡萄糖)。据文献报道,80% 宫内外同时妊娠者其宫内妊娠可达足月,且新生儿畸形发生率并不高于普通人群。

第五节　癌症与生殖药物治疗

促排卵与卵巢癌、乳腺癌和子宫内膜癌的关系目前尚无定论。不孕症患者由于平均妊娠次数少、卵巢持续排卵等原因成为卵巢肿瘤的高发人群。现有研究表明,不孕症可能是卵巢肿瘤发生的独立危险因素,但促排卵药物的使用与卵巢肿瘤发生的相关性目前尚不确切。因此,有必要对应用促排卵药物治疗患者进行长期跟踪随访,对存在肿瘤发病高危因素、癌症家族史、大剂量或长时间促排卵药物应用,以及出现卵巢持续增大或卵巢囊肿的不孕妇女,更应加强监测,以便及时发现肿瘤并给予治疗。

一、乳腺癌

乳腺癌是最常见的女性肿瘤之一,激素相关的因素均可增加乳腺癌风险,主要包括生理状态和药物治疗两个方面。控制性超促排卵(controlled ovarian hyperstimulation,COH)导致体内雌激素水平增加,这可能是担心 COH 增加乳腺癌风险的主要原因。但是,目前大部分研究均显示 ART 治疗并不明显增加乳腺癌的发生风险。一项纳入 19 158 例不孕症患者的队列研究显示,IVF 治疗并不增加乳腺癌的发生风险。2014 年一项荟萃分析纳入 1 554 332 例女性,14 961 例发生乳腺癌,其中 576 例乳腺癌曾行 IVF 治疗,无论是在整体人群还是在不孕症人群中,IVF 与乳腺癌均无相关性。美国生殖医学会(American Society for Reproductive Medicine,ASRM)指南也指出 COS 不增加乳腺癌风险。

二、卵巢癌

卵巢癌是致死率最高的妇科恶性肿瘤之一,严重威胁妇女的生命与健康,其发病原因目前尚不清楚。卵巢癌的发生受遗传、环境、内分泌等多方面影响。上皮性肿瘤是最常见的卵巢肿瘤,占卵巢恶性肿瘤的 85%~90%,其发病机制目前尚不清楚,5%~10% 有家族史或遗传史,绝大多数遗传性卵巢癌与 *BRCA1* 和

BRCA2 基因突变有关,并与遗传性非息肉性结肠癌综合征相关。不孕是卵巢癌公认的一个危险因素,但应用促排卵药物与卵巢癌发生风险的关系仍存在较多争议。研究指出,促排卵药物通过提高血液中 FSH、LH 等激素水平刺激卵巢排卵,以及卵巢持续排卵等因素均增加了卵巢癌发生风险,应用氯米芬促排卵患者发生卵巢癌的风险是未应用促排卵药物不孕患者的 2.3 倍。但是,Luke 等学者对纽约、得克萨斯州等的 113 226 例女性进行前瞻性研究表明,辅助生殖技术并不增加女性患者卵巢癌的风险。

不孕及应用促排卵药物是否会增加卵巢癌的发生风险是一个重要的临床问题,需要进一步增加样本量及延长随访时间来评估促排卵过程中激素水平与卵巢癌发生的关系,以指导取卵间隔,并应适时注意肿瘤标志物指标,警惕卵巢癌的发生。

三、子宫内膜癌

子宫内膜癌是女性生殖系统最常见的恶性肿瘤。排卵障碍性不孕症、肥胖、高龄、家族史及他莫昔芬的应用等均是子宫内膜癌的风险因素。由于子宫内膜癌的激素敏感性,从理论上讲,ART 相关的 COS 治疗可能增加子宫内膜癌的风险。

子宫内膜癌和不孕症药物的相关性,不同的研究结果存在争议。大多数研究显示 COS 药物未增加子宫内膜癌风险。一项包含 776 224 例不孕症患者的荟萃分析显示 COS 并未增加子宫内膜癌的发生风险。而另一项荟萃分析显示,与未经治疗的不孕症患者相比,接受 ART 治疗的女性,子宫内膜癌的风险有下降趋势,但不孕症本身和治疗却是子宫内膜癌的独立危险因素。2017 年的一项荟萃

分析共纳入 1 937 880 例患者,研究指出只有在大剂量和多个周期应用氯米芬促排卵才有可能增加子宫内膜癌风险,但这些患者本身存在多种混杂因素,故此研究结论并不可靠。

第六节　其他潜在并发症

一、卵巢扭转

正常生理情况下卵巢约为 3cm×2cm×1cm,故卵巢扭转(ovarian torsion)较为罕见,多为卵巢囊肿蒂扭转,为常见的妇科急腹症,约 10% 的卵巢肿瘤可发生蒂扭转。而在助孕治疗中常需使用促排卵药物,多个卵泡发育导致排卵后多个黄体形成,卵巢体积增大,因此发生卵巢扭转的概率增加。常在体位突然改变时发生,由于妊娠后黄体持续存在,因此孕早期也仍有发生卵巢扭转的风险。

(一)卵巢扭转的临床表现

卵巢扭转以骨盆漏斗韧带、卵巢固有韧带及输卵管组成,发生扭转后,早期静脉回流受阻,卵巢组织充血。若扭转时间长,则因血液供应受阻,卵巢可组织坏死,甚至发生破裂及继发感染。

因此,卵巢扭转患者常有促排卵治疗病史,典型症状为体位改变后突然发生的一侧下腹剧痛,常伴恶心、呕吐,疼痛并向大腿内侧和骶尾部放射,同时伴肛门坠胀感。疼痛为阵发性加重,间歇期可有减轻,但并不能完全缓解。个别情况下不全扭转可在改变体位后自然复位,腹痛随之缓解,而因增大的卵巢并不稳定,可能反复发生疼痛。

(二)卵巢扭转的体征

卵巢扭转导致卵巢充血或组织坏死、感染,因此腹部查体患侧可触及压痛、反跳痛、肌紧张等腹膜炎体征,通常局限于患侧,但若已发生卵巢破裂或感染,也可有全腹的腹膜炎体征。妇科查体可扪及增大的卵巢,多有压痛,以蒂部为著。

(三)卵巢扭转的诊断与鉴别诊断

结合促排卵病史、患者典型的症状及体征多可做出疑似卵巢扭转的诊断。妇科超声有助于诊断,特别是与前次超声对比卵巢是否明显增大、多普勒是否能探及卵巢内血流信号等,均有助于卵巢扭转的诊断。但在不全扭转或蒂部扭转不紧时,仍可能探及少量的血流信号,因此,超声观察到血流信号也不能完全除外卵巢扭转的诊断。

卵巢扭转的鉴别诊断主要为妇科急腹症,包括卵巢囊肿破裂、感染、异位妊娠、急性盆腔炎症性疾病、先兆流产、外科疾病(如阑尾炎)等。

(四)卵巢扭转的治疗

由于卵巢扭转会影响卵巢血液供应甚至导致卵巢坏死的严重后果,一旦可疑卵巢扭转应尽快积极手术探查。多选用腹腔镜手术,组织未坏死则行卵巢复位,若组织已发生坏死则需行患侧附件切除术。复位时注意需钳夹扭转蒂部靠子宫的一侧,再复位或切除附件。未避免血栓脱落造成重要器官栓塞,钳夹前不可先将扭转的卵巢蒂恢复。孕早期行一侧附件切除的患者,需注意给予适当的黄体支持。辅助生殖技术助孕后妊娠的女性,尤其黄体囊肿多、卵巢体积大、持续时间长,术后仍有再次扭转的可能,术中可酌情将大的黄体囊肿进行穿刺,但此时卵巢组织较糟脆,需充分评估出血的风险,术后应予生活指导,尽量避免再次扭转的发生。

二、损伤和出血

阴道超声引导下取卵因其操作简单、方便,病人痛苦较少,已成为 IVF-ET 取卵的常规方法。但其不足之处为非直视下穿刺,操作中带有一定的盲目性,有时需要多次穿刺。操作不当或患者盆腔内器官解剖位置有变异时,易伤及邻近的肠管、膀胱、子宫、输卵管及血管等。如果卵巢周围因炎症而粘连,将卵巢粘连于远离阴道壁的位置,取卵时穿刺针必须进入较深的距离。这时,操作者必须注意避开肠管等组织,特别是子宫下段两侧的管道样结构。当必须穿过子宫时,应避免损伤子宫内膜。

出血是辅助生殖技术中较少见的并发症之一,其发生率为 0.03%~0.5%。

(一) 损伤出血的表现

1. **疼痛** 患者感下腹疼痛,并可伴有恶心、呕吐、冷汗等症状;逐渐加重的腹痛需特别引起重视。

2. **腹膜刺激症状** 盆腔器官损伤和出血,均可出现腹肌紧张、下腹压痛、反跳痛等征象;若有肠道损伤,则可能出现局部压痛、反跳痛及腹肌紧张等急腹症表现。

3. **血尿** 穿刺取卵导致膀胱损伤时会出现血尿。

4. **贫血或休克** 内出血较多时可出现血压下降、心率快、脉搏细弱等休克的临床表现。

5. **实验室检查** 出血量较大时,可出现血红蛋白下降、红细胞数减少、血细胞比容下降等;若有肠道损伤,会出现白细胞升高、中性粒细胞比例升高。

6. **超声检查** 超声检查可探及腹腔内游离的无回声区,新鲜出血可见较高回声区。

(二) 损伤出血的治疗

1. **阴道壁或宫颈穿刺点的少量出血** 可用纱布压迫止血,2~4 小时取出,一般可以达到止血效果,必要时可用止血钳短时钳夹止血。但必须严密监测腹腔内出血的发生。

2. **少量盆腔内出血** 可给予止血药,卧床休息,严密观察血压、脉搏,一般可以自行停止,不需手术治疗。

3. **大量的不可控制的内出血** 应在输液或输血条件下,立即剖腹手术治疗,不可延误,并停止本周期的治疗。

4. **膀胱损伤出现血尿** 多通过用止血剂、多饮水排尿,多能自愈。

5. **肠管损伤** 注意观察。使用抗生素后,若出现腹膜刺激症状需行手术探查。

(三) 损伤出血的预防

术前对病人情况进行详细了解,避开风险因素,降低重复穿刺次数。术前嘱患者排空膀胱,超声提示膀胱充盈要及时导尿;尽量避开膀胱穿刺。穿刺前认真进行超声检查,确保穿刺路线避开肠管和较大的血管。

三、感染

感染是辅助生殖技术中较少见的并发症之一,接受辅助生殖技术治疗的患者中有 1% 存在慢性盆腔炎症,经阴道穿刺取卵可使重复感染的危险升高,手术后发生感染的概率为 0.02%~0.3%,感染发生的时间比出血晚,一般在取卵后几小时至几天。子宫内膜异位症、盆腔炎性疾病、盆腔粘连及盆腔手术史为感染的高危因素。预防性使用抗生素可以降低感染的概率。术中需避免穿刺巧克力囊肿、输卵管积水、包裹性积液等。

【病例讨论】

患者女性，30 岁，主因"取卵术后腹痛加重 1 小时"急诊就诊。患者平素月经规律，5 天 /30 天，因"继发不孕、双侧输卵管梗阻"于生殖中心行 IVF 助孕，当日行经阴道超声引导下穿刺取卵术，获卵 18 枚，取卵术后持续下腹坠痛，1 小时前排尿后感下腹痛加重，以右下腹为著，为持续性绞痛，伴右侧腰痛、恶心、呕吐 2 次，为胃内容物，屈曲位略缓解，无头晕、乏力等不适。既往体健，否认手术史和慢性病史。月经婚育史：初潮 13 岁，平素月经 5 天 /30 天，末次月经 2019 月 1 月 1 日，既往 G2P0，孕早期行人工流产 2 次，配偶体健。

查体：T 36.8℃，P 98 次 /min，R 20 次 /min，BP 105/75mmHg，痛苦面容，神智清，心肺查体无异常，腹软，下腹轻压痛、反跳痛，无移动性浊音。妇科查体：外阴已婚型，可见少量血迹；阴道畅，宫颈光滑，举痛（+）；子宫前位，常大，质中，轻压痛。附件：右侧附件区压痛、宫角处压痛明显，左附件区未及异常。

辅助检查：超声提示双侧卵巢取卵后改变，左侧血流信号丰富，右侧血流信号明显减少，子宫直肠窝低回声深 5.2cm，血常规提示 HGB 较前下降 10g/L。

诊治过程：初步诊断为腹痛待查——右卵巢扭转；取卵术后；继发不孕；输卵管梗阻，双侧。腹腔内出血不除外。行手术探查，术中见盆腔积血约 400ml，右侧卵巢顺时针扭转 540°，行复位卵巢及止血治疗。手术顺利，患者术后恢复好，术后 1 天出院。

专家点评：该患者超促排卵取卵术后，同时存在卵巢扭转及腹腔内出血的高危因素，结合病史、查体及辅助检查，考虑卵巢扭转可能性大，为降低卵巢坏死风险，应尽快行探查手术。术中尽量复位后保留卵巢，患者取卵后卵巢质脆易出血，操作需谨慎，必要时穿刺黄体减小卵巢体积，降低再次扭转风险，但需警惕穿刺点出血。此时卵巢质脆，易损伤，因此不宜行卵巢固定术。

（甄秀梅　范燕宏　李嘉　王洋）

参考文献

1. Committee Opinion No. 719: Multifetal Pregnancy Reduction. Obstet Gynecol, 2017, 130 (3): e158-e163.

2. Practice Committee of the American Society for Reproductive Medicine. Prevention and treatment of moderate and severe ovarian hyperstimulation syndrome: a guideline. Fertil Steril, 2016, 106 (7): 1634-1647.

3. BOSCH E, BROER S, GRIESINGER G, et al. ESHRE guideline: ovarian stimulation for IVF/ICSI. Hum Reprod Open, 2020, 2020 (2): 1-13.

4. National Guideline Alliance (UK). Ectopic pregnancy and miscarriage: diagnosis and initial management. London: National Institute for Health and Care Excellence (UK), 2019.

5. D'ANGELO A, PANAYOTIDIS C, AMSON, et al. Recommendations for good practice in ultrasound: oocyte pick up. Hum Reprod Open, 2019, 2019 (4): 1-13.

6. Practice Committee of the American Society for Reproductive Medicine. Fertility drugs and cancer: a guideline. Fertil Steril, 2016, 106 (7):

1617-1626.

7. LUNDBERG FE, JOHANSSON ALV, RODRIGUEZ K, et al. Assisted reproductive technology and risk of ovarian cancer and border-line tumors in parous women: a population-based cohort study. Eur J Epidemiol, 2019, 34 (11): 1093-1101.

8. ASANTE A, LEONARD PH, WEAVER AL, et al. Fertility drug use and the risk of ovarian tumors in infertile women: a case-control study.

Fertil Steril, 2013, 99 (7): 2031-2036.

9. 刘风华，杨业洲，张松英，等 . 辅助生殖技术并发症诊断及处理共识 . 生殖与避孕，2015, 35 (7): 431-439.

10. 胡琳莉，黄国宁，孙海翔，等 . 多胎妊娠减胎术操作规范 (2016). 生殖医学杂志，2017, 26 (3): 193-198.

11. 中国优生科学协会肿瘤生殖学分会 . 输卵管妊娠诊治的中国专家共识 . 中国实用妇科与产科杂志，2019, 35 (7): 780-787.

10
CHAPTER

第十章
不孕症的手术治疗

近年来,不孕症的发病率呈明显上升趋势,女性不孕中输卵管因素、子宫因素、卵巢病变是导致不孕的常见原因。其中,输卵管性不孕占女性不孕的 25%~35%,在女性不孕中居首位,且有增高趋势,子宫性因素约占6.9%,卵巢肿瘤更是在影响患者生育的同时影响女性健康。随着 IVF-ET 等辅助生殖技术(ART)的广泛应用和取得的良好效果,手术治疗特别是输卵管因素不孕中的应用趋于下降。但是 ART 技术要求高,费用昂贵,且有相关并发症,对于盆腔病变不严重和经济条件差的地区或人群中,部分患者也可以通过手术治疗改善生殖能力。此外,部分不孕夫妻经过常规检查后仍不能找到相对明确的不孕原因,宫腹腔镜探查手术能进一步深入了解盆腹腔的情况。国外学者建议,将宫腹腔镜检查列为女性不孕症诊疗常规项目,特别是 B 超、子宫输卵管造影、诊刮、MRI 等提示可疑异常时,宫腹腔镜联合手术可明确诊断,宫腹腔镜直视下了解子宫的形态、盆腹腔的情况、输卵管梗阻及粘连情况、是否合并有子宫内膜异位症等,并同时进行有针对性的治疗。因此,生殖相关微创手术在查找不孕症的病因、制订助孕方案、辅助治疗及寻找 ART 失败原因等方面发挥重要作用。在不孕症治疗中,ART 与生殖相关微创手术起着相辅相成的作用。

第一节　评估

通过前面章节的阐述,已知不孕症由多种病因引起,对于任何治疗开始之前均需彻底评估导致疾病的所有潜在因素。

一、病史和体格检查

任何手术决策之前,对患者的病史采集和体格检查都非常重要。特别是病史,当患者存在盆腔粘连的高危因素,如既往腹腔或盆腔手术史、盆腔炎性疾病史、性交痛、痛经、子宫内膜异位症、异位妊娠、慢性盆腔疼痛综合征,决定手术时需充分考虑手术带来的利弊,并征求患者夫妻双方充分知情同意。

长期痛经或性交痛的患者,可疑存在子宫内膜异位症或超声提示存在卵巢巧克力囊肿时,手术治疗可减轻盆腔疼痛,也可增加妊娠机会。若有盆腔炎性疾病史,应明确感染次数、既往是否存在炎性包块、治疗方式、治疗持续时间、是否住院治疗。

应仔细询问既往手术史包括腹部手术史,特别是手术时年龄。幼年肠套叠或肠梗阻病史,再次手术困难程度极大。阑尾穿孔继发术后腹膜炎病史的女性与反复盆腔感染史的女性相比,手术结局可能不同。手术前应尽可能回顾所有既往手术记录。如有输卵管结扎史的妇女,不仅要回顾手术记录,明确输卵管绝育的类型,还要回顾病理结果。因为切除的输卵管长度对于准确评估患者输卵管吻合术后成功率非常重要。

宫腔疾病的危险因素包括反复流产史、多次人工或胚胎停育清宫术、子宫手术治疗后闭经、产褥期子宫感染和 / 或感染性流产。

体格检查与询问病史同样重要。两者结合,手术医生才能获得有价值的信息,从而对危险因素和手术的益处进行准确的评价。检查时术者应注意瘢痕的类型,确认瘢痕与既往手术相符。盆腔检查应评估子宫大小、位置和活动度。附件区的触诊应了解是否存在盆腔疼痛、肿物或结节。必要时，三合诊能较完整地评价盆腔，并评价是否存在子宫内膜异位症。

盆腔的超声检查很有价值，可以进一步评价附件区的结构，卵巢大小、位置的异常、输卵管增粗，以及持续存在的卵巢囊肿均提示可能有影响生育的盆腔疾病。

二、子宫输卵管造影

子宫输卵管造影（hysterosalpingography，HSG）对于判断是否需要手术处理输卵管极为重要。对于 HSG 提示输卵管异常的患者，要仔细阅读造影的影像片，而不是仅阅读报告单。由于 HSG 是一个动态的过程，阅片非常重要。手术者在计划任何手术前通过回顾造影剂显影的状况，弥散是否局限、延迟等异常，可以初步判断是否存在微小的输卵管周围粘连或峡部结节型输卵管炎等。

尽管 HSG 是较好的评价宫腔和输卵管的非手术性操作，但其假阳性率较高，为 21%~57%。当输卵管痉挛或操作不当时，可能会出现输卵管近端梗阻的假阳性结果。重复检查或仔细评价既往检查结果可能有助于评估输卵管疾病的风险和疾病范围。

HSG 除了评估输卵管外，应同时评价宫腔状况。开始推注造影剂时显影的情况对于判断是否存在宫腔充盈缺损最为重要。HSG 也能发现子宫腔中线状的充盈缺损，但不能区分中隔子宫和双角子宫。这类子宫畸形的诊断可能需要超声、磁共振或宫、腹腔镜联合检查来明确。

三、注水超声

注水超声是一项比较新的评估宫腔形态的方法。在超声检查时将宫腔内注入生理盐水，充盈宫腔，可以对宫腔的病变做出更准确的判断，并发现子宫内膜息肉、黏膜下子宫肌瘤、宫腔粘连，也可鉴别中隔子宫和双角子宫。特别是对黏膜下肌瘤，根据肌瘤的大小和向宫腔突出的程度决定适当的手术方式。期待注水超声检查可以成为不孕女性行辅助生殖技术前的一项重要的检查手段。

四、精液分析

在女方手术之前应进行男方精液评估，结果可能影响女性手术方式的选择。若发现中重度弱精症，即使女方存在输卵管梗阻，也可选择直接 IVF-ET 治疗，而不是手术复通输卵管，如若女方存在输卵管积水，则需先行手术处理输卵管积水之后再 IVF-ET 治疗。

五、年龄

女方年龄大会影响手术方式的决策。任何手术之前应该仔细评估风险和受益。应监测女性基础的促卵泡激素（FSH）、雌激素（E_2）水平和窦卵泡数，评估卵巢储备功能。如一位 40 岁女性已行双侧输卵管结扎十余年，需要行输卵管复通术，月经第 3 天 FSH 值升高、基础窦卵泡减少，则妊娠概率降低，在手术恢复所需时间、手术复通的风险和成功率不确定的情况下，术后需要等待多久妊娠需个体化判断。如年龄较大或卵巢储备功能减退，可建议直接行 IVF 以获得更高的妊娠率。

第二节　治疗

一、患者选择

不孕手术患者的选择相对复杂,要综合考虑后续助孕方式的选择,使妊娠率最优化。既往体外受精-胚胎移植术未发展前,对于输卵管因素患者,输卵管修复手术是唯一的选择。但随着IVF-ET成功率显著提高,与手术治疗相比,人们更愿意选择IVF-ET。如存在输卵管积水,应先处理输卵管积水以提高IVF-ET的成功率。

所有术中的发现均应充分告知患者。术前要完善病历、分析手术指征、拟行手术方案及具体步骤。必须详细对每个患者进行个体化的评估讨论,明确手术目的,如手术的目的是妊娠还是为了缓解盆腔痛并提高受孕率,这两者的手术方案将会不同。由于IVF-ET可作为治疗的选择,所以并非所有不孕手术都要达到重建盆腔正常解剖关系的目的。最后,手术必须征得不孕症夫妇双方的同意并签署知情同意书。

二、男方因素的治疗

在不孕夫妇中,约50%的不孕症为男方原因或与男方有关。由男方因素导致的不育临床上需根据患者病史、体格检查、精液分析及激素水平进行综合评估,并结合女方生殖因素后决定其治疗方式。男性不育(male infertility)的原因比较复杂,按临床表现可分为原发不育和继发不育,按性器官病变部位可分为睾丸前性、睾丸性和睾丸后性。临床上常

见原因有先天疾病、性腺功能低下、精子运输障碍、梗阻性因素、全身疾病、感染及精索静脉曲张等。治疗方式包括一般治疗、药物治疗、手术治疗及辅助生殖技术等(详见第十章)。

三、输卵管因素的治疗

输卵管的主要功能是拾卵及运送配子。女性不孕中有30%~40%为输卵管性不孕。而输卵管因素指输卵管损伤或输卵管阻塞。既往有输卵管绝育手术史、输卵管异位妊娠史、子宫内膜异位病史、结核病史及感染史,均可能引起的输卵管的粘连、梗阻。炎症感染使输卵管黏膜上皮及输卵管壶腹部纤毛细胞受损,受损输卵管的管腔及管壁发生病变,从而引起输卵管梗阻及输卵管、盆腔粘连。即使后期得到有效治疗,其功能也不能得到恢复。

对于输卵管因素引起的不孕,目前采取的治疗方法为手术治疗及辅助生殖技术助孕。前者的目的是处理病灶,纠正疾病状态的同时改善盆腔环境,后者则是绕开盆腔病变直接助孕。随着腹腔镜技术的不断发展,以往必须经开腹的输卵管手术方式已经被成熟的腹腔镜输卵管手术技术所取代。输卵管修复及改善盆腔环境在腹腔镜手术(laparoscopic surgery)下均能完成。即使在辅助生殖技术迅猛发展的今天,腹腔镜手术仍是输卵管不孕症的常规治疗手段。早期的文献显示,因输卵管远端梗阻导致不孕的患者在接受手术时,腹腔镜输卵管周围粘连松解术及伞端成形术术后的妊娠率与显微外科手术相似,甚至高于开腹的显微

外科手术。Saleh、Dlugi 和 Audebert 报道的腹腔镜术后妊娠率为 50%~60%。近期国内有学者研究显示输卵管梗阻性不孕腹腔镜术后妊娠率高达 68.3%。

对于一些难度较大的手术,如输卵管吻合术(tubal reanastomosis),早期报道显示腹腔镜下的输卵管吻合术术后妊娠率要低于开腹显微外科手术。但随着腹腔镜手术技巧的提高,现阶段腹腔镜输卵管吻合的术后妊娠率与显微外科技术不相上下。与开腹手术相比,腹腔镜手术具有损伤小、恢复快且术后粘连少等优点。因此,在解决轻至中度输卵管损伤所导致的不孕症手术中,腹腔镜手术正在逐步取代开腹的显微外科手术。

腹腔镜手术可在明确输卵管性不孕诊断的同时有针对性地进行治疗。现阶段,腹腔镜下输卵管手术方式包括输卵管切除术、输卵管抽芯切除术、输卵管造口术、输卵管伞端成形术及输卵管吻合术。临床上需根据患者现病史、既往病史及男方精液情况拟定适当的手术方式。

(一)输卵管疾病

大部分输卵管疾病(fallopian tube diseases)由炎症因引起,如盆腔炎、阑尾炎。子宫内膜异位症、急性或慢性阑尾炎等形成的输卵管外部粘连,输卵管本身的纤毛细胞及黏膜皱褶未受损伤,手术后妊娠率相对较高;相反,病原体感染,如由衣原体、淋球菌或结核分枝杆菌感染所致的输卵管梗阻往往造成输卵管内膜的严重破坏,病原体感染可损坏输卵管伞端和纤毛,使输卵管丧失运输卵子、精子或胚胎的能力,因此,即使输卵管是通畅的,它的功能也不正常。有报道显示,沙眼衣原体感染是导致输卵管永久性损害的首要原因。既往不孕症手术、输卵管卵巢囊肿、异位妊娠或子宫内膜异位症也可导致严重的输卵管病变,并可通过输

卵管造影及既往手术记录进行评估。术前应充分评估手术风险,向患者交代病情。结核感染产生特异的病理学改变,可通过输卵管碘油造影显示,表现为输卵管管腔缩小、输卵管或卵巢钙化、双侧输卵管间质部梗阻、输卵管壶腹部膨大的铅管征或输卵管呈锯齿状改变的输卵管远端梗阻。

(二)输卵管远端梗阻

输卵管疾病中大部分为输卵管远端病变(distal fallopian tube lesion),输卵管远端梗阻包括输卵管远端非闭锁性损伤、输卵管远端闭锁性损伤及子宫内膜异位症引起的输卵管远端微小病变。输卵管远端闭锁表现为输卵管积水。大量临床数据显示输卵管积水对自然妊娠及体外受精-胚胎移植(*in vitro* fertilization and embryo transfer,IVF-ET)均有很大影响。如果输卵管积水诊断明确,建议尽早实施手术切除积水输卵管。需根据输卵管损伤程度及盆腔环境决定具体手术方式,并不是所有的输卵管积水都需要行腹腔镜切除或结扎输卵管。输卵管造口术(salpingostomy)是处理输卵管远端梗阻的另一种常用手段,但由于积水导致输卵管腔内纤毛组织的严重损伤及输卵管基层蠕动能力的损伤,使其术后的妊娠率并不乐观。因此,术前应充分了解患者病情,并判断输卵管受损程度及盆腔环境,制订具体手术方式。输卵管远端非闭锁性病变表现为输卵管周围及伞端的粘连,该类患者的输卵管受损程度较轻,因此手术后获得的妊娠结局也较输卵管远端闭锁性病变患者理想。一项关于输卵管积水不同处理方式对 IVF-ET 妊娠结局的回顾性队列研究中,对比了三种不同手术方式处理输卵管积水,其结果显示对输卵管积水进行手术处理可以显著提高临床妊娠率及活产率,降低异位

妊娠的风险,其不同的手术方式对 IVF-ET 的结果没有统计学差异。

(三) 输卵管积水

输卵管积水(hydrosalpinx)是输卵管伞端粘连、闭锁,液体聚集在输卵管内,使输卵管充盈膨胀的一种状态。积水的输卵管因伞端闭锁粘连无法完成拾卵任务最终导致不孕,也因输卵管管腔内液体反流至宫腔影响胚胎着床及发育。数据显示,输卵管积水患者自然妊娠概率较低,IVF 助孕成功率较无输卵管积水患者降低一半,同时自然流产率增加了 2 倍以上。即使是单侧输卵管积水,仍会影响 IVF 妊娠率。动物实验和体外试验证实,输卵管积水液体能够抑制精子活力,并且有胚胎毒性。输卵管积水患者的子宫内膜容受性受损,与无输卵管积水患者相比,输卵管积水患者的子宫内膜表达整合素水平显著下降,在切除输卵管后子宫内膜恢复正常表达。一些研究发现,IVF 前切除输卵管积水能够将 IVF 妊娠率和活产率恢复到正常水平。2001 年美国生殖医学会(ASRM)、2004 年英国国家卫生与临床优化研究所(National Institute for Health and Care Excellence,NICE)指南建议诊断输卵管积水的患者在 IVF 助孕前最好应用腹腔镜手术切除积水输卵管。临床上一旦超声或输卵管造影提示输卵管积水,建议行腹腔镜探查明确诊断,术中根据输卵管受损程度,结合患者年龄、卵巢功能及丈夫精液情况酌情处理。输卵管手术后累计妊娠率在 1 年内上升最快,2 年内到达平台期。因此,接受输卵管手术的患者术后 1 年内为尝试自然妊娠最佳时机,1 年以上仍未妊娠建议 IVF 助孕,2 年仍不孕强烈推荐 IVF 助孕。

1. 输卵管造口术

(1)适应证:①输卵管积水体积较小;②输卵管管壁正常或较薄;③伞端黏膜丰富;④周围粘连范围较小的输卵管。

(2)禁忌证:①输卵管管壁较厚,管腔内粘连,管壁内膜萎缩或消失;②输卵管极度水肿、扩张;③输卵管与卵巢广泛大面积粘连;④盆腔结核;⑤急性盆腔炎;⑥既往输卵管手术史;⑦存在不适合手术的全身性疾病。

(3)术前准备:①完善术前化验检查:血、尿常规,凝血功能,肝肾功能,心电图,胸片,血型;②肠道准备:手术前一天下午口服洗肠液,术前禁食 6~8 小时。如既往有腹部手术史,手术前日及手术当日清晨清洁灌肠。

(4)手术步骤:①患者取头低脚高截石位,麻醉后消毒,以脐部为中心,上至腹部剑突下至外阴,两侧至腋前线,向下延至肛门及双侧大腿上 1/3 处;②建立气腹:由脐部置入气腹针,确认气腹针置入腹腔后低流量充气,使用 2~4 个套管置入腹腔镜及器械;③查看盆腔情况,去除输卵管、卵巢周围粘连。输卵管伞端的膜状粘连可用剪刀紧贴输卵管剪断;选择单极电凝分离粘连时应距离伞端 1cm 以上,以避免电凝传导引起的伞端及输卵管挛缩。再使用剪刀去除离断后的粘连带残存组织。尽量分离输卵管伞端及卵巢间的粘连,如果伞端与卵巢间的游离度<1cm,则可影响输卵管伞端的拾卵功能。然而伞端与卵巢间的粘连常常被忽视,术中需仔细检查,如存在粘连必须予以分离;④输卵管远端闭锁处以单极电钩做"十"字形或"T"字形打开浆膜层至黏膜层,将输卵管浆膜外翻,单极或双极电凝局部止血,止血时尽量避免伤及输卵管内侧黏膜细胞;⑤固定翻折的输卵管浆膜,5-0 号可吸收线缝合浆膜面;⑥术中行亚甲蓝通液术检查,观察双侧输卵管通畅程;⑦充分止血,大量生理盐水冲洗盆腔。

(5)预后：文献报道，轻度的输卵管周围粘连或伞端缩窄，经粘连分离和伞端整形后自然妊娠率可达50%，术后患者可以尝试自然妊娠。虽然修复性手术暂时保留了输卵管，但患者仍面临输卵管积水复发或异位妊娠的风险。外国文献报道，其积水复发率约在70%以上。

2. 输卵管伞端整形术 应用于还没有完全闭合形成输卵管积水的输卵管伞端粘连的分解或扩张狭窄的输卵管腔。

(1)适应证：①输卵管通液提示阻力大，可见液体反流；②输卵管造影提示造影剂弥散局限或局部聚集；③不明原因性不孕。

(2)禁忌证：①可疑盆腔结核或茧腹症患者；②输卵管管腔粘连，内膜萎缩消失；③盆腔重度粘连；④输卵管极度水肿、扩张；⑤急性盆腔炎；⑥既往输卵管手术史；⑦存在不适合手术的全身性疾病。

(3)术前准备：同前。

(4)手术步骤：①患者取头低脚高截石位，麻醉后消毒，以脐部为中心，上至腹部剑突下至外阴，两侧至腋前线，延至肛门及双大腿上1/3；②建立气腹：由脐部置入气腹针，确认气腹针置入腹腔后低流量充气，使用2~4个套管置入腹腔镜及器械；③去除输卵管、卵巢周围粘连；④输卵管钳钳夹固定输卵管，经输卵管伞端置入小号输卵管钳2cm，将输卵管管腔撑开，使其尽量扩张，伞端部分剪开，使用单极或双极电凝局部止血，止血时尽量避免伤及输卵管内侧黏膜细胞；⑤将输卵管浆膜外翻，5-0号可吸收线缝合固定在浆膜面；⑥充分止血，大量生理盐水冲洗盆腔。

(5)预后：如果输卵管与卵巢粘连不严重，术后大部分患者可以成功妊娠。但如果输卵管、卵巢周围粘连致密，分离粘连后创面较大，术后预后一般较差，自然妊娠率低，异位妊娠

风险增加。

3. 输卵管切除术

(1)适应证：①输卵管管壁较厚，伞端黏膜消失的较严重的输卵管病变；②腹腔镜输卵管造口术后积水复发。

(2)禁忌证：①盆腔炎急性期；②存在不适合手术的全身性疾病。

(3)术前准备：同前。

(4)手术步骤：①患者取头低脚高截石位，麻醉后消毒，以脐部为中心，上至腹部剑突下至外阴，两侧至腋前线，延至肛门及双大腿上1/3内侧。②建立气腹：由脐部置入气腹针，确认气腹针置入腹腔后低流量充气。使用2~4个套管置入腹腔镜及器械。③探查盆腔，分离盆腔粘连带。④输卵管钳提起输卵管远端，展平输卵管系膜，使用双极电凝由伞端沿输卵管系膜向子宫角方向电凝系膜。再用剪刀剪断电凝后的系膜组织，切除输卵管，双极电凝输卵管子宫断端。⑤充分止血，用大量生理盐水冲洗腹腔。

(5)预后：术后行体外受精-胚胎移植助孕达到妊娠目的。对于卵巢功能低下(decreased ovarian reserve)的患者，手术操作中如果切断输卵管系膜时没有紧贴输卵管端，侧支循环遭到阻断后影响卵巢的正常血供，导致卵巢功能减退，进而导致IVF周期取卵数减少。因此，对于卵巢功能不佳的患者，建议切除输卵管时要尽量紧贴输卵管系膜端，减少损伤卵巢血供。2016年发表的一篇荟萃分析发现，输卵管切除与未切除的患者使用促排卵药物剂量和获卵数都没有显著差异。

4. 输卵管抽芯切除术

(1)适应证：①输卵管管腔极大，输卵管管壁明显增厚、纤维化，输卵管黏膜绝大部分丧失。②盆腔广泛粘连。③其他疾病需切除输

卵管。④卵巢功能不佳者。

（2）禁忌证：①全身性疾病无法耐受腹腔镜手术患者。②盆腹腔重度粘连，无法建立气腹和腹腔镜置入患者。

（3）术前准备：同前。

（4）手术步骤：①患者取头低脚高截石位，麻醉后消毒。②建立气腹：由脐部置入气腹针，确认气腹针置入腹腔后低流量充气。使用2~4个套管置入腹腔镜及器械。③探查盆腔，分离盆腔粘连带。④腹腔镜下生理盐水注入输卵管浆膜层，充分分离输卵管浆膜层及输卵管肌层。⑤钳夹输卵管浆膜提起输卵管，单极电凝自输卵管近宫角处打开输卵管浆膜层，暴露输卵管管芯。⑥钝性分离输卵管组织周围浆膜层及系膜组织，贴近输卵管管芯自宫角双极电凝并锐性离断至输卵管伞端。⑦双极电凝残端，充分止血。大量生理盐水冲洗盆腔。

（四）输卵管近端梗阻

输卵管近端梗阻（proximal fallopian tube obstruction）在输卵管疾病中占10%~25%，可由结节性峡部输卵管炎病史、慢性输卵管炎、输卵管内子宫内膜异位症及输卵管痉挛引起，输卵管碘油造影及输卵管通液术可辅助诊断。现阶段，治疗输卵管近端梗阻有两种方式：腹腔镜监测下宫腔镜输卵管开口COOK导丝置入疏通术和局部梗阻输卵管切除再吻合。有文献显示，输卵管近端梗阻插管复通术后的总体妊娠率为25%~30%，异位妊娠率为3%~5%。

输卵管COOK导丝复通术：

（1）适应证：①原发不孕或继发不孕患者。②HSG提示单侧或双侧输卵管近端不显影。③无全身手术禁忌证。

（2）禁忌证：①术前评估输卵管损伤严重、重度盆腔炎患者。②术后妊娠率低下需直接

IVF助孕者。③急性阴道炎及盆腔炎。

（3）手术时机：因输卵管COOK导丝术由宫腔镜操作下完成，所以手术时机应选在子宫内膜最薄的时期进行，即早卵泡期，此时输卵管开口暴露清晰，便于操作。

（4）术前准备：同前。

（5）手术步骤：①患者取膀胱截石位，全身麻醉，按宫、腹腔镜联合手术铺无菌巾。②建立气腹，腹部Trocar穿刺，腹腔镜置镜，观察盆腔、子宫、输卵管情况，是否存在子宫内膜异位症病灶。③宫腔镜术者常规置镜检查宫腔形态及子宫内膜情况，找到双侧输卵管开口，将COOK导丝金属内芯置入外套管内，金属内芯及外套管同步置入输卵管开口至输卵管峡部，固定COOK导丝外套管，轻柔缓慢抽出金属内芯，腹腔镜术者可帮助展平插入导管侧的输卵管，使导管与近端输卵管走行呈一直线，以防导丝穿孔。④从外套管注入亚甲蓝，腹腔镜下见到整个输卵管充盈，伞端顺利流出蓝色液体，手术成功。⑤当输卵管近端梗阻时导丝插入时可感受到明显阻力，推注亚甲蓝时腹腔镜下局部可见蓝色隆起区域。如果此区域位于间质部，说明间质部有梗阻物质或已经发生宫角部纤维化，应放弃手术。如双侧输卵管近端均为此种情形，可考虑IVF治疗。

（6）并发症：输卵管穿孔为主要并发症，因该操作在腹腔镜监视下完成，所以穿孔情况较少发生。一旦出现穿孔，需腹腔镜下充分止血。

（7）预后：约85%的输卵管近端梗阻可通过手术复通输卵管，术中发生输卵管穿孔的概率为3%~11%，约1/3的输卵管会在疏通后的半年内再次发生梗阻。近些年随着腹腔镜手术技术的进步，输卵管复通术后的妊娠率较前明显提高。

(五) 输卵管中段梗阻

输卵管中段梗阻(middle fallopian tube obstruction)是指输卵管中间部位阻塞或缺失性改变,其主要原因为输卵管异位妊娠及既往输卵管绝育手术。输卵管吻合术(tubal reanastomosis)是在腹腔镜下切除输卵管阻塞部分并吻合输卵管两断端。既往研究发现,输卵管管腔内纤毛脱落、黏膜受损、息肉形成等病理变化与绝育时间长短程呈正相关,由绝育 3 年后的 28% 上升至 10 年后的 72%。因此,绝育 10 年以上者建议其首选辅助生殖技术。5 年以内及 5 年以上病变输卵管无显著性差异。

输卵管吻合术:

(1)适应证:①输卵管中段阻塞的不孕症;②输卵管正常通畅部分不少于 4cm;③输卵管近端能够进针缝合。

(2)禁忌证:①子宫内膜异位症、女性生殖器结核;②年龄超过 40 岁,或出现更年期综合征表现,或经检查提示卵巢无排卵,或卵巢功能早衰。

(3)术前准备:同前。

(4)手术步骤:①患者取膀胱截石位,全身麻醉,按宫、腹腔镜联合手术铺无菌巾。②建立气腹,腹部 Trocar 穿刺,腹腔镜置镜,观察盆腔、子宫、输卵管情况。③去除输卵管、卵巢周围粘连带。④输卵管钳钳夹输卵管,确认阻塞部位。结扎后的输卵管阻塞处可见结扎缝线或结扎用的金属夹,或积水的输卵管。⑤找出阻塞部位,1IU 垂体后叶激素素溶入生理盐水 10ml,取 5ml 浸润性注射于输卵管阻塞部位系膜处。管腔与系膜充分分离后,剪开输卵管系膜,暴露结扎后的输卵管远端与近端组织并剪断残端。剪开输卵管阻塞端时应避免伤及输卵管管腔下方的营养动脉。双极电凝止血,避免损伤输卵管黏膜细胞。亚甲蓝通液,检查输卵管远近端是否通畅。⑥选择 6-0 号外科缝合线,第一针从远端管腔 6 点处浆膜面进针,黏膜面出针,再从近端管腔 6 点处黏膜面进针,浆膜面出针,缝线结记于输卵管浆膜面。打结不易过紧,以免造成局部组织坏死。接下来在 9、12、3 点处分别缝合。⑦吻合输卵管管腔表面系膜,应用 6-0 号外科缝合线做连续缝合。管腔表面的充分腹膜化可以防止术后粘连及输卵管瘘的形成。因此在手术开始后就应该注意保护管腔周围的浆膜组织。缝合避免过紧,以防术后系膜挛缩导致管腔纡曲。

(5)预后:一项荟萃分析报道,输卵管绝育术后实施输卵管吻合术可获得 42%~69% 的妊娠率,异位妊娠率为 4%~13%。另一些病例报道中显示腹腔镜下输卵管吻合术的妊娠率可达 69%~81%,其疗效并不低于开腹手术。但输卵管吻合术后的妊娠率与年龄、绝育方式及吻合后输卵管的长度均有关,多个研究表明随着年龄的增长妊娠率逐渐下降。

四、盆腔粘连疾病

盆腔粘连(pelvic adhesion)是因急性盆腔炎没有得到及时有效的治疗或治疗效果不佳,进而转变为慢性盆腔炎的一种腹腔镜下盆腔环境的表现。表现为盆腔脏器的轻度或重度粘连,输卵管轻度充血、肿胀、伞端粘连闭锁、积液,以及包裹性积液,甚至形成输卵管卵巢囊肿或输卵管脓肿。输卵管卵巢粘连既干扰了输卵管的拾卵、运输功能,也导致了卵巢排卵后卵子无法排出。

输卵管 - 卵巢粘连松解术:术前应对患者病情进行充分的评估,对于重度的盆腔粘连患者,术前应充分告知术中损伤风险,术后预后差,低妊娠率的可能,如自然妊娠意愿不强烈,可直接行 IVF 助孕。如术前评估盆腔大面积致密粘连,手术风险高,应建议放弃手术,直接 IVF 助孕。

1. 适应证　①不孕症怀疑盆腔粘连的可能。②急、慢性盆腔炎病史。③输卵管碘油造影提示输卵管卷曲、输卵管上举、子宫偏斜、造影剂团块状或片状聚积等。④子宫内膜异位症,痛经进行性加重,存在性交痛、有腺肌瘤或腺肌病病史,怀疑盆腔子宫内膜异位症,妇科检查扪及后穹窿有触痛结节。⑤不明原因性不孕。

2. 禁忌证　①多次腹腔镜操作、开腹手术史、输卵管修复术史。②术前腹部超声提示脐周肠管粘连。③可疑茧腹症。④年龄 > 43 岁,FSH ≥ 15mIU/ml。⑤男方精液异常。

3. 术前准备　同输卵管造口术。肠道准备:手术前一天进流食,下午口服洗肠液,术前禁食 6~8 小时,酌情补液 1 500~2 000ml。手术前日及手术当日清晨清洁灌肠各 1 次。

4. 手术步骤　①患者取膀胱截石位,全身麻醉,按宫、腹腔镜联合手术铺无菌巾。②建立气腹,腹部 Trocar 穿刺,腹腔镜置镜,观察盆腔、子宫、输卵管情况。③尽可能去除大网膜与输卵管、子宫及其他脏器的粘连,由于大网膜血管丰富,分离粘连过程中可采用先使用双极电凝止血后再切开的方式。分离粘连过程中,需逐层由内往外剥离,以避免其中夹杂血管及肠道。对于与肠管分界不清的粘连,如不影响手术操作,可不予以处理。④充分暴露输卵管、卵巢后,需先确认出各器官的边缘,再利用无损伤钳反向分开两界面,利用电刀予以切开,尽量游离输卵管及卵巢。⑤卵巢表面的膜状粘连,薄而透明,将卵巢蚕茧状包裹,影响卵子的排出及输卵管对卵子的捡拾,可应用剪刀紧贴卵巢剪去膜状粘连,暴露

卵巢。⑥剪除输卵管表面及造成输卵管扭曲的粘连带。⑦子宫周围粘连多采用电钩、电切方式松解粘连。分离子宫周围粘连后,检查子宫前壁及子宫直肠凹是否存在子宫内膜异位病灶。如发现异位病灶,采用电凝烧灼,烧灼过程中需注意双侧输尿管走行,避免损伤输尿管。⑧充分分离粘连后,行亚甲蓝通液术检查输卵管是否通畅。充分止血,大量生理盐水冲洗盆腔。

5. 并发症　出血及再次粘连。其预后及妊娠率根据术中粘连程度有所不同,如为轻度的膜状粘连,术后妊娠率较高,如为致密粘连,术后妊娠率不理想。

五、子宫因素

子宫是生育过程中着举足轻重的一环,若子宫因素导致的不孕,很大程度上均需手术先干预治疗后方能妊娠,是 ART 过程中的辅助治疗。因此,需对患者详细地询问病史、仔细体格检查,同时行影像技术检查,如超声(必要时三维超声)、子宫输卵管造影、注水超声、磁共振等,来分析子宫性因素的具体情况。子宫性不孕因素包括先天性和获得性。

(一)先天性因素

先天性子宫发育异常(congenital uterine abnormalities)时,可引起流产、早产等不良妊娠结局,通常是胚胎发育过程中米勒管发育、融合异常导致,部分患者可以通过手术治疗纠正。研究报道,子宫发育异常在女性中发生率高达 5%,在不孕女性中可达 8.0%,在自然流产合并不孕者中可高达 24%,子宫畸形中约 1/3 为纵隔子宫。子宫发育异常的最佳检查方法包括三维超声、磁共振成像及宫腹腔镜联合检查,分为单角子宫、双子宫、双角子宫和中隔子宫。前两者通常不影响妊娠率,目前不建

议对单角子宫或双子宫行手术治疗,但早产风险增高,妊娠后需加强围产期的监护。

1. **中隔子宫** 中隔子宫(uterine septum)通常被定义为宫底突出组织超过1.5cm,分为不全中隔和完全中隔,与流产和早产有关,但是与不孕相关的证据不足。即使是1~1.5cm的小中隔也会显著增加早产发生率。虽然缺乏随机对照试验,但有证据表明纵隔切开后可改善活产率,降低不孕或自然流产史患者的流产率和早产率。有20%~25%的中隔子宫患者生育能力受到损害。宫腔镜下可评估中隔的类型和范围,同时进行手术治疗,是中隔子宫的首选治疗手段。对于中隔子宫合并复发性流产的患者,宫腔镜下中隔切除术的价值已证实。对于经系统检查未找到其他不孕原因的患者亦可行宫腔镜下中隔切除术。研究表明,子宫中隔切除术可降低流产率至16.4%,降低早产率至6.8%,同时提高活产率至83.2%。

手术方式主要通过宫腔镜,用微型剪刀、电针或激光横行切开中隔组织,自中隔的近端向宫底方向沿中线进行切开,深度达双侧输卵管开口水平,中隔组织基本由纤维组织构成,当切开至宫底隐约可见肌纤维时即可,不要使肌纤维完全裸露。若为完全中隔时,可于一侧宫腔留置Foley球囊,并充盈生理盐水,使中隔壁突向另一侧宫腔,于另一侧宫腔置入宫腔镜,膨隆处作为切开的指示区域进行切开操作。完全中隔向宫底切开的程度与前文一致,若存在宫颈中隔(约14%中隔子宫合并宫颈中隔),则向宫颈方向切开至宫颈内口处,不建议切开宫颈中隔组织,以避免妊娠后出现宫颈功能不全。为预防中隔创面发生粘连,术毕可于宫腔内放置COOK球囊7天,同时口服抗生素预防感染。对于中隔切除面积较大、合并宫腔粘连或月经周期不规律者,术后可应用雌孕激素人工周期治疗促进子宫内膜修复。部分学者推荐超声或腹腔镜全程监护下进行宫腔镜手术,相对而言,腹腔镜下更安全,通过腹腔镜下透光试验更利于评估近宫底时切开的程度,及时发现穿孔并修补,同时能够充分鉴别双角子宫与中隔子宫。

2. **双角子宫** 除中隔子宫以外,双角子宫(bicornuate uterus)也是常见的对称性子宫发育异常,发生率约占子宫畸形的13.6%,主要是胚胎发育过程中,两个副中肾管融合后,中段未完全吸收,形成一个子宫颈、两个宫腔,宫腔上部及宫底部呈分叉状。双角子宫孕期流产、早产率较中隔子宫高。但是双角子宫不能通过单纯的宫腔镜彻底纠正,根本的治疗方法在于将狭窄的两侧宫腔融合成为一个正常形态的宫腔。可以通过开腹或腹腔镜手术处理,但是该术式创伤大,融合后的子宫为瘢痕子宫,孕期子宫破裂风险高,且创面大容易发生宫腔粘连,因此术前需向患者充分阐述手术受益及风险。目前已有宫腹腔镜联合完全双角子宫融合术后成功妊娠的病例报道,但尚未见大样本研究。

(二)获得性因素

1. **子宫肌瘤** 子宫肌瘤(uterine myoma)是子宫平滑肌组织增生而形成的女性最常见的良性肿瘤。子宫肌瘤的发病率难以准确统计,估计育龄期妇女的患病率可达25%。但是大多无症状也不导致不孕。排除其他因素,与不孕症相关的肌瘤占2%~3%。子宫肌瘤导致不孕的原因不清,可能是子宫肌瘤影响宫腔形态、阻塞输卵管开口或压迫输卵管使之扭曲变形等导致不孕。但是子宫肌瘤剔除术后瘢痕子宫再妊娠时子宫破裂风险增高,因此对于子宫肌瘤手术指征的掌握目前尚无清晰的定论。根据的文献回顾认为,无症状的浆膜下肌瘤剔除后,妊娠率似乎无明显改善,无症状的肌壁间肌瘤似乎对生育结局有影响,但缺乏高质量的临床研究进一步证实,黏膜下肌瘤或肌瘤导致宫腔变形者,妊娠成功率较低,建议手术治疗。

手术方式根据病变大小和部位来决定。术前超声可为制订手术方式提供依据。不孕患者经腹子宫肌瘤剔除术与其他有生育要求患者肌瘤剔除手术的原则一致。可使用止血带或催产素、血管升压素减少出血。对于距黏膜层近的肌壁间肌瘤剔除术,尽量不穿透内膜层达宫腔,以免损毁宫腔形成粘连。由于子宫后壁切口术后粘连形成高达 93.7%,而前壁切口粘连形成只有 55.5%,部分学者推荐于子宫创面使用防粘连生物制剂,但是荟萃分析认为屏障型的防粘连制剂,如氧化纤维素、聚四氟乙烯或纤维蛋白片在预防粘连方面并无确切的有效性。因此,不孕症患者子宫肌瘤剔除术更关注手术技巧,尽量小切口、减少出血、恢复原解剖层次,即遵循显微外科手术原则。宫腔镜是诊断黏膜下肌瘤的金标准和治疗的首选方式。目前,宫腔镜下环状电极切除术是常用手术方法,与中隔子宫类似,术中可同时行腹腔镜或超声全程监护,以降低术中子宫穿孔风险。若肌瘤大部分位于宫腔可尽量一次切除,手术中需严密控制手术时间、膨宫液用量,警惕并发症水中毒、电解质紊乱的发生。当肌瘤突向宫腔较小,小于 1/2 时,必要时可分次进行切除。黏膜下肌瘤剔除术后宫腔粘连的发生率与肌瘤的大小、数目均相关,为 10%~13%,多发的黏膜下肌瘤剔除后甚至可高达 26%,因此部分学者推荐宫腔镜剔除黏膜下肌瘤后进行二次探查除外粘连形成。

2. 子宫腺肌病　研究发现,不孕症患者子宫腺肌病(adenomyosis)发生率为 6.9%~34.3%,子宫腺肌病与女性终身不孕风险显著相关。子宫腺肌病对不孕的影响可能是解剖结构异常、改变子宫蠕动性、内膜结构和功能,影响胚胎着床及内膜蜕膜化,以及宫腔内氧自由基等多因素共同作用的结果。目前,超声是诊断子宫腺肌病相对准确又简便的方法。严重的子宫腺肌病可降低正常妊娠及 ART 成功率,需要临床干预。目前对于保留生育功能的子宫腺肌病治疗方案尚无共识,GnRHa 是其药物治疗的首选,手术治疗不作为常规推荐的治疗方式。目前已有子宫动脉栓塞术、高能聚焦超声等微创治疗后成功妊娠的病例报道,但对不孕症合并子宫腺肌病的标准治疗方案仍需高质量证据求证。

3. 子宫内膜息肉　子宫内膜息肉(endometrial polyps,EP)在不孕妇女的发生率为 10%~32%,其发生可能与炎症或内分泌因素有关,导致不孕的原因可能与不规则子宫出血,子宫内膜长期慢性炎症反应;阻止精子运输、宫内占位阻止胚胎与内膜接触;影响内膜蜕膜化等因素有关。已有很多证据表明,无论是自然受孕还是 IVF-ET,切除子宫内膜息肉后的妊娠结局均得到改善。Yanaihara 等研究发现,子宫输卵管交界处子宫内膜息肉切除后的妊娠率较宫腔其他部位有明显的升高,且具有统计学意义。由于超声对子宫内膜息肉诊断的灵敏度和特异度有限,因此,对于不孕,特别是反复着床失败患者进行宫腔镜检查以排除内膜息肉是必要的。宫腔镜检查是诊断子宫内膜息肉的金标准,并且可同时切除子宫内膜息肉组织。手术的原则是术中尽量避免用能量器械,如电切环、激光等,以减少对周围正常子宫内膜热损伤,推荐使用宫腔镜下微型剪刀剪除蒂部。

4. 宫腔粘连　宫腔粘连(intrauterine adhesions,IUA)是创伤、感染或其他因素损伤子宫内膜,从而导致宫腔内壁的粘连,引起宫腔变形和容积减小，最终导致功能性子宫内膜减少的一种综合征，临床表现为月经减少、闭经、流产或继发性不孕、周期性腹痛等。临床病史结合三维超声、HSG、注水超声或在宫腔镜下直视可诊断该疾病。

目前标准的治疗方案是宫腔镜下进行宫腔粘连分离术（transcervical resection of adhesions，TCRA），能够直视下明确粘连部位、范围、性质，同时针对宫腔粘连部位进行手术操作，避免非直视下盲法操作带来的额外创伤。宫腔镜下 TCRA 可大致分为机械性手术、能源性手术。操作时应尽量切除瘢痕组织，只针对粘连部位进行分离操作，恢复宫腔的形态，对于粘连部位旁边的正常子宫内膜要时刻注意保护，避免损伤，因为残存正常子宫内膜的面积直接影响手术效果及生殖预后。

微剪刀保护性比较好，因为一旦出血，标志着可能达到肌层，以保护内膜，避免穿孔，相对能源性手术，微剪刀会减少对残余的正常子宫内膜的伤害，避免能源性器械对周围子宫内膜的热效应和电损伤、减少组织渗出，不易形成瘢痕，降低术后再粘连发生率。Song 等的研究中，中度宫腔粘连均用微剪刀，60.6% 的重度宫腔粘连用中微剪刀手术，39.4% 用电针分离，3 个月后复查发现中度宫腔粘连术后恢复的效果比重度好，宫腔容积恢复情况要优于月经的恢复。但是，对于肌性周围型宫腔粘连，相比电针切开，微剪刀操作困难，且不易止血，因此有学者推荐使用能量器械进行操作，主要能源形式是高频电极，分单极和双极电极及激光手术，通过宫腔镜中环形电极、针状电极和球形电极等释放能量，发挥切割作用；进行粘连瘢痕组织的分离、切除。其优点是分离迅速，止血效果确切，是中至重度宫腔粘连，特别是周围型肌性粘连的分离的最佳治疗选择；

其缺点是能量器械在分离、切除粘连瘢痕组织的同时，其电热效应会对周围的正常子宫内膜造成损伤，同时，重度宫腔粘连时损伤创面大，还可能增加炎性因子及粘连相关因子的渗出，加大术后再粘连及瘢痕形成风险。与中隔子宫相似，当宫腔粘连严重时，手术操作可在超声全程监测下进行。

宫腔粘连术后复发率高，轻至中度宫腔粘连 TCRA 术后再粘连率为 30%，重度宫腔粘连更高，甚至达 62.5%，因此术后常通过各种方式来预防粘连的复发，常见的方法有屏障治疗和术后雌孕激素人工周期治疗。当 TCRA 手术结束时可于宫腔留置 COOK 球囊或 Foley 导尿管，生理盐水充盈球囊后保留 5~7 天。同时加用雌孕激素周期治疗。对于重度的宫腔粘连，可能需要二次探查以了解子宫内膜修复情况，并对再次出现的粘连进行分离。

六、卵巢因素

卵巢性不孕是不孕症的一个重要原因，占不孕症的 15%~25%，其中需要手术治疗的主要为卵巢器质性疾病，如卵巢型子宫内膜异位症和各种卵巢肿瘤等，此外，还可有卵巢功能性障碍中的多囊卵巢综合征的二线治疗方案。

1. 卵巢肿瘤 当卵巢肿瘤（ovarian tumor）本身具备手术指征时，均建议腹腔镜手术病理明确肿瘤性质，并且手术操作原则与妇科手术一致，即尽量恢复盆腔解剖形态、避免剔除过程中囊肿破裂、减少出血及术后粘连。剥除肿瘤的同时，肿瘤组织附近的卵泡必然会受损或丢失，导致卵母细胞储备降低，因此对于不孕女性，手术时需尽最大可能保护卵巢的功能，推荐缝合止血，应缝合基质部分，不应穿过卵巢皮质，并且对合皮质下部分，保证皮质外露，利于术后排卵恢复及减少粘连；尽可能地减少使用能量器械电凝的次数,如需电凝止血,可适当调低功率,不断冲洗创面看清出血的位置,精准电凝。

特殊提到的是卵巢的子宫内膜异位囊肿,目前对卵巢型子宫内膜异位囊肿剥除损伤对卵巢储备功能及妊娠结局的影响尚存争议。部分学者认为,较好的选择并非手术治疗而是直接行IVF-ET,可避免卵巢损伤而致卵巢储备功能减退。但是也有很多人研究发现,尽管术后IVF-ET周期中获卵数有所减少,但是临床妊娠率、植入率并无统计学差异。因此,当疾病有指征时,腹腔镜治疗是必要的,同时提高手术技巧,保护正常卵巢组织更重要的。

2. 多囊卵巢综合征　多囊卵巢综合征(polycystic ovary syndrome,PCOS)患者最常见的特征是排卵障碍型不孕症。PCOS相关不孕的一线治疗为药物治疗,包括氯米芬,二线治疗是腺激素和腹腔镜卵巢手术,三线治疗是体外受精-胚胎移植(IVF-ET)。既往的卵巢楔形切除术目前已很少采用。卵巢打孔术是在药物促排卵失败的情况下才酌情考虑,必须遵循体化原则,尽量减少对卵巢的损伤,以及预防打孔术后的粘连。

【病例讨论】

病例一

患者女性,38岁,G3P2,末次分娩后6周行输卵管结扎术。现要求行输卵管吻合术。月经3~4天/21~24天,量少,无痛经,丈夫精液分析正常。既往行腹腔镜下输卵管峡部灼断术。否认药物过敏史。

查体:一般情况好,腹部可见腹腔镜手术瘢痕,妇科检查无异常发现。

辅助检查:月经周期第3天FSH 9.8mIU/ml,LH 7.4mIU/ml,E₂ 201pmol/L;阴道超声提示每侧卵巢窦卵泡数约2~3个。

专家点评:这是一个典型的要求输卵管复通的病例。许多患者并不知道她们的输卵管结扎类型且常常错误地认为与其他不孕患者不同,可更容易地妊娠。在咨询时告知年龄对妊娠率的影响很重要。另外,输卵管结扎类型也非常重要。通常输卵管经双极或单极电灼后总长度缩短,管腔闭塞严重,复通的成功率极低。患者卵巢储备功能的评价也很重要。如果有症状显示围绝经期,如周期缩短、FSH升高、基础窦卵泡数目减少更倾向于不让患者承担输卵管复通的手术风险。

该患者输卵管结扎为腹腔镜灼断术,且年龄偏大,卵巢功能减退,因而不适合输卵管吻合术,故建议行IVF-ET。

病例二

患者女性,26岁,未避孕未孕16个月。月经规律,6~7天/28~29天,量中,无痛经,G0P0,男方精液分析正常。既往10岁因阑尾炎行开腹手术治疗。否认药物过敏史。

查体:一般情况好,妇科检查无异常发现。

辅助检查:月经周期第3天FSH 6.8mIU/ml,LH 5.7mIU/ml,E₂ 121pmol/L;阴道超声提示每侧卵巢窦卵泡数为7~8个;HSG:正常宫腔,双侧输卵管充盈,左侧造影剂弥散延迟,右侧输卵管远端膨大、造影剂堆积。

专家点评:该患者幼年时曾因阑尾穿孔行开腹手术治疗,询问病史术后没有留置腹腔引流管,没有继发肠梗阻,术后恢复好,否认盆腔感染史,否认痛经、性交痛或盆腔痛。结合年龄轻,无盆腔感染和疼痛史,阑尾术后恢复好,考虑腹腔镜手术为宜。腹腔镜发现左侧输卵管伞端粘连,右侧输卵管积水,行左侧输卵管伞端粘连松解术、右侧输卵管切除术。术后行促排卵并宫腔内人工授精治疗。

（杨艳　宋雪凌　张佳佳　韩晶）

参考文献

1. SALEH WA, DLUGI AM. Pregnancy outcome after laparoscopic fimbrioplasty in nonocclusive distal tubal disease. Fertil Steril, 1997, 67 (3): 474-480.

2. AUDEBERT AJ, POULY JL, VON THEOBALD P. Laparoscopic fimbrioplasty: an evaluation of 35 cases. Hum Reprod, 1998, 13 (6): 1496-1499.

3. 赵媛媛, 李晶, 高福贤, 等. 腹腔镜再通术治疗输卵管梗阻性不孕症的疗效. 中国现代医学杂志, 2020, 30 (11): 65-68.

4. 吴佘玲, 唐蓉, 范秀玲, 等. 输卵管积水不同处理方式对体外受精-胚胎移植结局的影响: 一项回顾性队列研究. 中华生殖与避孕杂志, 2018, 1 (1): 11-15.

5. 杜鹏, 倪才方, 邹建伟, 等. 介入封堵治疗输卵管积水的疗效分析. 中国介入影像与治疗学, 2016, 13 (3): 138-141.

6. National Institute for Clinical Excellence. Fertility: assessment and treatment for people with fertility problems. Clinical guideline. London: NICE, 2004.

7. AUDEBERT A, POULY JL, BONIFACIE B, et al. Laparoscopic surgery for distal tubal occlusions: lessons learned from a historical series of 434 cases. Fertil Steril, 2014, 102 (4): 1203-1208.

8. Practice Committee of the American Society for Reproductive Medicine. Role of tubal surgery in the era of assisted reproductive technology: a committee opinion. Fertil Steril, 2015, 103 (6): 37-43.

9. DANIILIDIS A, BALAOURAS D, CHITIOS D, et al. Hydrosalpinx: Tubal surgery or in vitro fertilization ? An everlasting dilemma nowadays; a narrative review. Obstet Gynaecol, 2017, 37 (5): 550-556.

10. SURESH YN, NARVEKAR NN. The role of tubal patency tests and tubal surgery in the era of assisted reproductive techniques. Obstetrician & Gynaecologist, 2014, 16 (1): 37-45.

11. BAYRAK A, HARP D, SAADAT P, et al. Recurrence of hydrosalpinges after cuff neosalpingostomy in a poor prognosis population. J Assist Reprod Genet, 2006, 23: 285-288.

12. 李雪梅, 易蕾. 输卵管积水所致不孕患者腹腔镜术后妊娠情况及其影响因素. 广西医学, 2018, 40 (13): 1451-1453.

13. YOON SH, LEE JY, KIM SN, et al. Meta-analysis: does salpingectomy have a deleteriousimpact on ovarian response in in vitro fertilization cycles ? Fertil Steril, 2016, 106 (5): 1083-1092.

14. HONORE GM, HOLDEN AE, SCHENKEN RS. Pathophysiology and management of proximal tubal blockage. Fertil Steril, 1999, 5: 785-795.

15. DE SILVA PM, CHU JJ, GALLOS ID, et al. Fallopian tube catheterization in the treatment of proximal tubal obstruction: a systematic review and meta-analysis. Hum Reprod, 2017, 32 (4): 836-852.

16. LETTERIE GS, SAKAS EL. Histology of proximal tubal obstruction in cases of un-successful tubal canalization. Fertil Steril, 1991, 56 (5): 831-835.

17. 党翠玲, 石彪. 宫腹腔镜联合导丝治疗复杂性输卵管阻塞的效果分析. 中国地方病防治杂志, 2017, 32 (07), 838.

18. JACOBA AH, VAN SEETERS, SU JEN, et al. Tubal anastomosis after previous sterilization: asystematic review. Human reproduction update, 2017, 23 (3): 358-370.

19. BERGER GS, THORP JM, WEAVER MA. Effectiveness of bilateral tubo tubal anastomosis in alarge outpatient population. Hum Reprod, 2016, 31 (5): 1120-1125.

20. AI J, ZHANG P, JIN L, et al. Fertility outcome analysis after modified laparoscopicmicrosurgical tubal anastomosis. Front Med, 2011, 5 (3): 310-314.

21. YOON TK, SUNG HR, KANG HG, et al. Laparoscopic tubal anastomosis: fertility outcome in 202 cases. Fertil Steril, 1999, 72 (6): 1121-1126.

22. SPIELVOGEL K, SHWAYDER J, CODDINGTON CC. Surgical management of adhesions, endometriosis, and tubal pathology in the women with infertility. Clin Obstet Gynecol, 2000, 43: 916-928.

23. ACIEN P. Reproductive performance of women with uterine malformations. Hum Reprod, 1993, 8: 122-126.

24. RAGA F, BAUSET C, REMOHI J, et al. Reproductive impact of congenital mullerian anomalies. Hum Reprod, 1997, 12: 2277-2281.

25. TOMAZEVIC T, BAN-FRANGEZ H, RIBIC PUCELJ M, et al. Small uterine septum is an important risk variable for preterm birth. Eur J Obstet Gynecol Reprod Biol, 2007, 135 (2): 154-157.

26. Practice Committee of the American Society for Reproductive Medicine. Uterine septum: a guideline. Fertil Steril, 2016, 106: 530-540.

27. BRAUN P, GRAN FV, PONS RM, et al. Is hysterosalpingography able to diagnose all uterine malformations correctly ? A retrospective study. Eur J Radiol, 2005, 53 (2): 274-279.

28. HEINONEN PK. Reproductive performance of women with uterine anomalies after abdominal or hysteroscopic metroplasty or no surgical treatment. J Am Assoc Gynecol Laparosc, 1997, 4 (3): 311-317.

29. PRITTS EA, PARKER WH, OLIVE DL. Fibroids and infertility: an updated systematic review of the evidence. Fertility & Sterility, 2009, 91 (4): 1-1223.

30. ZEPIRIDIS LI, GRIMBIZIS GF, TARLATZIS BC. "Infertility and Uterine Fibroids" —Best practice & research. Clinical obstetrics & gynaecology, 2015, 34: 66-73.

31. TULANDI T, MURRAY C, GURALNICK M. Adhesion formation and reproductive outcome after myomectomy and second-look laparoscopy. Obstetrics and Gynecology, 1993, 82 (2): 213-215.

32. Ahmad G, Duffy JM, Farquhar C, et al. Barrier agents for adhesion prevention after gynaecological surgery. Cochrane Database of Systematic Reviews, 2008, 16 (2): CD000475.

33. SEBBAG L, EVEN M, FAY S, et al. Early second-look hysteroscopy: prevention and treatment of intrauterine post-surgical adhesions. Front Surg, 2019, 6: 50.

34. 林芸, 孙信, 薛敏. 子宫腺肌症致女性不孕机制的研究进展. 中国妇产科临床杂志, 2018, 19 (3): 284-286.

35. PREUTTHIPAN S, LINASMITA V. A prospective comparative study between hysterosalpingography and hysteroscopy in the detection of intrauterine pathology in patients with infertility. Journal of Obstetrics and Gynaecology Research, 2003, 29 (1): 33-37.

36. ELSETOHY KA, ASKALANY AH, HASSAN M, et al. Routine office hysteroscopy prior to ICSI vs ICSI alone in patients with normal transvaginal ultrasound: a randomized controlled trial. Arch Gynecol Obstet, 2015, 291 (1): 193-199.

37. URIBE A, MADERO S, GARTNER B, et al. Association between hysteroscopy results and success rates of assisted reproduction techniques. Fertil Steril, 2013, 100 (3): 398.

38. YANAIHARA A, YORIMITSU T, MOTO-YAMA H, et al. Location of endometrial polyp and pregnancy rate in infertility patients. Fertil Steril, 2008, 90 (1): 180-182.

39. ALCAZAR JL, GALAN MJ, MINGUEZ JA, et al. Transvaginal color Doppler sonography versus sonohysterography in the diagnosis of endometrial polyps. Ultrasound Med, 2004, 23 (6): 743-748.

40. DEANS R, ABBOTT J. Review of Intrauterine Adhesions. Journal of Minimally Invasive Gynecology, 2010, 17 (5): 555.

41. XIAO S, WAN Y, XUE M, et al. Etiology, treatment, and reproductive prognosis of women with moderate-to-severe intrauterine adhesions. International Journal of Gynaecology & Obstetrics the Official Organ of the International Federation of Gynaecology & Obstetrics, 2014, 125 (2): 121-124.

42. YU D, WONG Y M, YING C, et al. Asherman's Syndrome—One century later. Fertility & Sterility, 2008, 89 (4): 759-779.

43. 穆玉兰, 陈子江. 卵巢性不孕诊治. 中国实用妇科与产科杂志, 2013, 29 (9): 696-699.

44. HORIKAWA T, NAKAGAWA K, OHGI S, et al. The frequency of ovulation from the affected ovary decreases following laparoscopic cystectomy in infertile women with unilateral endometrioma during a natural cycle. J Assist Reprod Genet, 2008, 25 (6): 239-244.

45. 孙正怡, 甄璟然, 郁琦, 等. 子宫内膜异位症对体外受精-植入移植结局的影响. 中华妇产科杂志, 2009, 44 (1): 60-62。

46. 中华医学会妇产科学分会内分泌学组及指南专家组. 多囊卵巢综合征中国诊疗指南. 中华妇产科杂志, 2018 (1): 2-6.

11
CHAPTER

第十一章
男性不育的药物治疗和
外科治疗

我国男性不育的治疗在近十余年取得了很大的进步,一方面基于诊断水平的提高,更重要的是外科治疗的快速发展,特别是男性生殖显微外科手术的开展、提高与普及,使以前无法解决的男性不育症,特别是无精子症得到了确切有效的治疗。本章将围绕目前临床对于不育症特别是无精子症的治疗进行详细的介绍,重点是外科治疗手段,也同时结合与之密切相关的诊断和其他辅助内容适当介绍,以使读者能更好地理解。

第一节　男性诊断性评估中的发现

一、病史方面的发现

(一) 主诉及现病史方面的发现

在主诉方面,患者应当有足够时间未避孕未能生育的情况。需要了解患者与女方在一起尝试怀孕的时间(包括结婚与同居),同时还可能发现患者既往与其他女性的怀孕生育情况,以及女性与其他伴侣的怀孕生育情况。

在性生活史方面可以了解患者的性生活频率、勃起功能、射精情况。初步发现患者是否存在性功能障碍,从而导致女方无法受孕。

在治疗史方面可以了解患者既往的诊断与治疗过程,了解患者的治疗效果,从而能延续治疗,避免反复使用无效治疗。

(二) 既往史方面的发现

既往史方面可能发现生长发育中的问题、过去所患疾病的问题:重点是否有青春期后腮腺炎、附睾炎和睾丸炎等泌尿生殖器官感染史、手术外伤史(如双侧隐睾下降固定术、双侧腹股沟疝手术、鞘膜积液手术、输精管结扎手术史等)、内分泌病史,这些都会在精子生成与精子输出方面影响生育、是否患过传染病、是否有特殊用药,是否接受过放化疗等严重影响生育的治疗,是否存在特殊性嗜好与性手段等。

(三) 家族史、遗传性疾病方面的发现

在家族史、遗传病史方面可能发现父母有无近亲结婚,家族有无遗传性疾病,还能发现母亲的生育情况,以及家族中兄弟姐妹的生育情况。

(四) 工作及生活方面的发现

可能发现患者在工作或生活环境方面存在辐射、高温、有毒害气体挥发等严重影响生育的问题。同时可能发现患者存在吸烟、饮酒、熬夜等不良生活方式,可能发现患者是否存在经常泡温泉、使用电热毯等有高温危险的生活习惯。

二、在体格检查方面的发现

(一) 在全身检查中的发现

在全身检查中可能发现第二性征异常,体型异常,如梨形肥胖、向心性肥胖等,提示不同的疾病。可能发现毛发分布的异常甚至没有毛发,提示雄激素缺乏可能;可能发现男性乳房发育,提示雌激素等可能出现问题;可能发现腹股沟区域、阴囊区域的手术瘢痕,提示患者存在可能影响生育的手术治疗。

(二) 在生殖系统检查中的发现

在生殖系统检查中可能发现阴毛发育及分布的异常,甚至没有阴毛,表示存在激素分泌不足的可能。可能发现阴茎存在畸形,包括尿道下裂、尿道上裂、尿道外口狭窄等问题,这些情况可能影响精液正常射入阴道内,从而影

响生育；可能发现阴茎的弯曲、硬结，严重的时候亦可影响性生活从而影响生育；也可能发现阴茎幼儿型，表示存在激素分泌不足的可能。在阴囊的检查中可能发现睾丸及附睾的位置异常、质地异常、大小异常，可能发现存在睾丸、附睾的疼痛，可能发现鞘膜积液，可能发现精索静脉曲张的存在及程度。在输精管检查时可能发现输精管缺如、增粗、结节或触痛等。

（三）在神经系统方面检查的发现

挤压龟头或牵拉尿管所引起肛门括约肌的收缩反应，没有被引发出来可能存在球海绵体肌反射的异常。可能发现肛门张力的升高或降低，提示相应的神经受损。可能发现阴囊、睾丸或会阴部皮肤敏感性降低或升高，提示中枢神经系统或周围神经系统出现病变的可能。可能发现提睾肌和腹壁浅反射减弱或消失，提示对应的中枢神经系统病变及周围神经系统出现病变。可能发现腿部跟腱和足底的病理性反射，表明神经和脊髓节段发生病变。

三、辅助检查

（一）在精液分析方面的发现

在精液检查时可能发现精子数量少，根据精子数量具体的情况，分为重度少精子症、中度少精子症、轻度少精子症，精子数量的不足可能引起受孕的困难。可能发现精子活力减少，根据精子活力的具体情况，分为重度弱精子症、中度弱精子症、轻度弱精子症，精子活力的降低可能减少了精卵相遇的可能。可能发现精液量减少，若是减少得严重，可能存在精囊腺的疾病、缺失、输精管缺如等。可能发现pH的严重降低，是因为精囊液未能射出。可能发现无精液射出时分析尿液中可见精子，提示逆行射精的存在。可能发现无精子症，是导致双方不受孕的绝对原因。但是，无精子症诊断需要谨慎，推荐进行2次以上不同时间段的精液检查，在精液的严格离心后未能检测到精子再考虑无精子症。

（二）在生殖内分泌激素检查方面的发现

在生殖内分泌方面可能发现卵泡刺激素（FSH）、黄体生成素（LH）、睾酮（T）同时严重下降，提示存在下丘脑病变，如卡尔曼综合征；可能发现FSH、LH升高，T下降或不变，提示睾丸功能的衰竭，代表性疾病就是克氏综合征、睾丸炎；可能发现催乳素（PRL）严重升高，FSH、LH、T严重降低，考虑高催乳素血症，可能是垂体肿瘤诱发。以上情况都会造成无精子症。若单独发现FSH或LH缺失，会造成严重的精子生成障碍。也可能单独发现雌激素明显升高，不排除肾上腺肿物的可能。

（三）在生殖系统超声检查方面的发现

生殖系统的超声分为阴囊超声及经直肠超声。在阴囊超声方面可能发现精索静脉曲张；可能发现睾丸鞘膜积液；可能发现附睾结节、附睾发育不良；可能发现睾丸的大小出现问题，如睾丸偏小或睾丸肿大；可能发现睾丸血运不佳或睾丸肿物等。经直肠超声可能发现前列腺、精囊、输精管和射精管等方面的问题，如前列腺囊肿，可能压迫射精管，造成无精子症或严重弱精子症；如精囊腺发育不良，可能出现输精管缺如无精子症；如精囊显著增大，考虑为远端梗阻，可能伴无精子症或严重弱精子症。

（四）在精浆生化检查方面的发现

在精浆生化方面可能存在各个治疗的异常，若发现果糖正常、中性 α - 葡糖苷酶阴性，考虑附睾梗阻、输精管梗阻等问题的可能；若发现果糖阴性、中性 α - 葡糖苷酶阴性，考虑精囊发育不良、射精管完全梗阻可能。但是附睾梗阻时也可能存在果糖正常、中性 α - 葡糖苷酶正常。

（五）在 Y 染色体微缺失方面的发现

Y 染色体微缺失（Y chromosome microdeletion）常用的是 6 或 8 个位点，包含位点 AZFa（sY84，sY86）、AZFb（sY127，sY134）、AZFc（sY254，sY255）、AZFd（sY145，sY152），在检查的时候可能发现 a、b、c、d 区完全缺失、部分缺失，甚至联合缺失。其中典型的代表就是 a 区的完全缺失容易出现纯睾丸支持细胞综合征，完全的 b 区缺失容易出现生精成熟阻滞，c 区的缺失可能出现无精子症、少精子症，甚至精子正常的情况，d 区缺失还在研究中，目前有研究认为其有可能与精子的畸形相关。

（六）在染色体检查方面的发现

在染色体检查中可能发现染色体的各类异常，包括染色体数量异常、染色体结构异常等。染色体数量减少，如 45，X 等；染色体数量增加，如 47，XXY 等。染色体结构异常包括常见的罗伯逊易位、平衡易位、倒位、缺失、复制、环状等。

（七）在精子 DNA 完整性检查方面的发现

可能发现精子 DNA 碎片率明显上升，目前的研究多认为和胎儿流产、胎停育可能有关。

（八）在生殖道相关支原体、衣原体等病原微生物检测方面的发现

对于精液参数异常及不明原因不育者，如精液白细胞增多、尿道分泌物支原体、衣原体阳性，是否与不育紧密相关仍有待研究。

（九）在精子存活率检测方面的发现

对于严重弱精子症的患者可以做精子存活率的检查，通常使用的是伊红染色或低渗肿胀实验来鉴定。

（十）在射精后尿液离心检查方面的发现

对于有高潮但是没有精液射出的患者，可能在射精后的尿液离心检查方面发现精子，帮助诊断逆行射精。

（十一）在睾丸活检方面的发现

对于一些无精子症的患者可能需要做睾丸活检。在睾丸活检时能发现正常的生精功能，提示梗阻性无精子症；可能发现生精功能低下，考虑非梗阻性无精子症；可能发现生精成熟阻滞；可能出现纯睾丸支持细胞综合征，考虑睾丸衰竭的可能，但随着显微取精的出现，仍有可能找到精子。

（十二）在盆腔 MRI 影像学检查方面的发现

行盆腔 MRI 影像学时，可能发现与经直肠 B 超类似的结果，但是 MRI 的检测更加客观与准确，可以发现前列腺、精囊、射精管的疾病。

第二节　男性因素的治疗方法选择

一、一般治疗

目前研究已经证实，吸烟、饮酒、肥胖、睡眠障碍等原因会影响精子质量，因此一般治疗建议改善生活习惯，戒除不良嗜好，积极增加体育锻炼，注意生殖营养。

二、药物治疗

适合少精子症、弱精子症、畸形精子症及同时存在上述几种情况的患者，也适用于拟行

自精辅助生殖助孕前的患者。基础性治疗包括三大类：抗氧化治疗、改善细胞能量代谢的治疗，以及改善全身和生殖系统（睾丸、附睾等）微循环的治疗。但药物治疗的效果尚存在一定争议，多为经验性治疗，缺乏大样本循证医学证据。

（一）抗氧化治疗

抗氧化治疗可改善全身或局部的微环境，对精子生成、保护精子的结构和功能都有积极意义。每一种抗氧化药物都具有特定的作用机制，其作用不能互相替代，但相互协同，从而达到对细胞的全面保护。

（二）改善细胞能量代谢

该类药物可在提高细胞线粒体氧化功能等多个方面改善全身组织和细胞代谢能力，并且多兼具抗氧化作用，进而调节睾丸支持细胞功能、改善精子的形成和成熟过程。

（三）改善全身和生殖系统循环

此类药物通过提高血管的弹性及收缩功能、改善血流状态、增加组织血流量来改善全身或局部组织的微循环功能，通过改善睾丸与附睾血液循环，提供睾丸生成和成熟的理想微环境，进而促进睾丸的生精作用及附睾内的精子成熟。

（四）针对病因的药物治疗

主要针对男性不育病因明确或影响男性生育的高危因素，进行有针对性的药物治疗，其使用机制相对明确。

1. 抗感染治疗 附属性腺感染对降低男性生育力有潜在的影响。男性附属性腺感染可根据其临床症状和细菌学检查确诊，使用敏感的抗生素治疗。

2. 内分泌治疗 促性腺激素类，包括促性腺激素释放激素（gonadotropin releasing hormone，GnRH）、人绒毛膜促性腺激素（human chorionic gonadotropin，hCG）和人类绝经期促性腺激素（human menopausal gonadotropin，HMG）对于低促性腺激素性不育症的效果是明确的，有大量循证学证据。

3. 多巴胺受体激动剂 排除需手术治疗的垂体肿瘤所致的高催乳素血症，可采用多巴胺受体激动剂（溴隐亭）等治疗。

4. 甲状腺素片 对于甲状腺功能减退者补充甲状腺素可能改善生育力。

三、手术治疗

（一）概述

绝大多数梗阻性无精子症都可以通过外科手术得到治疗，根据梗阻部位，选择不同的手术方式，最常见的梗阻部位在附睾和射精管开口。手术前应该评估睾丸的生精功能，同时考虑女性的生育力及年龄。

1. 附睾梗阻的治疗 显微输精管附睾吻合术（vasoepididymostomy）用于治疗由附睾炎、输精管结扎术后和不明原因的继发性附睾梗阻性无精子症。手术复通率为60%～87%，受孕率为10%～43%。吻合技术和疾病情况（附睾精子活动与否、吻合部位等）是手术复通成功率的关键。

2. 输精管梗阻的治疗 输精管结扎复通、外伤或医源性损伤输精管远端（睾丸侧）的患者可行输精管吻合术，显微输精管吻合术效果好，复通率可达90%以上。因输精管梗阻可能继发附睾梗阻，准备进行输精管吻合手术的术者必须具备显微输精管附睾吻合的技术。对于输精管梗阻部位在近端（输精管腹侧，如输精管壶腹处等）或输精管多节段梗阻的情况，吻合困难，建议睾丸穿刺取精通过辅助生殖技术生育。

3. 射精管开口梗阻 手术方式包括精囊

镜手术、经尿道射精管区囊肿开窗术、经尿道射精管口切开术,精囊镜手术效果更好,并发症更少。

(二)非梗阻性无精子症的外科处理

是一种通过外科手段获取精子进行辅助生殖技术为目的的治疗方法,包括睾丸穿刺/切开取精术、显微镜下睾丸切开取精术。

1. 睾丸(穿刺/切开)取精术适应证

(1)考虑非梗阻性无精子症患者。

(2)睾丸体积大于 6ml。

2. 显微睾丸取精术 显微睾丸取精术(microdissection testicular sperm extraction,mTESE)是通过显微外科的技术在手术显微镜下从非梗阻性无精子症患者的睾丸中提取精子进行辅助生殖的手术。不仅需要男性生殖手术设备和技术,还需要生殖中心的实验室和辅助生殖的配合。而且要与患者和家属充分沟通和告知,包括成功率和遗传等事宜。

显微取精适应证:①克氏综合征患者;②隐睾术后患者;③Y 染色体缺失(c 区或 c+d 区缺失)患者;④睾丸体积过小不宜睾丸活检的非梗阻性无精子症患者;⑤睾丸活检未找到精子的患者。

四、辅助生殖治疗

对于常规方式治疗无效、女方因素无法怀孕或男方先天染色体检查异常,可通过辅助生殖治疗。辅助生殖技术是指运用各种医疗措施,使患者受孕方法的统称,包括人工授精(intrauterine insemination,IUI)、试管婴儿和供精辅助生殖。

男性生殖专业医生应该对不育患者进行规范的检查和正确的诊断,进而制订合理的治疗方案,首选药物或手术等常规治疗,以期改善精液质量,增加自然妊娠率,必要时再运用辅助生殖技术。

基本原则:

(1)优先选择简单、便宜、创伤小的方法和技术,再选择复杂、昂贵、创伤大的方法。

(2)优先考虑自然生育,再依次考虑 IUI、IVF、ICSI 和 PGT 等辅助生殖技术。根据不同的适应证,选择针对性的辅助生殖技术。

(3)注意女方生育力。

(4)降低子代治疗风险、降低夫妇及社会治疗成本。

第三节   可治疗的男性因素的诊断与治疗

影响不孕不育的男性因素有很多,包括不良生活习惯、环境因素及一些常见疾病。

一、生活习惯和环境因素

男性不育症的病因不仅包括遗传因素、职业因素和环境因素,还与肥胖及其自身的不良生活习惯有关,如吸烟、饮酒、熬夜等。

通过问诊,询问生活、饮食、作息、运动情况等,可以了解患者是否有吸烟、饮酒、营养不足或不全、睡眠障碍等因素,可以辅助身高体重测量,必要时行血液微量元素检查等。

(一)吸烟和饮酒

吸烟不仅可引起男性精子浓度及活力的降低,还可导致精液中活性氧(reactive oxygen species,ROS)水平显著升高,进而产生氧化应激,引发精子细胞膜的改变,最终导致精子

DNA 的损伤。吸烟可导致男性精液质量下降,而且随着吸烟时间的延长及每日吸烟量的增加,精液质量下降更为显著,吸烟引发精液质量下降与 DNA 完整性的损伤,以及与 DNA 损伤后修复相关基因 *Chk1* 下调相关。饮酒可明显增高精子畸形率,导致男性生育能力降低甚至不育。

(二)熬夜

熬夜亦是不育的危险因素。研究发现,熬夜会影响男性的精子密度和前向运动精子百分率。男性的睡眠质量差可导致其长期处于亢奋状态,影响睾酮水平,从而影响其生育能力。

(三)肥胖

随着人类生活方式、饮食结构和行为习惯的改变,人群中肥胖率不断增加,近年来的研究发现肥胖与男性不育症也有重要的相关性。肥胖主要通过内分泌失调、勃起功能障碍和精液参数异常三种机制导致男性不育的发生。肥胖男性体内白色脂肪组织明显增加,白色脂肪组织内芳香化酶 P450 水平较高,P450 是雄激素转化为雌激素的限速酶,导致雌激素过高,睾酮分泌减少。肥胖男性体内血清睾酮水平随着体重指数的增加而降低。肥胖可引起精液参数的改变,BMI 的增高与低精液量、低精子总数、低精子密度成线性相关。根据 BMI 进行分组发现,肥胖男性的精子头部缺陷率显著增多,精浆锌含量和精子顶体酶活性显著降低。

(四)影响生育力的生活环境因素

环境因素对不育危害的严重性,比遗传或医疗过程中的危险因素更明显。人们接触环境中化学物的主要途径为饮食、空气和水的污染,以及家庭和工作环境的污染。

生活工作环境中存在一些影响生育的因素,如长时间接触重金属(铅、镉、汞、铝、铜、锰等)、化学物质(杀虫剂、除草剂、二硫化碳、二溴氯丙烷、甲基乙基酮、甲醛、汽车废气、含65苯油漆、香烟烟雾、有毒的装饰材料和涂料、家用煤气等)、其他(石墨、放射线、高温环境工作等),可降低生育能力。一些学者认为接触了影响激素分泌的物质,如类雌激素、多氯联(二)苯、双酚 A、烷基苯酚、邻苯二甲酸盐或雄激素拮抗剂均可能导致生殖道畸形、减少精子数量和影响精子生成。

综上所述,不良习惯、环境因素可通过损伤男性生殖器官、影响内分泌功能、改变精液参数等方面影响男性不育。因此,避免职业暴露、改善生活环境、改掉不良生活习惯均有利于预防和控制危险因素,提高男性生育能力。

二、附属性腺感染

男性泌尿生殖道感染被认为是男性不育可以纠治的病因之一,对男性生育力有潜在的影响。男性附属性腺感染可根据其临床症状和细菌学检查确诊,使用敏感的抗生素治疗。

(一)流行病学情况

据报道,8%~35% 不育症与男性生殖道感染性炎症有关,主要为感染导致输精管道阻塞、抗精子抗体形成、菌精症、精液中白细胞的作用及精浆异常。

(二)尿道炎

男性尿道炎病原体有多种,最常见的为衣原体、支原体和淋球菌。非感染性的尿道炎病因有过敏反应、外伤和各种操作刺激。

诊断主要依靠尿道涂片和初始尿分析,若尿道涂片发现每高倍视野(1 000 倍)超过 4 个粒细胞,或 3ml 初始尿沉渣涂片检查每高倍视野(400 倍)超过 15 个粒细胞即能确诊。发生尿道炎时,患者生育力的检查是不准确的,因为前尿道内充满了炎性物质使得精液分析结果受到干扰,对精液质量和生育力的影响还不明确。

大多数患者在诊断时病原体并不明确,以经验性治疗为主。若病原体明确,可根据其临床症状和细菌学检查确诊,使用敏感的抗生素治疗。

(三) 前列腺炎

前列腺炎是 50 岁以下男性最常见的泌尿科疾病,以往将前列腺炎分为急性细菌性前列腺炎和前列腺脓肿;慢性细菌性前列腺炎;非细菌性前列腺炎;前列腺痛四大类。

前列腺炎与男性不育的相关性仍有争议,治疗主要根据不同类型进行药物治疗。Ⅰ型前列腺炎应及早进行抗感染治疗。Ⅱ型前列腺炎应取前列腺液或前列腺按摩后尿液进行细菌培养,根据培养结果和药敏试验选择敏感抗生素。Ⅲ型前列腺炎的主要治疗目标是缓解疼痛、改善排尿和提高患者生活质量。由于Ⅲ型前列腺炎临床表现的异质性,对患者的深入诊断和评估,对于合理用药和有效治疗非常重要。应以患者的症状为导向进行个体化、多模式治疗,以症状改善作为疗效评价的主要指标,避免只针对单一靶点或机制用药。

(四) 睾丸炎

睾丸炎是指睾丸或睾丸和附睾被病原体感染后的炎性发病过程,是一种较常见的男性疾病。睾丸发炎时,精曲小管内外充满着白细胞及其分泌物,导致小管硬化。炎症会引起疼痛和肿胀。慢性的精曲小管炎症会导致精子生成损害,从而使精子的数量和质量都会下降。一般认为,睾丸炎可能是引起生精阻滞的重要原因之一,睾丸炎会导致睾丸萎缩。

典型的临床表现包括阴囊疼痛和肿大,诊断主要依靠病史和触诊。超声检查会发现睾丸肿胀、增大,其超声特征可以排除其他疾病。精液分析见白细胞提示持续的炎症反应,大多数患者,尤其是急性附睾睾丸炎患者,精子计数和精子前向运动力会暂时下降,个别患者会继发梗阻性无精子症。腮腺炎并发的睾丸炎可能会引起双侧睾丸萎缩,从而导致睾丸性的无精子症。

针对急性细菌性附睾睾丸炎和特异性肉芽肿性睾丸炎可根据其临床症状和细菌学检查确诊,使用敏感的抗生素治疗。

(五) 附睾炎

附睾炎通常会引起单侧阴囊起病急剧的疼痛和肿胀,大多数病例会同时影响睾丸,称为附睾睾丸炎。在性活跃的 35 岁以下年轻患者中,引起附睾炎的最常见病菌为沙眼衣原体或淋球菌。通过性接触传播的附睾炎通常会伴有尿道炎。非性接触传播的附睾炎通常与尿路感染有关,这类附睾炎多发生在 35 岁以上患者,他们最近有尿道器械操作或尿道手术史,或有尿道畸形。

急性附睾炎的炎症和肿胀通常开始于附睾尾部,然后向附睾其他部位和睾丸扩散。虽然通过性接触传播的附睾炎都会有冶游史,但距离发病可长达数月。附睾炎的致病菌可以通过尿道涂片和中段尿的革兰氏染色检查确定,淋病患者的尿道涂片会发现细胞内革兰氏阴性双球菌。尿道涂片中只有白细胞通常是非淋球菌尿道炎的表现,这些患者中约 2/3 可分离出衣原体。精液分析包括白细胞分析可能会提示炎症的持续存在,大多数患者的精子数目和前向运动力会暂时下降。部分附睾炎患者会继发附睾梗阻性无精子症,需要显微输精管附睾吻合术。

在培养结果未出时就可以应用抗生素,喹诺酮类(如左氧氟沙星)效果较好,但附睾炎治疗周期不同于普通感染,建议连续 3 周抗炎治疗。明确或怀疑由淋球菌或衣原体感染引起的附睾炎时,应建议其性伴侣检查和治疗。

三、特发性低促性腺激素性性腺功能减退症

(一)病因

特发性低促性腺激素性性腺功能减退症(idiopathic hypogonadotropic hypogonadism,IHH)是一种较常见的内分泌疾病。因先天性下丘脑 GnRH 神经元缺陷或 GnRH 合成、分泌或作用障碍,导致垂体分泌促性腺激素减少,进而引起性腺功能不足,称为特发性 / 孤立性低促性腺激素性性腺功能减退症(idiopathic/isolated hypogonadotropic hypogonadism,IHH),又称为先天性低促性腺激素性性腺功能减退症(congenital hypogonadotropic hypogonadism,CHH)。临床根据患者是否合并嗅觉障碍分为两大类,即有嗅觉受损者称为卡尔曼综合征(Kallmann syndrome,KS);嗅觉正常者,称为嗅觉正常的特发性低促性腺激素性性腺功能减退症(normosmic idiopathic HH,nIHH)。

目前已明确 20 余种基因突变可导致 IHH,如 *KAL1*、*FGFR1*、*FGF8*、*GnRH*、*GNRHR*、*PROK2*、*PROKR2*、*TAC3*、*TACR3*、*DAX1*、*NELF*、*CHD7*、*SEMA3A*、*SOX2*、*FEZF1* 等。有家族史患者,详细分析其遗传方式,可提示某些基因突变。如 KAL1 突变以 X 染色体隐性遗传为主,而 *FGFR1* 和 *PROKR2* 突变以常染色体显性遗传为主。若对患者进行以上基因筛查,约 1/3 患者可找到突变基因。近年来每年发现 1~2 种 IHH 新致病基因。虽有研究提示,*FGFR1* 突变患者可合并骨骼畸形和牙齿发育异常,*PROKR2* 突变患者常伴随超重或肥胖,*KAL1* 和 *FGFR1* 突变患者易出现隐睾,但基因突变和临床特点之间并非简单的对应关系。

(二)临床表现

1. 第二性征不发育和配子生成障碍　男性表现为童声、小阴茎、无阴毛生长、小睾丸或隐睾、无精子生成;女性表现为乳腺不发育、幼稚外阴和原发闭经。

2. 骨骺闭合延迟　上部量 / 下部量＜1,易患骨质疏松症。

3. 嗅觉障碍　因嗅球和嗅束发育异常,40%~60%IHH 患者合并嗅觉丧失,不能识别气味。

4. 其他表现　面中线缺陷,如唇腭裂;孤立肾;短指 / 趾、并指 / 趾;骨骼畸形或牙齿发育不良;超重和肥胖;镜像运动等。

(三)诊断

男性骨龄＞12 岁或生物年龄 ≥ 18 岁尚无第二性征出现和睾丸体积增大,睾酮水平低(≤100ng/dl)且促性腺激素(FSH 和 LH)水平低或"正常"。女性 14 岁尚无第二性征发育和月经来潮,雌二醇水平低且促性腺激素水平(FSH 和 LH)低或"正常"。且找不到明确病因者,拟诊断本病。

因青春发育是一个连续变化的动态过程,故 IHH 的诊断需综合考虑年龄、第二性征、性腺体积、激素水平和骨龄等诸多因素。14 岁尚无青春发育的男性,应进行青春发育相关检查,对暂时难以确诊者,应随访观察,以明确最终诊断。

1. 病史　需关注以下临床表现,如出生史、有无青春期身高增长加速和 18 岁后仍有身高持续增加(提示骨骺闭合延迟)、有无阴毛生长、能否识别气味、有无青春发育延迟或生育障碍或嗅觉障碍家族史、有无唇腭裂手术史。男性患者需询问勃起和遗精情况,以及有无隐睾手术史;女性患者需询问有无乳腺发

育和月经来潮。

2. 查体　对男性患者,应测定身高、上下部量、体重和BMI,阴毛Tanner分期、非勃起状态阴茎长度和睾丸体积(用Prader睾丸计进行对比);应重视睾丸体积在诊断IHH中的重要意义:隐睾或体积1~3ml,提示诊断IHH;体积≥4ml,提示青春发育延迟或部分性IHH;对女性患者,应测定身高、乳腺和阴毛Tanner分期和外阴发育成熟度。

3. 辅助检查

(1)一般检查:肝肾功能、血尿常规,以除外慢性系统性疾病或营养不良导致青春发育延迟。

(2)性激素:FSH、LH、睾酮、雌二醇、孕酮(女性)。重视基础状态LH水平:LH为0~0.7IU/L,提示IHH;LH≥0.7IU/L,提示青春发育延迟或部分性IHH。

(3)其他相关激素:GH/IGF-1、PRL、ACTH/皮质醇(8am)/24h尿游离皮质醇、FT$_4$/TSH。

(4)影像学检查:鞍区MR,以除外各种垂体和下丘脑病变;骨密度、双肾超声和骨龄。

骨龄是衡量生长发育的重要标尺,对疾病鉴别判断有重要价值。正常男性骨龄达到12岁时,青春发育自然启动。IHH患者或暂时性青春发育延迟者,骨龄一般落后生物学年龄2~3年。暂时性青春发育延迟者,骨龄达到12岁时就会开始青春发育;如骨龄>12岁甚至骨骺闭合时仍无青春发育迹象,且LH、FSH和睾酮水平低下,可确诊IHH而非暂时性青春发育延迟。

(四)治疗

目前治疗方案主要有三种,包括睾酮替代、促性腺激素生精治疗和脉冲式GnRH生精治疗。方案可根据患者下丘脑-垂体-性腺轴的功能状态及患者的需求进行选择,并可互相切换。雄激素替代治疗可促进男性化,使患者能够完成正常性生活和射精,但不能产生精子;促性腺激素治疗可促进睾丸产生睾酮和精子;脉冲式GnRH治疗,通过促进垂体分泌促性腺激素而促进睾丸发育。

1. 睾酮替代治疗　IHH确诊后若患者暂无生育需求,睾酮替代治疗可促进男性化表现。

2. hCG/HMG联合生精治疗

(1)适用人群:有生育需求的IHH患者。

(2)原理:人绒毛膜促性腺激素(hCG)和LH的α亚单位相同而β亚单位相似,可模拟LH对睾丸间质细胞产生刺激作用,促进睾酮产生。绝经后尿促性素(HMG)含有FSH和LH成分。因此,联合hCG+HMG肌内注射,可促进睾丸产生精子。

(3)剂量和方案:先肌内注射hCG 2 000~3 000IU,每周2次,共3个月,其间调整hCG剂量,尽量使血睾酮维持在300~500ng/dl;然后肌内注射HMG 75~150IU,每周2~3次,联合hCG进行生精治疗。为提高依从性,可把hCG和HMG混溶于生理盐水(或注射用水)中肌内注射,每周2次。

(4)随访:间隔2~3个月随访1次,需监测血睾酮和hCG水平、睾丸体积和精液常规;70%~85%患者在联合用药0.5~2年内产生精子。基因重组工程合成的LH和FSH,纯度更高,患者可自行皮下注射,但价格昂贵,疗效和hCG+HMG联合治疗类似。

(5)疗效预测因素:初始睾丸体积和治疗过程中睾丸体积增大的幅度,是预测精子生成最重要指标。睾丸初始体积>4ml是生精治疗成功的有利因素,而隐睾(史)却正相反;既往雄激素治疗史,不影响生精疗效。

（6）疗效不佳的处理：如治疗过程中睾酮水平均低于 100ng/dl 或治疗 2 年内睾丸体积无进行性增大且精液中不能检测到精子，可考虑停药或试用脉冲式 GnRH 治疗。

（7）其他：在大量精子生成后，单用 hCG 可维持生精功能；当有大量精子生成时，如患者暂无生育需求，可行精子冻存；如长期治疗仅少量精子生成，且长时间妻子不能自然妊娠者，需借助辅助生殖技术提高妊娠机会；如精液中未检测到精子，可尝试附睾或睾丸穿刺取精；成功生育后，如患者无再次生育计划，可切换到睾酮替代治疗方案。

3. 脉冲式 GnRH 生精治疗

（1）适用人群：有生育需求 IHH 患者，并且垂体前叶存在足够数量的功能完整的促性腺激素细胞，以及大部分先天性垂体前叶激素缺陷症患者。

（2）原理：通过微小泵脉冲式皮下注射 GnRH，模拟下丘脑生理性 GnRH 释放，促进垂体分泌促性腺激素，进而促进睾丸发育和精子生成。因此，垂体前叶存在足够数量功能完好的促性腺激素细胞是治疗成功的前提。

（3）起始剂量和随访：GnRH（戈那瑞林）$10\mu g/90min$。带泵 3 天后，如血 LH $\geqslant 1IU/L$，提示初步治疗有效。如 LH 无升高，提示垂体前叶促性腺激素细胞缺乏或功能严重受损，治疗预后不佳。此后，每月随访 1 次，监测 FSH、LH、睾酮和精液常规，调整戈那瑞林的剂量和频率，尽可能将睾酮维持在正常中值水平，稳定后可 3 个月随访 1 次，依据患者的具体情况调整药物剂量。

（4）生精疗效：治疗 3 个月后就可能有精子生成。非隐睾患者 2 年精子生成率为 100%。治疗过程中，睾丸体积逐渐增大提示预后良好。脉冲式 GnRH 生精疗效优于 hCG/HMG 治疗。

4. 其他治疗相关的注意事项

（1）遗传咨询：一旦患者致病基因诊断明确，可粗略推测子代患病风险。*KAL1* 为 X 染色体连锁隐性遗传；*FGFR1* 和 *PROKR2* 为常染色体显性遗传。大部分患者致病基因诊断并不明确。即使相同基因突变，性腺轴功能也可存在很大差异。由于基因型和临床表型之间的复杂关系，目前尚难以准确评估子代致病的风险。

（2）心理评估及治疗：长期性腺轴功能减退和第二性征发育差可导致患者自卑心理，严重影响生活质量。补充雄激素和生精治疗后，随着第二性征发育及精子的生成，情绪会有所改善。因此在诊治过程中要及时给予心理支持。

（3）睾酮对物质代谢的影响：长期睾酮缺乏与肥胖及糖尿病的发生有关，睾酮替代治疗会改善身体组分，增加胰岛素敏感性，降低 C 反应蛋白，从而改善血糖、血脂等代谢。因此在诊疗过程中应常规监测血糖、血脂水平，鼓励患者保持理想体重。

四、勃起功能障碍

（一）定义

勃起功能障碍（erectile dysfunction，ED）是指阴茎持续不能达到或维持足够的勃起以完成满意的性生活。

（二）病因

ED 的病因错综复杂，通常是多因素所导致的结果。阴茎的勃起是神经内分泌调节下一种复杂的血管活动，这种活动需要神经、内分泌、血管、阴茎海绵体及心理因素的密切协同，并受全身性疾病、营养与药物等多因素的影响，其中任何一方面的异常均可能导致

ED。

（三）治疗

1. 病因治疗　ED 首先应明确其基础疾病、诱发因素、危险因素及潜在的病因，应对患者进行全面的医学检查后确定适当的治疗方案。尤其应该区分出心理性 ED、药物因素或不良生活方式引起的 ED，以上原因引起的 ED 有可能通过心理辅导或去除相关因素使之得到改善。器质性 ED 或混合型 ED 通常要借助药物等治疗方法。

2. 性心理治疗　与正常人相比，ED 患者更容易出现幸福感降低，自信心和自尊心的下降等心理问题。患者教育或咨询就可能使其恢复良好的性功能。如果患者有明显的心理问题，应该进行心理疏导或治疗，部分患者可能需要辅助药物治疗。在与患者沟通时，应该尽量建立互相信任和良好的关系，使患者能够坦诚的陈述病情。同时要善于发现患者的情绪症状，对存在明显的情绪异常，怀疑有抑郁障碍或其他精神疾病时应该安抚患者并建议到精神科咨询。对新婚或刚经历性生活患者的咨询往往可以获得很好的结果。当然，部分患者通过一段时间的 PDE5 抑制剂辅助治疗可能会更好。老年患者往往有很多复杂因素，如年龄、伴发疾病、用药、伴侣关系、身体状况、性生活预期、心理社会因素等，需要泌尿科、妇产科、内科、精神科等多个科室协同诊断和治疗。

3. 药物治疗　PDE5 抑制剂治疗（按需、长程）：5 型磷酸二酯酶（PDE5）抑制剂使用方便、安全、有效、易被多数患者接受，目前作为治疗 ED 的首选疗法。PDE5 主要分布在阴茎海绵体平滑肌中，能够特异性降解阴茎海绵体平滑肌细胞内 NO 诱导下合成的第二信使 cGMP，使其浓度降低，抑制阴茎海绵体平滑肌松弛，使阴茎保持疲软状态。性刺激促使阴茎海绵体神经末梢和内皮细胞释放 NO，增加 cGMP 的生物合成。口服 PDE5 抑制剂后，抑制 cGMP 的降解而提高其浓度，促使海绵体平滑肌松弛，引起阴茎海绵体动脉扩张，海绵体窦膨胀而血液充盈，强化阴茎勃起。

五、精索静脉曲张

精索静脉曲张（varicocele，VC）是由于精索静脉瓣膜功能不全或血流回流受阻，静脉内血液瘀滞，导致蔓状静脉丛的异常扩张、伸长和纡曲，是泌尿、男性生殖专业的常见病、多发病，是男性不育的主要病因之一。精索静脉曲张主要分为原发性精索静脉曲张和继发性精索静脉曲张。

（一）流行病学

精索静脉曲张的发病率在男性人群中约为 15%，以青壮年为主，男性不育患者中精索静脉曲张发病率可达到 25%~40%，而继发性男性不育患者中的发病率甚至高达 70%。

（二）病因

精索静脉曲张约 90% 发生在左侧，主要与以下因素相关：①左侧精索内静脉回流呈直角进入左肾静脉，行程长，静脉压力较高；②左侧精索内静脉瓣膜功能不全或瓣膜缺损发生率较右侧高；③左肾静脉走行于腹主动脉和肠系膜上动脉之间，容易受压，影响精索内静脉的回流，形成"胡桃夹现象"。

（三）病理生理

精索静脉曲张是目前已知的引起男性不育的主要疾病之一。文献报道，在患有精索静脉曲张的男性不育患者中，其精子总数、精子活力和精子形态均存在不同程度的异常。但精索静脉曲张引起男性不育的病理生理机制尚未阐明，目前认为可能与以下几个方面相关：

1. 睾丸局部温度升高　在正常情况下，阴囊的收缩和伸展可以调节睾丸局部温度比体温低 2~3℃，以利于精子的发生。精索静脉回流过程中，其形成的蔓状静脉丛可带走睾丸动脉血流的部分热量，协同维持睾丸局部的适宜温度。在精索静脉曲张的状态下，静脉血液回流发生障碍，动 - 静脉温度交换的调节机制发生紊乱，引起睾丸局部温度升高，进而影响睾丸功能。

2. 代谢产物蓄积　精索静脉曲张患者发生精索静脉反流时，肾脏或肾上腺代谢产生的物质可通过精索静脉反流进入阴囊，代谢产物蓄积可能对睾丸功能产生影响。

3. 激素紊乱　睾丸正常生精功能的维持依赖于 FSH、LH 和睾酮的协同作用。有研究发现，在男性不育合并精索静脉曲张的患者中，其血清睾酮浓度水平偏低。动物实验表明，精索静脉曲张可引起睾酮浓度的下降。但目前精索静脉曲张是否能引起患者睾酮水平下降尚无定论。

4. 氧化应激　适量的活性氧自由基对正常精子功能的维持是必需的，它可以通过细胞内信号转导调节精子的获能、顶体反应及与卵细胞的融合等过程。然而，过多的活性氧自由基则可对睾丸和精子产生不利影响，即氧化应激。研究发现，在精索静脉曲张的男性不育患者中，可检测到较高水平的活性氧自由基、一氧化氮、脂质过氧化物等活性氧类物质，因此推断氧化应激在精索静脉曲张引起男性不育的发病机制中占有重要地位。

氧化应激可通过多种途径影响精子功能。活性氧自由基可通过与细胞膜脂质成分反应，引起膜流动性发生改变，使精子头、体细胞膜成分发生变化，影响精子的运动能力和受精能力；活性氧自由基也可以与精子 DNA 发生反应，引起 DNA 损伤改变，DNA 损伤改变也可引起后代的无精子症。

5. 其他　除以上几种观点外，也有研究认为精索静脉曲张睾丸局部血流动力学发生改变，引起睾丸局部缺血缺氧损伤，影响精子的生成和成熟；精索静脉曲张引起睾丸损伤，可诱发机体产生抗精子抗体，引起男性不育。

（四）诊断

1. 临床表现　精索静脉曲张的患者多数无明显症状，多在体检时发现阴囊无痛性蚯蚓状团块时发现，部分患者因男性不育就诊而查出。有症状者多数表现为阴囊的坠胀不适或坠痛，久站、行走或劳累后症状可加重，平卧休息后症状可缓解或消失。

2. 体格检查　立位检查，可见患侧较健侧阴囊明显松弛下垂，严重者视诊和触诊时曲张的精索内静脉似蚯蚓团块。改平卧位后，曲张静脉随即缩小或消失。轻者局部体征不明显，可做 Valsalva 试验，即嘱患者站立，用力屏气增加腹压，血液回流受阻，显现曲张静脉。

根据体格检查时精索静脉曲张的程度，既往通常主要分为三级，但目前临床上对分级已逐步弱化：Ⅰ级，触诊不明显，但 Valsalva 试验时可触及曲张静脉；Ⅱ级，在站立位时可触及明显的阴囊内曲张静脉，但外观看不到明显曲张静脉；Ⅲ级，患者站立时外观即可看到阴囊表面蚯蚓状或团块状静脉。

如曲张静脉在平卧位时不消失，则应考虑继发性精索静脉曲张的可能，需要除外肾脏及腹膜后其他病变可能。

3. 辅助检查　多普勒超声检查可以判断精索内静脉中血液反流现象，为无创检查，具有便捷、重复性好、分辨率高的特点,可作为首选的辅助检查方法。但诊断标准尚有争议,目前国内文献标准,可供参考:平静状态下,精索静脉丛中至少检测到 3 支以上的精索静脉,其中 1 支血管内径 > 2mm,Valsalva 试验静脉内径明显增加或静脉血流出现明显反流。

4. 实验室检查　对精索静脉曲张患者建议行精液检测,可了解睾丸的生精功能、精子数量和质量等多种参数,是评估男性生育力的重要依据。对男性不育患者还应检测血清性激素组合等。

5. 睾丸容积测量　对精索静脉曲张的检查中进行睾丸容积的测量,是评估男性生育力的依据之一,也可以了解睾丸是否受损及是否具备手术指征。目前多数研究者认为,超声是测量睾丸容积较为准确的方法,其计算公式:睾丸容积 = 睾丸长度(mm)× 宽度(mm)× 厚度(mm)×0.71。

(五)治疗

精索静脉曲张的治疗应根据有无临床症状、静脉曲张程度及有无并发症等区别对待。目前报道多以手术治疗为主,少数患者可采用非手术治疗。

1. 非手术治疗　对于无症状或症状较轻的精索静脉曲张患者,可观察或试行非手术治疗。

2. 手术治疗　对于症状明显或已引起睾丸萎缩、精液质量下降或造成不育者应积极手术治疗。手术方式主要包括传统的开放手术、腹腔镜手术、血管栓塞术和腹股沟或腹股沟下显微精索静脉结扎术等。

(1)手术适应证与禁忌证

1)手术适应证

①精索静脉曲张的不育者,存在精液质量异常,病史与体检未发现其他影响生育的疾病,内分泌检查正常,配偶生育力检查无异常发现,无论精索静脉曲张的轻重,只要诊断确立,建议手术。

②重度精索静脉曲张伴明显症状者,如久站后出现阴囊的坠胀不适或坠痛,体检发现睾丸缩小等,即使已有生育,患者有治疗愿望即可考虑手术。

③对于轻度精索静脉曲张患者,如精液质量正常,可定期随访,一旦出现精液质量异常、睾丸体积缩小、质地变软等,应及时手术。

2)手术禁忌证:精索静脉曲张手术的禁忌证为腹腔或全身性感染、凝血功能异常等。随着医疗技术的进步和手术方式的改进,手术的绝对禁忌证越来越少。

(2)开放手术:传统的手术途径包括经腹股沟管精索内静脉高位结扎术和经腹膜后高位结扎术。经腹膜后途径包括 Palomo 手术和改良 Palomo 手术,两者区别在于是否保留精索内淋巴管。开放手术因其术野暴露好、解剖变异小、操作简便易学等优点而普遍采用。

(3)腹腔镜手术治疗:腹腔镜精索静脉高位结扎术与传统开放手术相比具有效果可靠、损伤小、并发症少、可同时行双侧手术、恢复快等优点。一般认为,腹腔镜主要适用于双侧、肥胖、有腹股沟手术史等。

(4)显微手术治疗:随着显微外科技术的发展,显微外科手术治疗精索静脉曲张受到越来越多的关注和应用。显微手术具有复发率低、并发症少、效果可靠、恢复快、住院时间短等优点,其主要优点在于能够很容易结扎精索内除输精管静脉外的所有静脉及其分支,保留动脉、神经和淋巴管,明显减少了复发率和睾丸鞘膜积液、睾丸萎缩等并发症的发生。显微手术包括经腹股沟途径和经腹股沟下途径两种。

有研究表明,腹股沟水平显微精索静脉结扎术、腹膜后开放手术、腹腔镜手术和腹股沟下显微手术4种手术方式,术后患者配偶妊娠率明显高于非手术治疗患者,4种术式术后妊娠率提高的差异无显著性;腹股沟、腹股沟下显微手术和腹腔镜手术术后精子密度和精子活力明显提高,疗效优于开放手术;对有临床症状的精索静脉曲张患者,腹股沟或腹股沟下显微手术优于其他两种术式;腹股沟下显微手术术后并发症的发生明显少于腹膜后高位结扎术。综合术后精液质量改善情况、术后复发和并发症的发生率,腹股沟下显微精索静脉结扎术显示出明显的优势。

(5)手术并发症:无论是开放手术、腹腔镜手术或显微手术治疗精索静脉曲张均有可能发生并发症。常见的并发症主要为阴囊积液或睾丸鞘膜积液、睾丸萎缩、阴囊血肿、急性附睾炎等。

六、射精管梗阻

男性不育患者中有1%~5%是因射精管梗阻引起。对精液量明显减少(<0.5ml),精液pH降低(酸性)、果糖检测阴性或降低,体检睾丸、附睾、输精管正常,激素水平正常,盆腔磁共振明确射精管区域梗阻情况,以及精囊扩张情况等综合信息可以帮助确诊。对于存在射精管开口处梗阻,并且有明显的射精管开口处囊肿因素的患者,可以考虑经尿道射精管开口电切术(transurethral resection of ejaculatory duct,TURED),当然也可以选择精囊镜手术,后者效果可靠,损伤更小,并发症少,因此,推荐精囊镜手术为首选。

经尿道射精管电切术有一定的并发症发生率,常见的为尿液反流、逆行射精、继发附睾炎。尿液反流是非常麻烦且难以避免的并发症。在切开开口时,切记不要过大,但标准很难完全界定,不同的患者可有完全不同的结果,有的患者开口再狭窄,也有部分患者出现尿液反流。一旦出现尿液反流会发现精液量明显增加,精液中因含有尿液会造成精子浓度降低。越来越普及的精囊镜手术可以明显降低尿液反流的发生(图11-3-1~图11-3-5)。

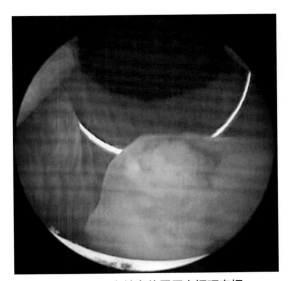

图11-3-1 在精阜位置用电切环电切

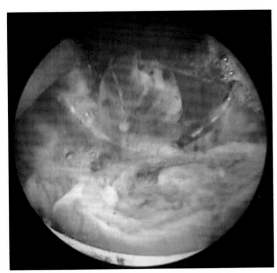

图11-3-2 在精阜位置用电切环电切

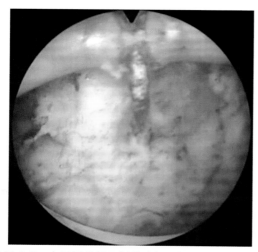

图 11-3-3　在深部位置用针状电极继续向深方切开囊肿

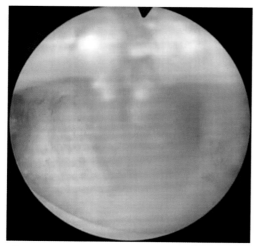

图 11-3-4　在深部位置用针状电极继续扩大切开囊肿，可见大量白色精液涌出

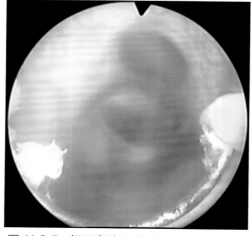

图 11-3-5　切开囊肿后，部分患者可清晰见到通向精囊的腔道。也可继续用精囊镜探入精囊

（洪锴）

七、输精管吻合术

输精管吻合术（vasovasostomy）即输精管复通术，是治疗输精管梗阻确切有效的手术方法。输精管梗阻常见的原因包括输精管结扎术后、医源性损伤，如疝或阴囊手术，以及盆腔手术等引起的输精管损伤、感染炎症、先天发育异常、外伤等。结扎后输精管复通术是最常见的情况。美国每年大约有 50 000 例输精管结扎病例，而离婚率约为 50%，调查显示有 2%~6% 输精管结扎史的男性要求复通。随着国内生育政策的变化，已经开始出现越来越多的男性要求进行输精管结扎术，这也必然会增加进行输精管复通术的患者数量。

输精管复通术经过传统肉眼下吻合、输精管支架吻合，直到显微输精管吻合术出现后，输精管吻合复通的成功率达到了前所未有的高度，截至目前，显微输精管吻合术仍然是输精管复通术的金标准。对输精管吻合术而言，手术成功与否的最重要的因素是手术吻合的技术，而手术技术达到较高标准的前提是标准的外科培训和正规严格的男性生殖显微外科培训。

（一）术前评估

在进行输精管复通手术前，必须对患者进行有效的评估，目的是了解患者睾丸的生精状况和输精管梗阻的确切部位。

1. 生精状况的评估

（1）年龄：年龄是生精状况的重要参考依据，正常成年男性随着年龄的增长，生精状况会出现逐步下降的趋势。因此，对于年龄大的患者，要充分告知患者和配偶，尽管复通手术成功率高，但如果生精功能较差，复通后精液质量可能较差而无法使其配偶自然受孕。

（2）专科体检：男性生殖器官专科体检是

非常重要的,睾丸大小、质地通常与生精功能相关。附睾的查体往往在复通的患者中被忽视,输精管梗阻(包括输精管结扎、疝手术损伤输精管等)可以继发附睾梗阻,输精管吻合有可能在术中改为输精管附睾吻合术,因此,进行输精管吻合的医生应该具有独立完成显微输精管附睾吻合术的能力。

(3)精液检查:尽管成功的输精管结扎的患者在复通手术前精液中应该没有精子,但精液检查仍然是非常重要的。首先,如果患者精液量非常少,如精液量只有0.5ml,需要进一步检查有无射精管区域梗阻,避免在吻合术中发现射精管梗阻而无法吻合。

(4)激素检查:激素检查对睾丸生精功能有间接的提示作用。尤其是血清卵泡刺激素(FSH)、血清睾酮(T)等。FSH升高通常意味着睾丸生精功能受损,尤其对于睾丸体积小、质地软的患者。如果出现这样的情况,建议先进行睾丸活检,明确睾丸生精功能。

2. 输精管梗阻部位的评估 对于睾丸生精功能正常的患者接下来的工作就是确定梗阻的部位。

(1)病史:病史往往对判断输精管梗阻部位起着至关重要的作用。如儿时有双侧腹股沟疝手术史的患者很可能提示医源性损伤输精管造成的梗阻;有外伤或阴囊、盆腔手术史的患者同样有可能是医源性损伤造成的梗阻,这些损伤的部位往往可以提示梗阻的部位。对于输精管结扎的患者,梗阻部位通过病史可以得到明确。

(2)体格检查:通过既往病史有针对性的查体非常有效,如发现腹股沟区的手术瘢痕、阴囊的手术切口瘢痕、结扎切口瘢痕等。对于输精管梗阻的患者,附睾通常是饱满的,有经验的医生可以通过触诊发现附睾呈

现张力较大的饱满触感。输精管结扎的患者通常可以在阴囊内沿输精管触及结扎瘢痕结节,值得注意的是,不同的结扎手术方式,结节的大小有明显的区别,有的则很小甚至很难触及。

(二)手术设备与器械

目前,显微输精管吻合术仍然是输精管复通术的金标准。而显微手术除了常规手术器械外,需要配备显微手术器械和设备(图11-3-6,图11-3-7)。

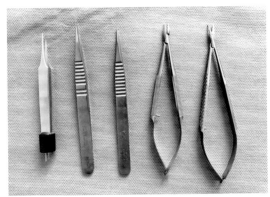

图11-3-6 显微器械。主要包括显微剪刀,镊子,针持

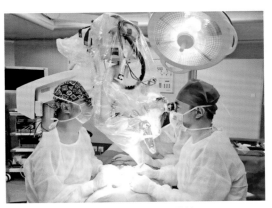

图11-3-7 手术显微镜

(三)麻醉

患者的麻醉可以采用全身麻醉或连续硬膜外麻醉,推荐全身麻醉,麻醉效果好,患者舒适度高。一般不推荐局部麻醉,虽然最经济,但麻醉效果和对术者操作的便捷等方面远不

及全身麻醉。

（四）主要手术步骤

1. **体位**　患者取仰卧位,常规消毒后留置 Foley 导尿管,术后即刻或第二天拔除。

2. **切口**　对于输精管结扎术后复通的患者,一般根据输精管瘢痕结节位置选取阴囊前上方纵切口。切口不应太短,长度应该使睾丸、附睾可以轻松挤出切口为宜。由于经常需要游离输精管甚至松解附睾,不建议仅仅小切口牵出结扎瘢痕结节。一般不建议横行切口,尽管横切口缝合皮肤时更容易,但对于睾丸、附睾和精索的探查范围受限,影响手术暴露（图 11-3-8）。

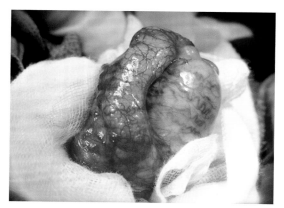

图 11-3-8　输精管结扎后附睾肿大,附睾管明显增粗

另一个值得注意的是,不推荐阴囊中线单一纵切口,这样会在游离双侧输精管时受限。而显微取精手术则不同,通常采用中线单一切口,因为显微取精手术无需探查附睾与输精管,因此单一切口不会影响手术。

3. **游离输精管**　由于输精管结扎的手术方式并不一致,截断的输精管长度、瘢痕大小也不同,在分离时要加以注意。如果结扎瘢痕过低,接近附睾尾,一定要有准备术中改为输精管附睾吻合术的可能。如果术者没有输精管附睾吻合的手术经验,最好请能完成的医生参与手术。

输精管的游离要注意有足够的松弛度,以保证吻合时没有张力。保护输精管伴行的血运是非常重要的,要最大限度保证吻合口血供。

对瘢痕段的处理（图 11-3-9）,我们的经验是对瘢痕段较大的予以切除,减少其对吻合段的干扰,对瘢痕段很细小的可以旷置,原则以是否影响手术吻合为准。

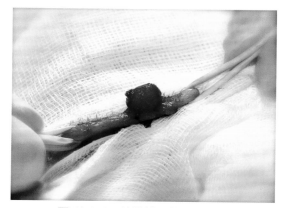

图 11-3-9　输精管和结扎处瘢痕

4. **输精管断端处理和精液检测**　输精管断面的准备是应保证断面的组织新鲜、齐整,黏膜平整。腹侧输精管管腔通水试验,推注亚甲蓝稀释液,推注过程顺利无阻力,观察尿管中尿液出现蓝色,即表示腹侧输精管通畅（图 11-3-10）。睾丸侧输精管切断后液体涂片在生物显微镜下 200 或 400 倍观察有无精子、精子数量、活动情况、精子形态,并做记录（图 11-3-11）。

（1）液体中可见精子即可进行输精管吻合,如果精子非常偶见,如数个高倍视野仅可见一条精子,要根据情况决定行输精管吻合术还是输精管附睾吻合术。

（2）如果液体中未见精子,但液体颜色较清亮,有的观点认为可以进行输精管吻合,而如果液体性状稠厚牙膏状则建议输精管附睾吻合术。但是,根据编者的经验,只要液体中没有找到精子,不建议输精管吻合,均改为输精管附睾吻合术,无论液体性状如何。

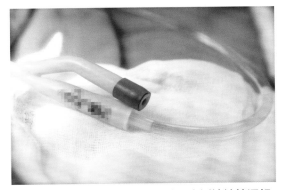

图 11-3-10　尿管出现蓝色,说明腹侧输精管通畅

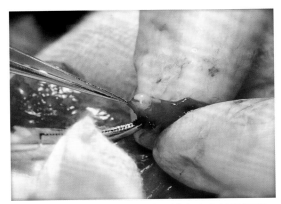

图 11-3-11　睾丸侧输精管断端有白色精液涌出

(五) 输精管吻合术

吻合步骤是手术成功与否的关键,主要依赖于术者的手术技术与经验。手术的核心是张力问题和保持吻合部位良好的血供,无论是分离、吻合、打结、固定等所有步骤都需要遵循无张力原则。如果在吻合时存在张力,在张力下吻合即使术后出现精子也会很快出现再次狭窄和梗阻,表现在精液质量上就是精子数和活力逐渐下降直至再次成为无精子的状态。

尽管有文献报道,单层吻合与分层吻合对再通率和受孕率差别并不显著。但从吻合的成功率、精液防渗漏效果等方面综合来看,双层或多层吻合的方法是比较理想的术式。单层缝合如果缝合针过多,容易造成管腔的继发炎性闭锁,如果缝合针数过少,无法完全避免精液从吻合口渗漏。而双层吻合在黏膜 - 肌层缝合 6 针,而外膜 - 肌层缝合 8~12 针,可以完美解决这一问题,达到一种平衡(图 11-3-12~图 11-3-16)。

(六) 术后注意事项

术后 4~7 天内穿紧身内裤支撑阴囊,7 天内活动要轻微,术后 3~4 周内避免性生活,术后 1 个月检查精液。多数患者术后 1 个月精液中即可检测到精子,在 1~3 个月精液质量逐渐提高。术后 1 个月、3 个月、5~6 个月分别检查精液常规,如果术后 6 个月精液中仍查不到精子,则认为手术复通失败,可以考虑再次手术或睾丸穿刺提取精子进行人工辅助生殖。

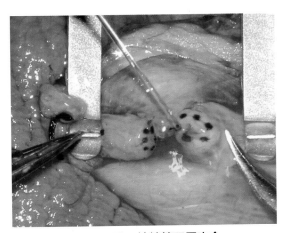

图 11-3-12　输精管双层吻合

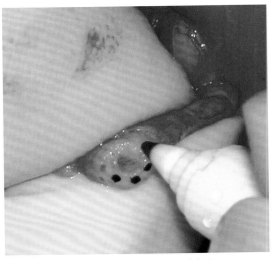

图 11-3-13　输精管吻合点标记

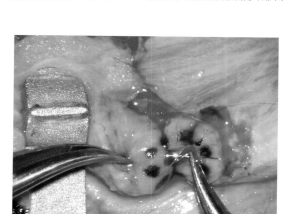

图 11-3-14   正面一侧的三针已缝合完成，翻转输精管
固定架，开始缝合背侧的三针

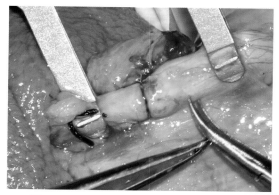

图 11-3-15   在吻合完输精管黏膜肌层后，
开始缝合肌层 - 外膜

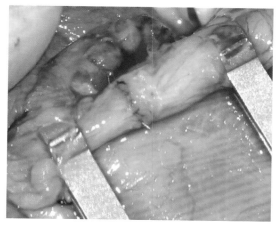

图 11-3-16   吻合完成

（七）并发症

输精管吻合术的并发症很低，主要并发症是血肿和感染。在分离过程中注意止血和保护伴行的血管，通常不会发生大的血肿，如果出现较大血肿，建议尽早手术清除血肿并止血。术后感染发生率也很低。如果吻合时不够严密，特别是在单层全层吻合的方法时，有可能会出现精子肉芽肿，也有一定比例会出现继发梗阻。

（八）复通和受孕概率

在显微外科技术的输精管吻合术开展后，复通率和受孕率有明显提高。对经过显微外科培训的操作熟练的医生一般复通率可以超过 80%，甚至超过 90%，如果除外女性因素，受孕率可以接近 40%~70%。结扎时间与复通率通常并不呈线性关系，但结扎时间超过 15 年的患者，受孕率要低一些。从我们的经验看，在熟练采用显微外科技术进行输精管吻合以来，再通成功率超过 95%。输精管结扎或其他疾病引起的输精管梗阻都可以继发附睾梗阻，而在术前很难明确，通常在术中才能确定是否有继发的附睾梗阻，而且继发附睾梗阻的情况与结扎时间并非绝对相关，在结扎 2 年后就可能继发附睾梗阻，而结扎 20 年仍然可以附睾通畅。因此，准备进行输精管吻合术的医生，必须具备进行输精管附睾吻合术的能力，故一旦术中发现继发附睾梗阻，可以进行输精管附睾吻合术。

八、输精管附睾吻合术

输精管附睾吻合术（vasoepididymostomy）是最具有挑战性的显微手术，需要术者有非常熟练的手术技巧。尽管输精管附睾吻合术的发展史可以追溯到 100 多年前，但却是男性生殖显微外科技术发展以来才得到了良好和确切的治疗效果。由于附睾管管腔极细，直径通常只有 0.2~0.3mm，手术成功率一直不理想，很长时间都没有突破性的进展。随着外科技术和科技水平的发展，男性生殖显微外科技术进入新时代后,在手术显微镜下进行的吻合手术才从真正意义上解决了这一难题。

从真正意义的输精管附睾吻合术的发展历史看,手术演化经历从最早由 Siber 报道端-端吻合术,到 Wagenknecht 和 Fogdestam 报道的端-侧吻合术,再到 Berger 首次报道端-侧套叠式吻合术。近十余年来,纵向双针套叠缝合已经基本成为绝大多数医生首选的吻合术式,这种方法的效果与安全性也被多数学者认为是现阶段输精管附睾吻合术的金标准,文献报道的复通率为 50%~90%。

但是,由于双头 11-0 尼龙线的价格问题,以及质量较好的双头短线 10-0 尼龙线(2.5~5cm)并非各个医疗机构都可以配备,康奈尔大学团队使用单针 10-0 缝线的纵向双针的方法在动物实验中得到了类似双针的吻合效果。此后中国的涂响安和洪锴先后在国际上发表了单头针纵向双针端侧套叠法输精管附睾吻合术在临床中的应用数据,验证了这一方法的良好效果,此后成为了很多医生的首选术式并应用于临床。

尽管技术的进步和显微外科培训的普及,输精管附睾吻合术得到了较好的推广,但是我们还是要注意到,由于附睾管的直径仅有0.2~0.3mm,这一手术在目前仍然是难度最大的显微外科手术,应该由经验丰富的男性生殖显微外科医生进行操作,而手术的成功与否也主要取决于手术医生的技术。

(一)适应证

输精管附睾吻合术适用于附睾梗阻的梗阻性无精子症的患者。通过病史、专科体格检查、性激素化验检查、超声检查等,绝大多数附睾梗阻的患者在术前都能得到比较明确的诊断。大约 1/3 手术病例可以追问到附睾炎的病史,其他的病例的病因并不明确。专科体格

检查是非常重要的,尽管目前各种辅助检查手段包括超声检查等越来越先进,但有经验的医生可以仅通过体格检查就做出基本的诊断,典型的附睾梗阻的患者睾丸大小基本正常,附睾饱满,输精管正常,如果睾丸体积小或质地软通常意味着睾丸生精功能可能存在异常。输精管触诊是泌尿男科医生的基本功,典型附睾梗阻病例的输精管是正常的,甚至稍偏细,如果输精管明显增粗要考虑是否为输精管或射精管梗阻。附睾梗阻患者精液检查的典型表现为离心后没有精子,其他参数基本正常,包括在精液量、pH、精浆生化检测等。性激素检查非常重要,卵泡刺激素(FSH)通常在正常范围,如果升高或接近高限要考虑可能存在睾丸生精功能异常。超声检查并非常规必要。尽管通过以上的流程,大多数附睾梗阻性无精子症的患者可以明确诊断,但仍有少数患者不能得到相对明确的诊断,对于这样的病例,可以考虑做睾丸活检以明确诊断,或手术探查。当然,诊断也非常依赖于医生的临床经验,尤其是专科体格检查,因此,也需要专科医生不断积累临床经验,提高诊断水平。

理论上说,几乎所有的梗阻性无精子症都可以通过手术治疗,但生殖医学与其他疾病的区别正是大多数治疗方案需要综合男女双方的情况为依据,而不是仅考虑单方面因素。如果女方年龄超过 38 岁或存在生育力异常或减退,建议先进行辅助生殖。如果女方年龄较轻,生育力正常,应该建议首选手术,患者才有很大的机会可以通过自然受孕得到生育,或从精液中提取到精子做辅助生殖,避免了睾丸穿刺对睾丸功能可能存在的损伤,即便睾丸穿刺的损伤很小。

根据我们的经验,即使是有经验的医生,通过全部辅助检查诊断为附睾梗阻的患者,也

会有大约 5% 的患者在手术中发现是睾丸生精功能异常,即非梗阻性无精子症,但概率较小。

(二)手术技术

1. 麻醉、体位及切口的选择　均同前述的输精管吻合术,参见前文。

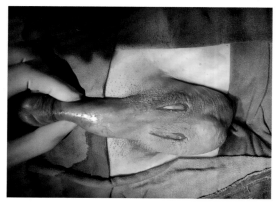

图 11-3-17　输精管附睾吻合的手术切口选择

一般建议纵行切口(图 11-3-17)切开各层直至打开睾丸鞘膜,将睾丸和附睾挤出切口。首先应该观察睾丸和附睾情况,通常附睾梗阻时虽然饱满,但不如输精管梗阻时附睾胀满的程度,接下来判断附睾梗阻的部位,梗阻典型时,在梗阻部位的近睾丸侧附睾胀大而远睾丸侧附睾则呈现干瘪状态,而粗细的交界处即为附睾梗阻的位置(图 11-3-18),因此准备进行吻合的附睾管应该选在梗阻部位近睾丸侧。有时梗阻的位置上下附睾变化不明显,这时需要根据经验判断。

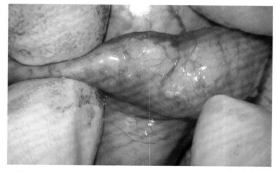

图 11-3-18　判断附睾梗阻部位(在附睾饱满与干瘪处的交界处)

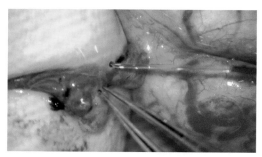

图 11-3-19　显微双极电凝在冲水下对输精管出血电凝止血

2. 输精管的处理　输精管的游离尽量充分,可以用手指钝性游离为主适当结合锐性游离,游离过程一定要注意避免损伤输精管伴行血管,尽量不要在离输精管近的部位使用电刀(图 11-3-19)。在越靠近附睾尾部时输精管会从直的逐渐转变为曲部,分离的长度以可以完成无张力吻合为宜,也没有必要游离过长的输精管。游离好后,按管腔垂直切断输精管,如果在接近附睾尾处的输精管曲部切断时,要注意刀的方向。输精管伴行血管一并切断,通常并不需要保留伴行血管。保留血管会增加手术吻合的张力和手术时间,为了保证吻合口张力尽可能小,建议对这样的病例从附睾尾段到切断输精管部位充分游离,包括伴行血管,通过这部分的游离来补偿吻合长度减小张力(图 11-3-20,图 11-3-21)。不建议将伴行血管较长的从输精管切断处向腹侧剥离来减少张力,由于输精管吻合段缺血会造成吻合失败。

3. 附睾的处理　虽然从输精管附睾吻合术的发明到发展以来,出现了不同的术式,但目前纵向双针端侧套叠缝合的方法是多数术者选用的方法,我们也推荐首选这一方法,如下介绍本方法的操作细节。

首先要明确附睾梗阻的部位,判断的依据类似于肾盂输尿管交界处狭窄时的情况,在扩张和正常交界处即为狭窄部位。典型的附睾梗阻也是这样,在饱满和瘪小的交界处即为梗阻部位,部分患者在梗阻部位上下的附睾管颜色有明显的区别,梗阻部位之下是透明的,而梗阻部位之上是稍有白色的。

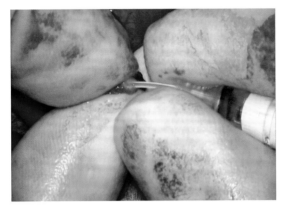

图 11-3-20　24 号套管针置入输精管腹侧管腔推注亚甲蓝稀释液,确定输精管腹侧通畅

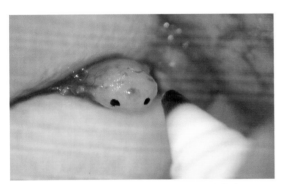

图 11-3-21　无菌标记笔标记拟缝合点

在梗阻部位之上选取明显膨大段附睾,透过半透明的附睾外膜,找到合适准备吻合的目标附睾管,用显微镊子提起附睾外膜,剪去圆形的一片附睾外膜,大小与准备吻合的输精管腹侧断端的直径接近或略大些。用显微持针器钝性分离出准备吻合的膨大、较直的附睾管。游离附睾管的步骤需将显微镜放大倍数增加至 20 倍左右。

游离输精管是在鞘膜外进行的,处理好附睾管后,从鞘膜下打一隧道将游离好的输精管引至准备吻合处。穿出鞘膜后一定注意检查输精管确保没有扭转。

纵向双针套叠缝合具体步骤如下。图 11-3-22~ 图 11-3-28 采用两根 100-0 血管缝合线分别从输精管 a1 和 b1 进针(外进内出),再纵向缝入附睾管,从两针之间切开附睾管管壁,如果有白色精液涌出,可取少量镜检是否有精子,如果有,继续下面步骤。再从输精管管腔分别 a2 和 b2 缝出(内进外出),分别打结,这样附睾管开口就套叠缝入输精管。再缝合输精管外膜肌层与附睾外膜 8~10 针,完成吻合。

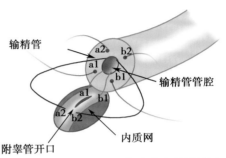

图 11-3-22　输精管附睾吻合术(单针法)

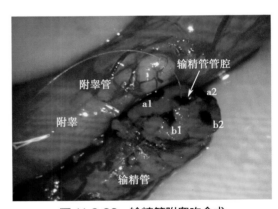

图 11-3-23　输精管附睾吻合术

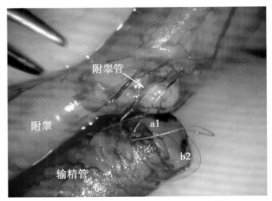

图 11-3-24　双针纵向缝入附睾管

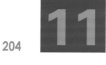
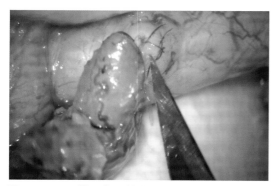

图 11-3-25　剪刀在两针之间确切纵向反向用刀挑开一个切口,长度要在进针、出针点之间,不能超过进出针点的界限

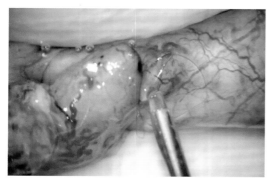

图 11-3-26　冲水可以确切看清楚切开的切口,要合适大小,不能过大或过小

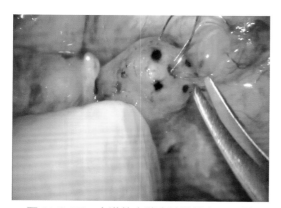

图 11-3-27　内进外出缝合输精管上面 2 针

4. 显微输精管附睾吻合技术要点　显微输精管附睾吻合术是高难度的显微手术,要通过医生熟练的显微外科技术将一根只有 1/4~1/3mm 半透明的非常薄的附睾管完美吻合并且没有渗漏,精细度之高,很少有其他泌尿科手术可以相比。因此,手术技术对成功与否至关重要。以下是手术成功的要点:

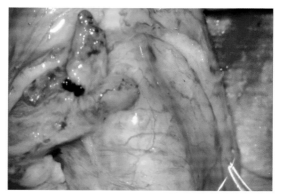

图 11-3-28　输精管肌层和外膜与附睾外膜缝合一圈,大约 8~14 针,已缝完 2 针

(1)需要注意的是,由于本手术的精度极高,要求术者的熟练操作和手法的精准控制,术中尤其是关键步骤不能有任何细微的颤动,所以,并非所有医生都可以胜任这一手术。另外,如果准备进行输精管附睾吻合术,医生应该接受过严格正规的男性生殖显微外科培训。

(2)张力是核心,对附睾吻合是非常重要的关键点。保证没有张力的重要步骤是足够长度的输精管游离,必要时可以手术向外环游离进一步松解输精管,个别输精管缺失张力大的情况可以通过游离附睾体、尾部以延长长度减少张力。另外,在打结时要注意无张力结,尤其在附睾缝合的两针的打结时,一定要注意力度,打紧、无张力,但不能过紧,否则容易撕破附睾管。在缝针时也要注意无张力,任何缝合时的牵扯都会造成吻合的失败。

显微输精管附睾吻合术学习曲线:输精管附睾吻合术是高难度的手术,不仅需要术者有一定的技术天赋,还需要接受过男性生殖显微外科培训,并且需要有经验的医生示教和指导一定例数的手术。对于手术技术较好的医生,大约在做 50 例手术助手后可以逐渐开始在上级医生指导下尝试操作,在独立操作 100 例后随着手术技巧的熟练,手术时间会逐步缩短并达到较好的复通率。

5. 术后注意事项 术后一般无需连续应用抗生素预防感染,或术后 1~2 天应用口服抗生素即可。

术后注意事项基本与输精管吻合类似,唯一的区别是输精管吻合术后 1~3 个月精液质量就会恢复,如果 6 个月精液中没有精子就认为吻合失败。但输精管附睾吻合术后多数患者术后 2~6 个月逐渐出现精子并改善,有的患者甚至术后 1 年精液中才出现精子,一般观察期以 6~12 个月为宜。当然,同时还要注意女方的年龄和生育力状况。

术后 3~4 周禁止性生活或射精,之后要求患者开始性生活,性生活的频率建议每周 2~3 次,这一频率既有利于生精功能的恢复和吻合管道的通畅,又有利于受孕。患者的配偶大多是年轻、生育力正常的,随着精液质量的恢复,和实际上存在的女方的生育力补偿,很多患者的配偶往往在男方精液质量尚未达到正常值即可使女方受孕,术后半年内女方受孕率较高。术后 3~4 周开始性生活后。

6. 并发症 显微输精管附睾吻合术的并发症很少发生,偶尔会遇到附睾炎或阴囊血肿发生。一旦发生附睾炎需要标准抗炎治疗 2~3 周,一般口服抗生素即可,尽管发生率极低,但对术后复通影响很大,往往会导致手术复通失败。血肿通常不会很大,多数可以通过保守治疗,减少活动,逐渐恢复。血肿多数因处理输精管睾丸断端时,小的出血没有处理好或睾丸鞘膜缘止血不彻底。

输精管附睾管吻合术的术后通畅率报告差异很大,从 30%~90% 不等。对于有经验的医生,可有 60%~80% 的复通率。一般在术后 1 个月、3 个月、5~6 个月各进行 1 次精液常规检查,复通成功的患者多数能术后 3 个月左右出现精子,之后精液质量逐渐改善。还有个别

患者术后第一次精液检查,也就是术后 1 个月时就可以检查到精子,当然也有个别患者在术后 10 个月甚至 1 年后才出现精子。随访的时间也是重要的因素,一般建议 1 年左右,但也不能过于僵化,一定要兼顾女方的年龄和生育力情况。对于女方年龄超过 35 岁的患者,如果术后 6 个月精液中仍未发现精子,则应建议同时开始准备人工辅助生殖。准备期仍然可以定期检查精液,并保持正常的性生活,因为 6~10 个月仍然会有患者精液中出现精子。

对于复通成功的患者,通常会在术后 3~6 个月使女方受孕,这里除外了女方生育力的异常情况。不同的研究受孕率随访数据差别较大,为 20%~80%,说明还要不断总结经验。比较公认的是,对于手术经验丰富的医生,患者配偶受孕率为 40%~50%。多种因素决定了手术的成功率,包括梗阻的程度、手术方法、医生的技术等。对梗阻明显、附睾管粗的患者相对简单一些。但总的来说,此手术难度极大,复通率和最终受孕率主要取决于术者的手术技术,手术学习曲线较长,很少有一个手术如此依赖于术者手术技术的。

7. 影响成功率的因素 已经有不少研究对影响复通的因素做了研究,洪锴等研究发现术中附睾吻合的部位、术中附睾液含有精子的情况(数量、活动与否等)都可能是影响因素。虽然很多因素都可能会对手术成功率有所影响,但最重要的仍是术者的手术技术,吻合的技术和整个手术中对张力的控制是最核心的,这种张力控制表现在游离输精管的长度,打结的张力,减张固定的应用等。

如果第一次手术失败,是否可以再次进行手术?对于明确附睾梗阻的患者,女方生育力正常,年龄较轻,与患者及家属充分告知选择和沟通,可以选择直接人工授精或再次手术。

二次手术的难度比第一次难度增大,由于要再截断第一次吻合部位腹侧的输精管,手术张力会略增大。如果第一次吻合部位在附睾尾或体尾部,再次手术有很大机会可以成功达到复通,如果第一次吻合已经在附睾头部,第二次手术成功率会较低。

第四节　无法矫正的男性因素诊断

一、先天性双侧输精管缺如

输精管道梗阻在无精症中常见,同时也是外科手术治疗最好的适应证。但是对于先天性双侧输精管缺如(congenital bilateral absence of vas deferens,CBAVD)的患者,虽然是输精管道的梗阻,但是却是无法矫正的。先天性输精管缺如的患者同时合并精囊缺如或发育不全。因此,此类患者通常会表现为精液量少、pH 极低、果糖阴性、无精子症,睾丸发育大小正常,睾丸活检往往提示生精功能正常,彩超多提示附睾网格状回声、可能存在附睾发育不良及双侧精囊腺发育不良等,少数病例会出现肾脏发育畸形或缺如。CBAVD 的患者通常采用附睾或睾丸内的精子结合 ICSI 技术生育后代。先天性双侧输精管缺如的病因目前的研究认识是 *CFTR*(cystic fibrosis transmenbrane conductance regulator factor)基因突变引起。而对于 CBAVD 的不育夫妇推荐进行 *CFTR* 基因学检查,同时进行遗传学咨询。

二、非梗阻性无精子症

(一)睾丸活检

1. 适应证与禁忌证　睾丸(穿刺)活检主要用于了解睾丸的生精功能是否正常,鉴别梗阻性无精子症(obstructive azoospermia,OA)还是非梗阻性无精子症(non-obstructive azoospermia,NOA),是一种具有诊断和治疗双重功能的临床技术。所谓治疗的功能就是对梗阻性无精子症患者进行辅助生殖时提取精子。

诊断性睾丸活检的适应证:理论上讲,对于无法确诊的无精子症患者均可以通过睾丸活检鉴别诊断是梗阻性或非梗阻性无精症。但是,对于有经验的医生,大多数梗阻性无精子症的患者不必通过睾丸活检确诊。所以,提高诊断水平,减少不必要的睾丸活检可以使患者受益。根据患者具体情况,有两种情况可以考虑对部分患者避免睾丸活检,一种是通过精液检查、激素检查、查体等基本明确为梗阻性无精子症的患者;另一种是睾丸体积小于 4~6ml 或虽然超过 4~6ml 但有明确的引起生精功能障碍的病因,如 AZFc 缺失、隐睾等,可以考虑直接显微取精,而避免睾丸活检。当然,患者的具体病情千变万化,各种情况也千差万别,要结合具体情况选择指征。

患者 FSH 升高往往提示生精功能受损,但并非意味着整个睾丸完全不产生精子,睾丸仍然会有局灶生精,对于这类患者是先做睾丸活检还是直接显微取精?一般来说,对于睾丸体积超过 6ml,并且没有明确病因的无精子症患者,建议先做睾丸活检了解生精情况。对 FSH 明显升高,同时双侧睾丸体积小(<6ml)的患者,通常为非梗阻性无精子症,但由于

存在局灶生精,以及有些睾丸虽然小但仍有局灶较好的生精功能。对体积更小的睾丸(＜4ml),因穿刺容易误伤术者,并且穿刺引起的睾丸组织瘢痕会影响以后显微取精术提取精子的成功率,故不推荐睾丸活检。对睾丸体积和FSH正常,精液量极少,精液中果糖测定阴性的患者,可以先排除射精管梗阻,而不急于睾丸活检。对于双侧输精管缺如的患者,通常需要行睾丸活检明确睾丸生精功能正常,继续进行人工辅助生殖。

禁忌证:有出凝血疾病或手术局部急性感染的患者。

2. 常用手术方法　常用手术方法包括开放性手术睾丸活检、睾丸穿刺活检、睾丸精子抽吸。

(1)开放性手术睾丸活检:手术麻醉可以采用局部麻醉或全身麻醉,局部麻醉即精索阻滞麻醉结合切口和睾丸白膜麻醉。局部麻醉的优点是简便而经济,但也存在较小概率损伤精索血管的可能性和术后发生精索血肿的情况,尤其是重度精索静脉曲张的患者。对于重度精索静脉曲张的患者,全身麻醉更为有效安全。

用1%或2%的利多卡因阻滞精索,阴囊切口皮肤局部麻醉。切口通常选在睾丸外侧,横行切口,接近1cm。在切开前,术者通常使用左手中指垫在睾丸内侧,拇指和示指将睾丸压向下绷紧睾丸切口处的阴囊皮肤,各层组织会被最大限度地紧绷,固定好睾丸后,注意避开在切开过程中肉眼可见的血管,用尖刀切开切口,并逐层切开直至显露睾丸白膜。切开过程注意术者左手或助手将睾丸固定好,保持切口处足够的张力,可以迅速切至白膜。在切开过程中可以用蚊式钳帮助分离,如果遇到出血,可以采用单极电凝或显微双极电凝止血。

显露睾丸白膜后,用尖刀切开白膜3~5mm,注意避开白膜上的血管,在保持足够张力时,睾丸组织会从切口膨出,建议用眼科小弯剪刀剪取小块睾丸组织送检。组织取出后可以提取少许生精小管于IVF培养液(HTF)中撕开后在显微镜下立即寻找精子,另一部分睾丸组织置于鲍文氏固定液(Bouin)送病理检查。不建议用甲醛溶液固定液,容易使睾丸组织学产生变形改变。白膜切口有时会有少许出血,可以用显微双极电凝止血,缝合一般用5-0可吸收线(Vicryl),单纯间断缝合白膜两针即可。

(2)睾丸穿刺活检:相比开放手术睾丸活检,穿刺活检操作简单,手术时间短,但穿刺取出的组织比开放活检少。使用穿刺针时要注意术者手不要被穿刺针误伤。穿刺时,术者左手拇指和示指固定好睾丸,保持足够的张力,便于穿刺。穿刺活检可以使用前列腺活检枪,如果穿刺针较粗或不够锐利,可以用细针先穿一小孔或用尖刀将阴囊皮肤切一小口,便于穿刺针进入。

(3)睾丸精子抽吸:相比于前两种方法,细针穿刺睾丸精子抽吸损伤最小,痛苦小,且睾丸损伤也较小。但睾丸组织提取物少,对组织学信息提供比开放活检少。简便的方法是使用20号带侧孔的穿刺针,穿刺入睾丸抽吸后,在保持一定负压时拔针,这时会有睾丸实质被带出针孔,用精细镊子夹住实质小心外拉,往往可以牵出不少组织,供提取精子和活检(图11-4-1)。对于梗阻性无精子症提取精子,往往无需使用很大负压拔针,在穿刺入睾丸后,稍慢些拔针就可以牵出睾丸组织,再按前述方法牵出足够的生精小管。

在临床工作中,因本方法最为简便实用,故使用广泛。但开放手术活检在提取组织的量和损伤程度方面有一定优势。

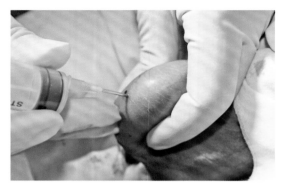

图 11-4-1　睾丸穿刺抽吸。左手固定睾丸,保持皮肤足够张力,便于穿刺

睾丸活检、睾丸穿刺活检、睾丸精子抽吸并发症和处理:最常见的并发症是出血和血肿。

术前应常规检查患者血常规和出、凝血指标,避免对出凝血异常的患者进行手术。切开手术时在缝合睾丸白膜后要确认无活动出血,并检查睾丸鞘膜和肉膜有无出血。穿刺和抽吸引起出血较少,若穿刺后针孔有渗血,可以加压几分钟,一般可以止血。术后出血常见于穿刺或抽吸术后,开放手术睾丸活检反而很少出现术后血肿,因术中直视切口,止血确切。因穿刺和抽吸是盲穿(无法术中直视到血管),睾丸白膜穿刺点无法完全避开睾丸白膜血管,故绝大多数白膜血管可以通过术后加压包扎后自行止血。个别患者由于严重精索静脉曲张,白膜血管怒张,甚至极个别患者穿刺点刚好损伤到白膜下小动脉,则会出现术后血肿,可见于术后即刻至数小时甚至 2~3 天。多数小血肿可以通过保守治疗控制,减少运动,适当加压止血即可。如果血肿进展或血肿大、张力大,则需要急诊手术清除血肿并止血。尤其对于单一睾丸的患者,如果出现较明显的血肿,建议及时探查手术清除血肿,以免血肿较大压迫睾丸影响睾丸功能。此外,对于重度精索静脉曲张的患者建议全身麻醉,避免因精索阻滞麻醉造成血管损伤而出现术后血肿。且

重度精索静脉曲张时如果进行局部麻醉手术,精索阻滞时要特别强调回吸无血液才可以推注麻醉药,否则可能引起麻醉药物迅速进入血液。

(二)显微取精术

随着生殖技术的发展,特别是卵胞质内单精子注射技术(ICSI)的发展,ICSI 是在体外将单精子注入一个卵子内,使更多男性不育患者得到了生育的机会。ICSI 消除了许多受精的自然屏障,理论上仅需要单个精子,即使是不动的精子也能获得成功受精。随着 ICSI 技术的成熟,越来越多的无精子症患者获得了治疗的希望,非梗阻性无精子症(non-obstructive azoospermia,NOA)是睾丸生精功能异常,而造成精液中没有精子。非梗阻性无精子症主要是各种病因导致的睾丸生精功能障碍,其发病率占整个男性不育患者的 10%~15%。早期,通过睾丸活检明确的 NOA 患者,只能使用精子库的精子进行辅助生殖或领养子女。但是,随着技术发展,我们发现 NOA 患者的睾丸通常是存在异质性的,也就是存在生精功能的不均一性,换言之,即使是 NOA 患者,仍然在睾丸内有局灶生精的现象,只是这些微小的生精灶产生的极小数量的精子很难出现在精液中,或几乎无法完成生育的要求。

正是如此,显微取精技术和 ICSI 的结合就可以完美地解决这一问题。这一技术是从康奈尔医学院和纽约长老会医院发展起来的,Schlegel 最早开展和推广。荟萃分析结果显示,在 NOA 患者中,显微取精术成功获取精子的概率是传统睾丸切开取精术的 1.5 倍,是睾丸穿刺取精术的 2 倍。目前,越来越多的研究显示,与传统的睾丸切开取精术相比,显微取精术能够在降低术中及术后手术风险

的同时,明显地提高精子获得率,故而专家普遍认为,显微取精术是有效且重要的治疗手段。

尽管如此,显微取精术与传统的睾丸切开取精术相比,要在全身麻醉情况下实施,需要较昂贵的手术显微镜及显微手术器械,同时还需要有经验的男性生殖显微外科医生实施,与此同时,也一定程度地增加了患者的经济负担,因此,建议根据患者与配偶的不同情况和各单位的实际条件(包括硬件条件、手术医生团队、生殖中心人工辅助生殖的技术力量等),选择不同的手术方案。

1. 显微镜下睾丸切开取精术的概念 显微镜下睾丸切开取精术(micro-dissection of testicular sperm extraction),简称显微取精术,即在赤道平面将睾丸白膜切开,充分暴露睾丸小叶内的生精小管,在显微镜放大 10~20 倍的情况下,选取具有生精功能的粗壮、饱满的生精小管,然后使用锐器撕碎生精小管寻找并提取成熟的精子。

与传统的睾丸穿刺或切开取精术相比,显微取精术有三个明显的优点:

(1)显微取精术中将睾丸白膜沿着赤道平面最大可做 3/4 的环形切口,最大程度地暴露睾丸组织,在手术显微镜的放大视野中,更有利于发现局部生精灶,较传统外科手术更容易发现精子,明显提高了 NOA 患者的精子获得率。

(2)在切开白膜和分离提取睾丸生精小管的过程得益于显微镜达放大作用,能最大可能地避免损伤睾丸的供血系统,减少术后出现血肿及睾丸缺血萎缩情况的概率。

(3)在探查睾丸生精小管过程中,亦得益于显微镜的放大作用,仅需要有的放矢地选取较大可能具有生精作用的粗壮、饱满的生精小

管,既明显增加了找到成熟精子的概率和数量,同时避免了过多地切取睾丸组织,减少了对睾丸组织的损伤,降低了术后睾丸功能不全的发生率。

据康奈尔医学院 Schlegel 研究,显微取精术结束的指征有两个:其一是术中发现并获取了足够可用的精子,其二是术中对睾丸组织的进一步切割分离会影响睾丸的血供并造成术后睾丸功能不全。因为术中需要将睾丸白膜尽可能地切开以充分暴露睾丸内生精小管,同时手术时间可能会持续 2~3 小时,甚至更长时间,因此建议患者在全身麻醉下实施显微取精术;对部分不适合全身麻醉的患者,可尝试在椎管内麻醉下实施手术,术中因为牵拉睾丸组织,患者容易出现腹部牵涉疼痛。

2. 精子获得率的预测因素 包括以下几个方面:

(1)睾丸体积:2014 年,Campbell 等在发表的文章中回顾性分析了 1 127 例 NOA 患者行显微取精情况,根据患者睾丸体积的大小分为三组,即睾丸 < 2ml、2~10ml 和 > 10ml,精子获得率分别为 55%、56% 和 55%,在发现精子的患者中,临床妊娠率和活产率并没有区别。

(2)血清卵泡刺激素(FSH)水平:2009 年,康奈尔医学院 Ramasamy 等在发表的文章中,回顾性分析了 792 例 NOA 患者行显微取精情况,患者按照 FSH 水平分为四组,即 FSH < 15IU/ml、15~30IU/ml、31~45IU/ml 和 > 45IU/ml,其精子获得率分别为 51%、60%、67% 和 60%,研究指出,FSH 值较高并不能预示较低的精子获得率。血清 FSH 水平与睾丸内精原细胞数量相关,但在 NOA 患者中,尤其是睾丸体积较小的患者,如克氏征,FSH 值较

正常参考水平明显升高数倍,只提示睾丸生精小管内精原细胞数量较少,甚至大多数为纯睾丸支持细胞综合征,但仍有较大的机会存在局部生精灶。而从我们的临床经验看,睾丸体积较大时,如果 FSH 值高反而比 FSH 值正常或偏低找到精子的可能性更大。总体来看,对于 NOA 的患者,FSH 值升高的程度并不能反映显微取精找到精子的成功率的高或低。

(3)患者年龄:Mustafa 等的研究结果提示,在 74 例克氏征患者中,56.7%(42/74)找到了精子,其中找到精子患者的平均年龄明显低于未找到精子的患者(31.6+4.3 岁 *vs.* 35+5.1 岁),而多因素分析也提示患者年龄会影响精子获得率(*OR*=0.854)。2014 年,Campbell 等在发表的文献提示,在睾丸容积<2ml 的 NOA 患者中,年龄小的患者更有机会找到精子。

Ramasamy 等的一项研究比较了不同年龄 nNOA 患者行显微取精术的结果,研究显示,年龄不能影响精子获得率,且在患者年龄>55 岁的人群中,精子获得率更高,考虑其原因可能为后天原因导致的继发性无精子症。

(4)Y 染色体微缺失情况:无精子症患者中约 10% 是由 Y 染色体微缺失导致,根据 Y 染色体缺失的片段,主要分为 AZFa、AZFb、AZFb+c、AZFa+b+c 和 AZFc 缺失几种类型。康奈尔医学院 Stahl 等的研究提示,在 AZFa、AZFb、AZFb+c、AZFa+b+c 患者中,显微取精均未能发现精子,而在 AZFc 缺失的患者中,显微取精术发现精子的概率为 71.4(15/21)。一般来讲,对任何存在 AZFa 完全缺失或 AZFb 完全缺失的患者,因几乎没有成功的可能性,故不建议行显微取精术。

(5)克氏征:克氏征为男性中最常见的性染色体异常,最常见的核型为非嵌合型的 47,XXY,在新生儿中发病率约为 1/600;绝大部分患者睾丸体积较小,精液检测提示无精子症。目前的研究提示,通过显微取精,克氏征患者术中找的精子的概率约为 50%。

(6)其他:如果腮腺炎发生在青春期后,并引起睾丸炎,显微取精成功率非常高,往往超过 80%。隐睾是另一个常见的无精症的病因,如果患者在 2 岁后做隐睾下降固定术,生精功能严重受损,绝大多数患者都表现为无精子症。隐睾术后显微取精成功率较高,约为 50%。其他常见的还有外伤、放化疗损伤等,取精成功率会有较大的不同。

3. 睾丸病理组织结果对精子获得率的预测　NOA 患者通过睾丸活检获取睾丸的病理组织结果,对进行睾丸取精的成功率有较大的预测意义。睾丸病理组织学结果有三类,即生精功能低下(hypospermatogenesis)、成熟阻滞(maturation arrest,MA)和纯睾丸支持细胞综合征(Sertoli cell only syndrome,SCOS)。生精功能低下是指在生精小管内可见各级生精细胞及成熟精子,只是数量和比例较正常减少;成熟阻滞是指在生精小管内原始生精细胞未发育成为成熟的精子,而停留在生精过程的某一个阶段。纯睾丸支持细胞综合征是指在生精小管内只有支持细胞,未见生精细胞。

Aaron 等的研究结果显示,在 211 例睾丸病理提示为成熟阻滞的 NOA 患者中,显微取精术中总体的精子获得率为 52%;其中 146 例成熟阻滞停留在初级精母细胞阶段的早期成熟阻滞患者中,标准化相对危险度(SRR)为 40%;而 65 例成熟阻滞停留在精子细胞阶段的晚期成熟阻滞患者,SRR 为 78%;弥散性成熟阻滞患者与局灶性成熟阻滞患者的精子获得率分别为 35% 和 57%。多因素分析结果显示,晚期成熟阻滞和高水平的 FSH 值 NOA

患者更容易通过显微取精找到精子。

Amr 等的研究提示,在 219 位 NOA 患者中共获得 514 份睾丸的病理组织结果,其中病理结果提示生精功能正常、生精功能低下、成熟阻滞和纯睾丸支持细胞综合征的比例分别为 5%、16%、29% 和 50%,他们的精子获得率分别为 100%、94%、37% 和 24%。

目前的研究认为,睾丸的病理组织结果是预测 NOA 患者显微取精术中精子获得率的有效指标。建议对睾丸体积 > 6ml 的 NOA 患者,可先采取简单的睾丸穿刺或切开活检的方式明确睾丸的生精情况,并根据睾丸活检的病理组织类型决定下一步的治疗方案。

4. 显微取精术前的内分泌治疗 因为内分泌治疗如何影响内源性睾酮水平及促进睾丸生精的机制尚不十分明确,目前在 NOA 患者中进行内分泌治疗尚存在争论,但有部分研究结果提示,部分 NOA 患者有可能在内分泌治疗中获益,药物包括氯米芬、重组 FSH、来曲唑、阿那曲唑、hCG 等。

但需要特别注意的是,即使患者血清睾酮水平低(如部分克氏综合征患者等),可以尝试上述用药,但不能使用睾酮制剂,外源性睾酮的使用会抑制生精功能,降低显微取精的成功率。在患者完成手术,取到精子完成生育后,对这些雄激素低的患者则应该开始睾酮补充或替代治疗。

5. 手术方法

(1)麻醉:建议采用气管插管全身麻醉,如果采用硬膜外麻醉,术中应注意不要过度牵拉睾丸,否则容易引起患者的不适。

(2)优先切开哪侧睾丸:术者要选择优先对哪侧睾丸进行手术,目的是选择找到精子可能性更大的一侧优先手术,最大限度地避免打开另外一侧睾丸。如果患者此前未做过睾丸活检,那么可选择睾丸体积较大的一侧,如果两侧睾丸体积相同,可以考虑先做右侧睾丸,这仅是经验性的建议。当然,如果一侧有明显的精索静脉曲张,建议从另一侧睾丸开始,因为精索静脉曲张能影响睾丸功能,使生精功能弱于另一侧睾丸。如果患者术前曾做过睾丸活检,则要根据睾丸活检的结果选择生精功能更好的一侧。

(3)切口:与输精管吻合和输精管附睾吻合不同的是,显微取精术建议采用阴囊中线纵切口,一个切口就可以完成双侧睾丸的手术。因为显微取精术不需要对输精管进行探查和操作,无需分别在阴囊做两个纵切口。逐层切开各层,将睾丸挤出切口。

在显微镜下,用 11 号尖刀沿睾丸中线(赤道线)横行切开睾丸白膜。注意切开时左手拇指和示指固定好睾丸,并保持一定的张力,张力如果过大容易切入过深而切断白膜下血管,张力过小则切开困难(图 11-4-2)。注意切开时尽量避开白膜上的血管,白膜的血管主要为横行分布,因此应该选择在血管中间的无血管区切开(图 11-4-3)。

(4)分离和寻找目标生精小管:切开白膜后,用 2~4 把蚊式钳夹住白膜边缘,手指顶住白膜向上将睾丸实质翻开,显露完整的睾丸组织。翻开时注意不要暴力操作,可能会撕断血管,应该轻柔而持续用力翻开(图 11-4-4)。

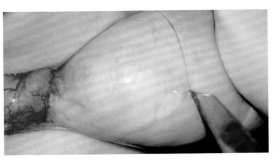

图 11-4-2 分布式切开白膜

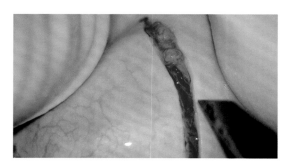

图 11-4-3　切开白膜时的血管保护

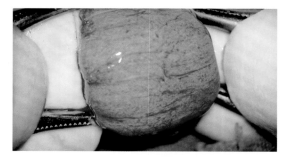

图 11-4-4　将睾丸组织充分暴露，注意避免损伤血管

　　观察整个暴露的生精小管表面，先整体观察，了解睾丸的大致情况。如果此时能够发现有明显粗大而混浊的生精小管，可以提取置于培养液中仔细寻找有无精子。

　　如果没有精子，则术者需要根据自身习惯开始按顺序分区域、分层分离睾丸生精小管进行寻找，分离的顺序是从一侧的从上到下，也可以从中间开始再上下。分离时注意逐层的分离，过程中遇到血管时应该避开，避免损伤血管。分离时始终注意左手的拇指和示指的运用，通过与分离方向垂直方向的张力控制，使分离更容易且高效。分离时建议在张力控制满意时，右手将显微镊子闭住尖端进行垂直于张力方向的分离，这时生精小管可以很容易地向两旁分开，在遇到血管时顺血管方向避开血管分离，可以最大限度地保护血管不受损伤。

　　在遇到出血时，应注意调整电极能量，使用显微双极电凝精确止血。避免不必要的止血是非常重要的，一些微小的出血往往可以自行止血，不必对不影响分离视野的微小出血反复止血。

　　在术中分辨可能含有精子的生精小管是非常重要的，对于不同的疾病分离会有不同的操作细节，但含有精子的生精小管一般有两个特点：粗大、混浊。粗大是指管子的直径较粗，明显区别于周围的管状结构。颜色混浊是指管状结构在显微镜下观察不透明或颜色稍白。以上两个特点非常重要，但并非有两个特点的生精小管一定有精子，仍需要镜检验证。

　　显微取精手术中一个重要的环节就是IVF实验室的专业人员在手术室观察组织，寻找精子，并立即向外科医生汇报精子的有无、数量和质量。这种评估和手术是交织进行的，当外科医生取了足够好的管子后，可以先等待组织镜检的结果，再决定是否继续，一旦胚胎学家确定已经获得足够的精子（综合考虑到形态和活力），外科医生就可以终止手术了（图 11-4-5）。如果没有发现精子，或外科医生在分离时虽然选取了生精小管，但结果并不理想，仍需继续分离寻找好的管子，直至完全分离完整个睾丸为止。

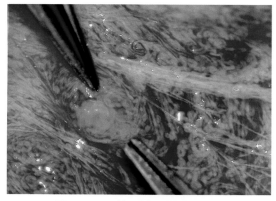

图 11-4-5　找到较好的生精小管

　　6. 术后处理　显微取精术术后无需特殊处理，口服抗生素 1~2 天即可。术后当天阴

囊加压包扎预防术后血肿。最常见的术后并发症是血肿和血清睾酮水平降低。对于 NOA 患者，睾丸体积大多小于正常，更要避免出血、血肿影响睾丸功能。

睾酮水平通常在术后短期会有所波动，术后 12 个月内可恢复到初始水平。个别患者术前的睾酮水平即处于正常低限，术后有可能降到正常值以下，如果术后 1 年仍无法恢复，建议进行雄激素替代治疗。对于术前雄激素即低下的患者，术后应考虑睾酮补充或替代治疗。

第五节 遗传学评估

男性不育症中遗传学的评估非常的重要，尤其是对于少精子症的患者，遗传因素的概率更大。遗传异常者在精子数量正常的人群中约占 1%，在少精子症人群中占 4%~5%，在无精子症人群中占 10%~15%，是比例最高的。遗传异常的类型包括染色体异常、Y 染色体微缺失、基因突变异常及精子染色质异常等。对于遗传学异常的患者，在生育前应进行遗传学咨询和谨慎处理遗传上的可能风险。

一、克兰费尔特综合征

克兰费尔特综合征简称克氏征，主要的问题来源于多处的一条 X 染色体，而此 X 染色体可能来自母亲或父亲。克氏征患者的发病比例约为 1:600。克氏征的常见核型为 47，XXY，占 80%~85%，嵌合体 (47,XXY/46,XY) 约占 15%，也存在少数 (47,XXY/46,XX) 嵌合体，其余为 48,XXXY、49,XXXXY 等。克氏征患者典型的临床表现为小而硬的睾丸，FSH 及 LH 明显的升高，T 降低或正常，精液检查时通常没有精子，属于高促型无精子症。患者可能出现身材高大，四肢修长，男性乳房发育。由于症状比较隐秘及隐私，大部分患者因不能生育而被诊断。克氏综合征的临床表现随着 X 染色体数目的增加而加重，主要表现为机体发育严重畸形和智力下降。目前，克氏综合征的治疗仍然是难题，还没有有效的办法改善患者的生精功能。大多数克氏综合征患者在精液检查时为无精子症，但也有少数患者表现为隐匿精子症或重度少精子症。有文献提出，克氏征患者年龄越大，有精子的机会越小，但尚需大样本研究进一步证实。对于青春期时发现的克氏征患者，目前的观点主要是增加睾酮的浓度，提升患者男性特征的发育，但是长期大量地使用外源性睾酮，本身会造成精子生成的抑制。所以提前检查精液，对精子进行冷冻保存是有必要的；同时可在使用大剂量外源性雄激素之前先激素治疗，若能出现精子，考虑冷冻精子后再行外源性雄激素的治疗。也有作者提出，先使用大剂量外源性雄激素治疗，等患者有生育需求时再停止，改为药物刺激内源性雄激素的分泌，是否影响患者的预后，还需要进一步的研究证实。

随着辅助生殖技术 (ICSI) 的发展，越来越多的克氏综合征患者可通过辅助生殖技术获得子代。除了本身能有精子射出的患者，40%~70% 无精子症的克氏综合征患者可通过显微镜下睾丸切开取精术获得精子，再联合 ICSI 生育后代。而对于患者生育后代是否会遗传的问题，从目前的临床证据来看，绝大部分患者后代的染色体是正常的，再次出现克氏综合征的可能性极小，在已经报道的数百名婴儿中仅有 1~2 名 47,XXY 核型的患者。有一些研究提示,克氏综合征患者大多数的精子核型是正常的,性染色体异常的精子比例低于 5%,远远低于理论上的 50%,也是患者后代染色体正常的理论依据之一。但有研究表明,克氏综合征患者的胚胎异常率较正常人高,故克氏征患者生育前进行遗传学的咨询是很有必要的。

二、Y 染色体微缺失

　　Y 染色体微缺失的发生率仅次于克氏综合征,是居于第二位导致男性不育的遗传因素。Y 染色体长臂上存在控制精子发生的基因,称为无精子症因子(azoospermia factor,AZF);1996 年,Vogot 等将 AZF 分为 AZFa、AZFb、AZFc 3 个区域,1999 年,Kent 等认为在 AZFb 区与 c 区之间还存在 AZFd 区,缺失可能导致精子发生障碍,引起少精子症或无精子症,AZFd 区的缺失可能导致精子的畸形,此说法尚在研究之中。Y 染色体微缺失主要发生在无精子症和严重少精子症患者中,精子越少,发生率越高。有研究表明,精子密度 >500 万 /ml 的患者发生 Y 染色体微缺失的比例为 0.7%;无精子症和精子密度 <500 万 /ml 的患者发生 Y 染色体微缺失的比例为 10.5%;而对于睾丸病理组织为纯睾丸支持细胞综合征患者发生 Y 染色体微缺失的比例为 34.5%。过去 Y 染色体微缺失的发生主要来自突变,而不是从父亲处遗传而来。随着辅助生殖技术的发展,对于严重少弱精症的 Y 染色体缺失患者也能通过 ICSI 技术生育后代。随着显微镜下睾丸切开取精术的出现,更多的 Y 染色体微缺失患者能够生育自己的后代。Y 染色体微缺失能垂直遗传,明确 Y 染色体缺失患者生育时,建议进行遗传学诊断

筛查,生育女婴。AZF 各个区域缺失均有特点。AZFa 区域缺失通常导致纯睾丸支持细胞综合征(SCOS),临床表现为睾丸体积缩小、无精子症等。AZFa 区域完全缺失者,建议供精人工授精。AZFb 区域缺失患者睾丸组织病理学表现为精子发生阻滞,主要停留在精母细胞阶段,AZFb+c 缺失会导致纯睾丸支持细胞综合征或精子发生阻滞,患者多为无精子症,故 AZFb 完全缺失(含 AZFb+c 缺失)的无精子症患者,建议供精 AID。AZFc 缺失患者可以表现为正常精子数、少精子症及无精子症,AZFc 微缺失将遗传给其男性后代。对于 AZFc 区缺失的无精子症患者,可以行显微取精手术获得精子行 ICSI。同时,有些文章表明 AZFc 区缺失的少精子症患者,其精子数目有进行性下降的趋势,最后进展为无精子症。因此,对此类患者建议及早生育或冷冻保存精子。

三、XYY 综合征

　　XYY 综合征(XYY syndrome)的发病率在男婴中为 0.1%~0.4%。该病的临床特点是身材高大,通常精液分析为严重少精子症,少数为无精子症。此类染色体异常形成的主要原因是由于父亲精子形成的第二次减数分裂过程中 Y 染色体没有分离受精后造成的结果。有报道此种染色体异常在犯罪人群中发生率明显高于普通人群,且患者通常身材高大,智力正常或轻度低下,性格孤僻,易发生攻击行为,生育力正常至无精子症均可发生。在遗传咨询方面,由于有报道 XYY 染色体患者的精子中出现异常的比例非常低,通常不需要做 PGT。

四、XX 男性综合征

　　XX 男性综合征(XX male syndrome),又

称性反转综合征,该病的发生考虑为 Y 染色体上睾丸决定区基因(SRY)在减数分裂时易位到了 X 染色体或其他染色体,但 AZF 基因仍在 Y 染色体,因此导致无精子症。患者表现为小而硬的睾丸,常有男性乳腺增生,小或正常的阴茎,FSH、LH 值升高,T 值降低,无精子症。睾丸活检通常是纯睾丸支持细胞综合征。

五、努南综合征

努南综合征(Noonan syndrome),表现为身材较矮,耳朵位置低,肘外翻,睑下垂,同时伴随心血管异常。染色体核型大部分为正常 46,XY,少数为 45,X0 或嵌合型(45,X0/46,XY)。

【病例讨论】

患者男性,28 岁,主诉"未避孕未育 3 年"。患者结婚 3 年,其间夫妻同住,性生活正常,2 次/周,未采取避孕措施。

查体:第二性征发育正常,睾丸大小双侧 15ml,双侧输精管触诊不清,附睾发育尚可,稍饱满。

精液检查:多次精液检查离心镜检未见精子,pH 6.0,精液量 0.6ml,果糖阴性。激素:FSH 6.2mU/ml,LH 4.5mU/ml,T 15nmol/L。染色体检查:46,XY;Y 染色体微缺失检查未见缺失。

辅助检查:B 超显示,双侧精囊发育不良。

诊断:无精子症,先天性双侧输精管缺如。

专家点评:先天性输精管缺如作为一种男性生殖系统的先天畸形,有研究认为与 CFTR 基因突变有关系,具体机制并不明确。

双侧输精管缺如常因婚后不育而就诊,患者身体健康,性生活正常,可射精,但精液量较少(同时存在精囊缺如或发育异常时),阴囊触诊精索内扪及不到输精管,单侧输精管缺如由于对侧睾丸输精管正常,可不影响正常生育,故不必治疗,重复输精管畸形无临床症状,性生活正常,多在阴囊探查手术中被发现。研究表明,先天性输精管缺如的主要遗传学病因 CFTR 基因突变并不影响精子本身的功能及辅助生殖的成功率,但该病的治疗相当困难,仅可通过睾丸切开或穿刺取精行卵胞质内单精子注射人工辅助生殖。

(洪锴　赵连明　刘德风)

参考文献

1. 李兰芳,葛青,陆文昊.男性不育的相关影响因素流行病学调查分析.中国优生与遗传杂志,2020,28(04):515-517.
2. 何肖,胡雷,陈栋.肥胖症与男性不育症相关性的研究进展.中华肥胖与代谢病电子杂志,2016,2(1):49-52.
3. SCHLEGEL PN, SIGMAN M, COLLURA B, et al. Diagnosis and Treatment of Infertility in Men: AUA/ASRM Guideline Part Ⅰ. The Journal of Urology, 2021, 205 (1): 36-43.
4. SCHLEGEL PN, SIGMAN M, COLLURA B, et al. Diagnosis and Treatment of Infertility in Men: AUA/ASRM Guideline Part Ⅱ. The Journal of Urology, 2021, 205 (1): 44-51.
5. Sijo J. Parekattil, Ashok Agarwal. 男性不育临床医师实用指南. 周辉良,沙艳伟,洪锴,译.北京：世界图书出版公司，2018.

6. 孙颖浩．吴阶平泌尿外科学．北京：人民卫生出版社，2019.

7. 姜辉，邓春华．中国男科疾病诊断治疗指南与专家共识 (2016 版)．北京：人民卫生出版社，2017.

8. 乔杰．生殖医学临床指南与专家解读．北京：人民军医出版社，2014.

9. HONG K, ZHAO LM, XU SX, et al. Multiple factors affecting surgical outcomes and patency rates in use of single-armed two-suture microsurgical vasoepididymostomy: a single surgeon's experience with 81 patients. Asian J Androl, 2016, 18: 129-133.

10. 王首洋，洪锴，田雨，等．显微输精管附睾吻合术后复通的影响因素分析．中华泌尿外科杂志，2018, 39 (6): 441-445.

11. HONG-LIANG Z, LIAN-MING Z, JIA-MNG M, et al. Sperm retrieval rates and clinical outcomes for patients with different causes of azoospermia who undergo microdissection testicular sperm extraction-intracytoplasmic sperm injection. Asian Journal of Andrology, 2021, 23: 59-63.

12

第十二章
体外受精 - 胚胎移植实验室技术

体外受精-胚胎移植（*in vitro* fertilization and embryo transfer，IVF-ET）实验室技术是辅助生殖技术的核心技术，是治疗不孕不育症的有力手段。主要包括卵母细胞的收集及体外培养、精液的采集及精液处理、体外受精、受精检查、胚胎的体外培养、胚胎的选择与胚胎移植、配子和胚胎的冻融技术、卵母细胞体外成熟培养技术、辅助孵化技术、植入前遗传检测（preimplantation genetic testing，PGT）技术等。IVF-ET 实验室技术并不是简单的实验操作，而是一个精卵结合完成受精过程和早期胚胎发育，孕育生命的过程。因此，IVF-ET 实验室的建立，技术的操作和实施都具有其特殊性。下面我们逐一加以介绍。

第一节　体外受精-胚胎移植实验室的建立

IVF-ET 实验室是从事人配子和胚胎操作的场所，是辅助生殖技术最终实施的地点和核心部门，因此它的建立有一定的特殊性。下面就 IVF-ET 实验室的选址、设置及洁净要求、仪器设备、人员配备等各方面展开详细的论述。

一、选址

我国的辅助生殖技术中心大多设置在繁华的都市，不可避免地存在着大量的汽车尾气、工业或供暖气体排放、雾霾、餐馆饭店等复杂的都市环境问题。IVF-ET 实验室在选址时应尽可能远离对人配子和胚胎发育有害的物质（如粉尘、有毒有害气体、放射性物质、生物学污染等）及产生这些物质的场所，包括：①产生可挥发性有机化合物（volatile organic compounds，VOCs）的场所，如马路、加油站、餐馆、锅炉烟囱、化工厂等地段；②可能有放射性污染的研究所；③产生大量粉尘的场所，如建筑工地、水泥砖瓦厂等，因为粉尘作为微生物的载体，严重影响 IVF-ET 实验室的洁净度，增加污染的风险；④产生生物污染的场所，如餐馆、食堂等可能吸引和滋生传播细菌、病毒的昆虫（如蟑螂，蚊蝇）、动物（如老鼠等）的场所。

二、IVF-ET 实验室的设置及洁净要求

（一）IVF-ET 实验室的设置

1. **面积**　按照 2003 年卫生部（现称为国家卫生健康委员会）发布的《人类辅助生殖技术规范》中的规定，取卵手术室使用面积不小于 $25m^2$，胚胎移植室不小于 $15m^2$，体外受精实验室不小于 $30m^2$，精液处理室不小于 $10m^2$。取精室使用面积不小于 $5m^2$。

2. **功能室（区）的划分**　可根据功能将实验室划分成不同功能室或区，如胚胎培养室、精液处理室、冷冻室等。胚胎培养室/区主要用于找卵、卵母细胞和胚胎的体外培养、体外受精、原核检查、胚胎形态评估、ICSI 等大部分配子和胚胎的操作。精液处理室/区主要用于处理精液。冷冻室主要用于配子和胚胎的冻融，由于配子和胚胎的冻融操作需要接触液氮，建议设立在单独的房间。如有条件可根据功能划分成更细致的功能室/区，也可将培养室划分成不同功能区，避免人员和设备密集集中。功能室/区的划分应注意考虑人员操作过程中行走的路径，尽量减少或避免交叉，造成

相互碰撞。另外,IVF-ET 实验室还应配备相关的辅助房间,如取精室、试剂库、耗材库、冷冻库及气体汇流排间等。除取精室外,其他的房间均无需进行配子与胚胎的操作,因此可以设置在洁净区外。冷冻库是存放冷冻配子、胚胎的场所,存在大量液氮的气化和 N_2 的溢散,故为了操作者的安全起见,应设置在通风的房间或加装换气设备并配备 O_2 浓度报警装置。

3. 实验室和手术室的洁净要求 依照《中华人民共和国国家标准洁净厂房设计规范》,洁净区(clean zone)的定义为空气悬浮粒子浓度受控的限定空间。它的建造和使用应减少空间内流入、产生及滞留粒子。空间内其他有关参数如温度、湿度、压力等按要求进行控制。洁净区可以是开放式或封闭式。洁净室(clean room)的定义为空气悬浮粒子浓度受控的房间。它的建造和使用应减少室内诱入、产生及滞留粒子。室内其他有关

参数如温度、湿度、压力等按要求进行控制。实验室及手术室的设置应满足空气洁净度(cleanliness),即以单位体积空气某粒径粒子的数量来区分的洁净程度等级要求。空气洁净度被划分为四个等级,如表 12-1-1 所示。

表 12-1-1 空气洁净度表

等级	每立方米(每升)空气中 $\geqslant 0.5\mu m$ 尘粒数	每立方米(每升)空气中 $\geqslant 5\mu m$ 尘粒数
100 级	$\leqslant 35 \times 100$(3.5)	
1 000 级	$\leqslant 35 \times 1\,000$(35)	$\leqslant 250$(0.25)
10 000 级	$\leqslant 35 \times 10\,000$(350)	$\leqslant 2\,500$(2.5)
100 000 级	$\leqslant 35 \times 100\,000$(3 500)	$\leqslant 5\,000$(25)

注:对于空气洁净度为 100 级的洁净室内 $\geqslant 5\mu m$ 尘粒的计数,应进行多次采样,当检测结果稳定一致时,方可认为该测试数值是可靠的

根据《医院洁净手术部建筑技术规范》的规定,洁净手术室及洁净辅助用房的等级标准如表 12-1-2、表 12-1-3 所示。

表 12-1-2 洁净手术室的等级标准(空态或静态)

等级	手术室名称	沉降法(浮游法)细菌最大平均浓度 手术区	沉降法(浮游法)细菌最大平均浓度 周边区	表面最大染菌密度(个/cm²)	空气洁净度级别 手术区	空气洁净度级别 周边区
Ⅰ	特别洁净手术室	0.2 个/30min·φ90 皿 (5 个/m³)	0.4 个/30min·φ90 皿 (10 个/m³)	5	100 级	1 000 级
Ⅱ	标准洁净手术室	0.75 个/30min·φ90 皿 (25 个/m³)	1.5 个/30min·φ90 皿 (50 个/m³)	5	1 000 级	10 000 级
Ⅲ	一般洁净手术室	2 个/30min·φ90 皿 (75 个/m³)	4 个/30min·φ90 皿 (150 个/m³)	5	10 000 级	100 000 级
Ⅳ	准洁净手术室	5 个/30min·φ90 皿(175 个/m³)		5	300 000 级	

注:①浮游法的细菌最大平均浓度采用括号内数值。细菌浓度是直接所测的结果,不是沉降法和浮游法互相换算的结果;②Ⅰ级眼科专用手术室周边区按 10 000 级要求。φ 为直径。

表 12-1-3 洁净辅助用房的等级标准(空态或静态)

等级	沉降法(浮游法)细菌最大平均浓度	表面最大染菌密度(个/cm²)	空气洁净度级别
Ⅰ	局部:0.2 个/30min·φ90 皿(5 个/m³) 其他区域 0.4 个/30min·φ90 皿(10 个/m³)	5	局部 100 级 其他区域 1 000 级
Ⅱ	1.5 个/30min·φ90 皿(50 个/m³)	5	10 000 级
Ⅲ	4 个/30min·φ90 皿(150 个/m³)	5	100 000 级
Ⅳ	5 个/30min·φ90 皿(175 个/m³)	5	300 000 级

注:浮游法的细菌最大平均浓度采用括号内数值。细菌浓度是直接所测的结果,不是沉降法和浮游法互相换算的结果。

按照 2003 年卫生部（现称为国家卫生健康委员会）发布的《人类辅助生殖技术规范》中的规定，取卵室手术环境符合卫生部医疗场所 Ⅱ 类标准，体外受精实验室环境符合卫生部医疗场所 Ⅰ 类标准，建议设置空气净化层流室。胚胎操作区必须达到百级标准。胚胎移植室环境符合卫生部医疗场所 Ⅱ 类标准。

（二）IVF-ET 实验室的仪器设备

根据 2003 年卫生部（现称为国家卫生健康委员会）发布的《人类辅助生殖技术规范》的规定，IVF-ET 实验室应具备的基本设备如下：超净工作台（3 台）、立体显微镜、生物显微镜、倒置显微镜（含恒温平台）、精液分析设备、二氧化碳培养箱（至少 3 台）、二氧化碳浓度测定仪、恒温平台和恒温试管架、冰箱、离心机、实验室常规仪器（pH 计、渗透压计、天平、电

热干燥箱等）、配子和胚胎冷冻设备（冷冻仪、液氮储存罐和液氮运输罐等）、显微操作仪。以上设备几乎涵盖了 IVF-ET 实验室所需的所有基本设备。

（三）IVF-ET 实验室的人员配备

IVF-ET 实验室的人员配备和要求在 2003 年卫生部（现称为国家卫生健康委员会）发布的《人类辅助生殖技术规范》中有明确的规定。IVF-ET 实验室的工作人员必须经过严格的专业理论和技术的培训，考核通过后方能上岗。建立每一位工作人员的培训、考核档案必不可少。IVF-ET 实验室操作常规是实验室人员的操作规范，既是实验室人员培训的"教材"，又是考核的依据。为保证工作质量，IVF-ET 实验室可根据本实验室的具体情况制定人员培训和考核制度，并严格执行。

第二节　体外培养体系

一、体外培养体系发展史

（一）动物胚胎培养发展史

1860 年，Sydney Ringer 研制出世界上第一种由 NaCl、KCl、CaCl$_2$ 和 NaCHO$_3$ 组成的体外培养液 Ringer 盐溶液，其作用是维持蛙心长时间的体外搏动。1885 年，Locke 在 Ringer 溶液中加入 11.1mmol 的葡萄糖，研究离体兔心的体外灌流，世界上著名的 Ringer-Locke 盐溶液诞生；Ringer-Locke 盐溶液使离体的组织、器官更长时间的保持正常功能。随后 Tyrode 发明了台氏液（Tyrode's solution），台氏液属于平衡盐溶液的一种，主要由氯化钠、氯化钾、氯化镁、氯化钙、碳酸氢钠、磷酸二氢钠及葡萄糖等组成。常用于哺乳动物肌体

灌流、组织清洗，特别适用于离体肠肌实验并维持离体肠肌的正常生理功能。

随着体外组织培养体系的完善，为动物胚胎的体外培养创造了必要条件。比利时科学家 Brachet 在 1913 年进行了兔囊胚体外培养，开创了动物胚胎体外培养技术的新纪元。20 世纪 50 年代，众多发育生物学家以小鼠为模型研究胚胎发育机制，体外培养胚胎的培养液改良也提上了日程。1956 年，科学家 Whitten 在 Krebs-Ringers 碳酸盐溶液中加入葡萄糖和牛血清白蛋白，把小鼠 8 细胞阶段的胚胎培养到了囊胚。1957 年，Whitten 又发明了"半限性"培养液，由加牛血清白蛋白（bovine serum albumin，BSA）的生理盐水和乳酸盐组成，可使小鼠的 2- 细胞胚胎可以

发育到囊胚,使胚胎体外培养技术进入了新阶段。1958 年,Biggers J 等在体外把囊胚移植到假孕雌鼠子宫,胚胎正常发育并成功获得小鼠。但是小鼠胚胎"2- 细胞阻滞"问题依然摆在人们面前,小鼠胚胎"2- 细胞阻滞"是指小鼠胚胎可以由 2- 细胞发育到囊胚,但不能从 1 细胞的合子发育到囊胚。研究发现,使用小鼠输卵管液培养受精卵可以克服 2- 细胞阻滞,说明体外培养液缺少输卵管液含有的化学成分。Chatot 通过实验发现体外培养液缺少谷氨酰胺和 EDTA,当培养液中添加谷氨酰胺和 EDTA 后小鼠胚胎突破了 2- 细胞阻滞,成功发育到囊胚;这就是著名的 Chatot-Ziomek-Bavister(CZB)培养液。小鼠 2 细胞阻滞机制研究推动了小鼠胚胎培养液的发展,1980—1990 年,John Bigger 在做了大量的体外培养液优化实验,筛选出了最适合移植前小鼠胚胎使用的 SOM 培养液,为人类胚胎培养液的发展打下了坚实的基础。

(二)人类胚胎体外培养发展史

排卵后卵母细胞与精子在输卵管壶腹部相遇,受精后受精卵在输卵管内纤毛作用和肌壁蠕动控制下 2~3 天到达子宫。受精卵在输卵管峡部发生分裂,发育至桑葚胚或早期囊胚,通过囊胚滋养外胚层与子宫内膜融合,从而建立起胚胎和母体子宫内膜物质交换的过程称为着床。卵母细胞与精子在体外结合获得胚胎的过程称为体外受精(*in vitro fertilization*,IVF)。1944 年,Rock 和 Menkin 把从人卵巢中取出的卵母细胞培养 24 小时后加入精液,经过 45 小时的培养获得 4 个发育到 2~3 细胞的胚胎。1952 年,Austin 根据卵母细胞和精子受精过程的研究提出精子获能理论,精子获能理论为后续的体外受精研究打下了坚实基础。1965 年,Edwards 把卵母细胞培养在 M199 培养液中,36~43 小时后 80% 卵母细胞排除第一极体;随后把处理好的精子加入培养液中,56 个卵母细胞中的 4 个出现两原核。Edwards 和同事 Steptoe 把受精后第三天的 8- 细胞胚胎移植到子宫腔内,1978 年 7 月 26 日诞生了世界上第一例"试管婴儿"。

二、体外培养体系的建立

(一)培养液组成成分

临床上应根据胚胎的培养时间设计不同成分的培养液。常见的有序贯培养液和单一培养液。序贯培养液基于"返回自然"的理念,根据输卵管内环境的自然变化而设计。单一培养液是让胚胎自然选择其需要的营养物质。但无论使用何种胚胎培养液,都包括以下几种必要成分:

1. **水**　水是胚胎培养液的主要成分,约占全部成分的 99%,水的来源和纯度是保证培养液质量的重要因素。

2. **盐离子成分**　胚胎培养液是以平衡盐溶液为基础,包括钠、钙、氯化物、钾、磷酸盐、镁、硫酸盐。临床 IVF 实验室所采用的各种培养液中离子种类和浓度差异很大,但是在体外培养时发现胚胎能够在很宽的离子浓度范围内表现正常的发育潜能。盐离子的作用之一是维持一定的渗透压和 pH。大多数胚胎培养液利用碳酸氢盐 / 二氧化碳作为缓冲系统以维持培养液的生理 pH(7.2~7.4),同时培养液的渗透压应保持在 280~290mOsmol/kg,接近于卵泡液的渗透压值。

3. **能量物质**　需要有碳水化合物作为胚胎发育的能量来源,包括丙酮酸、乳酸和葡萄糖,胚胎从二细胞发育至囊胚期的各个阶段所需的各种营养物质浓度不同。在胚胎发育 2~3 次分裂期间,主要以丙酮酸及乳酸作为能量来源；随着胚胎对能量需求的增加，转变为以葡萄糖利用为主。

4. **蛋白质**　在早期培养液培养胚胎时，常加入脐带血清或母体血清。但是脐带血清和母体血清中的血清蛋白质会吸附大分子物质，如激素、维生素、脂肪酸及金属离子等，这些大分子物质在不同个体之间有较大差别，会影响胚胎发育。目前培养液中添加的是人血清白蛋白制品或血清替代品，一般浓度为5%~10%。

5. **氨基酸**　近年来的研究表明，氨基酸是胚胎培养过程中最重要的调控因子。除了充当细胞内生物合成的前体外，氨基酸还参与碳水化合物代谢、渗透压及细胞内 pH 的调节等。氨基酸不但有利于维持细胞正常功能，还能促进胚胎的发育和分化，提高着床后胚胎的发育潜能，但必需氨基酸在生殖道中的含量要低得多。氨基酸在溶液中能自发脱氨基，因此含氨基酸的培养液只能在规定的时间内用于胚胎培养，即在 37℃培养箱内培养 2~3 天。含有氨基酸的培养液必须在 2~8℃保存。

6. **激素和生长因子**　在未成熟卵培养液中加入卵泡液、促卵泡激素、黄体生成素、人绒毛膜促性腺激素、雌激素等，可以提高卵母细胞的成熟率、受精率和发育潜能。多种生长因子受体，如括胰岛素样生长因子受体、血小板源性生长因子受体、表皮生长因子受体，以及生长激素受体在着床前胚胎中表达，这些生长因子与受体结合后通过自分泌或旁分泌作用调节胚胎的体外发育。研究发现生长激素（growth hormone，GH）和胰岛素样生长因子（insulin-like growth factor，IGF）通过 PLC/PKC 和 PI3K/Akt 通路激活 cAMP/PKA 通路进而与 FSHR 及 LHR 对话，从而促进卵母细胞及精子的发育。

7. **抗生素**　为防止培养液发生细菌或真菌污染，胚胎培养液需要加入一定量的抗生素，比较常用的有青霉素（penicillin）、链霉素（streptomycin）及庆大霉素（gentamicin）。最初胚胎是在空气中培养，容易发生污染，细菌产生的毒素对胚胎发育影响较大，严重时引起胚胎死亡。1956 年，Whitten 首次把抗生素加入培养液中，降低了细菌污染，提高了培养效率。285 对不孕夫妇的研究显示，46.3% 的夫妇在 IVF-ET 前有持续的无症状生殖道感染。对 855 份标本进行微生物检测，发现 195 例患者有细菌感染，属于 25 种不同的微生物种类。粪肠球菌是最常见感染菌，占 24.1%；其他常见的包括 B 族链球菌（15.9%）、大肠埃希氏菌（15.4%）、支原体（10.8%）、念珠菌属（8.2%）和解脲支原体（5.1%）。因此现在人类胚胎培养液中常使用的抗生素是庆大霉素，使用浓度是 $10\mu g/ml$；暂时没有文献报道庆大霉素对胚胎有不良影响。胚胎体外培养的最优原则是不使用抗生素，但因精液、卵泡液及胚胎培养实验室人为因素等可能引起培养液微生物生长，目前仍在胚胎培养时继续使用抗生素。

（二）培养液分类

从组成成分上，胚胎体外培养液分为三类。第一类是化学成分简单、明确的盐溶液培养液，如 Earle 平衡盐溶液，人类输卵管液（human tube fluid，HTF），这两类培养液均为简单的碳酸氢盐缓冲盐溶液，配方含有一些无机盐成分及乳酸钙、乳酸钠、丙酮酸钠、葡萄糖等有机能源物质，使用这类培养基时，通常需要补充外源性蛋白质。第二类是复合型培养液，配方设计以支持细胞生长为主，配方含有多种氨基酸、维生素和合成核酸的前体，使用时通常需要补充 5%~10% 蛋白。第三类是序贯培养液，Gardner 研究表明在胚胎早期发育时期(母体基因控制时期)仅需要 9 种氨基酸,而胚胎基因组激活后胚胎发育需要 20 种氨基酸,因此,Gardner 据此设计了两种序贯培养基分别称为 G1 和 G2。序贯培养基可以满足胚胎不同发育阶段的需要,通过能量代谢、离子浓度的调整及合理添加氨基酸,使培养液更适合胚胎不同发育阶段的需要,提高胚胎发育质量。

第三节　卵母细胞的发生、收集及体外培养

一、卵母细胞的发生

卵母细胞是包裹在卵泡中的生殖细胞。最初的原始卵泡于孕 16 周出现,至 6 个月完成约 7 000 000 个卵母细胞的储备,婴儿出生时 3/4 的卵母细胞会凋亡,剩下约 200 000 个卵母细胞。从出生到发育到性成熟,又有 80% 的卵母细胞凋亡,女性 30 岁左右会剩下约 20 000 个卵母细胞,一个正常排卵的女性一生约有 400 枚有受精能力的卵子被排出。

根据卵母细胞发生的不同时期,可分为初级卵母细胞、次级卵母细胞和成熟卵母细胞。初级卵母细胞是卵原细胞经过有丝分裂后产生的。之后经细线期、偶线期、粗线期发育到双线期。在双线的后期,染色质高度疏松,外包完整的核膜,此时成为核网期,细胞核又称为生发泡(germinal vesicle,GV)。GV 期卵母细胞可停滞在这一时期很长时间,直至性成熟后,在促性腺激素或其他因子的作用下,卵母细胞体积不断增大,胞质积累大量的小分子和细胞器,以维持胚胎早期发育所需物质;之后发生第一次减数分裂,生发泡破裂(germinal vesicle break down,GVBD)排出第一极体,并停滞在第二次减数分裂中期(M Ⅱ),成为一个待受精的成熟卵母细胞。

人类卵母细胞体外受精的尝试最早始于 19 世纪 30 年代。由于当时没有从人体内直接获得成熟卵母细胞的技术手段,最早的卵母细胞体外培养是培养的未成熟卵,即 GV 期的卵。19 世纪 60 年代人类 IVF 技术开始建立,卵母细胞体外成熟技术也得到发展。19 世纪 70 年代,腹腔镜技术的发展使得获取排卵前的卵母细胞成为可能,世界首例"试管婴儿"的诞生即是获取自然周期的成熟卵母细胞而来。

目前应用于 IVF 技术主要是从体内直接取出成熟的卵母细胞,再在体外进行受精和胚胎培养。这种在体内成熟的卵成熟度好,发育成优质胚胎的能力高,临床妊娠率也较高。卵母细胞体外成熟(IVM)技术,即从体内取出 GV 期的卵母细胞,在激素的诱导下体外培养至成熟,再进行体外受精和胚胎培养。这种技术作为补充治疗,主要针对少数 PCOS 患者和减少部分患者卵巢过度刺激。IVM 的卵母细胞成熟率较体内成熟的卵低,其发育潜能也较低,但仍然是临床非常重要的不孕不育治疗手段。

二、卵母细胞的形态结构及成熟度评估

卵母细胞周围有一层坚韧有弹性的多层蛋白结构,厚度为 15~20μm。它是在卵母细胞发生过程中由卵母细胞、卵丘及颗粒细胞合成分泌并组装的。透明带由糖蛋白、碳水化合物和透明带特异性蛋白组成。糖蛋白由 ZP1、

ZP2、ZP3 和 ZP4 四种糖蛋白构成。已知 ZP1 具有维持结构的作用，ZP2 和 ZP3 可作为初级和次级受体而发挥作用。ZP4 的功能目前尚不明确，有待进一步研究。电镜观察到透明带是有许多细纤维排列的微孔状的网格。卵丘细胞的突起可通过透明带微孔与卵母细胞膜密切连接，对卵母细胞的发育成熟起到重要作用。研究发现，未成熟及退化的卵母细胞为紧密的无孔结构。透明带的多层结构可形成一个被膜，既有助于避免在输卵管内形成不适当的过早着床，又可保护胚胎免受母体免疫系统的影响。在受精过程中，精子必须与透明带糖蛋白结合并穿过透明带才能完成受精。透明带保证了精子和卵母细胞的相互作用种属特异性，促进顶体反应完成；受精后，透明带起到阻止多精受精的作用。另外，透明带还能保护胚胎免受细菌、病毒、毒素和吞噬细胞的侵袭。根据透明带的形态特点尤其是厚度、发育迟缓和不规则程度来评估卵母细胞或胚胎质量。

卵母细胞周围附着着厚厚的卵丘细胞，形成卵冠丘复合体（oocyte-corona-cumulus complexes，OCCC），如图 12-3-1 所示。卵丘细胞向透明带伸出的带状结构（tanszonal projections，TZPs）穿过透明带与卵母细胞进行物质、激素和信号交流，维持卵母细胞代谢活性和成熟。有研究表明，多个卵泡共同培养有助于 TZPs 的形成，从而增加颗粒细胞与卵母细胞的信号交流，促进卵母细胞的发育成熟和发育潜能。在卵母细胞成熟过程中，卵丘细胞也随之成熟而充分扩展，卵母细胞分泌生长因子或通过促卵泡激素刺激卵丘透明质酸酶的合成，调节卵丘扩散，使得卵丘与卵母细胞的连接变得松散。卵丘细胞的扩展程度和是否成熟是卵母细胞成熟的重要标志，只有两者均成熟时，精子才能有效地穿透卵母细胞并进而发生卵裂。因此，卵丘扩展常被用于判断卵母细胞体外成熟的特征。

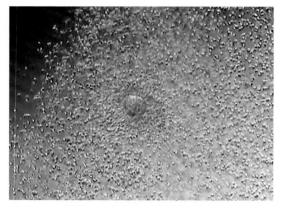

图 12-3-1　倒置显微镜下观察到的 OCCC（10×4）

三、卵母细胞的收集及体外培养

（一）仪器设备

体视显微镜、IVF 工作站、恒温试管架、CO_2 培养箱。

（二）耗材试剂

耗材：巴斯德吸管、吸头、10cm 培养皿、四孔培养皿、5ml 离心管、10ml 离心管、35mm 培养皿。

试剂：卵泡冲洗液，受精培养液，缓冲培养液（Hepe 缓冲培养液或 G-MOPS 等）。

（三）取卵前准备

在取卵前工作人员应认真翻阅患者病历，记录实验室相关信息，如精液情况、卵泡数目、是否有传染性疾病；对重复治疗的病人，还应记录前次治疗周期的获卵数、受精方式、受精率、胚胎质量等细节。

准备培养液及培养皿。

（四）操作步骤

（1）取卵前需确保 IVF 工作站风机及 37℃恒温台正常工作，检查显微镜工作状态是否良好，准备如下物品：

1）缓冲培养液：从 4℃冰箱中取出，置于恒温台上热试管架内预热并确保温度稳定维持在 37℃。

2）10cm 培养皿。

3）卵泡冲洗液（使用前一天下午分装，置于 37℃ 温箱备用）。

4）无菌巴斯德吸管及吸头。

5）1ml 无菌注射器及针头。

6）患者姓名标签。

7）实验室相关记录。

（2）核对患者身份信息：在手术开始前，实验室人员、手术人员及患者三方核对。在《IVF 实验室记录》上登记手术日期、手术开始时间、所用受精培养液、操作人员、取卵手术医师姓名及培养位置等。

（3）找卵

1）接收卵泡液，将收集的卵泡液倒入 10cm 培养皿中，在体视显微镜下观察，寻找由卵母细胞、放射冠、卵丘细胞构成的卵冠丘复合体（OCCC），将找到的 OCCC 用巴斯德吸管转入装有缓冲培养液试管内暂时保存。

2）待取卵结束后，将缓冲培养液中的 OCCC 吸出，转入洗卵皿中的不同位置清洗，尽量去除缓冲培养液及红细胞，再转入受精培养液中。将洗卵皿及贴好患者夫妇双方姓名标签的四孔培养皿置于培养箱中的预定位置。

3）填写《IVF 实验室记录》，包括 OCCC 数目，在培养皿内的放置情况，OCCC 形态描述等。向手术医师报告该患者总获卵数。丢弃该患者所用过所有耗材并准备下一位患者所用全部耗材及器皿。

4）全部患者取卵结束后，实验室技术员应与取卵医师核对全部患者的取卵数，确认无误。清理台面，垃圾分类处理。

（五）注意事项

（1）在取卵过程中，如未找到 OCCC，应双人核对确认。

（2）在收集卵母细胞过程中，如遇有卵巢囊肿、巧克力囊肿、输卵管积水等，或发现卵泡液颜色异常，如暗红色、灰色或水样等，应先保留其卵泡液，待其他无异常情况的卵母细胞清洗培养后，最后观察并隔离培养，同时在记录单上注明。

（3）取卵时，上一患者的器皿未清理完时，绝对不能接收下一患者的卵泡液。

（4）当取卵顺序发生改变时，手术医师应提前通知实验室相关人员。

（5）卵母细胞对外界环境如温度变化、pH 改变或光线照射等敏感，因此找卵过程应注意温度的保持及操作迅速。

（6）注意无菌操作，严防污染。

第四节　精液的采集及处理

一、精子的形态结构及获能

（一）精子的形态结构

17 世纪 70 年代中期，Anton van Leeuwenhoek 通过显微镜发现了精子。正常的人类精子呈蝌蚪形，由头部、颈部和尾部组成，长约 60μm。精子尾部又分为 3 段，即中段（middle piece）、主段（principal piece）和末段（end piece）。成熟的人类精子结构如图 12-4-1 所示。

1. 头部　人类精子的头部正面呈卵圆形，侧面呈梨形，长约 5μm。精子头部主要由顶体和细胞核组成。精子细胞核的体积远小于体细

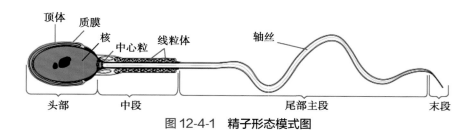

图 12-4-1   精子形态模式图

胞的细胞核,内含高度浓缩的核物质。顶体为一层有单位膜包括的囊凹状结构,主要包括顶体内膜和顶体外膜。顶体内、外膜沿精子头外侧平行排列,并与顶体后端彼此相连。顶体是一种特殊的溶酶体,内含透明质酸酶、顶体素、酸性磷酸酶、神经氨酸酶和顶体蛋白等多种水解酶类。顶体反应时,卵细胞的质膜和顶体外膜融合形成囊泡,顶体内的酶类释放出来,有利于精子通过卵外的各种结构,促进精、卵融合。

2. **颈部**   精子的颈部又被称为连接段,呈圆柱形,包含从近端中心粒(proximal centriole)到远端中心粒(distal centriole)的一小段。近端中心粒为圆筒形,位于核底部,与精子尾部长轴呈微斜或垂直。远端中心粒演变为基体,并产生精子尾部的轴丝。颈段的外部由 9 条纵行纤维组成的漏斗状结构包裹,

与尾部外面的纤维带相连。

3. **尾部**   精子尾部包含中段、主段和末段,又被称为鞭毛,是精子的运动装置。精子尾部中段的外侧有螺旋状排列的线粒体鞘包裹,内侧有外周致密纤维和轴丝复合体。轴丝是由两根中心单微管和 9 组二联体微管组成的"9+2"结构。每个二联体微管通过臂样结构与邻近的二联体微管连接。二联管通过放射辐条与中央鞘相连,线粒体包围在轴丝和纤维带外侧呈螺旋状排列,为精子尾部运动提供能量。主段是精子尾部最长的部分,由纵行的轴丝组成。轴丝结构与中段一致,外侧具有外周致密纤维和纤维鞘,但是没有线粒体鞘。主段最外侧也包有质膜。纤维柱和肋柱随着主段向后延伸而逐渐变得纤细并最终消失。精子的末段较短,结构简单,仅有轴丝和质膜组成,如图 12-4-2 所示。

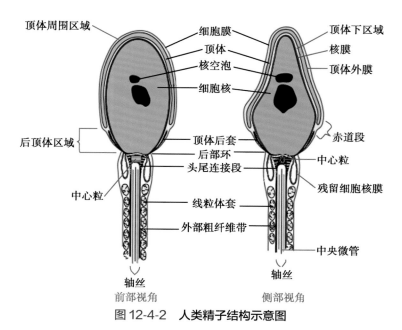

图 12-4-2   人类精子结构示意图

（二）精子的获能

精子获能（sperm capacitation）指精子在雌性生殖道内经过一系列的生理生化变化而获得受精能力的这一过程。从动物附睾尾部或精液中直接获得的精子是不能与卵子在体外受精的。1951 年，张明觉和 Austin 分别发现，如果人及哺乳动物的精子在雌性生殖道内经历一段时间后就会获得与卵子体外受精的能力。随着进一步的研究发现，精子的获能具有异质性（heterogeneity），即同等条件下部分精子获能较快，而部分精子获能较慢。另外，精子获能是可逆的，即已经获能的精子重新与精浆和附睾液接触后会失去获能。这些发现表明，精浆和附睾液中具有抑制精子获能的去获能因子（decapacitation factor）。

目前，精子获能的机制尚待进一步研究。有研究认为卵泡液中含有诱发精子获能的因子。卵泡液可激发 Ca^{2+} 内流和活性氧的产生，促进精子运动。钙调蛋白和碳酸氢盐在这一过程中促进腺苷酸激酶的激活，进而促进 cAMP 的产生及 cAMP 依赖的蛋白激酶的激活，最终使得精子获能。因此，在体外通过二丁酰 cAMP、咖啡因和异丁基甲基黄嘌呤等刺激精子内部 cAMP 浓度升高可促使精子人工获能。BSA 可通过移除精子质膜上的胆固醇从而增加质膜的流动性，亦可激发精子获能。但 BSA 促进精子获能的机制与调节 cAMP/PKA 通路获能机制之间的关系尚不清楚。最近研究发现，泛素蛋白酶体在精子获能中也有一定的作用。

二、精液的采集及精液处理

（一）精液处理的目的

正常精液是一种黏稠的液体混合物，由精子和精浆组成。精子由睾丸产生，在附睾内成熟，通过输精管道输出。精浆主要是前列腺、精囊腺和尿道球腺等附属腺体分泌的混合液，还包括少量睾丸液、附睾液等。人类精液在宫颈口附近射出，虽然射出精液中精子数量达数百万甚至数十亿，但一般只有几千个精子能够到达输卵管，少于 100 个精子到达受精部位，而最终只有一个精子成功授精。精子在女性生殖道内需经阴道、宫颈、子宫、子宫输卵管连接处和输卵管才能遇见卵子，在此过程中，女性生殖道的生理解剖、免疫反应和温度变化等对精子均有筛选作用，只有形态、运动及功能最佳正常的精子才能参与受精过程。了解精子在女性生殖道中的自然筛选过程，对于帮助人类选择出最佳的精子有重要的作用。

体外受精 - 胚胎移植（IVF-ET）需要在体外对精液进行处理，即优化精子，然后进行体外受精。精液处理是辅助生殖技术的关键步骤之一。其目的在于将精子从精浆中分离，去除精浆、细胞碎片及病原微生物等有害物质，去除 / 减少功能异常精子，富集足够数量的形态和功能正常的精子并使其获能。精浆内含有前列腺素、免疫活性细胞、抗精子抗体和致病菌等影响精子功能的组分，而精液处理可以减少或去除这些干扰因素。同时，由于精浆中含有保护精子功能的抗氧化物质，去除精浆的同时会造成精子的氧化应激（oxidative stress，OS）损伤，增加 DNA 断裂的概率。因为体外是精子的非正常生存环境，在离体环境中，精子会承受许多不良刺激，生理、生化及功能会发生多方变化。如何减少体外处理过程对精子的不良刺激，保证处理后的精子具有良好的受精潜能，是体外处理精液过程中需要注意的问题。

现在的精液优选技术已经不仅仅局限于筛选出活力和形态正常精子，对于精子的其他特征,包括凋亡和凋亡样表现、DNA 完整性、膜成熟度和超微结构等逐渐受到关注,针对这些特征筛选精子成为精子优选技术发展方向。

(二) 精液的采集

ART 通常采用手淫法采集精液,精液采集前应禁欲 2~7 天,禁欲时间过长或过短会对精液质量造成不利影响。另外,对于辅助生殖技术的精液采集尤其注意避免微生物的污染,精液采集前要用肥皂清洗阴茎和双手,换上洁净的内衣裤。应注意生理和心理状态的调整,过度的劳累和情绪的紧张都会对精液质量造成不利的影响。应给受检者有关精液采集的清晰的书面或口头的指导,盛有精液的容器上应标有夫妇双方的姓名,随精液容器交给患者的还应该包括精液检验报告单,包括受检者的姓名、出生日期、采集的日期和时间,标本采集是否完整、标本采集过程中的困难、标本从采集到分析的时间间隔及精液的表观性状等。采集之前要让患者确认精液杯和精液检验报告单上的信息准确无误,实验室人员收到精液样本时要与患者再次进行核对。

1. 采精环境 为了避免精液受环境温度变化的影响,缩短精液收集到实验室分析的时间,精液的采集最好在离实验室近的房间内单独进行,否则,应在采集后 1 小时内送到实验室。从采集到分析的时间应尽可能地短,因为精子活力随时间而下降。目前,多数生殖医学中心的取精室均与精液处理室相邻,中间设有传递窗,便于精液的传递,采集后能立即将精液送至实验室。采集精液的房间应设在洁净区内,如未设置在洁净区内,需要定时进行紫外线的照射,减少因外界环境带来的精液污染的可能性。尽量为患者提供安静、温馨、安全、舒适的环境,对患者顺利留取完整的精液有很大帮助。

2. 采精容器 采用广口、无菌、一次性专用收集器。便于完全收集,防止标本污染。避免用普通避孕套收集精液,因为某些避孕套内的杀精剂及乳胶的毒性均会影响精子活力。如果环境妨碍用手淫法取得标本,应用特制的避孕套进行精液采集。

3. 采精方法 清洁双手后用手淫法采集精液,要求在充分的性兴奋和刺激下完整地收集全部精液。完整的精液样本对准确的分析结果至关重要,尤其是富含精子的初始部分。如果有精液丢失或在精液采集时出现一些违背无菌原则的情况,应向实验室人员汇报。避免用性交中断法采集精液,因为射精最初的一段精液密度最高,同房取精容易丢失这部分精液,同时易受阴道分泌物的污染,酸性的阴道分泌物对精子活力也会产生不利的影响。

4. 逆向射精的精液采集 逆向射精是指性交过程正常,并有射精动作和感觉,但无精液从尿道排出,而逆行射入膀胱内。由于精子的最佳环境是中性偏碱,而正常人尿液呈弱酸性,因此收集精液前应碱化尿液。收集精液前禁欲 3 天,服用碳酸氢钠,每次 2g,每天 3 次碱化尿液。收集时先排空膀胱后手淫取精,再排尿于含或不含培养液的容器中,收集含精子的尿液。为避免尿液内的酸性环境破坏精子的活动能力,收集尿液后应立即处理。

(三) 精液常规分析

1. 液化 精液射出后呈典型的半固体凝固态物质,室温下几分钟内开始液化,逐渐变为均质的液态混合物。通常情况下此过程会在 15 分钟内完成。如果 60 分钟未液化,称为液化延迟。如果精液很难液化,可以向精液样本中加入等体积的培养液(如精子处理培养液),用巴氏吸管反复吹打,促进液化。

2. 黏稠度 液化后,精液的黏稠度可以用巴氏吸管抽吸的方法测量。正常精液从吸管中滴出后应产生不连续的液滴,拉丝长度大于 2cm 视为异常。

3. **外观**　正常精液的外观应为均质灰白色;如果精子密度低,精液清亮透明;如有红细胞,精液可呈红褐色,被称为血精;患者如有黄疸或服用某些维生素或药物,精液可呈黄色。

4. **体积**　精液的体积主要由前列腺和精囊腺的分泌物量决定。正常精液的体积是 2~6ml,《世界卫生组织人类精液检查与处理实验室手册》(第 5 版)(简称"WHO 第 5 版")给出精液体积的参考值下限为 1.5ml。计算办法建议采用称重法:称取装有精液的容器的总重量,然后减去容器的重量,计算重量之差,再除以精液密度(约为 1mg/ml),计算出精液的体积。

5. **精子浓度评估**　精子浓度是评估男性生育能力的重要指标之一,是指每单位体积精液内所含精子的个数,而一次射精的精子总数是指一次完整射精的精液中所含的精子总数,反映了睾丸的生精能力和男性输精管道的通畅程度。WHO 第 5 版给出的精子浓度参考值下限为 $15 \times 10^6/ml$,一次射精精子总数下限为 39×10^6。精子计数方法很多,如血细胞计数板、Makler 计数板、计算机辅助精液分析系统(computer-aided semen analysis system,CASA)等。

6. **精子活力评估**　精子的前向运动能力与妊娠率关系密切。WHO 第 5 版将精子的运动活力进行了简单的分类。分为前向运动、非前向运动和不运动三类。其中,前向运动是指精子主动以直线或画圈方式向前运动,其参考值下限为占比 32%;非前向运动是指精子原地画圈或仅为尾部的摆动;完全不运动则

是指在原地静止不动。对于精子活力的评估需要制备一个 $20\mu m$ 的湿片,以允许精子自由运动为佳,在室温或 37℃测定精子活力。

(四)精液处理方法介绍

目前,辅助生殖技术中主要使用的精子制备方法有简单洗涤法、密度梯度离心法(density-gradient centrifugation)、上游法(swim-up)、玻璃纤维滤过法(glass wool filtration of sperm)、血清蛋白滤过法(ericsson albumin method)、游动沉淀法(migration-sedimentation)等,基本原理可分为利用精子自身的运动性、密度梯度离心和不同的过滤技术。精液处理方法的选择取决于精液标本的质量。这些方法均可为辅助生殖治疗提供足够数量、活力和有功能的精子。去除精浆,可以减少或去除精浆内前列腺素、免疫活性细胞、抗精子抗体和致病菌等影响精子功能的组分。同时,由于精浆中含有保护精子功能的抗氧化物质,去除精浆的同时会造成精子的氧化应激(oxidative stress,OS)损伤,增加 DNA 断裂的概率。长时、高速离心等也会造成精子物理性损伤并增加活性氧含量,从而导致精子 DNA 损伤增加。因为体外是精子的非正常生存环境,在离体环境中,精子会承受许多不良刺激,生理、生化及功能会发生多方变化。如何减少体外处理过程对精子的不良刺激,保证处理后的精子具有良好的受精潜能,是体外处理精液过程中需要注意的问题。

1. **简单洗涤法**　简单的洗涤法是指用培养液稀释精液标本,直接离心,收集沉淀的精子团,该方法可回收最多的精子,常用于宫腔内人工授精。经过简单洗涤,可以去除精浆及精液中的前列腺素及精子获能的抑制物,增加了精子的获能,从而增强其受孕能力。但简单洗涤法不能充分洗脱精液中的白细胞、细菌和

死精子等杂质,产生的氧自由基会对精卵的结合造成不利的影响。具体操作过程如下:

(1)将液化后的精液充分混匀,观察并分析记录精液密度、形态、活力等相关数据。

(2)将液化混匀的1ml精液加入试管并与1ml培养液充分混匀,以300~500g离心5~10分钟。可增加离心管数,以获得较多精子。

(3)小心吸出上清液后将沉淀重悬于1ml培养液再次离心300~500g,5~10分钟。

(4)弃上清液,将精子沉淀重悬于0.5ml培养液中。

2. 非连续密度梯度离心法　非连续密度梯度离心法是WHO第5版推荐的精子优选方法。应用最广泛的是一种简单的两步非连续密度梯度法,是指用硅烷包被的胶体二氧化硅制成密度梯度液,通常由上层40%(v/v)、下层80%(v/v)密度梯度液构成。常用的密度梯度离心液有Pure Sperm、Pureception,Isolate、Sperm Grad等。操作中将已液化的精液置于从上而下、浓度由低至高的梯度层上,经过离心力的作用,大多数形态正常,活动力好的精子进入高密度的梯度层中,另外,活动精子主动游动,穿过梯度液在管底形成一个松软的沉淀团,不运动或活力差的精子主要分布在低密度的梯度层中,而白细胞等细胞成分则主要分布在精液层与梯度液层的交界处。这种方法能很好地将精子和其他细胞及碎片分开,可获得部分活力很好的精子,易于标准化,结果更稳定,常用于IVF和ICSI中的精子制备,尤其对于少弱精和畸精症患者的精液,以及冷冻复苏后的精液,更能获得较高的回收率。

(1)在试管中制备密度梯度液,以Sperm Grad/Vitrolife为例,下层为1ml 90%(v/v),上层为1ml 45%(v/v)的密度梯度离心液。

(2)将液化后的精液充分混匀,观察并分析记录精液密度、形态、活力等相关数据。

(3)将1ml精液置于配制好的梯度液上,300~400g离心15~30分钟。

(4)弃去离心管上部的精浆和密度梯度液,将底部的精子沉淀团转移至新的含有培养液的试管中,200g离心4~10分钟,重复洗涤一次。

(5)弃上清液,精子沉淀团加培养液0.5~1ml,轻轻吹散精子沉淀,制成精子混悬液备用。同时留取制备好的精子混悬液用于观察并分析记录优选后的精子相关数据。

3. 上游法　上游法是目前应用广泛的一项精液处理技术。此方法主要用于精液质量较好和"相对正常"的精液,基本原理是依赖于活动精子往培养液中的运动能力分离精子,因此精子的活力尤为重要。根据上游前有无离心操作可分为直接上游法和洗涤上游法。

(1)直接上游法:是指不经过离心而直接使液化的精子上游富集的方法。因为有研究指出,精液处理技术中反复离心会明显增加活性氧的生成,诱导精子氧化应激性DNA损伤,易引起反复自然流产。而直接上游法作为一种温和的精子分离技术,减少了异常精子和精浆中复杂成分对精子的损伤。这种技术回收的精子比洗涤法少,对于精子的密度要求较高,但由于是依靠精子的活力进行筛选,因此适合于精液中活动精子百分率低的情况,如ICSI和IVF使用。在操作中为提高回收率,也可采用少量多管上游,以增加精液与培养基的总界面。Al Hasani S等建议采用每管精液和培养基[1:(1~3)]总量<1ml的微型上游技术(Mini-swim-up),仔细移出75%~80%的上层培养基,既可增加正常活动精子数量,又不增加精子-DNA的损伤,可用于优选处理较严重的少弱畸精子,用于ICSI。

直接上游法分离精子的操作步骤：

1）取 1ml 精液至于圆底或锥形试管中，在精液上方轻缓加入将 1~2ml 培养液形成液层入。或是将精液小心加在培养液的下方（精液量较多时可多用几支试管，精液黏稠时也可先将精液与培养液 1:1 稀释）。

2）将试管倾斜 45°，置于培养箱内孵育 40~60 分钟。

3）吸出上清液的中上层呈云雾状的液体，其中包含高活力的精子，将其移入离心管。

4）以 300~500g 离心 5 分钟，弃上清液。

5）取精子团加上述培养液 0.5ml 制成精子悬液备用。

（2）洗涤上游法：是将液化精液与新鲜培养液 1:1 混匀，离心后取沉淀进行上游处理。这种上游法的优点是操作简便，节省费用，操作过程中除了培养液没有其他外源物质，可减少内毒素的污染。不足之处在于对运动精子的回收率较低。回收率依赖于离心沉淀的表面积和精子活动力，由于离心沉淀有多层细胞，有潜在运动能力的精子可能处在细胞团内部，不能达到与培养基接触的界面；而且，沉淀内精子彼此间及与细胞碎片或白细胞紧密接触，后两者产生高水平活性氧，可导致精子质膜发生脂质过氧化反应，影响精子受精能力。

洗涤上游法分离精子的操作步骤：

1）将液化后的精液充分混匀。

2）将液化混匀的 1ml 精液加入试管并与 1ml 培养液充分混匀，以 300~500g 离心 5~10 分钟。

3）吸弃上清液，将沉淀重悬于 1ml 培养液再次离心 300~500g，5~10 分钟。

4）上游：吸弃上清液，在精子沉淀团上方沿管壁缓慢加入 1ml 培养液，将试管倾斜 45° 角放于培养箱中静置 30 分钟。

5）分离优质精子：上游结束后，吸出上清液的中上层呈云雾状的液体备用，其中含活力较高的精子。

（五）研究进展

传统的精液处理方法需要反复离心，离心可使细胞团内精子彼此间及精子与细胞碎片或白细胞紧密接触，刺激畸形精子和白细胞产生高水平 ROS，诱导精子 DNA 损伤，用这些精子行 ART 治疗，受精率、妊娠率降低并且易引起反复自然流产。目前发展的一些改进的精子优选方法，尤其是应用于 ICSI 的精子筛选，目的在于分离成熟、结构完整、未发生凋亡且 DNA 高度完整的精子。

1. 基于精子表面电荷的优选方法　精子在附睾成熟过程中，精子膜表面会获得 CD52 糖蛋白基和负电荷，研究表明，精子表面 CD52 蛋白的分布多少与精子的形态、精子的获能乃至男性的生育力密切相关。根据这个特征，可以利用电泳技术和电动电位技术来分离表面蛋白。

2. 针对凋亡精子的筛选　磁性活化细胞分选法（magnetic activated cell sorting，MACS）指精子膜上一些分子如原本处于质膜内侧的磷脂酰丝氨酸（phosphatidyl serine，PS）的外翻则预示着精子的凋亡现象，利用膜联蛋白 V 与磷酯酰丝氨酸具有高度亲和力的特征，是将膜联蛋白 V 耦联在磁珠上，将磁珠与精子制成混悬液，从而磁珠上的膜联蛋白 V 与凋亡精子细胞的 PS 相连，通过磁性分选柱后，凋亡细胞就留在了磁性分选柱中。

3. 透明质酸结合法　精子质膜上透明质酸（hyaluronic-acid，HA）结合位点的形成是精子成熟的标志，HA 结合能力好的精子在染色体非整倍体率和精子 DNA 碎片率上显著低于其他精子，而正常形态率显著增高。在进行 ICSI 注射时采用底部涂有 HA 的操作皿

（physiological intracytoplasmic sperm injection，PICS 皿），选择与 HA 黏附的精子进行显微注射。

4. 基于精子超微形态优选方法 精子形态无论对体内受精还是体外受精都是重要的因素，而常规 ICSI 往往在 200~400 倍的放大倍数下进行操作，无法准确地选择形态正常的精子，为准确评价精子的亚细胞结构，运动精子细胞器形态学检查（motile sperm organelles morphology examination，MSOME）和形态学选择性 ICSI（intracytoplasmic morphologically selected sperm injection，IMSI），可以将放大倍数提高到 6 600 倍，从而观察精子的超微结构，如顶体、空泡、顶体后鞘、颈部、尾部和线粒体等。

在 ICSI 操作中，优选出的质量最好的精子也仅有部分精子具有正常的 DNA，这进一步证明 ART 技术中的精子优选方法尚不完善，因此在 ART 技术中采用更为先进的精子优选技术是十分必要的，需要进一步改良从而获得质量最优的精子。根据精子表面电荷、凋亡标志物、膜成熟度、超微形态等观点发展而来的各种技术已被用于精子优选，都获得了很好的受精率和妊娠率。但各种精子功能试验由于操作相对复杂，制约了其在日常临床工作中的应用，但对于特殊病例可选择性地实施，此外，我们还需要大量样本活产率的比较和长期随访来确定这些方法的安全性。

（六）活检精子的采集与处理

无精子症分为非梗阻性无精子症（non-obstructive azoospermia，NOA）和梗阻性无精子症（obstructive azoospermia，OA）两种。OA 的原因又可分为双侧输精管缺如、输精管或附睾梗阻、射精管梗阻等。对于双侧输精管缺如和未知原因的 NOA 患者无精子，用高倍镜至少两次检查其手淫精液离心沉淀仍未发现活动精子并排除逆行射精后，可采取睾丸或附睾活检术取精。活检精子的技术具体又可分为睾丸穿刺精子抽吸术（testicular sperm aspiration，TESA）、经皮附睾穿刺精子抽吸术（percutaneous epididymal sperm aspiration，PESA）、显微外科附睾取精（microsurgical epididymal sperm aspiration，MESA）和开放性睾丸活检取精（testicular sperm extraction，TESE）。睾丸或附睾活检是唯一可以判断无精子症患者是否有可供 ICSI 使用精子的依据。在正常生理状态下睾丸精子并不具备使卵母细胞受精的能力，因为这时的精子还不具备向前的运动能力和与卵母细胞透明带结合的能力，只完成了染色质的成熟。精子还需要通过复杂卷曲的附睾管进一步成熟。但通过 ICSI 技术，睾丸精子通过可以成功妊娠。

1. 仪器设备 活检精子的采集与处理所需的设备主要有超净工作台、生物显微镜、倒置显微镜、CO_2 培养箱、离心机等。

2. 耗材试剂 所需的耗材与培养液：35mm 圆皿，1ml 注射器，巴斯德吸管，5ml 试管，载玻片、盖玻片。提前一天准备精液处理液，每个患者约 3ml，放于培养箱中预热平衡过夜。

3. 操作步骤

（1）睾丸穿刺取精（TESA/TESE）样本的处理：将穿刺取出的睾丸组织置于含 2ml 精液处理液的小圆皿中，标记夫妇双方姓名和日期，取 2 支一次性 1ml 注射器，在体视镜下将睾丸组织撕碎。于倒置显微镜下镜检，先在 10×20 倍镜下观察有无精子，是否易找，有无活动精子及精子形态是否正常，并记录以上情况。若全皿均无精子则应通知医生进行另一侧睾丸穿刺，报告无精子时应有两人以上共同确认；若有精子，置于培养箱中进行短暂培养，行卵胞质内显微注射前，从培养箱中取出圆皿,用巴斯德吸管将小圆皿中的所有液体混匀后吸至干净的 5ml 试管中,不要留任何的组织块,450g 离心 10 分钟,吸弃上清,另用一个巴斯德吸管吸取少量干净培养液滴加于沉淀上即可用于 ICSI。

(2)附睾穿刺精子抽吸术(PESA)样本的处理:将附睾穿刺液收集于含有 2ml 精液处理液的小圆皿中,标记好双方姓名和日期以及穿刺类型并置于 10×20 倍倒置显微镜下观察,判断精子数量、活力、形态,若有活动精子,置于培养箱中进行短暂培养,待行 ICSI 前取出进行处理。若无可用精子,则通知医生进行另一侧附睾穿刺或行睾丸穿刺。行 ICSI 前,从培养箱中取出小圆皿,用巴斯德吸管将小圆皿中的所有液体混匀后吸至干净的 5ml 试管中,450g 离心 10 分钟,吸弃上清,另用一个巴斯德吸管吸取少量干净培养液滴加于沉淀上备用。

(3)显微外科附睾取精(MESA):处理步骤基本与睾丸穿刺活检技术相同,需注意的是置于小圆皿中的溶液为 G-MOPS。若需过夜培养以供第二天使用时,将小圆皿中的液体混匀离心后置换为精液处理液放入培养箱培养。若为非同步病人则需将活检精子冷冻,解冻时同样需要将活检精子从冷冻液中置换至精液处理液中过夜培养。

(4)注意事项:首先需要高度重视的问题是配子的错配问题。由于配子的特殊性,其操作和管理牵涉复杂的伦理和社会问题,为保证的配子配对,生殖医学中心要建立严格、完善的工作流程和管理制度。在处理活检精子的环节,同样需要严格与病人核对夫妻双方姓名和相关身份证件。

其次,在处理的过程中,需要将小圆皿中的精液转移至试管中,当同时有多份活检精液待处理时,要做到严格的区分和防范混淆。对于每份精液,处理过程中需要的器皿(包括注射器、试管和吸管)都要固定放置在超净工作台的统一位置上,不同患者的精液杯及其处理器皿要保持一定的距离,这样可以有效地避免精液处理操作可能带来的精液混淆;此外,精液标本处理的各个器皿上都要贴有含夫妇双方姓名的标签,在操作的关键环节采用严格的双人审核制度。

另外,培养液的正确规范使用,离心的转速和放进培养箱的培养也对提高活检精子 ICSI 后的妊娠率有一定帮助。

三、精子的冷冻保存

近年来,随着男性不育症和肿瘤等疾病发病率的上升,男性生育力保存的需求日益增多。人类精子冷冻技术的发展为满足人类辅助生殖和生育力保存的需求提供了可能。在精子冷冻和解冻过程中,冷冻保护剂起到了关键的作用。冷冻保护剂可以抑制精子细胞内冰晶的形成,降低冷冻损伤,提高精子解冻后的存活率。常用的精子冷冻保护剂主要有渗透性保护剂和非渗透性保护剂两种。渗透性保护剂如甘油、乙二醇、二甲基乙酰胺和二甲基亚砜等可穿过细胞膜,与细胞内水分进行置换,进而在冷冻过程中减少冰晶的形成,保护细胞膜和细胞器。非渗透性保护剂主要包裹海藻糖、葡聚糖、牛血清蛋白和蔗糖等,在细胞冷冻过程中不能穿过细胞膜,但可在细胞外利用高渗透压使细胞脱水,并保持细胞膜稳定。在精子冷冻解冻过程中产生的大量活性氧,活性氧会使精子 DFI 升高,降低精子的活力。因此,研究发现在冷冻过程中加入维生素 E、维生素 C 等抗氧化剂可有效提高精子的复苏率。依据冷冻保护剂和冷冻程序的不同,精子冷冻方法分为慢速冷冻法、快速冷冻法和微量精子冷冻法等。

慢速冷冻法又称程序冷冻法,是指将冷冻保护剂与精子混匀后通过梯度可控的速率降温而保存精子的方法。慢速冷冻法降温主要包含 3 个降温阶段:室温至 −5℃;−5~−80℃;−80℃至液氮。每个降温阶段降温的速率不同。此方法安全可靠,可以批量的冻存精子,目前是精子库常用的冻精方式,其缺点是耗时较长。

快速冷冻法又称液氮蒸汽法,是指在室温下将冷冻保护剂缓慢加入待保存精液中并混匀,待室温充分平衡后将混匀精液加入冻存管中并置于液氮蒸汽并最终放入液氮中保存的冷冻方法。目前有研究认为,冷冻保护剂对于快速冷冻法冷冻精子并非必需。无冷冻保护剂快速冷冻精子时精子的活力、顶体功能和 DNA 完整性并无显著差异。此方法快速、简单,并且不需要专门的仪器,但是其相关机制尚待进一步研究。

微量精子冷冻。对于重症少弱精和睾丸取精患者而言,程序性冷冻法和快速冷冻法并不适合,同时为了避免冷冻保护剂对精子的损伤,人们不断研究和发展了微量精子冷冻方法。目前常用的微量精子冷冻方法包括空透明带冷冻法、微型载体冷冻法及其他载体冷冻法等。鉴于目前冷冻载体的限制,微量精子冷冻目前发展缓慢,效率较低。随着后续材料科学的发展,相信在不久的将来微量精子冷冻必将展现出新的风采。

第五节　体外受精

一、概述

受精指的是成熟卵母细胞完成第二次成熟分裂并与精子融合形成受精卵,同时释放出第二极体。体外受精是指精子和卵在体外人工控制的环境中结合,在体外继续培养 2~5 天发育成卵裂期胚胎或囊胚后再移入患者体内的过程。体外受精的成功率除了与卵母细胞和精子的质量有关,还受受精的培养环境、受精池体积、精子密度、精卵共培养时间及受精观察时间等多种因素影响。

二、体外受精的种类

根据体外受精方式的不同,分为常规体外受精(*in vitro* fertilization,IVF)和卵胞质内单精子注射(intracytoplasmic sperm injection,ICSI)。

常规受精是指在体外将获得的卵母细胞和精子分别进行一系列处理之后并使其自主结合的过程。主要针对女方因素不孕而丈夫精液指标大致正常的夫妇。

卵胞质内单精子注射是借助于显微操作技术将一条精子直接注射到卵母细胞胞质内帮助精卵结合的过程。ICSI 主要适用于由于男性因素导致不孕的夫妇,如男方严重少弱、畸形精子占比重大、精子来源为由睾丸和附睾获得。另外,行 PGT 的夫妇也适用于单精子注射。

常规受精后观察受精情况,当发现全部卵母细胞均未受精形成原核期受精卵时,可以采用 ICSI 技术实施受精补救,简称为补救 ICSI(Rescue-ICSI)。为防止常规受精失败,可将获得的卵母细胞部分行常规受精,另一部分行 ICSI,称为 Half-ICSI。

三、常规体外受精

IVF 技术是模拟自然条件下的体内受精方式,是生殖中心广泛采用的受精方式。

(一) 发展史

1959 年,首例试管兔的诞生标志着辅助生殖技术的研究拉开序幕。1963 年,Yanagimachi 和 Chang 报道的精子体外获能实验加速了体外受精研究。随后,Robert G Edwards 与 Bavister 合作应用卵泡液及体外培养液培养卵母细胞体外成熟,再与体外获能的精子混合培养,首次实现人类卵母细胞的体外受精。1978 年,世界上第一例试管婴儿 Louise Brown 在英国诞生标志着体外受精技术将在全世界蓬勃发展。

(二) 适应证

IVF 开始仅适用于输卵管阻塞的患者,随着技术的发展,常规体外受精也开始适用于子宫内膜异位症、多囊卵巢综合征、因免疫因素导致不孕及男方不育、卵巢早衰患者等。

(三) 受精时间

由于促排卵可使多个卵泡发育,卵母细胞的成熟程度不一致,因此认为卵冠丘复合体在培养 4~6 小时后是合适的受精时机。同时在注射 hCG 后 39~40 小时后也可被认为是最合适的受精时机。在授精后 16~18 小时后在显微镜下剥除周围放射冠颗粒细胞并观察卵母细胞是否受精,正常受精的标志是卵母细胞胞质内出现两个原核并出现两个极体。

(四) 方法

1. 仪器设备 超净工作台 /IVF 工作站、CO_2 培养箱、体式显微镜和加热板、倒置显微镜、显微操作系统、生物显微镜、温箱、移液器、恒温试管架等。

2. 耗材试剂 合适大小的培养皿(一般为 35mm 培养皿)、加样器及加样配套枪头、移液器及配套移液管、巴斯德吸管及配套胶头。

3. 操作步骤 卵母细胞的体外受精是通过将卵母细胞与一定密度的精子共培养实现的。依据受精系统的体积通常可分为大体积受精(0.5~1ml)与微受精(0.1ml);依据精子与卵母细胞共培养的时长可分为长时受精(16~20 小时)与短时受精(2~4 小时)。受精操作过程要尽可能地快,并注意受精环境。

(1) 受精前准备:体外受精滴的配制及平衡。在取卵前一天用巴斯德管在培养皿内做 6~7 个体积为 $50\mu l$ 的圆形培养微滴,并迅速在培养微滴上覆盖矿物油至微滴全部浸润在矿物油中。将培养皿放置于培养条件 5% 或 6% CO_2、湿度为 95%、温度为 37℃的培养箱内过夜平衡备用。

(2) 授精:调节显微镜,用遮光板遮住部分光源,授精者与核对者双人核对夫妻双方姓名无误。授精者用巴斯德管吸出装有处理好精液小管中的上层精子,加至受精皿的培养滴中并使精子密度为 5 000~10 000 条精子 / 卵,迅速将培养皿放入培养箱精卵共培养 16~18 小时。待当前培养皿受精完毕后再准备下一个受精培养皿。

(3) 注意事项:整个受精过程要在 37℃恒温加热板上操作,并注意受精环境,特别要注意双人核对患者姓名,确保受精使用的精卵来自于同一对夫妇。

(五) 影响因素

体外受精是否安全有效,除了受精卵质量的影响外还与以下因素密切相关:

1. 受精的培养环境 人体内输卵管和子宫的环境为低氧状态,因此 CO_2 培养箱内 CO_2 气体的纯度应达到 99.999% 且浓度应为 5% 或 6%。同时因培养箱环境的稳定程度对体外受精的结局也具有很大影响,因此在整个体外培养过程中应尽量减少培养箱开门的次数,缩短培养箱开门的时间。

2. **受精耗材** 应采用无菌、无毒且一次性使用的体外受精专用培养皿和试管等耗材。

3. **受精液** 目前所用的受精液为模拟女性输卵管液的商品化培养液。受精液在使用前应于取卵前一天下午提前准备,需至少在培养箱中平衡 6 小时。

4. **受精体系中的精子密度** 共培养的精子密度对受精结局有很大影响,在 30~50μl 的液滴中加入 5 000~10 000 条精子或在 1ml 培养液中加入 15 万~30 万条精子的受精率相类似。过低密度的受精容易导致低受精率或不受精,过高的精子密度则容易导致多精子受精和难以维持培养体系环境。

5. **精卵共培养时间** 在一般的精卵共培养体系中,精子穿透卵母细胞透明带的时间为受精后的 2 小时。虽然过长的受精共培养时间不利于受精环境,但短时受精需将卵子在 2~6 小时后转移到新的培养液中,这个程序增加了操作步骤,也有可能对培养环境的稳定性造成一定的不利影响。已有相关文献研究报道,短时受精和过夜受精在受精率及临床妊娠率上并没有明显差异。因此,常规体外受精的精卵一般采用共培养时间 18~20 小时的过夜受精方案。

四、卵胞质内单精子注射技术

常规受精是指在体外将获得的卵母细胞和精子进行一系列处理之后,在合适的培养体系中使两者自主结合,完成受精变成受精卵的过程,解决了一部分人的不孕不育问题。然而,还有一部分患者,在精子和卵母细胞共同孵育过程中,精子不能穿过卵母细胞的透明带,精卵无法融合,从而造成受精率低下或完全受精失败的现象。特别是一些因男性因素引起的不育患者(如重度少弱精)肉眼观察精液参数异常和精子数量不足,IVF 受精失败最为常见。如何让数量有限的精子可以有效地和卵母细胞结合并发生精卵融合?在 IVF 技术发展过程中,人们尝试了多种方法帮助精子进入卵母细胞。如利用酸或酶类物质进行透明带钻孔(zona drilling,ZD)、利用机械法(partial zona dissection,PZD)或激光切割技术将透明带削薄或开出孔洞,帮助精子顺利穿过透明带,与卵母细胞结合,完成受精。或利用透明带下授精技术(subzonal insemination,SUZI),将数条活动精子释放到卵周隙内使卵母细胞受精等技术。但是,无论是 ZD、PZD 还是 SUZI 技术,卵母细胞的多精受精比例仍非常高。如果直接将单个精子注射到卵母细胞细胞质内则可以避免多精受精,由此诞生了卵胞质内单精子注射(intracytoplasmic sperm injection,ICSI)技术。卵胞质内单精子注射即借助显微操作系统,将单个优选精子直接注射入卵母细胞胞质内使其受精的显微操作技术。稳定的 ICSI 受精率和较高的 ICSI 卵裂率及妊娠率是生殖医学中心胚胎实验室重要的质量控制指标。

(一)发展史

1962 年,Hiramoto 首次利用海胆完成了 ICSI 技术。1974 年,Brun 将该技术应用到两栖动物上获得成功。1976 年,Uehara 和 Yanagimachi 首先将 ICSI 应用在哺乳动物仓鼠上获得成功。1988 年,Lanzendorf 等对人卵母细胞行 ICSI 后,成功获得受精卵。1992 年,Palermo 等在比利时自由大学中心实验室(Brussels Free University Centre),进行了人 ICSI 辅助授精并获得了成功妊娠。从此,

ICSI 技术受到了全世界的广泛关注。随后，ICSI 技术在人类辅助生殖领域迅速推广和应用。至今，全世界已有超过数百万的试管婴儿是通过 ICSI 技术而诞生的。我国于 1996 年在庄广伦教授带领下诞生了大陆第一例 ICSI 试管婴儿。目前，ICSI 授精技术在生殖中心所占的比率为 30%～40%。ICSI 的试管婴儿出生人数也逐年增高。

(二) ICSI 的适应证

ICSI 技术在过去的二十多年里发展迅速，但实际工作中因不同国家、不同实验室对 ICSI 的指征差异较大。我们根据实际工作经验和相关文献，认为以下情况可考虑采用 ICSI 方式授精。

1. 严重少、弱、畸形精子症患者　ICSI 仅需找到数条优质合格的精子就可以达到受精和妊娠的目的，所以 ICSI 是严重少、弱、畸形精子症患者最有效的治疗方法。

2. 外科手术获取精子的患者　梗阻性、非梗阻性无精症患者，通过附睾或睾丸手术获得数目较少或活力差的精子采用 ICSI 助孕。

3. 取精困难或取卵后不能射精的患者　在时间有限的情况下，可取附睾或睾丸精子行 ICSI 助孕。

4. 部分逆行射精患者。

5. 不明原因的不育的患者　临床上根据现有技术和经验可能无法检测精子或卵子方面的缺陷。初次可采用 ICSI 或 Half-ICSI 的方式行助孕治疗。

6. 常规 IVF 失败再次进入周期的患者　文献报道，在完全受精失败史的患者中，再次 IVF 的受精率较低，所以目前认为再次 IVF 时，建议采用 ICSI。

7. 着床前遗传学诊断的患者　为避免透明带黏附精子 DNA 污染，建议采用 ICSI。

8. 体外成熟或冷冻保存卵母细胞的患者由于体外培养时间较长，透明带变硬，为确保受精，应行采用 ICSI。

9. 微量精子冷冻保存的患者或精子冷冻复苏活力差的患者。

10. 在可预知的精子冷冻复苏后存活率低或可用精子数量少的情况下，建议采用 ICSI 方式授精。

(三) ICSI 操作方法

1. **仪器设备**　显微操作仪（包括倒置显微镜和显微操作臂及其控制系统），超净工作台，CO_2 培养箱，体式显微镜，热台，减震台。

2. **耗材试剂**

(1) 耗材：Falcon 培养皿（直径为 3cm、6cm、10cm）；巴斯特吸管；转移卵或胚胎用尖吸管（内径为 200～135μm）；剥卵针（口径为 135～140μm）；显微操作针〔主要有固定针（holding pipette）和注射针（injection needle）〕；使用的耗材试剂均应为商品化 IVF 专用产品，规格统一，清洁无菌，无胚胎毒性。

(2) 试剂：体外操作培养液（如 G-MOPS，含 5% HSA）；透明质酸酶（hyaluronidase）；聚乙烯吡咯烷酮（7% PVP）；卵裂期胚胎培养液（如 G1/Gm）；矿物油等。

3. **操作步骤**

(1) 试剂微滴准备工作

1) 操作液的准备：G-MOPS（5%HSA）预先平衡温度，即将 G-MOPS 加入 15ml 试管中，盖紧盖，使用前置于 37℃ 温箱内或加热试管架上预热至 37℃。

2) 透明质酸酶（hyaluronidase）的准备：预先配好 80IU/ml 的透明质酸酶，分装成 2～3ml/ 管，冷冻保存。使用前置于 37℃ 温箱内或加热试管架上预热至 37℃。

3) PVP 的准备：使用前置于 37℃ 温箱内

或加热试管架上预热至 37℃。

4) 培养微滴：前一天用卵裂液（G1/Gm）准备培养微滴，覆盖矿物油，置 37℃，CO_2 培养箱中平衡过夜。

5) 操作微滴的准备：提前一天用培养液准备操作微滴（体积为 20~50μl），覆盖矿物油，置于培养箱中平衡；用前换成操作液（PVP 和 G-MOPS）。也可在使用前直接用操作液制作操作微滴，置于温箱或热台上预热至 37℃。ICSI 操作微滴（6cm 培养皿）如图 12-5-1 所示。

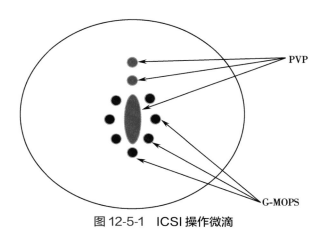

图 12-5-1　ICSI 操作微滴

（2）精子的准备：严格筛选优质的精子对 ICSI 受精结局具有重要影响。参数正常的精液样本，应尽量选用精液直接上游法或密度梯度离心法获得优质精子。

外科手术获取的附睾或睾丸精子，应尽量使用新鲜手术获得的附睾或睾丸精子。如必要经过夜培养或培养 4~6 小时后，离心富集后选用形态正常或接近正常、有活动力的精子行 ICSI。

严重少弱畸精子症样本，可采用直接洗涤法结合上游法。

极严重少弱精子或手术来源的精子，可以在行 ICSI 之前先在精子微滴内添加精子激活剂（如 SperMagic）1~2μl，作用 30 分钟后使用。

（3）卵母细胞的准备（剥卵）：卵母细胞注射前，需去除周围的颗粒细胞（剥卵）以便观察成熟情况。"剥卵"是指用酶消化和机械剥离的办法将包围在卵母细胞外的颗粒细胞和放射冠剥离，使卵母细胞"裸露"，便于识别卵是否成熟的过程。剥卵应在取卵后 1~2 小时进行。

剥卵前应认真查看取卵记录，有无特殊提示（如放射冠包裹紧密或可疑囊肿穿刺等），并在体式显微镜下观察卵冠丘复合体（oocyte-coronary-cumulus complexs，OCCC）的外观，如果颗粒细胞团较小，放射冠包裹较紧密，为防止卵母细胞不成熟，可适当延长培养时间至 4~6 小时。如果取卵记录中标注个别卵是在混有囊肿穿刺液的卵泡液中找到的，为防止污染发生，这种卵必须最后去除颗粒细胞并单独培养，应在剥卵记录中注明，以便最后 ICSI 注射并单独培养。去除卵丘颗粒细胞操作微滴（10cm 培养皿）如图 12-5-2 所示。

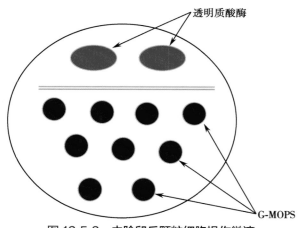

图 12-5-2　去除卵丘颗粒细胞操作微滴

去除卵丘颗粒细胞（剥卵）操作步骤如下（图 12-5-3）：

1) 在直径为 10cm 的圆皿中分别做 2 个 200μl 的酶滴和 10 个左右体积为 150~200μl 的 G-MOPS 滴。

2) 原则上，一个患者的 OCCC 至少分 2 次处理。根据技术熟练程度一次处理 4~10 个 OCCC,培养箱外操作时间不超过 5 分钟。用吸管从四孔皿中取出 OCCC 放入 G-MOPS 滴中,用 1ml TB 针针头将卵丘撕开,使带有放射冠的卵母细胞和卵丘分开。

3)用内径约为 200μm 的粗尖吸管将其移入透明质酸酶滴中并轻轻吹吸 10~15 秒,使卵母细胞周围的颗粒细胞分散,再将其移回干净的 G-MOPS 滴中,洗 5~6 次将透明质酸酶洗掉。

4)换内径为 135~140μm 的尖吸管或内径为 135~140μm 剥卵针反复轻柔吹吸,机械剥离颗粒细胞,颗粒细胞难以剥除,可将其重新置于透明质酸酶中浸泡 5~10 秒,再重新机械剥离。

5)剥离颗粒细胞后,将卵转入 G-MOPS

滴中洗 8~10 次,在每一滴 G-MOPS 中至少可洗 3 次。最后再转入预先平衡好的卵裂期胚胎培养液中清洗 8~10 次后培养 30 分钟等待 ICSI 注射。

(4)卵母细胞成熟度的评价:一般根据第一极体排出情况,判断卵母细胞的成熟度。如果卵母细胞处于生发泡期(germinal vesicle,GV)或生发泡破裂期(germinal vesicle breakdown,GVBD),即 M I 期卵母细胞,则这些卵母细胞尚没有完成第一次减数分裂,属于未成熟卵,不能用来进行 ICSI。只有 M II 期的卵母细胞适合进行 ICSI。剥卵后,根据卵的成熟程度,将卵母细胞按成熟度不同,放在一个培养皿的不同培养微滴中,放回 CO_2 培养箱培养,待 ICSI 注射。不同时期的卵母细胞如图 12-5-4 所示。

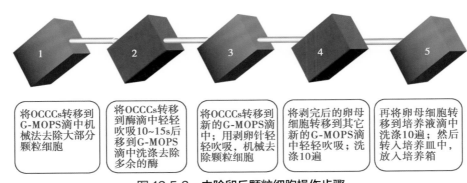

将OCCCs转移到 G-MOPS滴中机械法去除大部分颗粒细胞	将OCCCs转移到酶滴中轻轻吹吸10~15s后移到G-MOPS滴中洗涤去除多余的酶	将OCCCs转移到新的G-MOPS滴中;用剥卵针轻轻吹吸,机械去除颗粒细胞	将剥完后的卵母细胞转移到其它新的G-MOPS滴中轻轻吹吸;洗涤10遍	再将卵母细胞转移到培养液滴中洗涤10遍;然后转入培养皿中,放入培养箱

图 12-5-3 去除卵丘颗粒细胞操作步骤

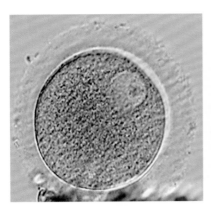 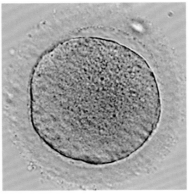 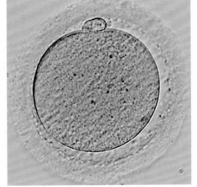

GV期卵母细胞　　　　　　　M I 期卵母细胞　　　　　　　M II 期卵母细胞

图 12-5-4 不同时期的卵母细胞

（5）显微注射流程

1）安装显微操作针，调试显微操作系统。

2）将适量精子加入中间较大的 PVP 微滴中，并双人核对夫妇双方姓名。

3）单精子显微注射过程

洗针：在 PVP 滴中反复吹吸注射针，使其易于控制并去除针管壁上可能残存的有害物质。

①精子制动：用注射针轻轻划精子尾部，将其制动。避免损伤精子颈部及中断。②吸精子：先尾后头。③挪卵：原则上，一个患者的卵至少分 2 次 ICSI，根据技术熟练程度一次取 4~8 枚卵置于一个 G-MOPS 滴中进行单精子注射。④注射：用持卵针固定卵母细胞，将极体至于 12 点或 6 点位置，注射针于 3 点位置注射，避免损伤纺锤体。注射时应先回吸，确保卵母细胞细胞膜破后再将精子注入。⑤ ICSI 后立即将卵母细胞转入培养滴中洗 4~5 遍，再置于培养滴中，放回 CO_2 培养箱中进行培养。卵在培养箱外操作时间不超过 5 分钟。⑥所有体外操作均在百级净化环境下，热台／热板上进行。⑦完成相关记录，包括精子形态、卵子形态、精子制动和注射过程和有无特殊现象等。

（6）注射后卵子培养和受精观察：将注射后的卵母细胞经培养液充分洗涤后，移入卵裂培养液中（如 G1），放入 CO_2 培养箱中培养 14~18 小时，观察并记录受精（2PN）情况后，更换新鲜的培养液继续培养至移植日。

（7）ICSI 注意事项

1）安装固定针和注射针注意事项：安装显微镜的工作台一定要稳定，最好放在减震台上。在安装固定针和注射针之前，需调整注射器和操纵杆的位置，目的是使针尖活动范围达到最大化；根据针尖的角度，调整显微操作仪上装针槽的角度，油压型需排出油滴后再行装针，气压型可以直接装针。安装固定好固定针和注射针后，油压型可以直接进行显微注射，气压型需将注射针在 PVP 内平衡 5 分钟后方可使用。安装好的注射针应吸入少量 PVP，反复吹吐，排出气泡，并进一步调整注射针的角度以确保注射针角度合适，气道通畅。

2）卵母细胞准备（剥卵）注意事项：所有试剂和培养皿均需 37℃预热后使用。透明质酸酶的消化时间一定控制在 30 秒内，减少透明质酸酶对卵母细胞的伤害。应用合适的剥卵用尖吸管（剥卵针）口径。如果剥卵的尖吸管口径过细，容易对卵母细胞造成挤压，使卵母细胞变形或透明带损坏，影响随后的受精及胚胎发育，过粗则剥得不干净和人为延长了卵母细胞在体外的操作时间。在反复吹吸颗粒细胞的过程中，应尽量避免剧烈吹吸，或将卵猛烈撞击到培养皿底部，以免损伤卵母细胞。在操作不熟练时，每次剥卵数不宜超过 5 枚。剥卵时间控制在 1~2 分钟。卵母细胞暴露在培养箱外面的时间不宜过长。

3）精子准备和显微注射注意事项：精子制动过程中应避免碰触精子头部和颈部，以免损伤精子 DNA 和中心粒，影响受精和原核形成。TESE、TESA、PESA 或极度少弱精患者的精子活动力差，故在进行 ICSI 时先将精子置于 G-MOPS 滴中，精子要加适量，若加过多则会有过多细胞成分粘针、堵针，干扰操作。最好选择游到滴边上的精子。这类患者的操作滴中间滴最好大一点，边缘凹凸不平或伸出"触角"，以便精子可以游到远离红细胞和精液残渣的地方。若患者卵多或精子难找，操作时间较长，建议更换操作滴。

（四）影响 ICSI 治疗的因素

1. 精子因素　精子来源和精子质量是影

响 ICSI 成功的重要因素。对于 ICSI 所用的精子是根据精子的活力和形态进行选择的。是否有活动的精子是影响 ICSI 受精率的重要因素。精子头部形态正常往往预示着精子遗传物质是完整的。因此,使用有活力、形态正常和功能完整的精子行 ICSI 利于受精率及临床妊娠率的提高。

非男性因素行 ICSI 授精只适用于取卵日男方手淫取精失败必须行睾丸或附睾穿刺取精的患者或有精子冷冻,复苏后精子活力低下的患者,这些患者的新鲜活动精子与附睾精子具有相似的受精率和临床妊娠率。

对于极重度少弱畸精及睾丸穿刺取精的标本,这类患者常源于男性遗传性不育,可因精子本身存在 DNA 碎片、染色体不完整等因素而降低受精率,并最终影响临床结局。实验室应尽量挑选活动的形态接近正常的精子行 ICSI,可以获得良好的妊娠结局。

对于无精子症患者来说,精子来源于睾丸还是附睾对临床周期结局似乎并无明确影响。实验室需要完善对睾丸和附睾精子样本的正确处理,改进精子优选方法,从而保证获得正常的受精率、卵裂率和理想的妊娠结局。

对于畸形精子症患者来说,根据 WHO 第 5 版精液质量标准,当精子畸形率高达 99% 时,医生会建议行 ICSI 受精。

2. **卵母细胞因素** 形态正常的卵母细胞受精率要高于异常或退化的卵母细胞。通常,卵母细胞的质量与患者年龄成一定的相关性。如果卵母细胞来源于高龄患者,其卵子的质量往往降低。卵母细胞结构的破坏也会影响其受精率。如取卵、剥卵和卵母细胞显微注射,以及各个环节外部环境和因素的刺激(如培养环境的改变、温度和气体条件的改变等)都可能造成卵母细胞应激和结构的改变。如卵母

细胞的纺锤体受外界温度的变化影响很大,有可能因温度的变化造成不可恢复性的改变。

3. **ICSI 注射时间** 有研究认为 hCG 后 37~41 小时行 ICSI 可提高优质胚胎率,各实验室应根据实际情况,分析回顾自己实验室的数据以确定最佳 ICSI 授精时间。我们的经验是剥卵后应当有充分的时间培养,以恢复卵母细胞的纺锤体结构,所以按照 hCG 后 36 小时行取卵术,则剥卵在 37~38 小时,ICSI 授精在 40~42 小时比较合适。

4. **显微注射过程和人员** 注射针刺破卵母细胞膜后,回吸胞质,可人为引起钙震荡,有助于激活卵母细胞,但过于猛烈地抽吸卵胞质,将可能破坏卵母细胞内部结构,造成卵母细胞超微结构或减数分裂纺锤体损伤,影响 ICSI 的受精率。显微注射可引起卵母细胞退化死亡,随着显微操作人员经验的积累,卵母细胞损坏率会进一步降低。

5. **ICSI 后卵母细胞培养和卵母细胞激活** 对于圆头精子或不活动精子引起 ICSI 完全受精失败,可利用卵母细胞辅助激活技术(assisted oocyte activation,AOA)进行处理,以保证受精完成,继续培养 14~18 小时观察受精。

(五) ICSI 治疗的安全性和研究进展

ICSI 能解决常规受精不能解决的问题和避免不可预知的受精失败。因此,应用 ICSI 方式受精的比例越来越高;ICSI 将精子注射到卵母细胞胞质,直接绕过了许多精子自然选择淘汰的环节,再加上 ICSI 显微注射的过程是有创的,可能造成卵母细胞内部结构的损伤。因此,人们逐渐关注到 ICSI 技术临床应用的安全性问题。目前对 ICSI 的安全性研究主要集中在以下几个方面。

1. **ICSI 对卵母细胞和胚胎的影响及风险**
(1)ICSI 后对卵母细胞的损害及风险:

ICSI 将精子注射到卵母细胞的过程中,有可能损害卵母细胞的微结构和细胞器。如卵母细胞中的纺锤体和相关的微管微丝系统。有可能影响卵母细胞染色体的分离,造成胚胎染色体异常的风险,甚至直接造成卵母细胞的退化和死亡。目前,多数中心报道卵母细胞退化率约为 5%。

(2)完整精子进入卵母细胞对胚胎的损害及风险:哺乳动物精卵融合前顶体酶消失,作为融合过程的组成部分,剩下的一小部分精子细胞膜融合入卵胞质内。然而 ICSI 操作时,完整的顶体酶和精子质膜直接进入卵胞质内,可能对卵母细胞和胚胎造成潜在的风险。

(3)PVP 等大分子物质注入的损害及风险:目前大多数实验室行 ICSI 时,选用 PVP 用于减缓精子的运动,有利于仔细观察精子的形态和活动方式。但精子制动后,吸入精子并注射到卵母细胞胞质过程中,难免会携带注入微量的 PVP。这对卵母细胞受精及胚胎的发育都有可能造成潜在的风险。

(4)ICSI 后卵母细胞激活障碍的风险:卵母细胞自然受精的激活发生在精子和卵母细胞结合和精卵融合的过程中。然而,ICSI 绕过了这个环节,不会发生自然激活的过程。所以,ICSI 受精失败大部分源于卵母细胞激活不完全、原核形成缺陷及异常精子头解聚等。所以显微注射过程中,精子制动和抽吸细胞质注射精子的过程很重要,这影响到 Ca^{2+} 的震荡和卵母细胞的激活。对于已经明确的因精子原因导致的卵母细胞激活障碍(如圆头精子),解决的办法可在 ICSI 后 30 分钟,将注射后的卵母细胞用钙离子振荡剂 A23187 或离子霉素来处理,以帮助激活卵母细胞。

2. ICSI 后对出生婴儿疾病的风险

(1)Y 染色体微缺失:Y 染色体微缺失发生率在少精症中为 2.1%~26.1%,在无精症中为 0~31.2%。Silber(2002)等认为 Y 染色体微缺失可以 100% 传给下一代。对于因 Y 染色体 AZF 区基因微缺失引起的无精或少精症患者,ICSI 技术帮助解决不孕症烦恼的同时,也将 Y 染色体遗传缺陷带给了他们的男性后代;此时,可以考虑通过 PGT 进行性别选择移植女性胚胎。

(2)染色体结构异常:在男性和女性不孕不育的染色体检查中,有一部分患者存在染色体结构的异常,主要包括染色体异位、倒位、缺失和插入。这些染色体结构异常很有可能传给下一代。因此在行 ICSI 之前,先行遗传学检测和 PGT 相结合,有助于阻断遗传疾病的垂直传递。

(3)单基因(突变)病和精子线粒体遗传:单基因遗传病是指受一对等位基因控制的遗传病,由单个基因的突变而引起的遗传病,又称孟德尔遗传病。目前有 8 000 多种,总体发病率较高,危害严重,缺乏有效的治疗手段,已经对人类健康构成了较大的威胁。如约90% 的 CBAVD 患者精子发生是正常的,但CBAVD 不育患者中约有 80% 可检测出一个*CFTR* 基因突变。这些突变都可能通过 ICSI 遗传给下一代。目前,临床上单基因遗传病基因检测技术可检出 2 000 多种遗传病,结合 ICSI 和 PGT 技术,可以有效避免出生有缺陷的婴儿。因此,建议夫妇双方及时进行相关基因的筛查。通过 PGT 技术有效阻断致病基因的垂直传播,降低人群中致病基因的发生率。

(4)基因印记的改变:基因印记(genetic imprinting)也称作基因组印迹,是近年来发现的一种不遵从孟德尔定律的依靠单亲传递某些遗传学性状的现象。基因印记在体细胞的分裂中是传承的,但在配子形成的过程中可以擦除和重新建立。基因印记在人类遗传性疾病中的作用正引起越来越多的注意。ICSI 操作中可能增加基因印记缺陷而导致某些特殊疾病发生。ICSI 过程中，对配子过多的体外操作是否会提高印记基因疾病发生风险需要进一步的研究，以期降低印记基因缺陷相关性疾病的发生概率。

ICSI 技术的应用不但解决了男性因素不育，还为 PGT 技术的开展提供了技术保障，其临床应用取得了显著成功。因其和自然妊娠相比减少了自然选择的筛选，引入不可预测因素，可能会造成后代异常发生率略微增加的风险。因此，严格把握 ICSI 指征，选择合适对象和采取严格操作规程尤为重要。

第六节　受精检查

一、受精过程

人类精子和卵子的受精是一个复杂程序性的过程。本节主要研究在体外常规 IVF 受精过程，简单概况如下 6 步骤：①精子穿过卵子外层的卵丘细胞复合物。②精子头部和卵子透明带结合并穿透。③精卵质膜融合。④卵母细胞被激活，引发皮质颗粒反应，导致透明带发生变化，阻止多精受精。同时卵子完成第二次减速分裂，排出第二极体。⑤精子的激活，核去致密化。⑥雌雄原核形成完成受精（图 12-6-1）。

与体内受精过程有所不同，体外常规 IVF 受精过程的第一道障碍是卵母细胞外的卵丘细胞复合物，其主要是由糖蛋白和碳水化合物构成。精子依靠其外膜所携带的大量透明质酸酶和精子获能后运动能力来穿过卵丘细胞复合物。穿透卵丘复合物的精子大部分是顶体完整运动能力良好的精子。

1. 精子穿透透明带和顶体反应　在精子穿过卵丘细胞后，将与卵子的透明带互相识别，结合后穿透透明带。这是精卵受精过程中的第一次识别，过程十分复杂，机制尚不完全清楚。目前的研究发现，人的透明带至少有

ZP1、ZP2、ZP3 和 ZP4 共 4 种糖蛋白组成，功能不同。精子的顶体首先和透明带上 ZP3 糖蛋白结合，随后在 ZP3 和 ZP4 共同作用下发生顶体反应。发生顶体反应后精子再与 ZP2 结合，继续进行穿透卵子的透明带。精子发生顶体反应时，顶体外膜裂解释放顶体酶等各种蛋白水解酶，消化水解蛋白，与精子自身的运

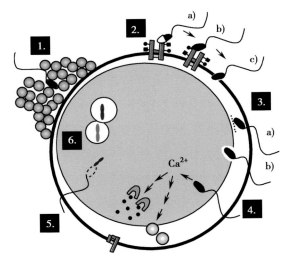

图 12-6-1　精卵受精过程的 6 个步骤

注：1. 精子穿过卵母细胞外层的卵丘细胞网。2. 精子结合卵母细胞透明带：a. 精子结合 ZP3；b. 顶体反应后精子结合 ZP2；c. 精子穿过透明带。3. 精卵质膜融合：a. 精子与卵母细胞质膜的表面绒毛互相结合；b. 随后形成一个融合孔。4. 卵母细胞激活，发生皮质颗粒反应，皮质颗粒反应通过修饰 ZP 和 ZP3 阻止了多精受精，同时完成第二次减速分裂，排出第二极体。5. 精子激活。6. 雌雄原核形成完成受精。

动能力完成透明带的穿透过程。精子顶体反应后,精子赤道板的浆膜暴露,准备和卵母细胞质膜融合。

2. 精卵融合　精子发生顶体反应后,其赤道板浆的膜与卵母细胞质膜融合,这是精卵第二次识别。精子的浆膜与卵母细胞质膜表面细小的绒毛互相结合,最终形成一个融合孔,开始了精卵融合。卵母细胞在精卵质膜融合瞬间马上活化,发生皮质颗粒反应(cortical reaction),诱发卵母细胞质膜及透明带硬化,阻止多精受精发生。

3. 卵母细胞激活　受到细胞静止因子(cytostatic factor,CSF)作用,成熟的人卵母细胞是处于第二次减数分裂的中期。卵子在受精之前,其代谢水平相对较低。精卵受精后,卵子将会发生一系列的形态学和生物化学的改变,细胞内各种代谢活动重新开始,这个过程就是卵子激活(oocyte activation)。其具体事件大概包括卵子细胞内 Ca^{2+} 浓度强烈波动形成 Ca^{2+} 波,皮质颗粒反应,透明带反应等。而细胞内 Ca^{2+} 浓度波动导致 CSF 活性消失,消除 CSF 对减数分裂的阻滞,使卵子完成第二次减数分裂并释放出第二极体。卵母细胞激活的主要结果为发生皮质颗粒反应,透明带硬化阻止的多精受精发生;恢复并完成减数分裂,排出第二极体;合成后续受精发育所需要的酶类和蛋白质等物质。

4. 精子的激活　精子激活卵母细胞的同时,也被卵母细胞激活。其主要包括两个过程,即精子核的去致密化;卵源性组蛋白取代精子的鱼精蛋白。在精子在形成开展阶段,精子细胞核的组蛋白完全被精子特有的鱼精蛋白所取代,其结果是精子染色体变得高度致密

化。因此,精子核的去致密是精子激活的第一步。卵母细胞质的成熟程度决定了精子核的去致密化的发生。体外受精实验表明成熟的 MⅡ卵母细胞去精核致密的能力最强,其原因可能与卵子细胞质中谷胱甘肽含量有关系。谷胱甘肽作用于精子的鱼精蛋白的二硫键(S-S),使其还原成巯基(SH-),使精子核去致密。谷胱甘肽含量越高,卵子去精核致密能力越强,成熟卵母细胞的 MⅡ期其达谷胱甘肽含量到峰值(8mmol/L),故卵子是否成熟是精子是否激活的主要因素。精子核的去致密化是在卵子第二极体排出前完成。精子核去致密的同时,精子的鱼精蛋白被卵源性的组蛋白取代,为后续雄原核的形成和 DNA 复制做准备。

5. 原核形成　精子核去致密后,其染色质附近重新合成新的核膜,包围染色质形成雄原核。次级卵母细胞完成第二次减数分裂而形成雌原核。新合成的核膜主要来源于卵母细胞内的膜层结构,如内质网等。在原核形成的过程中,卵母细胞骨架的牵拉作用下,雌雄原核进行 DNA 复制同时,并且逐步靠近并接触,受精完成。

需要强调的是,以上内容是关于体外常规 IVF 受精过程。而在人类辅助生殖技术过程中,卵胞质内单精子注射技术已经被广泛应用,其受精过程和常规 IVF 过程有所不同。目前总体研究表明,ICSI 受精和临床治疗结局与常规 IVF 没有区别,因此这种受精过程不同似乎被很多人所忽视。人类 ICSI 后获得理想受精结局,但猪和马等物种其 ICSI 后受精率是非常低。跨越多个受精步骤 ICSI 技术,对不同物种有不同结局,其原因和安全性确需要更深入长久的研究。

二、受精评估

(一) 正常受精

1. 原核形成 精卵授精后,发生正常受精的雌雄原核互相靠近发生两种情况,即原核融合(pronuclear fusion)和原核联合(pronuclear association)。

原核融合是指雌雄原核的核膜互相融合,染色质混合,形成一个合子核。随后进入第一次有丝分裂过程。这种受精方式的另一个特点是减数分裂完成后才进行受精。

原核联合是指雌雄原核的核膜以环状形式相嵌,两原核不融合,染色质不混合。之后雌雄原核染色体各自形成,核膜消失,染色体组一起移动到第一次有丝分裂的赤道板。在2细胞分裂球中,父母基因组才首次存在于同一核中。这种受精方式的另一个特点即受精前,卵母细胞减数分裂没有完成,处于GV期、MⅠ期、MⅡ期。受精后才完成减数分裂,排出第二极体。

人类精卵受精方式是属于联合方式。正常受精的判断标准可见两个清晰的原核(2PN)和两个极体,但在临床工作中,在授精后16~18小时进行原核评估,此时极体常常是碎片状态,因此正常受精定义为两个清晰的原核和2个极体或碎片化的极体(图12-6-2)。研究已证实大多数的正常受精卵在受精8小时后出现2PN,而在授精后16~18小时评估原核,其中8%的受精卵处于合子阶段(原核消失)。因此如果条件允许,受精卵的评估最好能在8小时后,早于16小时。

2. 原核形态评估 使用受精卵的原核形态评估临床结局预测一直存在不同看法。一些研究认为原核评估对结局预测有一定的作用,也有研究认为原核评估不能预测结局。早

期,一些国家立法规定只能在原核期对胚胎进行选择移植,因此原核形态评估在这种情况下起了一定的作用。原核评分包括原核的大小,在受精卵内的位置、核仁的数目、核仁的分布和排列等;也包括细胞质的情况,有无细胞晕、空泡等。常用的原核形态评估是Tesarik合子分级和Scott的合子分级。

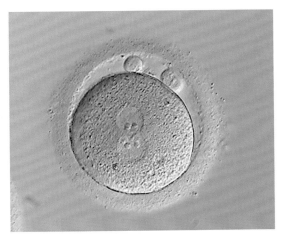

图12-6-2 2PN受精卵

(二) 异常受精

1. 单原核(one-pronucleus,1PN) 人类受精方式是雌雄原核发生"联合"而非"融合"。在正常受精的情况下,不出现单个原核(1PN)情况,因此1PN出现被认为是一种异常受精发生(图12-6-3)。1PN发生率分别为3%~6%。1PN的出现可能包括的主要机制为:①孤雌激活(parthenogenesis),雌核发育,雄核发育;②雄性或雌性原核形成障碍;③雌雄原核同时同区域形成核膜;④雌雄原核形成不同步(asynchronously)。

临床工作中最关心1PN胚胎的使用问题。大样本研究发现,来源于常规IVF的1PN胚胎发育到可利用囊胚移植后,获得和2PN囊胚相同的临床结果,两年的追踪发现,并无增加子代的健康风险。研究建议常规IVF胚胎行囊胚培养后移植。对于ICSI来源

的胚胎目前认为谨慎移植或不移植。

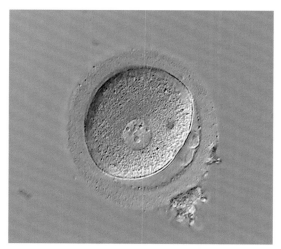

图 12-6-3　1PN 受精卵

2. 未见原核（non-pronuclear, 0PN）　在授精后 16~19 小时评估时未观察到原核（0PN），但其后又发育成可利用的胚胎 0PN 来源胚胎，在没有正常受精胚胎时，通常也考虑移植这样的胚胎。一个大样本研究证实，发育到囊胚的 0PN 胚胎移植结果和 2PN 胚胎是一致的，因此，建议 0PN 胚胎行囊胚培养后移植。

3. 多原核（多 PN）　常规 IVF 授精或 ICSI 授精，多原核（主要是 3PN：tripronucleus）出现都是无法避免（图 12-6-4）。文献报道，常规 IVF 授精的 3PN 概率为 5%~8.1%，ICSI 为 2.5%~6.2%。对于常规 IVF 周期 3PN 出现的主要原因是多精受精。ICSI 周期的主要原因可能是卵母细胞第二极体不能正常排出（其他原因如原核在形成过程复制紊乱，配子带两套单倍体等）。大多数 3PN 来源的胚胎是不能移植的。文献报道，2003 年 Kattera 等通过显微去核技术，移除 3PN（两个雄原核一个雌原核）中一个雄原核，受精卵继续发育成胚胎后移植，最终出生一个健康的婴儿。2009 年，Bernd 研究也认为对于完全异常受精或几乎

没有正常受精胚胎的患者，可获益于去原核技术获得胚胎。目前这个技术平并没有广泛应用。

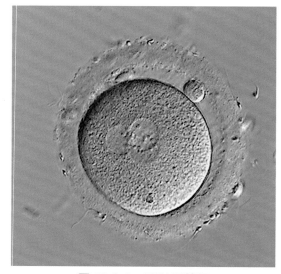

图 12-6-4　3PN 受精卵

（三）受精失败

受精失败是指体外受精（包括常规 IVF 和 ICSI）后的一定时段内，精卵未受精，判断为形态学上没有观察到雄原核和雌原核形成。受精失败原因非常复杂，与精子和卵子都有关系，可能是多种原因共同造成的。其主要原因分析如下：

1. 受精失败原因　大致可分为下列三种情况。

（1）精子进入卵子失败：对来源常规 IVF 受精未受精卵进行免疫荧光染色分析，结果发现 56%~92% 的未受精卵母细胞中观察到清晰的卵母细胞染色体，但没有观察到精子的染色体，提示精子未能进入卵子。主要原因可能是精子不能与卵子透明带（zona pellucida, ZP）结合进入卵子。精子与 ZP 的作用相当复杂，精子是通过表面的卵结合蛋白与 ZP 上的精子受体相互识别的。如果先天或后天的卵结合蛋白、ZP 糖蛋白发生异常就会影响精卵正

常结合,导致受精失败发生。

(2)卵母细胞激活障碍:精子进入卵母细胞后,随机激活卵母细胞是一个复杂过程,任何步骤异常都能导致精子对卵子激活的失败。卵母细胞激活失败是 ICSI 后受精失败的常见原因。有研究通过荧光染色在未受精的卵母细胞内,观察到精子染色质去凝集的不同状态,证实精子已经进入卵母细胞内,但可因不能诱发钙震荡或振荡频率异常等原因使卵母细胞不能激活。

(3)精子激活障碍:精子激活是指精子在进入成熟卵母细胞后,在卵母细胞质的作用下清除精子染色质中精蛋白二硫键,组蛋白替代精蛋白,染色质去致密等一系列受精过程。对于精子激活障碍的研究主要是集中在鱼精蛋白缺陷可导致精子激活障碍发生,从而引起受精失败。大多数研究认为精子激活(去致密)失败与卵母细胞激活障碍同时出现,但也有研究认为两者可独立发生。

2. 受精失败的对策

(1)本周期常规 IVF 受精失败的对策——补救 ICSI:常规 IVF 受精失败是难以避免的,可采取的措施是在取卵后第一天观察原核时如发现受精失败,行单精子注射技术再次受精,这种方法称为补救 ICSI(R-ICSI)。R-ICSI 新鲜周期胚胎移植结局很不理想,主要原因是卵母细胞体外培养时间延长,造成卵子老化和新鲜周期胚胎移植时胚胎发育和子宫内膜发育的不同步性有关。研究认为,R-ICSI 的胚胎发育潜能低与卵母细胞的体外培养时间过长,卵子老化,卵母细胞染色体异常发生率高有关,因此观察到常规 IVF 受精失败时应及时进行 R-ICSI。同时,胚胎只有在子宫内膜的"窗口期"才能成功着床。研究表明,与自然周期相比,促排卵周期的子宫内膜发育提前了 2~4 天,如果内膜发育提前超过 3 天,即使胚胎着床了也不能继续妊娠。在新鲜周期中,R-ICSI 胚胎更是加重胚胎和内膜不同步性,因此新鲜周期临床妊娠率是降低的。目前,我们建议采取的方法是对于 R-ICSI 周期胚胎行囊胚培养后全胚冷冻,解冻周期移植,可获得理想的妊娠结局。对于 R-ICSI 的安全性需要更多的病例,更长期的观察。

另一种补救 ICSI 方法是在常规受精后 6 小时检查第二极体是否排出,如果发现第二极体就认为是受精正常,对无明显第二极体即认为是未受精的卵母细胞,(在 IVF 后 6 小时)即刻行 ICSI,我们将此种方法称为早补救。早补救可以获得很好成功率,对于常规受精失败风险高的周期可以考虑采用。早补救安全性问题同样也需要长期的观察。

(2)对有受精失败史患者的治疗:对于既往 IVF 助孕治疗时曾发生过常规 IVF 受精失败的病例,文献报道再次发生受精失败的风险可达 30%~50%,大多数患者下一周期采取 ICSI 受精方式可以有效提高受精率和临床妊娠率。但少数患者因卵母细胞质量引起的受精失败,采用 ICSI 并不能改善临床结局,促排卵方案的调整可能起到一些作用。在无法区别卵母细胞因素或精子因素导致受精失败的情况下,可与患者充分沟通,建议选择部分卵母细胞 ICSI 减少再次受精失败风险。

很多情况下,ICSI 后受精失败的确切原因并不清楚。事实上,对形成成熟的卵母细胞 ICSI 后仍有约 30% 不能正常受精。ICSI 技术只帮助精子进入卵子细胞质中,ICSI 后的受精过程是在卵母细胞主导下精卵共同完成的,其中任何异常都可能造成 ICSI 受精失败的发生。对于首次出现的 ICSI 后全部受精失败患者,ICSI 仍然是再次促排卵首选的治疗方法。Javed 等报道有 70%~80% 的 ICSI 后完全受精失败的患者,在随后的 ICSI 周期没有发生全部受精失败情况。目前,各种卵母细胞辅助激活技术也逐步在 ICSI 受精失败周期开始使用,其有效性和安全性还需要大量的研究。

(四)卵母细胞人工激活

自辅助生殖技术(assisted reproductive technology,ART)诞生以来,绝大多数不孕夫妇的生育问题得到了解决,即使是重度少精或无精的患者,也可以通过附睾或睾丸活检联合卵胞质内单精子注射(ICSI)获得健康的后代。ICSI 技术可以使受精率达到 70%~80%,但仍有 1%~3% 的 ICSI 周期出现完全受精失败。其中约有 20% 的 ICSI 受精失败是由于 ICSI 后的精子从卵子胞质中排出而导致的,除非在获卵数极少的周期,这种情况一般不会导致完全受精失败或反复受精失败。而大多数的 ICSI 受精失败是由于精子注射进卵子胞质后,不能诱发卵子胞内的钙振荡从而不能使之激活。对于这种情况,卵母细胞人工激活(artificial oocyte activation,AOA)是目前人们尝试最多的方法。

1. 卵母细胞人工激活　人类 M Ⅱ 期的卵母细胞具有受精能力并处于第二次减数分裂的中期,胞内的能量代谢,基因转录和翻译,蛋白的表达都处于比较低的水平,细胞基本处于静息状态。正常受精时,精子携带的磷脂酶 C zeta(phospholipase C zeta,PLC zeta)激活磷脂酰肌醇信号通路,使卵子胞质内三磷酸肌醇(IP3)浓度升高,IP3 与胞内钙库上的受体结合,促使胞内钙库 Ca^{2+} 脉冲式释放,形成"钙振荡"从而激活卵子,启动卵子基因转录,蛋白表达及一系列细胞事件,使卵子离开 M Ⅱ 期完成减数分裂,并排出第二极体形成两原核

(图 12-6-5)。在受精失败的卵母细胞中,其钙离子振荡的模式严重受损,胞质内的钙离子释放总量下降。ICSI 受精失败的卵母细胞大多仍处于 M Ⅱ 期,通过化学刺激,电刺激或机械刺激可以将培养液中的钙离子导入细胞质内或诱导内质网钙库释放,导致卵子胞内钙离子浓度升高,模拟受精时卵母细胞胞质内的生理性改变,进而使卵子启动受精时发生一系列生化反应,这种方法称为卵母细胞人工激活(AOA)。

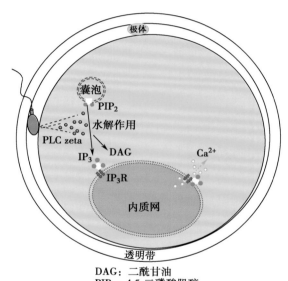

DAG:二酰甘油
PIP2:4,5-二磷酸肌醇
IP3:1,4,5-三磷酸肌醇
IP3R:IP3 受体
PLC zeta:磷脂酶 C zeta

图 12-6-5　受精激活示意图

2. 卵母细胞激活失败的原因　在临床周期中,卵母细胞激活失败(oocyte activation failure,OAF)约占 ICSI 受精失败总周期的 40%。根据受精激活机制,临床上可将激活失败的原因通过小鼠卵激活实验(mouse oocyte activation trail,MOAT)分为两类,即精子因素(sperm factor,SF)和卵因素(oocyte factor,OF)。

在精子因素中,导致精子失去激活能力的主要原因包括 ICSI 注射后精子染色体过早凝聚(premature sperm chromosome condensation,PSCC)和 PLC zeta 基因突变。而卵因素中,染

色体和胞质异常均可导致 OAF，近年来有学者发现，*WEE2* 基因突变可以导致卵母细胞成熟阻滞，进而导致 OAF。

3. 卵子激活的适用范围 卵子人工激活一般用于有 ICSI 受精失败史或反复 ICSI 受精率低（2PN 率 < 20%）的病例，目前文献报道，使用卵子激活的病例主要有：① ICSI 受精失败史；②圆头精子症；③反复受精失败；④不活动睾丸精子（nonviable testicular sperm）注射；⑤严重畸形精子症等。根据北京大学第三医院生殖医学中心报道的 AOA 研究结果，建议出现以下三种情况时，可以考虑在下一个 IVF 周期中选取一半数目的卵子进行人工激活：①前次 ICSI 治疗史，注射卵子数 ≥ 5，2PN 率 < 20%；②圆头精子症；③因严重精子畸形导致的受精率低下。

4. 卵子激活的方法 由于"钙振荡"是卵子激活的标志性事件，卵子胞质内的游离钙离子浓度升高是启动受精后续事件的前提，因此卵子人工激活的主要原理是人为地使胞内的游离钙浓度升高，模拟自然激活时形成的钙振荡，启动后续的细胞事件。按激活方式主要分为机械激活法、电激活法和化学激活法三种，目前临床应用主要以化学激活为主。化学激活有多种激活剂可供使用，如钙离子载体 A23187、7% 乙醇、氯化锶（SrCl₂）、离子霉素（ionomycin）、嘌呤霉素（puromycin），临床应用主要以钙离子载体 A23187 及离子霉素为主。另外，还可以通过注射 PLC zeta cRNA 来使卵母细胞恢复受精。

钙离子载体 A23187 是一种移动性离子载体，可以运输二价钙离子进入细胞，同时将两个氢离子带出细胞，如果在培养液中加入 A23187 则钙离子很快进入细胞质中。目前，已经有多例应用该激活剂成功激活卵子并

妊娠的报道，Kim 等用 CIA 使圆头精子症患者的卵子成功受精并最终分娩一健康女婴。Eldar-Geva 等人用 CIA 使一对反复 ICSI 受精失败的夫妇卵子成功受精，这个例子可能更具有代表性，因为该对夫妇的卵子和精子形态学上并没有明显的缺陷。具体操作为：ICSI 后 1 小时内，将卵子放在含 10μmol/L 钙离子载体 A23187 的培养液中，37℃，5% CO₂ 培养 7 分钟，然后于 10 滴新鲜培养液中洗净，之后进行正常的体外培养，使 57 枚 ICSI 后的卵子受精率达到 37%，在 17 枚受精的胚胎中形成 11 枚可移植胚胎（65%），在经历了三次移植后最终成功分娩三胞胎。

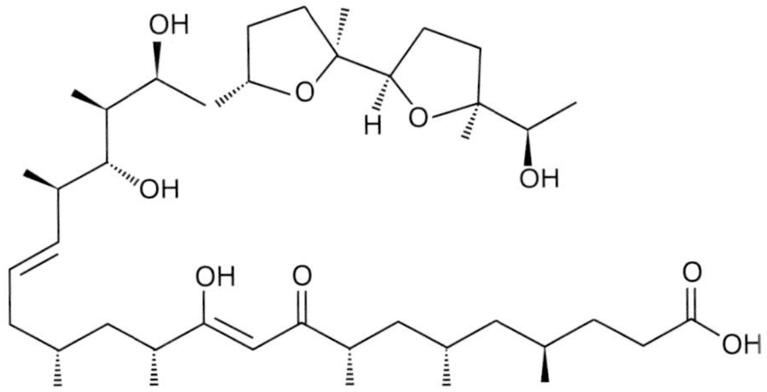

图 12-6-6 离子霉素的结构式

离子霉素（ionomycin，$C_{41}H_{72}O_9$）是一种链霉菌属的抗生素（图 12-6-6），是对钙离子有亲和力的离子载体，可以将钙离子从胞外运送到胞质内，或将钙离子从内源性钙库中释放到胞质，从而升高胞质内的钙离子浓度，达到激活卵子的效果。B.Heindryckx 等使用离子霉素作为激活剂分别对圆头精子症，完全受精失败，近似受精失败，受精差及胚胎发育阻滞等几组患者的 ICSI 后卵子进行人工激活，虽然 AOA 组的受精率比对照组或之前的 ICSI 周期有所提高，但仅在圆头精子症组和近似受精失败组中获得了 AOA 后的妊娠。他们先用二甲基亚砜作为溶剂将离子霉素配成 1mmol/L 浓度的母液，人工激活时用

培养液将其稀释至 $10\mu mol/L$,ICSI 时将制动后的精子与 5pl,$0.1mol/L$ 的 $CaCl_2$ 一起注射入卵子,ICSI 30 分钟后将注射后的卵子放入激活液中 10 分钟,然后用干净培养液洗净并放入 $37℃$,6% CO_2 培养箱培养,30 分钟后再进行一次激活操作,最后进行常规的体外培养。Nasr-Esfahani MH 等人使用离子霉素对 87 例严重精子畸形的患者进行卵子人工激活,将患者卵子随即分为两组,一组不激活作为对照,另一组使用 $10\mu mol/L$ 的离子霉素对 ICSI 后的卵子处理 10 分钟。结果在对照组受精率 0 的人群中移植 AOA 后得到两例临床妊娠,在对照组受精率较低(14.3%)的人群中,AOA 使试验组的卵子受精率大大得到提高(58.31%)。北京大学第三医院李军生等人使用离子霉素作为激活剂对受精失败高危患者进行了同胞卵对照研究,发现 AOA 可以使高危患者的受精率从 33.86% 提高至 50.38%,D3 可移植胚胎率从 26.69% 提高至 43.51%,受精失败发生率从 36% 降低至 16%,差异均具有统计学意义,说明 AOA 可以使这部分患者受益。

5. AOA 的安全性   安全性问题是任何一项新技术在推广前都必须认真考察的,AOA 技术也不例外。由于它是对问题配子进行的一种非生理性干预,在将 AOA 作为一种常规的临床干预前,有两个问题是需要弄清楚的:第一,激活失败本身预示着配子存在某些缺陷,AOA 虽然可以使中断的受精过程继续下去,但是否也会掩饰配子本身可能存在缺陷,而不是消除这些缺陷,这些缺陷是否会在受精后的发育过程中给胚胎的健康带来更加严重的问题? 2009 年,Mansour 等人用电激活的方法帮助有受精失败史和严重精子畸形的患者提高了受精率,但同时发现激活组的流产率要高于非激活组。第二,在进行 AOA 时所使用的各种激活剂虽然对受精激活有帮助,但是否会对胚胎后续的发育带来不好的影响? 由于 ICSI 受精失败的病例很少,使用 AOA 技术获得妊娠并分娩的病例就更加少了,目前所有的报道几乎都是个案报道,因此很难通过大样本量的产后随访来研究 AOA 对胎儿健康所带来的影响。虽然有研究表明,AOA 后的胚胎核型分析结果是正常的,AOA 后出生的胎儿也是健康的,但数据的样本量太小,不足以证明 AOA 是绝对安全的。在临床应用中,应仔细分析激活失败的原因,谨慎选择使用 AOA,在有 AOA 来源的胚胎和非 AOA 来源的胚胎同时存在的情况下,建议首选非 AOA 来源的胚胎进行移植。

第七节   胚胎的体外培养、胚胎选择与胚胎移植

一、胚胎的体外培养

卵母细胞检查完受精后即进入胚胎培养阶段。发育到第二、三天为卵裂期胚胎;发育到第五或第六天形成囊胚。

1. 胚胎培养方法   根据胚胎培养容器的不同,可以分为三种:

(1)微滴培养法:微滴培养法即在表面有矿物油覆盖的 $20\sim50\mu l$ 培养液内对胚胎进行培养。矿物油透明,作为一个物理屏障,能防止挥发和减慢气体的扩散,保持渗透压和防止细菌和真菌的感染。短时间内在培养箱外观

察和操作时,矿物油能避免 pH 较大幅度地波动。另外,矿物油能吸收培养基中的脂溶性毒物,有利于胚胎的发育。

(2)小试管培养法:与微滴培养法相比,小试管培养法污染的可能性大。因为打开瓶盖倒液体时,液体可能顺着试管的内、外壁同时流下来,而且每一次均可能有液体残留在瓶嘴口。当用小试管授精时,精子及其残渣容易沉积在管底的卵母细胞周围形成 pH 偏低的环境。

(3)开放式培养法:开放式培养法一般采用四孔板,所需培养液的量较多(> 1ml)。而人类胚胎所需的量很少。大于 0.1ml 的量会将胚胎的因子稀释,不利于胚胎发育。

2. 胚胎培养方式　分为单一胚胎培养和集合培养。采用单一胚胎培养比较便于观察,有连续性,一般采用微滴盖油。而集合培养是指在培养基内将多个胚胎一起培养,集合培养因多个胚胎之间的代谢影响,可能更利于胚胎发育及囊胚形成,其缺点是不能对每个胚胎独立进行追踪。

3. 培养液的使用情况　分为单一培养基培养、共培养和序贯培养。

(1)单一培养:最初阶段,从受精卵到囊胚阶段的培养都被置于单纯一种培养基内。但是囊胚形成率较低。

(2)共培养:共培养是利用来源于生殖系统的细胞或某些上皮细胞与胚胎一起培养。共培养的细胞层被认为可以调节体外培养胚胎的代谢系统,帮助清除某些代谢废物;还可向胚胎提供氨基酸,使培养环境中的氨基酸达到平衡,有效改善早期胚胎发育。共培养可使囊胚形成率明显提高。但是共培养操作程序繁琐,有传播疾病的潜在危险,长时间体外培养可能产生的霉菌、细菌甚至病毒,影响胚胎发育。

(3)序贯培养:序贯培养主要根据胚胎在 8 细胞期紧密化前后的代谢需求不同,采用不同的培养液分阶段培养。在质密化前,胚胎的生物合成及代谢水平低;质密化后,胚胎细胞开始出现分化,细胞的生物合成及代谢水平明显提高,糖的利用能力提高。因此,Gardner 等设计了不含血清的 G 系列序贯生长培养基 G1/G2,和新近推出 G3 系列培养基,G1 用于 2~8 细胞期胚胎的培养,G1 中含有与人输卵管液中水平相当的糖、丙酮酸、乳酸和磷酸盐,还含有 Eagles 液中的 7 种非必需氨基酸和谷氨酰胺、牛磺酸,可以控制胚胎对糖的利用。G2 用于囊胚的培养,G2 中含的糖、丙酮酸和乳酸与人子宫腔液中的水平相似,同时含有多种氨基酸和维生素,以满足旺盛的合成代谢需要。G3 在原来的基础上增加了透明质酸,并调整了氨基酸和维生素的组成。序贯培养基的运用大大提高了体外培养的囊胚形成率、着床率和临床妊娠率。

二、胚胎选择与胚胎移植

(一)胚胎选择的方法介绍

在胚胎实验室中有一项很重要的工作就是挑选高发育潜能的胚胎进行移植,它关系病人的胚胎着床率、成功率,并对多胎妊娠率产生重要影响。在现阶段的胚胎实验室工作中,如何客观评价胚胎的质量仍是一个比较复杂的科学问题。近年来,有很多新的技术和手段应用于胚胎评价和选择,如基于极体、分裂球、囊胚活检的细胞遗传学诊断、培养基代谢水平的检测、高分辨率的视频图像采集、放射冠细胞的培养和颗粒细胞的凋亡、氧自由基水平的检测、线粒体的分布和三磷酸腺苷(ATP)在分裂球中的浓度、基因表达水平检测等。尽管每种评分手段各有一定的应用价值,但大部分仍不适合于日常工作中的胚胎评分。现阶段广泛用于胚胎实验室的光学显微镜下形态学评估,虽然存在一定的主观性、不准确性,但因其简便、易行等特点,仍然是日常工作中最常用的胚胎评估手段。

(二)胚胎的形态学评估

胚胎形态学评估能较好地预测胚胎发育潜能。胚胎形态学选择主要是评价胚胎的发育速度和形态,是一个动态的过程,通常包括授精后16~18小时的原核评估,培养第3日的分裂期胚胎评估及囊胚评分等,2010年ESHRE就胚胎形态学评价达成基本共识。

1. 卵裂期胚胎的形态评估 卵裂期胚胎的评估是以胚胎发育速度、卵裂球的对称性和碎片程度为基础。胚胎发育速度与胚胎的活力有关,发育快的胚胎有较高的种植率。

(1)卵裂速度:细胞分裂速度是评价胚胎发育潜力的一个重要指标;胚胎每12~18小时进行一次有丝分裂(除第一次卵裂)。受精后39~60小时可见有活力的4细胞期胚胎。可在72小时之前观察到8细胞期的胚胎。当分裂期胚胎发育至8或16细胞期时,卵裂球之间开始形成紧密连接。有证据表明,卵裂球的紧密连接提示胚胎组DNA转录的开始。胚胎则进一步发育成桑葚胚。发育过快或过慢潜能均降低,一般如表12-7-1进行胚胎观察与评估。

(2)卵裂球均一性:不均一卵裂是人类胚胎在体外培养过程中的一种常见现象,其结果导致卵裂球大小不一,非整倍体比例高。文献报道卵裂球不均一胚胎的种植潜力下降,移植后妊娠率降低。

(3)碎片:碎片是胚胎体外培养过程中的一种常见现象,是一些无核且有膜包裹的细胞外胞质结构。细胞碎片产生的机制尚不完全明确,可能与培养条件、遗传的完整性、染色体的失平衡、胞质的成熟度、核分裂和胞质分裂的异常等因素有关。胚胎中较少碎片(<20%)并不影响胚胎进一步发育。胚胎中胞质碎片含量的评估方法为轻轻晃动培养皿或用毛细吸管吹吸胚胎使其滚动,观察并估计胞质碎片占胚胎总体积的百分比,如4细胞胚胎,25%的碎片相当于1个卵裂球的体积。需注意的是,碎片在胚胎内分布不固定,可能随着胚胎发育而移动位置。

表 12-7-1 胚胎评价时间

观察内容	时间(受精后时间)	发育阶段
早卵裂	ICSI 后 26±1 小时 IVF 后 28±1 小时	2 细胞
D2	44±1 小时	4 细胞
D3	68±1 小时	8 细胞
D4	92±1 小时	桑葚胚
D5	116±1 小时	囊胚

(4)多核细胞:是指卵裂球内有两个及以上的细胞核,多核现象与以下因素有关:①细胞有丝分裂过程中细胞核分裂,但细胞质没有同步分裂;②细胞核碎裂;③在有丝分裂后期染色体异常排列导致多核发生。一般认为多核胚胎染色体异常的概率增加,且卵裂球大小不一,碎片较多,多核胚胎的种植率、妊娠率都很低,应尽量减少移植有多核细胞的胚胎。

2. 卵裂期胚胎评分 因为胚胎培养液成分和培养系统对胚胎形态影响很大,在进行胚胎评估时要考虑这些因素,各个实验室应该根据经验制订适合的胚胎形态学评价标准。胚胎的观察应该注意卵裂球数量、碎片所占的百分比、细胞大小的均一性及排列、胞质颜色及多核现象等。

现以北京大学第三医院生殖医学中心对卵裂期胚胎的形态评估为例介绍卵裂期胚胎的评价。主要根据胚胎的细胞数、碎片的多少，以及卵裂球是否均匀三项指标对卵裂期胚胎形态进行评估。其中：G1，无碎片；G2，碎片 <10%；G3，碎片 10%~30%；G4，碎片 30%~50%。其中，"−"（减号）代表分裂球不均匀。如 8 细胞，碎片 <10% 的胚胎评分为 8G2，若分裂球大小不均则评为 8G2−。通常第三天没有发育到 4 细胞，或碎片较多（如碎片 ≥ 50%）的胚胎不建议保留。

3. 囊胚的形态评估　囊胚培养主要目的是对胚胎进行自然选择。但是囊胚培养增加了胚胎在体外的培养时间，有可能导致不利因素增加风险。由于囊胚营养需求与卵裂期胚胎有所差异，因此囊胚培养过程中通常采取一些特殊的条件。目前较多采用序贯培养液进行囊胚培养。大多数中心按照 Gardner 囊胚分级法对形成的囊胚进行分级。囊胚主要根据囊胚腔的大小、内细胞团及滋养层细胞的情况进行评分，以一个数字及两个英文大写字母表示（如 4AA、3AB 等）。

根据囊胚腔的大小和是否孵出将囊胚的发育分为六个时期：

1 期：早期有腔室囊胚，囊胚腔的大小小于胚胎总体积的 1/2；

2 期：囊胚腔体积大于或等于胚胎体积的 1/2；

3 期：囊胚腔完全占据了胚胎的总体积；

4 期：扩张囊胚，囊胚腔完全占满胚胎，胚胎总体积变大，透明带变薄；

5 期：正在孵出的囊胚，囊胚的一部分从透明带中逸出；

6 期：孵出的囊胚，囊胚完全从透明带中逸出。

内细胞分级：A 级：细胞数目多，排列紧密；

B 级：细胞数目少，排列松散；

C 级：细胞数目很少。

滋养层细胞分级：A 级：细胞较多，结构致密；

B 级：细胞不多，结构松散；

C 级：细胞稀疏。

（三）胚胎动态监测评估系统

传统的形态学评估只能观察胚胎在有限几个时间点的变化，不能动态地分析胚胎在植入前全部发育过程。同时，在培养箱外观察胚胎，不可避免地会造成培养环境如温度、湿度及 pH 的改变，有可能对胚胎发育造成影响，因此胚胎在培养箱外操作时间要尽可能短。为了克服上述缺陷，近年来有学者将胚胎动态监测体系应用于辅助生殖领域。此项革新技术结合胚胎培养箱及显微摄影技术，在胚胎由卵子受精开始直至植入母体之前的细胞分裂过程中每隔一段时间（1~20 分钟）对胚胎进行自动拍照，能够实时观察胚胎的成长过程。应用胚胎动态监测系统可以为胚胎学家提供一些传统 IVF 监测方法不能获得的数据。

（四）胚胎移植

IVF 技术的成功标志是获得健康的单胎妊娠。胚胎移植（embryo transfer，ET）是这项技术中最后也是最重要的步骤。IVF 是否成功和许多因素密切相关，如胚胎质量、子宫内膜容受性及胚胎移植技术本身。胚胎移植的目的是将胚胎安全准确地运送到母体子宫腔内。尽管操作过程看似简单，但却需要胚胎学家和临床医生密切配合才能完成。胚胎移植的导管主要由没有毒性的塑料和金属组成，尽管各种品牌在长度、硬度及柔韧性方面稍有不同，大多数临床医生仍选择软移植管进行操作。这样能尽量降低对宫颈和子宫内膜的刺激和损伤,获得较好的临床结局。胚胎的装载过程主要按以下顺序进行:吸取培养液约长1cm、气体长0.5cm,再吸入含胚胎的培养液,气体长0.5cm,培养液长1cm,总量15~20μl(图12-7-1),空气泡的目的在于保护胚胎不使其丢失。图12-7-2红色箭头所指为在体视显微镜下(8×10)观察的移植管内的胚胎。

胚胎移植时机的选择也是一项的重要问题,不同时期移植胚胎各有优缺点。原核期移植可提供更多的受精卵进行冷冻保存,但通过原核期评分来选择受精卵进行移植的研究尚不成熟,对原核以后的发育潜能很难预测。卵裂期胚胎移植的优点是体外培养时间短,但卵裂期胚胎的形态学不能准确反映胚胎的着床能力,而且胚胎着床前需在宫腔内悬浮一段时间,因此为增加着床机会,在没有临床禁忌证的情况下一般不选择单胚胎移植,同时也带来了更高的多胎风险。随着近年来囊胚体外培养体系逐渐优化,囊胚形成率逐渐提高,囊胚冷冻技术逐渐完善,使得囊胚移植作为常规移植技术成为可能,并且越来越多的中心采用了这项技术,在体外把胚胎培养至高质量囊胚阶段再进行移植。部分存在染色体异常的胚胎无法发育至囊胚期,囊胚移植的优点在于淘汰了一部分具有遗传缺陷或发育潜能差的胚胎,同时提高胚胎与子宫内膜的同步性,更符合生理性着床过程。对于一些反复移植失败的患者,可以降低移植次数,提高效率。但是,囊胚移植有可能增加单卵双胎的发生概率,同时,对于没有囊胚形成而无法移植的患者,需要更多的知情告知。

胚胎移植数目选择的原则即保持妊娠率并降低多胎率。世界各国对胚胎移植数目都有相关的规定。目前,我国国家卫生健康委员会规定35岁以下首次IVF周期的患者移植2个胚胎,其余病人可移植3个胚胎。近年来,越来越多的患者选择单囊胚移植,在提高着床率的同时,有效地降低了多胎的风险。如何改善胚胎培养体系及挑选最具发育潜能的胚胎,以达到移植一枚胚胎获得一个健康活婴成为世界各国生殖工作者共同面临的挑战,其中单囊胚移植是一个很好的选择方法。

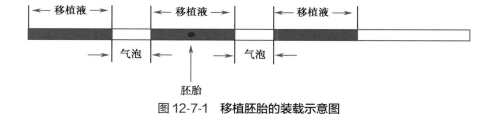

图 12-7-1　移植胚胎的装载示意图

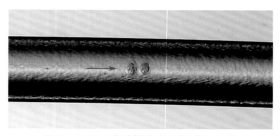

图 12-7-2　移植管内的胚胎(8×10)

第八节　卵母细胞体外成熟培养技术

一、研究历史

在体外受精 - 胚胎移植治疗周期中，临床上普遍采用大剂量的促性腺素，通过控制性超排卵在一个周期获得多枚成熟卵母细胞。但是随着促性腺素的广泛应用，其副作用也逐渐显现：最为突出的是卵巢过度刺激综合征（ovarian hyperstimulation syndrome，OHSS），不仅损害胚胎的植入和发育，重度 OHSS 甚至危及母亲生命。

未成熟卵体外成熟技术（*in vitro* maturation，IVM）是指在不用促性腺素的自然周期或未被充分刺激的卵巢穿刺抽吸小窦卵泡，获取未发育成熟的卵母细胞，在体外成熟培养体系中培养 24~48 小时，获得成熟卵母细胞，完成体外受精、卵裂等胚胎发育过程，移植胚胎后获得妊娠分娩。

1935 年，Pincus 和 Enzmanz 首次发现兔的未成熟卵母细胞在体外自发地排出第一极体，完成卵母细胞成熟过程。随后研究者通过对小鼠、羊、猪、恒河猴及人的卵母细胞进行体外成熟培养均获得了成熟卵母细胞。1991 年 Cha 等首次报道，从人类卵巢中取到未成熟卵在体外成熟培养后经体外受精 - 胚胎移植成功分娩健康女婴。之后 IVM 技术便开始逐步应用于临床。2000 年通过 IVM 技术我国获得首例临床妊娠。由于取卵前不需要或较少应用促性腺激素，与常规控制性超排卵相比，未成熟卵母细胞体外成熟培养治疗周期短、费用低，且可以避免长期大剂量促性腺激素刺激对患者带来的副反应。目前这项技术主要用于不孕症的治疗，如多囊卵巢综合征（polycystic ovarian syndrome，PCOS），预防过度刺激综合征（ovarian hyperstimulation syndrome，OHSS）、卵巢功能减退及卵巢早衰（premature ovarian failure，POF）等。还为年轻女性癌症患者提供生育力保存，具有很好的发展前景。

二、适应证

（一）多囊卵巢综合征患者或促性腺激素刺激高反应患者

1994 年，Transon 成功开展 IVM 技术治疗不孕患者，尤其是多囊卵巢综合征（PCOS）患者和 OHSS 高危人群。对于 PCOS 不孕患者采用传统体外受精 - 胚胎移植（IVF-ET）技术治疗时往往需要大量的外源性促性腺激素，且获卵数较多，卵巢过度刺激综合征发生率较高；如减少促性腺激素使用量虽可降低卵巢过度刺激综合征的发生，但部分 PCOS 患者对低剂量促性腺激素无反应或低反应。而目前临床上尚无有效的手段避免卵巢刺激过程中出现的卵巢过度刺激综合征。IVM 技术是在自然周期或小剂量促性腺激素刺激下获取未成熟卵母细胞，可以有效避免 OHSS 的发生，并且治疗周期短，还可降低治疗过程中昂贵的药物费用，被认为是治疗 PCOS 患者的有效方法。

（二）卵巢反应不良患者

在促排卵过程中，部分患者卵巢功能下降，对药物反应不良，无法获得一定数量的卵母细胞，即使增加 Gn 剂量延长用药时间后仍不能改善卵巢低反应的治疗结局，只能放弃该治疗周期,给患者经济、身体和精神带来了沉重压力。2001 年,Check 报道了从卵巢低反应者行 IVM 治疗后获得妊娠。当卵巢出现低反应时 IVM 可以作为一种有效的补救措施,减少取消周期,提高妊娠机会。

(三) 自然周期 IVF/IVM

在自然周期中虽然只有一个优势卵泡长大并排卵,但很多小卵泡也在同一周期生长,大约有 20 个窦卵泡进入排卵前期生长。2004 年,Chian 等首次报道了对不孕患者应用自然周期 IVF/IVM 获得妊娠,认为在卵泡生长期,即使优势卵泡已经出现,其余的小卵泡并不会发生闭锁,将小卵泡和优势卵泡一同取出进行体外培养和受精,是完全可以发育的,也可作为 IVF 的补充,为无法用药或不适合药物促排卵的患者提供了一种新的治疗途径。

(四) 生育力保存的应用

在恶性肿瘤患者的治疗过程中,放化疗会影响卵巢功能甚至导致卵巢功能衰竭,对于有生育要求的年轻恶性肿瘤患者,尤其是激素依赖性肿瘤而无法接受药物促排卵治疗的患者,在肿瘤治疗前,取出未成熟卵母细胞,经体外培养成熟后进行冷冻保存;或在放化疗前将卵巢组织取出进行冷冻,当需要生育时,解冻卵巢组织,将其中未成熟卵母细胞体外成熟培养,从而避免药物促超排卵诱发癌症复发等风险,并可节约患者的时间和费用,是肿瘤患者生育力保存的有效途径。2014 年,Prasath 等首次报道卵巢癌患者在进行卵巢切除术后,采用 IVM 卵母细胞发育、受精而来的胚胎进行冷冻保存,最终成功分娩健康婴儿。

三、方法

体外成熟卵母细胞的收集:

1. 仪器设备　体视显微镜、IVF 工作站、恒温试管架、CO_2 培养箱。

2. 耗材试剂

(1) 耗材:①无菌毛细吸管;②直径为 100mm 的培养皿;③无菌镊子;④无菌巴斯特吸管及吸头;⑤ 1ml 无菌注射器及针头;⑥患者姓名标签;⑦一次性无菌细胞筛(孔隙为 70μm);⑧直径为 60mm 的培养皿;⑨直径为 35mm 的培养皿;⑩一次性 15ml 无菌试管。

(2) 试剂:①卵泡冲洗液;② IVM 培养液;③体外操作培养液。

3. 操作步骤

(1) 核对患者夫妇双方姓名。

(2) 将卵泡液缓慢倒入细胞筛中,防止卵泡液溢出细胞筛边缘。在 60mm 培养皿(PBS)中水平晃动细胞筛,洗去其中红细胞,用吸管将细胞筛中干净的液体转移到 10cm 培养皿中。

(3) 在体视显微镜下仔细辨认卵母细胞,用毛细吸管收集卵母细胞并于 35mm 洗卵皿中洗去颗粒细胞及残余红细胞,从培养箱中取出四孔培养皿,贴好患者姓名标签,再将卵母细胞转入四孔培养皿中间洗涤 3~5 遍,最后放入含 IVM+75mIU/ml FSH & 75mIU/ml LH 的孔中培养。计数所收集 COCs 数并初步评估卵母细胞成熟度。将四孔放回培养箱中的预定位置进行培养。

(4) 体外培养 24~48 小时后机械剥除卵丘颗粒细胞检查卵母细胞成熟情况,排出第一极体即为卵母细胞成熟标志,行卵胞质内单精子注射(intracytoplasmic sperm injection,ICSI)。

四、影响卵母细胞体外成熟的因素

(一) 卵泡大小

PCOS 患者卵巢中存在多个小卵泡,但仅部分卵母细胞可体外成熟。未受外源性促性腺激素刺激的卵母细胞其体外减数分裂和成熟能力依赖于卵泡大小。随着卵泡直径增大，得到卵母细胞在体外成熟、受精及胚胎发育能力也逐渐增强。从小卵泡（3~4mm）中取到的卵母细胞的成熟率比从大卵泡（9~15mm）中得到的卵母细胞的成熟率低，即使形成胚胎，其发育潜力也较差。因此，对于 PCOS 患者可以在阴道 B 超引导下对直径稍大卵泡（5~10mm）进行未成熟卵穿刺及体外培养，但是当最大卵泡直径过大时，优势化过程可能会对同批募集的部分卵泡产生不良影响并且随着卵泡增大，体内雌激素也急剧增高，同样不可避免 OHSS 的发生。

（二）培养时间

有研究表明，80% 的 GV 期卵母细胞在培养 24~27 小时后发生生殖泡破裂（GVBD），28~35 小时处于 M Ⅰ 期，36~43 小时完成第一次减数分裂，最长 48~54 小时排出第一极体达到 M Ⅱ 期。Smith 等发现未成熟卵母细胞体外培养 36 小时与 28 小时的成熟率、受精率、卵裂率及临床妊娠率是相似的，但培养时间过长，可引起透明带硬化，卵母细胞老化闭锁。

（三）取卵前使用 FSH 或 hCG

正常女性自然周期的卵泡发育过程中，早在窦前卵泡阶段颗粒细胞上就出现了 FSH 受体、雌激素受体和雄激素受体，但没有 LH 受体，伴随着卵泡的生长发育，在晚卵泡期 FSH 诱导颗粒细胞生成 LH 受体，为排卵及黄素化做准备。排卵前 24 小时的 LH 峰通过作用于颗粒细胞的 LH 受体，细胞内腺苷酸环化酶活性明显增加，激活一系列特异酶，促进卵丘细胞膨散，诱导卵母细胞核成熟。

IVM 周期中取卵时卵泡直径较小，取卵前应用 hCG 是否提高未成熟卵母细胞的体外成熟率和成功率目前仍有争论。Chian 首次报道取卵前 36 小时给予 hCG 可以获得更好的成熟率。但也有学者认为取卵前 hCG 的应用可能加剧卵母细胞核质发育的不同步，进而影响卵母细胞的发育潜能。

通过对本中心 PCOS 患者 IVM 周期的前瞻随机对照研究，我们发现取卵前使用 hCG 组的患者未成熟卵体外成熟率明显优于未注射 hCG 组，予以 hCG 刺激后取出的 OCCC 表现为三种形态，即卵丘紧密型、卵丘松散型、无卵丘型。而取卵前未用 hCG 的 IVM 周期只有卵丘紧密型或无卵丘型两种形态的 OCCC，推测卵丘出现膨胀松散的变化与取卵前 hCG 的应用有关。值得注意的是，有研究指出对于正常妇女，取卵前应用 hCG 并不能提高体外成熟率，可能与正常妇女 IVM 周期取卵时卵丘颗粒细胞尚未出现 LH 受体有关。虽然体外成熟率明显提高，但两组患者的受精率、优胚率、临床妊娠率、着床率、流产率等均无差别。

IVM 周期取卵前是否使用 FSH，使用时间及剂量等对于 IVM 结局的影响也一直是临床争议的焦点，目前尚无明确结论。

（四）培养体系

卵母细胞体外成熟在于如何提供模仿卵泡体内成熟的内分泌微环境，使未成熟卵母细胞获得细胞核和细胞质的同步成熟。

1. 激素对卵母细胞 IVM 的影响　促性腺激素（Gn）——FSH 和 LH，对卵泡在体内发育至关重要。目前大多数的 IVM 培养液中都会添加这两种激素。现在普遍认为在培养基中添加生理浓度的 FSH（75mU/ml）能刺激体外培养的壁颗粒细胞和卵丘颗粒细胞分泌类固醇激素雌二醇（E_2）和孕酮（P），促进卵母细胞成熟。此外，Gn 还可调节卵巢内一些肽类物质，如表皮生长因子（epidermal growth factor，EGF）、胰岛素样生长因子（insulin-like growth factor,IGF)等调控卵泡的生长发育。然而,过高浓度的 FSH 不利于卵母细胞的发育,卵母细胞暴露在高浓度的 FSH 中虽然可以加速卵细胞核成熟,但也可诱导卵母细胞染色体的异常。因此在 IVM 中合理应用 FSH 非常重要。而在培养基中加入 LH 或 hCG 是否有益于 IVM 结果则存在争议。

甾体激素 E_2 和 P 是哺乳动物卵巢中发挥功能的介质。卵泡液中高浓度的 E_2 和 P,能直接调节卵巢颗粒细胞的功能,促进卵母细胞发育。在 IVM 培养基中添加 E_2 可防止雄激素诱导的生长卵泡闭锁,对于卵母细胞成熟发挥作用,提高受精率和卵裂率。但当与卵丘细胞共培养时,添加的 Gn 可以刺激卵丘细胞分泌 E_2,因此不需要额外添加 E_2 就可以促进卵母细胞的成熟。

生长激素(growth hormones,GH)主要由垂体前叶分泌的经典多效性肽类激素。研究发现卵丘细胞和卵母细胞上都存在 GH 受体,但只有卵母细胞上有 GH 表达,GH 通过自分泌和 / 或旁分泌途径来影响卵母细胞成熟。此外,GH 还能改变缝隙连接蛋白的合成,从而促进卵母细胞成熟。研究发现,在 IVM 培养液中添加 200ng/ml 生长激素可以促进人卵母细胞的体外成熟。

2. 生长因子在卵母细胞 IVM 中的作用
卵泡液中含有多种生长因子,如表皮生长因子(EGF)、胰岛素样生长因子(IGF-1)、脑源性神经营养因子(BDNF)、血管内皮生长因子(VEGF)等主要由颗粒细胞分泌,通过自分泌和 / 或旁分泌途径参与卵母细胞成熟和胚胎发育。研究证实,生长因子还可以改善受精后胚胎的发育潜能,提高囊胚的形成和质量。

EGF 是一种多肽类物质,其受体是酪氨酸激酶,EGF 与其受体结合后刺激酪氨酸磷酸化,进而激活卵母细胞质成熟所需的一些酶,从而促进卵母细胞生发泡破裂和第一极体释放。卵泡液中含有 EGF 并在多个物种如牛、猪、猴、和人的未成熟卵母细胞体外成熟中起促进作用。研究发现,EGF 能够促进猪卵母细胞体外成熟效率、卵母细胞质量和胚胎发育,并通过卵母细胞和受精胚胎上表达的受体调节其细胞质成熟。

IGF 系统在女性生殖道中广泛存在,在多种生殖生理过程发挥重要作用。卵巢中的 IGF-1 有多种旁分泌活性,与其受体结合而在女性生殖生理过程中发挥一定作用,包括卵泡发育、卵母细胞发生及成熟、排卵及卵泡闭锁等。IGF-1 刺激颗粒细胞发生有丝分裂,FSH 和 IGF-1 以协同方式起作用。研究发现,IGF-1 可促进猪卵母细胞成熟和胚胎发育,小鼠的卵母细胞体外成熟时加入 IGF-1 可以显著提高其囊胚形成率。

BDNF 是神经因子神经营养家族成员,不仅在神经系统广泛表达,也在哺乳动物的生殖系统中表达,对哺乳动物卵泡发育、卵母细胞成熟和早期胚胎发育起重要作用。Seifer 等首次证实超促排卵后女性和正常月经周期女性的排卵前卵泡液中均存在 BDNF,并且 BDNF 能促进卵母细胞质成熟,改善 IVM 卵母细胞的质量和胚胎的发育潜能。体外培养实验表明小鼠壁颗粒细胞和卵丘颗粒细胞分泌 BDNF,排卵前 LH 峰刺激 BDNF 分泌,可以促进卵母细胞第一极体的排出和受精。人卵母细胞成熟和早期胚胎发育也受 BDNF 信号通路调节。

VEGF 是一种由各种正常细胞和肿瘤细胞分泌和合成的蛋白质。在人类颗粒细胞、卵泡膜细胞和卵丘细胞中普遍存在 VEGF 及其受体的表达,在人卵巢中,VEGF 由卵丘颗粒细胞分泌，受 Gn 剂量和时间依赖性调控，可以调节卵母细胞的发育。在卵母细胞减数分裂过程中，VEGF 参与微血管的再生过程，调节卵母细胞周围氧溶解度，以及提供营养物质和生长因子支持优势卵泡的生长，从而改善卵泡生长微环境，促进卵母细胞核和胞质成熟。在牛和猪卵母细胞体外成熟培养的过程中，培养液中添加 VEGF，可以提高卵母细胞成熟率及胚胎的发育潜能。人卵泡液中 VEGF 的浓度明显高于血清，并且 VEGF 水平与年龄密切相关：40 岁以下女性成熟卵泡液中 VEGF 水平明显低于 40 岁以上者，认为卵泡液中 VEGF 的水平可能呈年龄依赖性。因此，VEGF 可作为反映卵母细胞成熟度的生物学标记。

3. 抗氧化剂　在 IVM 过程中，氧化应激可引起卵母细胞成熟阻滞，染色体分离异常及细胞骨架改变等不良事件。在体内，氧化剂和抗氧化剂的动态平衡影响卵母细胞质量。为降低氧化应激对卵母细胞的损害，可在培养液中外源性加入抗氧化剂。褪黑素是一种由松果体合成的激素，不仅能介导生殖生理周期性变化，同时作为一种高效抗氧化剂参与卵母细胞成熟及胚胎发育。以往研究发现，外源性加入一定量褪黑素可促进人未成熟卵母细胞成熟及早期胚胎发育，而高于生理浓度时，虽然降低氧化应激对卵母细胞损害，但干扰卵母细胞成熟过程的正常分泌，反而影响卵母细胞成熟。2020 年的一项研究也表明，褪黑素通过保护线粒体功能来促进控制性超促排卵周期中人未成熟卵母细胞的体外发育潜能，并获得健康后代的出生。

4. 细胞核和胞质成熟同步化　卵母细胞成熟包括核成熟和细胞质成熟。卵母细胞核成熟意味着第一次减数分裂的重新开始和进入第二次减数分裂中期。细胞质成熟则意味着受精成功和早期胚胎细胞器的代谢结构改变。而影响卵母细胞体外成熟效率的重要因素之一是细胞核和胞质发育不同步。一般胞核可能会先于细胞质发育成熟。细胞质的不完全成熟可能会导致卵母细胞后续的受精和胚胎发育所必需的物质缺乏，使受精率低及胚胎发育差。有研究者认为，在未成熟卵母细胞体外培养时可以先适当抑制胞核成熟，为胞质成熟提高充裕时间，从而使细胞核和细胞质成熟同步。对于细胞核成熟的抑制剂目前研究热点是磷酸二酯酶（phosphodiesteras，PDE3）抑制剂，可抑制卵母细胞内磷酸二酯酶活性而使 cAMP 水平升高，从而抑制卵母细胞发生 GVBD。研究发现，用 PDE3 抑制剂作用于小鼠和牛的体外成熟卵母细胞一段时间后移除，其优质胚胎率、囊胚形成率和活产率均有所提高。在人卵母细胞体外成熟的研究中也发现，用 PDE 抑制剂短暂地抑制人 GV 期卵母细胞核成熟可以改善卵母细胞纺锤体和染色体形态、减少缝隙连接的缺失、改善促排卵周期的卵母细胞胞质成熟。

五、卵母细胞体外成熟培养的安全性

自 1991 年第一例 IVM 获得妊娠后，IVM 技术已开展近 30 年，全球已诞生数千名 IVM 试管婴儿。PCOS 患者的 IVM 妊娠率为 30%~45%。尽管如此，IVM 在临床的应用还是相对较少且受到限制。尤其是 IVM 子代的远期安全性尚待证实。

（一）流产率

IVM 最主要的挑战是其较高的流产率。相比常规 IVF，IVM 流产率为 25%~57%。其原因可能与患者人群、胚胎质量及内膜因素有关。北京大学第三医院生殖医学中心 2006-

2009 年 PCOS 合并不孕症行 IVM 或 IVF 治疗患者的结局进行分析发现，对于 PCOS 合并不孕症患者，IVM 新鲜周期移植能够获得与常规促排卵治疗相类似的临床妊娠率，但是 IVM 组的流产率(21.1%)明显高于 IVF 组(15%)；而且这种高流产率与受精方式无关，并不是由于 ICSI 操作引起。IVM 治疗后的高流产率是因 PCOS 患者自身的内分泌异常造成还是 IVM 技术存在的隐患？其结论尚待证实。

（二）安全性

由于 IVM 技术是应用特殊的培养液将未成熟的卵母细胞在体外培养 24~48 小时后获得成熟的卵母细胞，有研究发现，卵母细胞在体外培养的时间越久，受精后胚胎的染色体非整倍性的比例就越高，且体外成熟培养条件的不当时可引起卵母细胞在 DNA 甲基化异常、控制胎儿和胎盘生长的基因印记的失调，这些都是影响 IVM 广泛应用的重要争论点。早在 2009 年就有研究关注了 IVM 卵母细胞受精后胚胎中染色体数目异常的问题，研究结果表明，IVM 组胚胎中的 21 号、18 号等染色数目的异常率远高于对照组，而这些胚胎中染色体数目的异常与唐氏综合征即 21- 三体综合征、18- 三体综合征等染色体异常疾病密切相关。

在 2019 年文献报道中，研究人员统计了 164 例通过 IVM 妊娠出生的婴儿后认为，这些婴儿出生时胎龄存在过低的现象，但是与对照组相比，IVM 早产儿的比例却没有明显的增加，并且 IVM 婴儿出生时的体重与对照组相比也没有明显的差异。同年，研究者首次长期随访了 IVM 子代生长发育情况。共纳入 IVM 组和常规 IVF 组共计 550 例，无论是单胎妊娠还是多胎妊娠，IVM 与 IVF 组在最终的卵裂率与囊胚形成率没有任何差异，各组间婴儿出生时各项指标也无明显差异，后续因低体重、黄疸、发育问题等疾病导致的住院率统计中，虽然单胎分娩的 IVM 组住院时间较对照组更长，但是这种差异还没有统计学意义。在以上的随访调查中在 IVM 子代中均未发现高发的染色体异常疾病。

目前，IVM 作为一种高效治疗手段取得了重大成果，并有数以千计的健康 IVM 婴儿出生。IVM 已由基础研究扩展到治疗 PCOS、卵巢高反应及卵巢低反应患者、癌症患者生育力保存等各个领域，尽管该技术仍有待进一步完善，但其广阔的应用前景，将成为未来试管婴儿发展方向之一。

第九节　辅助孵化

辅助孵化(assisted hatching, AH)就是人为的用物理或化学的方法对胚胎透明带进行处理帮助胚胎从透明带内孵出的技术。

在 IVF-ET 的过程中胚胎的低着床率一直存在。在 1990 年，Cohen 等人在 *Human Reproduction* 杂志上发表文章首次提出辅助孵化的设想，并且有大量研究发现辅助孵化的胚胎着床率有一定的提高，但因辅助孵化对于胚胎来说是人为的、违背自然的一种方式，部分人还是持反对意见，故目前在生殖领域辅助孵化仍然存在一定的争议。

一、透明带的结构和功能

透明带是由卵母细胞和卵泡细胞的分泌

物共同组成的非细胞结构性的蛋白,主要成分为硫酸化糖蛋白,作用是保护卵母细胞和着床前胚胎免受外界伤害。透明带表面有与精子识别和结合的受体,激发精子的顶体反应,促进精卵结合,受精后的透明带会发生皮质反应从而阻止多精受精。在体内,透明带对于着床前胚胎是必需的,透明带包围在分裂球外使其不会分离或黏附于其他胚胎、输卵管上皮上,维持胚胎的完整性和独立性。在生理情况下,受精后5~6天胚胎发育到囊胚阶段,随着囊胚腔的不断扩大透明带越来越薄,囊胚不断扩张直至透明带破裂,胚胎从透明带中孵出的过程称为"孵化"。

二、辅助孵化的适应证

对患者进行辅助孵化操作应有选择性和针对性。研究表明,辅助孵化可能并不适用于所有接受 IVF 治疗的患者,但对部分特定人群是有帮助的。辅助孵化适用人群如下:

(一)高龄患者(≥37岁)或/和基础FSH水平升高

有研究显示,高龄或/和基础 FSH 水平升高的患者透明带可能发生异常的改变而造成的孵出失败。

(二)反复IVF着床失败(≥3次)

在排除子宫内膜、宫腔、胚胎质量、输卵管积水等可探知的因素外,如果患者反复 IVF 着床失败,应考虑有可能是透明带因素。

(三)冻融胚胎

胚胎的冻融过程可能会导致透明带变硬。有回顾性研究表明,在冻融周期中对解冻胚胎进行辅助孵化,其临床妊娠率和着床率均显著提高。

三、辅助孵化的种类和方法

目前根据对透明带的不同处理,辅助孵化主要分为透明带打孔和透明带薄化。

(一)透明带打孔包括物理机械切割和激光打孔

1. **物理机械切割** 传统的透明带切开(partial zona dissection,PZD)技术,具体操作方法是用显微操作针在胚胎透明带上做一个"一"或"十"字形的开口,开口长 30~40μm。但该方法容易引起胚胎孵出时发生嵌顿。Cieslak 等人在 PZD 的基础上加以更新发明了 3D-PZD,具体操作为在 PDZ 的基础上再做出一条与其垂直的切口,这样透明带上形成了一个活瓣样开口,避免了胚胎嵌顿的缺点。

2. **激光法** 1995 年,Germond 等人在小鼠胚胎的透明带上用激光打孔后建立的,它是利用激光能量的高度集中,作用范围小的特点成为目前生殖领域的主要的方法。具体操作是将激光的作用点对准透明带(内部紧挨的分裂球的空隙处),用 1~2 次脉冲历时 0.5~1 秒就会产生一个 30μm 左右的孔。

(二)透明带薄化分化学法和激光薄化法

1. **化学法** 利用 Tyrode 酸(pH 2.3)或酶消化法对透明带进行化学性的消化,使透明带的厚度减小从而胚胎细胞更容易孵出的方法。具体方法是将挑选的胚胎置于含酶的培养液中消化,同时在体视显微镜下观察,待透明带变薄至原来的一半后,将胚胎洗 5~10 遍后转入培养滴内等待移植。这类方法所使用的酶具有一定的细胞毒性,并且在消化的过程中需要不断观察胚胎防止消化过度,但消化时间不够又达不到使透明带薄化的目的,所以这种方法需要胚胎师具有一定的经验,且胚胎在培养箱外的时间较长,所以目前鲜有中心用此方法。

2. **激光削薄法** 主要是用激光将透明带

的 1/4 周长（对焦平面），深度为透明带厚度的 3/4 削薄。

四、辅助孵化的安全性

辅助孵化技术在辅助生殖领域应用的安全性目前仍存在一定争议。在辅助孵化的操作过程中，不同程度地对胚胎实施了人工干预，可能会由于操作或激光的热效应对胚胎造成损伤，也有报道认为辅助孵化易发生空妊娠囊和增加双胎或三胎，特别是增加了单卵双胎的风险。因此，需要强调在进行辅助孵化过程中注意避免卵裂球脱出和诱导产生单卵双胎。辅助孵化技术需要有选择性地应用，并进一步探索更加安全可靠的操作方法。

第十节　体外受精 - 胚胎移植实验室的质量控制

IVF-ET 实验室的工作质量受到多方面因素的影响，包括环境、仪器设备、耗材试剂、人员及体外操作等。建立完善的 IVF-ET 实验室质量控制体系，对影响实验室工作质量的诸多因素进行控制、监测和改进，有利于保证实验室工作质量的一致性和稳定性，有助于问题的及时发现和持续改进，从而进一步优化临床治疗结局。在 IVF-ET 实验室采用全面质量管理（total quality management，TQM）和 PDCA 循环（plan-do-check-act，PDCA）等标准化的质量管理工具，对环境、仪器设备、耗材试剂、人员及体外操作等各方面进行质量控制，有利于保证和提高 IVF-ET 实验室的工作质量。

一、环境

环境既包括宏观环境（自然环境、培养室环境、培养箱环境），也包括配子及胚胎所处的微观环境，两者的关系密不可分。总的来说是通过以下几个因素影响配子和胚胎发育的：

（一）温度

在进行配子和胚胎的体外培养和体外操作过程中，应尽量减少温度波动对配子及胚胎的影响。

纺锤体是 M Ⅱ 期卵母细胞中的重要细胞器，在减数分裂过程中，形态完整和功能正常的纺锤体对卵母细胞染色体的平衡、运动、分配和极体的排出起着非常重要的作用。它的异常会导致染色单体不分离和染色体的分散，扰乱减数分裂和受精过程，导致非整倍体胚胎产生。实验证据表明，减数分裂时期纺锤体对环境的改变非常敏感，尤其是温度的波动。所以在体外操作的过程中，保持卵母细胞始终处于 37℃，对于保持纺锤体结构的完整性、后续的减数分裂及有丝分裂有着重要的意义。目前可以借助保持温度的仪器设备，如热台、电加热试管架等达到这个目的。同样在体外操作的过程中，避免频繁开关培养箱门，避免卵母细胞及胚胎在体外过于频繁或长时间的暴露尤为重要。

频繁开关培养箱门不仅会影响培养箱的温度，还可以影响箱内的湿度和气体浓度。影响温度的主要原因是开关门时箱内气体的外溢及箱外较低温度气体向箱内的扩散，和箱内气体（CO_2 和 N_2 或混合气）补充造成的。因此，在操作和培养过程中应采取措施减少开门次数。如将用于操作和培养的培养箱分开，减少培养箱内培养的患者胚胎数量等。"密封舱"式的 IVF 工作站及实时监测培养箱均有利于减少配子及胚胎操作过程中的温度波动。

（二）湿度及培养液的渗透压

哺乳动物胚胎正常发育的渗透压范围是255~295mOsm/kg,如果培养液的渗透压超出了这个范围,胚胎发育将会受到影响。渗透压是影响胚胎正常发育的重要参数。当渗透压升高跨越了一个阈值时,胚胎发育就会受到影响。在准备培养液及培养微滴的制作过程中,培养液中的水分不可避免地会有不同程度的蒸发。培养室的温度、湿度,超净工作台 /IVF工作站内风速,微滴的大小,制作微滴的方法都会影响培养皿内培养液的渗透压。在体外操作的过程中,盖油培养有效地防止了培养液内水分的蒸发。另外,操作应尽量迅速以减少操作过程中因水分的蒸发而带来渗透压的改变。培养室内应保持适宜的湿度(30%~60%),湿度过低,培养液水分蒸发的速度加快,同样会加速渗透压的改变。因此,在工作中应该从细节入手,注意操作的每一个环节。

（三）pH

影响配子与胚胎发育的另一因素是培养液的 pH。培养液中 $NaHCO_3$ 的浓度是由生产培养液的厂家在培养液中添加好的,所以培养液的 pH 由培养箱中 CO_2 来调节。增加CO_2 浓度高,培养液中产生更多的 H^+,降低培养液的 pH。反之,培养液 pH 升高(图 12-10-1)。胚胎培养的培养液 pH 为 7.2~7.4。培养液的体积、培养滴的表面积、温度、是否盖油,开培养箱门的次数以及体外操作等都会影响 CO_2的溶解和逸散,从而影响培养液的 pH。因此,

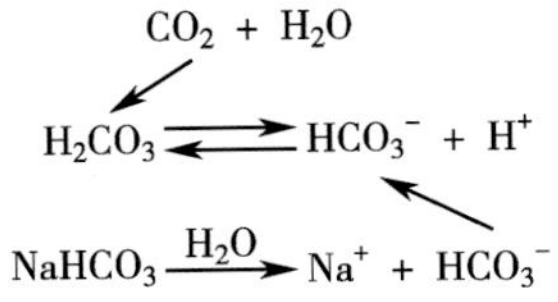

$$CO_2 + H_2O$$
$$H_2CO_3 \rightleftharpoons HCO_3^- + H^+$$
$$NaHCO_3 \xrightarrow{H_2O} Na^+ + HCO_3^-$$

图 12-10-1　培养液中 pH 的调节

在培养时尽量少开培养箱的门,体外操作时尽量减少配子及胚胎暴露在培养箱外的时间,这对于维持培养液的 pH 稳定很重要。

（四）可挥发性有机化合物

可挥发性有机化合物(volatile organic compounds,VOCs)在正常的室温和压力条件下可以挥发。实验室的仪器设备、产品包装、印刷品、清洁剂、消毒剂、化妆品、手术器械、装修材料、塑料制品的耗材等均可产生 VOCs。1997 年,Cohen 等检测分析 IVF 实验室内空气中的化学分子,结果表明空气中的化学分子污染(chemical air contamination,CAC)会严重影响胚胎发育。实验室内高浓度的 VOCs会对小鼠 IVF 胚胎造成严重的胚胎毒性,导致胚胎质量下降和发育受阻。目前尚无控制 ART 实验室 VOCs 的质量标准。为减少VOCs 对配子和胚胎的损害,建议采取适当的措施改善实验室的空气质量,特别是能够去除VOCs 的净化系统。活性炭原子之间的游移电子云可以起到电子胶的作用捕获 VOC,高锰酸钾具有强氧化性,可以对 VOC 分解,起到去除 VOC 的作用。可以在通风系统的过滤器中置入活性炭和高锰酸钾,或在实验室内安装空气过滤器,以去除实验室内的 VOCs。管道里的气体在进入培养箱之前也可以先通过空气过滤器,以降低和去除 VOCs。同时应制定相关制度,减少 VOCs 的释放。

（五）光照

体外操作的过程中光照可能会对胚胎的发育潜能造成负面影响,在正常生理状态下,配子胚胎生存的环境要比体外操作时暗得多。可见光会影响胚胎细胞的增殖并导致细胞的凋亡,但目前这方面的研究仍停留在动物实验上。不仅光强,光的波长同样也会对胚胎的发育造成影响。研究表明,与强度为

900Lux 的可将光相比,暴露在强度为 200Lux 的可见光的 2 细胞胚胎的桑葚胚及囊胚的发育率显著提高,而与暴露在 500Lux 光强的胚胎无差异。在强度均为 200Lux 的光线照射下,暴露在红光(620~750nm)比暴露在蓝光(445~500nm)下胚胎的桑葚胚及囊胚的发育率更高,并且差异显著($P < 0.05$)。与可见光相比,暴露在蓝光的桑葚胚内的 *HSP70* 基因表达及 ROS 的产生均增加,蓝光照射能使囊胚质量降低并促进分裂球的凋亡。因此 IVF 实验内应避免强光照明。在不影响工作的前提下,操作时尽量将光源调暗。也可以在显微镜上安装滤光片将对胚胎有害的波长的光线(如蓝光)滤掉。

(六) 避免来自手术室的交叉感染

对于 IVF 手术室及实验室的布局,层流设置上要避免手术室的消毒剂、感染物等经由层流系统扩散到实验室。同样重要的是避免人员的交叉,划分好各类人群的流动范围及时间,有效避免由于人员流动而造成的污染。

二、仪器设备的质控

(一) 培养箱

培养箱是 IVF-ET 实验室最重要的设备,因此加强培养箱的监测和维护至关重要。

新安装好的培养箱应首先进行消毒处理。如果新培养箱内有异味应打开门将异味散掉。开启电源后空转 14 天,在此期间多次测量培养箱的各项参数如温度、CO_2 浓度,以及测量培养液的血气测量。如果培养箱运行稳定,以现有的培养箱作为对照,做精子存活实验,实验合格后可以启用新培养箱。

为保证培养箱的正常运行,必须定期测量培养箱的温度,O_2、CO_2 浓度并记录,及时发现问题并采取措施。有条件的中心可以安装培养箱实时监测系统,及时发现问题并予以解决。

定期检测统计培养箱内的培养情况,如 2PN 受精率,可利用胚胎率等实验室相关数据。如发现数据结果较差的培养箱应及时分析原因,进行培养箱各项参数的测量,培养液的血气测量,并加以校准。对于影响培养质量的培养箱应淘汰。

目前培养箱的种类很多,无论选择什么类型的培养箱,在使用时共同的宗旨都是尽量减少培养箱内 pH 和温湿度的波动。可以采取以下措施达到目的:将用于培养和操作的培养箱分开,设置专门存放培养液和培养皿的培养箱,尽量减少培养箱内培养皿的数量,以减少开门次数;在培养箱门上贴标签,标明箱内培养胚胎的患者姓名及放置位置,明确划分培养皿的类型区域,以减少开门寻找的时间。也可购买实时监测培养箱用于胚胎的培养。

(二) 超净工作台

应在工作前开启风机,使其进入稳定运行状态后使用。尽量减少台面上放置的物品,避免影响气流,带入灰尘,降低超净工作台的洁净效果。每台工作结束后清理和清洁台面。定期做洁净工作台内的空气培养,或请有资质的第三方机构定期测量洁净工作台的风速和粒子等参数,确定其洁净度是否合格。根据实验室的具体情况和厂家的要求定期更换初效及高效过滤器,以保证洁净工作台内的风速及洁净度。

(三) 热台及加热试管

为使培养液的温度达到 37℃,应先进行反复测量,确定热台及加热试管架的设置温度并定期测量,及时校准。

(四) 其他设备

按照国家或厂家规定的要求对用于测量

的仪器设备进行定期校准：分析天平、离心机、CO_2 测定仪等。建议购买医用冰箱储存培养液，每天检查温度情况。体视显微镜及倒置显微镜应请厂家的工程师定期维护。

三、耗材

很多品牌均有专门的为 IVF 实验室提供的耗材，应优先选择专门的为 IVF 实验室提供的，注明鼠胚检测（mouse embryo assay，MEA）结果和内毒素检测（LAL）结果的产品。

耗材应由专人管理，记录订购耗材的时间、数量、到货日期、使用期限、使用情况等信息。设置入库出库记录，负责人应定期检查耗材库存及消耗情况，保证供应。耗材到货后，应清点数量，检查包装是否破损，分类后存放。耗材应存放在通风、干燥、安全的地点。由于目前 IVF 实验室使用的耗材基本上都是高分子聚氯乙烯材料的一次性耗材，应避免将其置于靠近暖气的位置，以免高温变形。可以定期将一定数量的耗材去掉外包装，放置于培养室内，方便取用，并记录耗材的品牌、批号，便于质控。也可在实验室记录单上记录每天使用耗材的品牌、批号。建议在使用前 1 小时将耗材从塑料包装袋内取出，置于洁净工作台上，释放所料袋内的 VOC。没有用完的耗材将其包装袋封好，便于下次使用。

四、试剂

试剂应由专人负责管理，包括订货、出库入库、清点库存等。设置专门的记录本或电子文档记录订购时间、数量、到货日期、使用期限、批次等信息。

新到货的培养液应检查包装是否完整，包装箱内的温度是否符合冷链运输的要求。按照试剂的要求加以存放。如大部分培养液

需要在 2~8℃低温保存；少量试剂，如酶等需要 −20℃冷冻保存。

在使用试剂时需要记录培养液的时间、批次。新批次培养液使用前必须进行血气分析，pH 应达到使用说明所标注的范围内。建议平行使用 2~3 家公司的培养液，以免一家公司的培养液由于订货、运输、产品质量等问题造成断货，影响使用。

应定期对培养液的培养效果进行数据分析，设定衡量参数，如正常受精率、可利用胚胎率及临床妊娠率等。

五、人员质控

实验室的工作人员是影响 IVF 实验室工作质量的核心，作为一个合格的实验室工作人员，不仅需要过硬的实验室操作技术，更要具有对 IVF 工作的责任心，建立 IVF 实验室工作"无毒、无菌、无误"的理念。下面我们从实验室人员的培训和考核、质控等方面加以论述。

（一）IVF-ET 实验室操作常规的建立

每个 IVF-ET 实验室都应该根据本实验室的情况建立操作常规，作为衡量实验室操作的标准和培训及考核的依据，是实验室操作的标准作业程序（standard operating procedure，SOP）。实验室操作常规必须与实验室的实际工作相结合，切实可行，具有可操作性。每一项操作常规的建立必须经过实验室的讨论，让每一位工作人员都知道该如何做、为什么这样做。一旦制定，就应该严格执行，如有更改，必须重新讨论，阐明理由，统一认识后方可改变操作。

（二）IVF-ET 实验室人员的培训、岗位准入和考核

建立实验室工作人员的培训档案。详细记录其培训的过程和胜任的岗位。包括其入

职时间、学历、培训内容、培训时间 / 操作例数、考核结果、带教老师、考核老师、准入岗位等。选择有经验的、熟练掌握操作原理及技术的工作人员作为指导者。培训岗位的选择循序渐进，建议首先以外围工作入手，如实验室病例信息的收集、实验室记录的填写和相关文案工作等，以熟悉实验室环境、人员和作业流程。每个操作岗位应做到：①观摩，在此期间，带教老师要细致地讲解每一项操作的内容、注意事项及原因；②在老师指导下操作；③在老师监督下独立操作；④考核；⑤岗位准入，独立操作。操作的过程循序渐进，从少量、部分患者的标本逐渐过渡到全部个人操作。考核分为 3 个方面：①理论考核，即岗位操作相关专业知识考核；②操作过程考核，即在实际操作过程中观察操作是否严格遵循实验室 SOP；③结果考核，即利用统计学工具（如质量控制图）定期对每个岗位实验室人员的操作结果进行分析，找出操作结果不合格的人员，分析原因，改善和提高其工作质量。

（三）人员质控方法介绍

1. 设定监测点的监测指标 在对实验室人员进行质控之前必须设立监测点的监测指标，以监测指标的结果进行数据统计，衡量每个监测点工作人员的工作质量。监测点和检测指标如表 12-10-1 所示。

表 12-10-1 监测点的监测指标

监测点	监测指标
找卵	平均获卵数、临床妊娠率、着床率
精液处理及授精决定	ICSI 周期率、常规体外受精失败周期率
授精检查	常规受精周期 2PN 率、临床妊娠率、着床率
去卵丘	ICSI 周期 2PN 率、可利用胚胎率、临床妊娠率、着床率

续表

监测点	监测指标
ICSI	ICSI 周期 2PN 率、可利用胚胎率、临床妊娠率、着床率
移植胚胎的选择	临床妊娠率、着床率
移植操作	临床妊娠率、着床率
胚胎冷冻	复苏率、临床妊娠率、着床率
胚胎解冻	复苏率、临床妊娠率、着床率

2. 质控人群的选择 作为质控的患者标准人群应对患者年龄、卵巢储备、获卵数等参数做出必要的限制，并排除某些影响实验室质量指标的特殊人群，比如排除 PGD、IVM、补救 ICSI、D1ICSI 等特殊周期。

3. 结果分析 利用统计学工具（如质量控制图）定期对每个岗位实验室人员的操作结果进行分析，如图 12-10-2 所示为囊胚玻璃化冷冻操作者的质控。横坐标的字母代表不同操作者，纵坐标显示解冻后的复苏率。中线代表平均值，$X \pm 3SD$ 为上下限。途中红点即操作者 ZZ 的复苏率低于下限，代表此工作者囊胚的玻璃化冷冻操作不合格。对于操作质控不合格的操作者需要分析原因。分析是否是入组患者的选择、数量，操作者使用的仪器设备等因素造成的影响。观察和分析操作者的操作过程和细节，找出影响质量的不当操作，提高工作质量。

六、数据的记录、分析及反馈

（一）数据的记录

每个实验室均应有详细的实验室记录单，从取卵、精液采集及处理、授精决定到胚胎移植和冷冻。详实地记录培养的每一个过程，必要时进行详尽地描述。这是患者在体外受精 - 胚胎移植全过程的第一手资料，包括获卵数、授精方式、授精时间、ICSI 受精周期 M Ⅱ

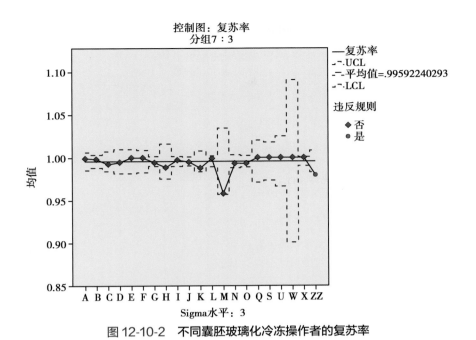

图 12-10-2　不同囊胚玻璃化冷冻操作者的复苏率

卵数、正常受精卵数(2PN 数)、未见 PN 卵子数、1PN 卵子数、3PN 卵子数、卵形态、精液参数(包括活动力、浓度和形态学)等。全面记录患者的各项数据有利于对患者个体结局进行分析和追溯。对于整体的实验室质控来说,并不是所有材料都是适用于质量控制的指标。2018 年,中华医学会生殖医学分会发布的《胚胎实验室关键指标质控专家共识》中详细阐述了 IVF-ET 实验室质控的关键指标和一般指标及其定义,如表 12-10-2、表 12-10-3 所示。

这些指标对 IVF 实验室工作质量及反映患者卵母细胞、精子、胚胎情况等较为敏感。应及时对数据加以统计和分析,便于尽早发现问题。或从发现的问题入手,通过各项统计数据找出问题的原因,加以改进和调整。

(二) 数据的采集分析及反馈

1. 数据的记录及采集　全面详实的数据记录是实验室质控的基础,也是分析和寻找问题原因的关键。每个实验室都应有详尽的实验室记录,不仅记录了关键数据,也详尽描述了实验过程,可能遇到的特殊问题等便于追溯。建立完善的实验室数据库非常重要。实验室数据的录入应完整准确,有条件的中心可以实时录入。

2. 数据的分析及反馈　短期的数据反馈可以天为单位,观察近一段时期内某项指标的变动情况,以便及时发现问题。IVF 实验室的短期质控主要包括获卵数、2PN 率(包括 RT-IVF 周期和 ICSI 周期)、卵裂率、可移植胚胎率、优胚率等。

长期的数据反馈则是定期的回顾性统计分析,可以监测实验室各项技术的运行情况,如培养箱、培养液(不同培养液或培养箱中培养的 2PN 率、卵裂率、可移植胚胎率、优胚率、临床妊娠率、着床率等)或各环节操作人员的质控等。长期质控同样适用于实验室的各项关键指标及临床结局。

表 12-10-2　胚胎实验室关键指标

胚胎实验室关键指标	
IVF 正常受精率 =（D1 出现 2PN 及 2PB 卵子数）/IVF 加精卵子总数 ×100% ICSI 正常受精率 =（D1 出现 2PN 及 2PB 卵子数）/ 注射 M Ⅱ卵子总数 ×100%	2C
ICSI 卵子退化率 =ICSI 退化卵子数 / 注射 M Ⅱ卵子总数 ×100%	2C
IVF 受精失败率 =IVF 受精失败周期数 /IVF 治疗周期总数 ×100%	2C
活检成功率 = 检测到 DNA 的活检样本数 / 总活检样本数 ×100%	2C
复苏存活率 = 存活卵裂胚或囊胚数 / 复苏卵裂胚或囊胚总数 ×100% 复苏完整率 = 完整卵裂胚数 / 复苏卵裂胚总数 ×100%	2C
卵裂率 =D2 卵裂胚胎数 / 正常受精卵子数 ×100%	2C
D2 胚胎形成率 =D2 4- 细胞胚胎数 / 正常受精卵子数 ×100% D3 胚胎形成率 =D3 8- 细胞胚胎数 / 正常受精卵子数 ×100%	2C
囊胚形成率 =（D5/6/ 总的囊胚数）/ 正常受精卵子数 ×100%	2C
β-HCG 阳性率 =β-HCG 阳性周期数 /（新鲜取卵 / 新鲜移植 / 冻融 / 冻融移植）周期数 ×100%	2C
种植率 = 孕囊数 / 移植(卵裂胚 / 囊胚)胚胎数 ×100%	2C
临床妊娠率 = 临床妊娠周期数 /（新鲜取卵 / 新鲜移植 / 冻融 / 冻融移植）周期数 ×100%	2C

表 12-10-3　胚胎实验室一般指标

胚胎实验室一般指标	
IVF 多 PN 率 = > 2PN 卵子数 /IVF 加精卵子总数 ×100%	2D
1PN 率（IVF）=1PN 卵子数 /IVF 加精卵子总数 ×100% 1PN 率（ICSI）=1PN 卵子数 / 注射 M Ⅱ卵子总数 ×100%	2D
优质囊胚形成率 = 优质囊胚数 / 正常受精卵子数 ×100%	2C
优质囊胚比率 = 优质囊胚数 / 囊胚形成数 ×100%	2C
D5 囊胚移植率 = 至少有 1 个由正常受精卵发育而来 D5 可利用囊胚的周期数 / 囊胚培养周期数 ×100%	2C

七、小结

综上所述，成功的质量控制体系是 IVF-ET 实验室安全、稳定、高质量运行的有力保障。IVF-ET 实验室的工作质量除了受实验室内部因素的影响外，还受患者情况、临床因素、实验室技术的发展和局限性等各方面的影响。因此，运用科学的质量控制管理手段，提高 ART 治疗的各个环节的工作和服务质量始终是我们追求的目标。

有关 IVF-ET 实验室的其他技术，如冻融技术和活检技术，将在其他章节内详细阐述。

（廉颖　任秀莲　陈媛　庄新杰
林胜利　秋昕　刘丹丹　王亚朋
王莹　朱伟伟　瞿仪　李明
李军生　冯雪　李悦　党玉娇）

参考文献

1. 中华人民共和国卫生部 . 人类辅助生殖技术规范 , 2003. 6. 27.

2. 中华人民共和国建筑部 . GB50073-2001 中华人民共和国国家标准洁净厂房设计规范 , 2001. 11. 13.

3. 中华人民共和国建筑部 . GB50333-2002 医院洁净手术部建筑技术规范 , 2002. 11. 26.

4. Yang ZY, Chian RC. Development of in vitro maturation techniques for clinical applications. Fertility and Sterility, 2017, 108 (4): 577-584.

5. BAENA V, TERASAKI M. Three-dimensional organization of transzonal projections and other cytoplasmic extensions in the mouse ovarian follicle. Sci Rep, 2019, 9 (1): 1262.

6. SAKKAS D, RAMALINGAM M, GARRIDO N, et al. Sperm selection in natural conception: what can we learn from Mother Nature to improve assisted reproduction outcomes. Hum Reprod Update, 2015, 21 (6): 711-726.

7. 刘平 , 乔杰 . 生殖医学实验室技术 . 北京 : 北京大学医学出版社 , 2013: 147-148.

8. JUNSHENG L, XIAOYING Z, YING L, et al. Artificial oocyte activation improves cycles with prospects of ICSI fertilization failure: a sibling oocyte control study. Reprod Biomed Online, 2019, 39 (2): 199-204.

9. GALLEGO Á, ROGEL R, PEREZ-ARDAVIN J, et al. Congenital bilateral absence of the vas deferens (CBAVD): do genetic disorders modify assisted reproductive technologies outcomes ? Arch Esp Urol, 2019, 72 (10): 1038-1042.

10. Li M, Dang Y, Wang Y, et al. Value of transferring embryos derived from monopronucleated (1PN) zygotes at the time of fertilization assess-ment. Zygote, 2020, 28 (3): 241-246.

11. 李军生 , 郑晓英 , 廉颖 , 等 . 卵母细胞人工激活技术在卵胞质单精子注射受精失败后的应用 . 中华生殖与避孕杂志 , 2018, 38 (10): 864-868.

12. YESTE M, JONES C, AMDANI SN, et al. Oocyte activation deficiency: a role for an oocyte contribution ? Hum Reprod Update, 2016, 22 (1): 23-47.

13. SANG Q, LI B, KUANG Y, et al. Homozygous Mutations in WEE2 Cause Fertilization Failure and Female Infertility. Am J Hum Genet, 2018, 102 (4): 649-657.

14. LI J, ZHENG X, LIAN Y, et al. Artificial oocyte activation improves cycles with prospects of ICSI fertilization failure: a sibling oocyte control study. Reprod Biomed Online, 2019, 39 (2): 199-204.

15. ARMSTRONG S, BHIDE P, JORDAN V, et al. Time-lapse systems for embryo incubation and assessment in assisted reproduction. Cochrane Database Syst Rev, 2018, 5 (5): CD011320.

16. BORTOLETTO P, BAKKENSEN J, ANCHAN RM. Embryo transfer: timing and techniques. Minerva Endocrinol, 2018, 43 (1): 57-68.

17. NEUHAUSSER WM, VAUGHAN DA, SAKKAS D, et al. Non-inferiority of cleavage-stage versus blastocyst-stage embryo transfer in poor prognosis IVF patients (PRECiSE trial): study protocol for a randomized controlled trial. Reprod Health, 2020, 17 (1): 16-25.

18. TIITINEN A. Single embryo transfer: Why and how to identify the embryo with the best devel-

opmental potential. Best Pract Res Clin Endo-crinol Metab, 2019, 33 (1): 77-88.

19. MOSTINCKX L, SEGERS I, BELVA F, et al. Obstetric and neonatal outcome of ART in patients with polycystic ovary syndrome: IVM of oocytes versus controlled ovarian stimula-tion. Hum Reprod, 2019, 34 (8): 1595-1607.

20. YU EJ, YOON TK, LEE WS, et al. Obstetrical, neonatal, and long-term outcomes of children conceived from in vitro matured oocytes. Fertil Steril, 2019, 112 (4): 691-699.

21. ZOU H, CHEN B, DING D, et al. Melatonin promotes the development of immature oocytes from the COH cycle into healthy offspring by protecting mitochondrial function. J Pineal Res, 2020, 68 (1): e12621.

22. Li Y, Liu H, Yu Q, et al. Growth hormone promotes in vitro maturation of human oocytes. Front Endocrinol, 2019, 10: 485

23. 刘平, 乔杰. 生殖医学实验室技术. 北京: 北京大学医学出版社, 2013: 26-27.

24. 孙青, 黄国宁, 孙海翔, 等. 胚胎实验室关键指标质控专家共识. 生殖医学杂志, 2018, 27 (9): 836-851.

13

CHAPTER

第十三章
生育力保存——
配子／胚胎冻融技术

随着 ART 技术的不断发展和促排卵激素的应用,患者在一个 ART 周期中通常会募集众多卵母细胞,这为体外受精-胚胎移植术的成功和移植成功率的提高提供了前提和保障。众多的卵子受精后所形成的胚胎远多于一次移植胚胎所需的数目(1~3 枚/周期);多余的胚胎需要进行冷冻保存,以便在合适的时间进行解冻复苏并移植,进而增加 IVF-ET 患者的妊娠机会。因此,胚胎及配子冷冻是辅助生殖技术中必不可少的重要组成部分。

第一节　冷冻生物学基础

一、低温损伤原理

细胞在低温保存过程中将经历剧烈的温度变化和物理变化,这容易造成细胞的损伤和死亡。这些致损性变化主要表现在渗透性损伤与休克、过冷现象和冰晶的形成等几个方面。

在冷冻过程中,胚胎内的水和胚胎外的溶质会随着温度的降低,由液态变为固体状态(即结冰),形成小冰晶。冰晶会随着温度的进一步降低而不断的生长和相互融合逐渐长大。较大的冰晶会对细胞的细胞膜、细胞器、细胞骨架和细胞核等造成不可逆的损伤。冰晶的逐渐增加还会造成胚胎外的溶质浓度升高,进而导致渗透压升高;当细胞内的渗透压低于细胞外的渗透压时,细胞内的水分向外渗透,细胞脱水导致损伤,即渗透性损伤(intracellular osmotic injury)。过冷现象是指水或溶质结晶时的实际结晶温度低于理论结晶温度的现象,此时的液体成为过冷液体。这是一个不稳定的状态,一方面过冷液体的自发结晶所释放的能量,会使周围的液体温度发生大幅度的变化对胚胎产生损害;另一方面是非控制性无规律结冰,造成细胞或胚胎内水分形成大的冰晶,造成胚胎的损伤和死亡。

因此,在冷冻过程中,如何避免冰晶形成是冷冻复苏成功与否的关键因素。

二、冷冻保护剂

研究者们为了减少胚胎内冰晶的形成和渗透性损伤,在胚胎冷冻过程中常常加入一些溶质作为保护,即冷冻保护剂。因其作用机制不同分为渗透性冷冻保护剂和非渗透性冷冻保护剂。

渗透性冷冻保护剂主要是一些小分子化学物质,它们可以经过细胞膜深入细胞内部,维持细胞内外的渗透压、增加细胞质的黏度和降低细胞内大冰晶的形成。渗透性冷冻保护剂有甘油(glycerol,Gly),二甲基亚砜(dimethyl sulphoxide,DMSO)、丙二醇(propanediol,PROH),乙二醇(ethylene glycerol,EG)和甲醇等。甘油是适合冷冻的渗入性保护剂,1949年,Polge 和 Smith 等人首先发现并被广泛用于胚胎的冷冻保存。DMSO 是一种重要的渗透性保护剂,它能快速穿透细胞膜进入细胞内部,已应用于多种哺乳动物和人的细胞和胚胎冷冻保存。丙二醇对细胞膜的渗透性要优于 DMSO 且毒性明显低于 DMSO,EG 也被广泛应用于哺乳动物和人的胚胎的冷冻。

非渗透性冷冻保护剂主要是一些大分子化学物质,它们不能穿过细胞膜,通过增加细胞外液的黏度和提高细胞外的渗透压,促使细胞内的水分外流以减少细胞内部的水分从而减少细胞内大冰晶的形成。解冻过程中细胞外的大分子冷冻保护剂也阻止了水分快速渗入细胞内部的可能,避免了细胞因过度膨胀而损伤和死亡。非渗透性冷冻保护剂主要有蔗糖(sucrose)、聚蔗糖(ficoll)、海藻糖(trehalose)、棉籽糖(raffinose)、白蛋白(albumin)、聚乙烯吡咯烷酮(polyvinylpyrrolidone,PVP)等。糖类在低温时没有毒性,蔗糖是目前人类胚胎冷冻方法中应用最广泛的非渗透性冷冻保护剂。

在临床上,冷冻保护剂的选择标准应该是高效、便于洗脱和平衡、对胚胎和工作人员无毒或低毒。所以在选择冷冻保护剂时,应该根据各自特点,联合应用渗透性保护剂和非渗透性保护剂,以期达到最佳的冷冻复苏效果和妊娠率。

三、冷冻方法

经过近三十年的发展,根据不同的冷冻剂、冷冻速率和冷冻程序出现了不同的冷冻方法。

(一)慢速冷冻法

该方法主要是利用冷冻保护剂,将配子或胚胎进行缓慢冷冻,降温速率控制在 0.2~0.8℃/min。该方法的优点是冷冻保护剂浓度低,对胚胎损伤小,但需要复杂的降温设备控制降温速度,冷冻时间比较长。该方法是 ART 临床上应用最为广泛的卵裂期胚胎冷冻方法之一。

(二)玻璃化冷冻法

玻璃态是一种物理现象,极高浓度的溶液在极快速的温度变化下由液态直接转化为无冰晶结构的极其黏稠的玻璃状态。1985 年,Rall 和 Fahy 首先通过玻璃化原理成功保存了小鼠胚胎,其后得到了广泛应用。在玻璃化冷冻过程中,由于玻璃化溶液浓度较高,渗透性抗冻保护剂在短时间内达到细胞内、外的浓度平衡,将细胞内部大部分水置换。同时也改变了胞内过冷状态,避免了细胞外冰晶形成引起的理化损伤和细胞内形成的冰晶对细胞的机械性损伤。玻璃化冷冻大大提高冷冻速率,使细胞迅速度过温度危险区。与传统程序化冷冻相比,简便、经济、快捷,无需特殊仪器设备,复苏率高。已逐渐取代慢速冷冻方法,成为临床上使用最广泛的冷冻方法。

第二节　胚胎的冻融保存

1972 年,Whittingham 首次利用慢速冷冻方法成功冷冻了小鼠卵裂期胚胎。随后,哺乳动物胚胎冷冻技术取得了迅速的发展。1983 年,Trounson、Mohr 及 Zeilmaker 等分别用二甲基亚砜作为冷冻保护剂冷冻人类卵裂期胚胎并成功获得了妊娠。此后,胚胎学家、临床医生及基础研究者一直致力于优化胚胎冷冻程序,在不同种类和不同浓度的冷冻保护剂、降温速率和冷冻设备等方面对冷冻程序加以优化,使人类卵裂期和囊胚冷冻技术得到不断地发展和完善。2001 年,美国生殖医学会(American Society for Reproductive Medicine,ASRM)总结的 14 000 余例复苏周期的总临床妊娠率为 29.3%,活产率 23.5%,远低于同期新鲜移植周期的数据(38.0% 和 31.6%)。2001 年,欧洲人类生殖与胚胎学学会(European Society of Human Reproduction and Embryology,ESHRE)公布的年度报告显示,47 195 个冻融胚胎移植周期的临床妊娠率为 16.4%，也远低于新鲜周期临床妊娠率（IVF 29.0%，ICSI 28.3%）。21 世纪初伴随着囊胚培养体系的逐渐成熟，囊胚冷冻在临床工作中推广应用。囊胚细胞数较多，冷冻和解冻过程中少量细胞损伤对其后续发育影响较小。尤其是近年来玻璃化冷冻技术的广泛应用明显提高了冷冻效率。1998 年，Mukaida 等首次报道利用玻璃化冷冻人类卵裂期胚胎获得成功。随后玻璃化冷冻技术应用到卵母细胞，原核期胚胎及囊胚的冷冻保存。该技术以其简便、高效、经济等优势逐渐替代传统程序化冷冻。伴随着内膜准备技术的不断完善，冷冻策略的逐渐优化，目前冻融胚胎移植周期数量及成功率明显增加。2014 年，ESHRE 发布欧洲 ART 年度报告显示，192 017 个冻融胚胎移植周期的临床妊娠率为 27.6%，活产率 19.3%，较十年前有了很大的提高。2017 年，中华医学会生殖医学分会报告显示，新鲜周期妊娠率和活产率分别是 52.63%、43.03%，同期解冻周期妊娠率和活产率分别为 50.78%、43.03%，胚胎冻融成功率已经与新鲜周期成功率持平。

一、胚胎冷冻适应证

1. 不适宜新鲜周期移植的患者　如中至重度卵巢过度刺激综合征及高危患者，因子宫内膜因素，孕酮高，患者自身疾病（感冒、发热、腹泻等）或个人因素等要求取消新鲜周期移植者。

2. 需要对胚胎行遗传诊断的患者　夫/妻方存在染色体数量或结构异常，如平衡易位、单基因疾病等；符合医疗指征的非整倍体筛查等。

3. 新鲜周期移植后仍有多余胚胎的患者。

二、胚胎冷冻的实验室操作

以囊胚为例简要介绍玻璃化冷冻及复苏步骤。

（一）仪器设备

液氮罐、CO_2 培养箱、超净工作台、体视显微镜、保温桶、计时器。

（二）耗材试剂

1. 胚胎冷冻液

基础液：Hepes'HTF+20%HSA

平衡液 EM：Hepes'HTF+7.5%DMSO+7.5%EG+20%HSA

玻化液 VM：Hepes'HTF+15%DMSO+15%EG+0.65M Sucrose+20%HSA

2. 胚胎解冻液

基础液：Hepes'HTF+20%HSA

解冻液 T1：Hepes'HTF+0.33M Sucrose+20%HSA

解冻液 T2：Hepes'HTF+0.2M Sucrose+20%HSA

（三）操作步骤

所有冷冻及解冻程序均在 37℃下进行。

1. **冷冻程序**　冷冻前用激光法将囊胚进行人工皱缩（图 13-2-1）；人工皱缩后的囊胚转移至基础液中 1 分钟；EM 液中静置 2 分钟；转入 VM 液中，在 30 秒内将囊胚置于冷冻载体上，迅速浸入液氮，装管，保存。

2. **解冻程序**　将冷冻载杆从外套管中取出，将其前端（装有囊胚）浸于 T1 液中，在显微镜下寻找囊胚，37℃放置 2 分钟；将囊胚转入 T2，静置 3 分钟；转入基础液中静置 5 分钟；再放入事先准备好的培养滴内清洗后移入培养滴内（图 13-2-2）。评价损伤及移植价值，损伤细胞数＜50% 认为存活。培养 2~4 小时后观察囊胚扩张情况，2 小时内重新扩张的

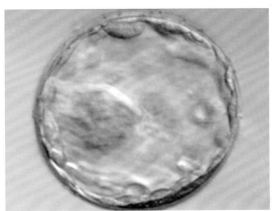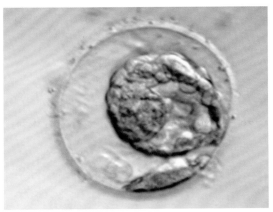

图 13-2-1　人工皱缩

左图为人工皱缩前,右图为人工皱缩后

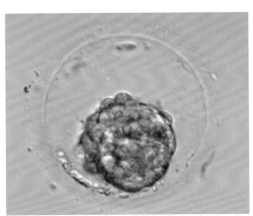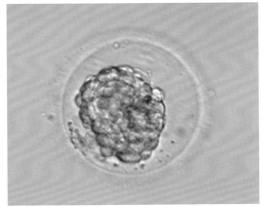

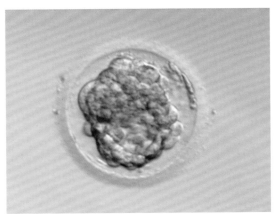

图 13-2-2　囊胚在解冻液中形态变化

从左至右依次为:在 T1 液中,在 T2 液中,在基础液中

囊胚移植后妊娠率和着床率明显优于扩张速度慢的囊胚。如复苏后 24 小时仍未扩张,建议放弃移植。

三、影响冷冻胚胎复苏率的主要因素

(一)胚胎形态学因素

Karlstrom 等人的研究中将 D3 胚胎分为 4 级:Ⅰ级胚胎卵裂球均匀,无碎片;Ⅱ级胚胎卵裂球均匀或不均匀,少量细胞质碎片(< 25%);Ⅲ级胚胎卵裂球均匀或不均匀,中等程度碎片(25%~50%);Ⅳ级胚胎卵裂球不均匀,大量碎片(> 50%),胚胎形态下降一级,冷冻后存活率显著降低。Ⅰ级和Ⅱ级胚胎的解冻存活率显著高于Ⅲ级和Ⅳ级胚胎。通常优质胚胎的抗冻和复苏能力较强、可以获得更高的临床妊娠率。因此,有学者建议只冷冻Ⅰ级和Ⅱ级高质量的卵裂期胚胎。胚胎卵裂球数量影响冻融后的存活率,2/4/8 细胞胚胎冻融后存活率显著高于 3/5/7 细胞胚胎(72%、76%、75% *vs.* 66%、54%、69%)。我们的研究显示,囊胚滋养层和内细胞团的质量与临床妊娠率和活产率显著相关。因此,在冷冻囊胚时应选择内细胞团清晰、滋养细胞发育良好的囊胚进行冷冻。

(二)囊胚人工皱缩

研究显示,囊胚腔大小与冷冻复苏后的囊胚存活率呈负相关,因为囊胚腔内含有大量液体,阻碍冷冻保护剂与细胞内水分的交换,若脱水不充分易形成细胞内和细胞外的冰晶,造成囊胚冷冻损伤。可以通过人工皱缩(artificial shrinkage)或延长平衡时间等方法减少囊胚腔内的液体。2017 年一项动物胚胎研究证实:如果不行人工皱缩,20% 的扩张囊胚会发生形态学损伤,提示人工皱缩可以显著提高扩张囊胚冷冻复苏后的存活率。人工皱缩的方法包括显微注射针针刺法、细管反复吹吸法和激光法。激光法简单、快速、高效,应用激光脉冲和显微针穿刺进行人工皱缩在存活率、临床妊娠率和着床率方面没有差异,但也有学者认为激光法在解冻移植的临床妊娠率和活产率方面好于显微注射针针刺法。建议玻璃化冷冻前采取人工皱缩的方法使囊胚腔塌陷,可以提高囊胚冷冻复苏的存活率。也有学者担心人工皱缩的操作可能影响后续的胚胎发育,因此采用延长在冷冻液中的平衡时间达到使囊胚腔皱缩的目的,也能获得与人工皱缩后相似的复苏率。

(三)冷冻技术因素

在冷冻过程中,胚胎需要在不同浓度的冷冻保护剂中平衡一段时间。这要求操作人员将胚胎从上一个液滴转移到下一个液滴时,尽量少携带上一个液滴的液体;在同一个液滴中,建议转移 2~3 个地点,以便胚胎获得充分的洗脱和平衡。所以,胚胎冷冻复苏操作人员应该经过充足的培训。此外,在冷冻/解冻液配制、胚胎操作、胚胎转移和设备维护方面进行高质量的质量控制,减少人为因素对胚胎冷冻造成的影响。一套好的胚胎冷冻复苏质量管理和控制体系是不可缺少的。

(四)冷冻方法选择:慢速冷冻或玻璃化冷冻

冰晶形成是影响胚胎冷冻复苏率的主要因素之一。慢速冷冻在足够慢的降温速率过程中使胚胎有足够时间脱水,避免较大的冰晶形成。1.5mol propylene glycol(丙二醇)+ 0.1mol sucrose 作为渗透性和非渗透性冷冻保护剂在慢速冷冻中广泛使用。在胚胎投入液氮前,需要程序化冷冻仪预设的参数对胚胎进行准确和持续的降温。与慢速冷冻相比,玻璃化冷冻在快速降温的过程中使胚胎和外部环境凝固化为玻璃化状态,完全避免冰晶的形成。玻璃化冷冻需要高浓度的冷冻保护剂,极少量的体积及超快速的降温速率。荟萃分析显示,玻璃化冷冻可显著提高胚胎的复苏率。目前玻璃化冷冻已经逐渐代替了传统的慢速冷冻。

(五)冷冻保护剂的选择

不同发育阶段胚胎细胞膜的通透性和对冷冻保护液的敏感性不同,因此,不同时期的胚胎可能需要不同的冷冻保护剂和相应的冷冻方案。冷冻保护剂对胚胎的影响大小与其自身物理和化学性质有关,根据其浓度和作用时间的不同而不同。因此,应该了解和掌握胚胎冷冻保护剂的保护效果和毒性剂量,以高效、低度或无毒为选择原则。根据胚胎的不同时间段,选择合适的冷冻保护剂。如 D3 胚胎常用到丙二醇和蔗糖;囊胚及玻璃化冷冻常常用到二甲基亚砜和乙二醇。

(六)解冻过程复温速率

胚胎解冻复温的速度与冷冻过程降温速率同样影响胚胎的存活。在冷冻过程中,细胞内可能会形成微小和不稳定的冰晶,在 $-40\sim-30\,^{\circ}\mathrm{C}$ 区间内,水分容易重结晶形成较大冰晶。在温度复苏的过程中也要经历这个温度区间。因此,避免大冰晶的形成和重结晶是胚胎冷冻复苏的关键步骤。

(七)母体和其他因素

母亲年龄也是冻融胚胎妊娠和活产的预测指标。与新鲜周期类似,大于 40 岁患者复苏胚胎移植后的活产率显著降低。Bdolah 等研究显示女性年龄和卵巢储备影响解冻周期的活产率。卵巢储备功能正常的患者在促排卵周期可获得更多高质量的胚胎,胚胎质量与活产率显著相关。取卵前后的激素水平、不孕原因,培养液,促排卵药物和方案等是否影响胚胎冻存的效果,目前尚无可靠的证据来证明。

(八)囊胚复苏后辅助孵化

冷冻会使胚胎透明带硬化,从而影响复苏后囊胚的孵出。辅助孵化(assisted hatching)是通过机械法、化学法或激光法对胚胎透明带实施薄化、开孔或部分切除处理,以帮助囊胚从透明带中孵出而提高胚胎着床率的一种辅助生殖技术。2007 年一项观察性研究表明,冷冻囊胚解冻后完全去除透明带有助于提高着床率,临床妊娠率和活产率。但是关于辅助孵化是否改善临床结局还有争议,最新前瞻性随机对照试验显示,完全去除透明带不能提高冷冻囊胚复苏后移植临床妊娠率。在对一些特定胚胎的研究中发现,辅助孵化可能提高由较低评级卵裂期胚胎发育的囊胚冷冻复苏后的临床结局。

辅助孵化的弊端在于激光产生的热效能可能会引起囊胚损伤或辅助孵化局部薄弱的透明带引起囊胚孵出嵌顿。此外,辅助孵化的应用是否会增加单卵双胎的发生也一直为大家所关注。因此,辅助孵化的作用及意义还需更多的临床随机研究。

(九)囊胚发育速度

新鲜周期囊胚移植结果显示 D5 囊胚移植的妊娠率和着床率均高于 D6 囊胚移植。然而,复苏周期囊胚移植的研究结果显示,如果 D5 和 D6 囊胚的冷冻标准相同,复苏后存活率、着床率、临床妊娠率和流产率均无显著差异。北京大学第三医院 2012 年数据显示,新鲜囊胚移植周期 D5 囊胚移植的临床妊娠率显著高于 D6 囊胚移植。但解冻囊胚的临床妊娠率,与其冷冻时间(D5 或 D6)并无相关,可以得到相似的临床妊娠率(40.63%、41.21%)。少量囊胚在 D7 若发育到 4 期(依照 Gardner 的囊胚形态评价标准)经冻融后依然可以获得较好的妊娠结局(解冻10例,6例获得临床妊娠)。由此可见,新鲜周期D6囊胚移植临床结局相对较差的原因主要为子宫内膜的容受性与胚胎发育之间的差异造成的。对于发育速度慢的囊胚,待囊胚扩张达到冷冻标准以后冷冻,下一个解冻周期移植可以达到发育快的囊胚相似的成功率。

四、冷冻技术安全性

目前研究证实玻璃化冷冻是一种安全的胚胎冷冻保存措施,可获得较高的胚胎存活率、妊娠率和着床率,玻璃化冷冻出生后代长期随访较少。现有数据表明,冷冻周期妊娠围产期风险与新鲜周期相似。由于冷冻胚胎移植的子宫更接近于自然环境,能够更好地支持胎盘形成和胚胎发生,产科和围产期综合征(产前出血、早产、小于孕周龄胎儿体重、低体重和死产)发生率更低。

但是冷冻胚胎移植与新鲜移植相比巨大胎儿(≥ 4 500g),大于孕周龄胎儿体重和妊娠期高血压疾病风险升高。陈子江等人多中心随机对照试验表明,冷冻胚胎移植与新鲜移植相比,子痫前期发病率显著升高。研究显示,采用玻璃化冷冻囊胚复苏后分娩的新生儿出生缺陷率为1.6%,与新鲜D3胚胎和玻璃化冷冻D3胚胎移植结果相似。2019年,基于丹麦出生人口和ART队列的一项随访研究显示,儿童期癌症发生率与胚胎冷冻技术有显著相关性(危害风险2.43,95% 置信区间为1.44~4.11),主要是白血病和交感神经系统肿瘤风险升高:冷冻技术出生人群儿童期癌症发生率为44.4例／百万(n=3 356),自然妊娠出生人群发生率为17.5例／百万(n=910 291)。由于以上数据没有对母亲因素进行校正并且儿童期癌症发生率非常低,所以

关于这个问题还需要更大量的数据支持。

尽管我国ART周期基数很大,但对于冷冻技术的安全性,尤其是出生子代癌症的发病率的影响还没有报道。究其原因主要是由于试管婴儿出生后随访需要患者长期配合,并且目前尚无统一完善的ART子代数据上报和登记系统。因此,今后需要建立统一的ART子代随访登记制度,关注ART冷冻技术对出生后代长期健康的影响。

五、胚胎冷冻储存管理注意事项

胚胎冷冻保存提高了患者治疗的累计成功率。胚胎存活率和发育潜能不受长时间低温保存的影响,保存在稳定液氮环境下的胚胎复苏后能保持相当良好的发育潜力。因此,我们需要控制好胚胎的冻存环境,排除干扰胚胎的不利因素,建立完善的胚胎低温保存管理制度。胚胎库的管理需要有准确的档案管理和记录系统、相应资质的员工和完善的操作规程。胚胎的储存、冻融和使用要严格按照国家的法律和法规。

(一)档案记录和标签管理

胚胎库需要建立完善的文本记录信息和电子档案,必须记录胚胎在液氮罐中的位置,使管理人员很容易找到胚胎,而不影响其他冻存的样本。同时记录患者姓名、冷冻日期、冷冻胚胎数量、胚胎形态等,方便工作人员解冻胚胎时了解胚胎的来源。冷冻标签能够清楚的显示患者姓名和冷冻时间,保证标签内容在长期冷冻保存中不会受到液氮腐蚀,并且不会从载杆上脱落。胚胎的存取都应有夫妇签字认可的胚胎冷冻同意书和胚胎解冻知情同意书。

(二)液氮水平

胚胎始终处于稳定的低温环境中是胚胎

保持良好生命力的最重要的因素。要想维持液氮罐中的低温环境,需要定期补充液氮,使其保持规定的高度。除了定期补充液氮外,我们推荐使用液氮报警装置,监测液氮处于安全高度。这种装置有温度探头,在没有液氮浸泡时,温度上升发出报警信号,通过网络将报警信息传递给工作人员。

(三)定期盘库

胚胎库储存胚胎的数量随着时间推移而不断增加,有些胚胎需要进行解冻,放弃或销毁而减少。胚胎库管理人员进行定期的盘点和整理,确保记录与实际库存胚胎一致。定期盘库是一项非常重要的工作,要实时更新罐内最新情况,减少胚胎库位置的浪费。

(四)胚胎转运

胚胎转运需要尽量减少载杆暴露在空气中的时间。当把样本从储存罐中取出时,需迅速将载杆取出并浸入到转运罐的液氮中。如果转移的过程中发生胚胎复温现象,将降低解冻复苏率。在胚胎转移的过程中,最好用一个小的手提式敞口液氮罐作为中间介质。

(五)避免交叉感染

由于载杆是浸入到液氮中的,不同人的胚胎浸入同一罐液氮中,理论上存在交叉感染的风险。因为液氮本身不是无菌的,可能存在潜在的病原体。另外,某些微生物可以抵抗液氮中的冷冻复苏,具有潜在的致病力。玻璃化冷冻中使用的开放式载杆更是加剧了人们的担心。截至目前,还没有胚胎在储存过程中造成病原体传播的案例,说明这种风险在实际操作中是非常低的。建议对于某些已知的病原体感染携带者,如乙肝、丙肝等患者,设立单独的液氮储存罐,使用密闭载杆冷冻其胚胎,并隔离储存,降低交叉感染风险。另外,近年来出现的气相液氮储存罐也是降低风险的措施之一。

(六)冷冻保存时限

2010 年,美国一项大样本回顾性研究分析了 11 768 个冻融胚胎后指出:胚胎冷冻时间的长短(30~100 天、101~365 天、366~730 天、731~1 095 天及 >1 095 天)并不影响胚胎复苏后的存活率、着床率、流产率和活产率。2014 年。我国的一项回顾性研究分析了 3 367 个冻融卵裂期胚胎移植情况,并依据胚胎冷冻保存时间分组(胚胎冷冻保存 12~23 个月、24~35 个月、36~48 个月及 >48 个月),结果发现各组间种植率、妊娠率、单胎出生体重及活产率没有显著差异。在我国,2016 年、2017 年分别在中山大学附属第一医院及复旦大学附属妇产科医院报道了两个通过移植冻存了 16 年和 18 年的胚胎获得妊娠并顺利分娩的案例。迄今为止,全世界报道冷冻胚胎移植活产的冷冻胚胎保存时间最长为 25 年。

中国专家共识指出:①胚胎冷冻保存 6 年内不影响胚胎复苏后存活率、着床率、妊娠率、活产率及子代出生缺陷率。②尚无足够证据证实胚胎冷冻保存时间超过 6 年对冻融胚胎移植安全性有影响。③冷冻保存胚胎的远期安全性还需要经过更长时间的医学观察。④建议胚胎冷冻保存时限不超过 10 年。

第三节　女性生育力保存

一、卵母细胞冷冻

近年来,卵母细胞的冷冻保存技术作为辅助生殖技术的一种补充,也越来越多地应用于临床之中。

(一)卵母细胞冷冻保存的适应证

在辅助生殖过程中,胚胎冻存最为常见,而卵母细胞冻存通常发生在某些特定的情况下:①女性的生育力保存,既可用于未婚的健康女性保存生育能力,也可用于患有严重疾病影响生育功能的女性提早保存生育力。②用于因各种原因导致的 IVF 周期中取卵日当日男方未取到精子的情况。③有一些国家禁止胚胎冷冻,但允许卵母细胞冷冻(如意大利)。

早在 1958 年,就有小鼠卵母细胞冻存后复苏存活的报道。1986 年,Chen 等首次报告卵母细胞冷冻合并体外受精-胚胎移植成功妊娠。之后卵母细胞冷冻技术不断发展改善,冷冻效果也明显提高。但是现阶段人卵母细胞的冷冻技术相对于胚胎冷冻还不够成熟,冷冻过程所产生的损伤可能影响冷冻后卵母细胞的存活率、受精率和胚胎的发育率。

(二)卵母细胞的冷冻方法

卵母细胞冷冻的方法分为慢速程序化冷冻法和玻璃化冷冻法,其中玻璃化冷冻法是目前最常见的冷冻方法。

1. 慢速程序化冷冻法　是相对发展较早的技术,其原理是通过逐步降温来实现细胞的逐步脱水,以达到避免或降低细胞内冰晶形成,减少冷冻损伤的目的。慢速程序化冷冻液中的保护剂分为细胞渗透性和非细胞渗透性两类。室温下,卵母细胞先在低浓度的冷冻保护剂溶液中预平衡,然后再放置于终浓度的冷冻液中。之后装入冷冻仪内,在预设程序下缓慢降温使细胞充分脱水。经过冷冻保护剂的处理后,细胞内的渗透压增高,细胞内液冰点下降,需要采用人为诱导结晶(植冰,seeding)以减少冷冻损伤。植冰是程序化冷冻的关键步骤,一般认为 -7℃为最佳植冰温度。在慢速冷冻液的研究中,有报道认为适当的提高蔗糖的浓度对冷冻有利,或采用不含钠的冷冻剂能更有效地冷冻卵母细胞。在冻存过程中,选择合适的冷冻保护剂,适当的冷冻速率,可以尽量地避免由渗透性损伤和冰晶的形成而造成的卵母细胞损伤。

2. 玻璃化冷冻法　1985 年,Rall 等报道了一种用于小鼠胚胎冻存的快速冷冻方法——玻璃化冷冻法。该方法依据的原理是高浓度的冷冻保护剂经过快速降温后会形成的一种稳定的玻璃化固态,从而避免冰晶的形成。之后,Hong 等最先将玻璃化技术改良后用于人卵母细胞的冻存。2000 年,其所在团队也报道了首例应用玻璃化技术冻融的卵母细胞经 IVF-ET 后成功妊娠并分娩。

玻璃化冷冻需要使用高浓度的冷冻保护剂(cryoprotectant,CPA)和极快的降温速度。卵母细胞玻璃化冷冻液中常用的渗透性保护剂有甘油、二甲亚砜、乙二醇和丙二醇,非渗透性保护剂有蔗糖和海藻糖。其中,海藻糖作为一种新型的冷冻保护剂,由于可以提高细胞抗冻性而用于卵母细胞冷冻。

因为玻璃化冷冻法最大的风险是使用高

浓度的冷冻保护剂可能带来的细胞毒性损伤，所以尽量减少卵母细胞在玻璃化溶液中接触的时间，以及对不同浓度冷冻保护剂的优化使用很重要。有报道显示，在卵母细胞玻璃化冷冻液中加入大分子的聚合物，降低 CPA 的使用浓度可以得到更好的复苏效果。

此外，为了获得最佳的冷冻效果还应该选择合适的冷冻载体，以及尽量减少冷冻液的体积以提高冷冻速率。目前广泛使用的微小冷冻载体可以分为密闭载体和开放载体两类。常用玻璃化冷冻载体主要有开放式拉长塑料细管（open pulled straws）、电子显微镜铜网（electron microscopy grids）、载杆（cryotop）、冷冻环（cryoloops）、半细管（Hemi-straw）等。到目前为止，关于密闭和开放载体的比较和讨论还一直存在。关注点主要在交叉污染的风险和临床效果方面。在液氮中不能排除有微生物的存在，而开放式的冷冻载体由于直接接触液氮而存在交叉污染的风险。针对开放载杆和密闭载杆，一些前瞻性研究比较了两者的复苏率、受精率、胚胎发育率和妊娠率等。Bonetti 等研究了卵母细胞的超微结构，认为两种类型的载杆都可以得到较好的复苏率。

基于已有的各种证据，美国生殖医学会（ASRM）和辅助生殖技术协会（SART）在 2013 年发表了关于成熟卵母细胞冷冻保存的共识，指出卵母细胞的冷冻保存不再是一项实验性技术。

目前，本中心冷冻卵母细胞所采用的是玻璃化冷冻方法，使用商品化的冷冻液和载体。

（1）冷冻流程如下：

1）将冷冻液恢复至室温后制备液滴。

2）在室温中完成以下操作：将卵母细胞放置平衡液（EM）中 10~15 分钟（卵母细胞会先皱缩再逐渐恢复圆形）（图 13-3-1）；将卵母细胞转入 VM 液中并在 1 分钟内完成装杆，迅速投入液氮（将卵母细胞迅速与液体充分混匀直至沉底，再将其放于载杆）。

（2）解冻过程：

1）将解冻液恢复至室温后依次放于四孔培养皿的不同孔中完成液滴制备。

2）在液氮中将冷冻杆的外套管去除，迅速拿出液氮并浸入 T1 液中，直至胚胎完全掉入液滴中，此步骤在 37℃热台上完成。

3）室温下，将卵母细胞从 T1 液依次转移到 T2、T3 和 T4 液中。每步 3 分钟。

4）解冻完成后将卵母细胞放入培养滴中进行 2 小时以上的培养，再进行授精。

二、卵巢组织冷冻

除了卵母细胞的冷冻保存之外，卵巢组织的冷冻和复苏也是一种有效的女性生育力保存途径。年轻的女性癌症患者可在接受放化疗药物治疗之前进行卵巢组织的冷冻保存，以避免放化疗药物对卵巢造成的不可逆损伤，在适当的时间移植回体内，可在一定程度上恢复

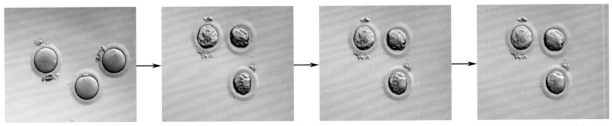

图 13-3-1　卵母细胞冷冻过程中在 EM（平衡液）中的变化，从左到右分别为 0 分钟、1 分钟、3 分钟、10 分钟

其生殖内分泌功能。对于青春期前的女性和放化疗无法延迟的女性,这种方法是唯一的生育力保存选择。长期以来,卵巢组织冷冻一直被认为是一种实验性方法。目前,随着技术的不断发展完善和越来越多的临床应用,美国生殖医学会(ASRM)正在考虑将实验性这一定义取消。

(一)卵巢组织冻存的适应证

卵巢组织冻存适用于肿瘤、非肿瘤性疾病患者的生育力与卵巢内分泌功能的保护,最佳适应证是青春期前患者、放化疗无法延迟的患者、患有激素敏感性肿瘤的患者。而年龄是卵巢组织冻存需要考虑的重要因素,多中心只为35岁以下的患者提供卵巢冷冻保存及移植技术。

Donnez 等认为,寻求卵巢组织冻存的因素可分为癌症、良性疾病和社会因素3大类,具体为:

(1)癌症:①系统性疾病,包括霍奇金淋巴瘤、非霍奇金淋巴瘤、白血病、成神经管细胞瘤;②盆腔外疾病,包括骨肿瘤、乳腺癌、黑色素瘤、神经母细胞瘤、肠道恶性肿瘤;③盆腔疾病,包括盆腔肉瘤、横纹肌肉瘤、骶骨肿瘤、直肠乙状结肠癌、早期宫颈癌、早期阴道癌、早期外阴癌、卵巢癌早期、卵巢交界性肿瘤。

(2)良性疾病:①单侧或双侧卵巢切除,原因包括良性卵巢肿瘤、严重或复发性子宫内膜异位症、*BRCA1* 或 *BRCA2* 基因突变携带者;②具有早绝经风险的疾病,包括特纳综合征、早绝经家族史,需化疗的良性疾病(系统性红斑狼疮、类风湿关节炎、白塞综合征、韦氏肉芽肿病);③需骨髓移植的疾病,包括良性血液病(镰状细胞贫血、重症地中海贫血、再生障碍性贫血),对免疫抑制剂不应答的自身免疫性疾病。

(3)因社会或经济因素推迟生育的病人。

(二)卵巢组织的获取

卵巢组织冷冻的形式可以是皮质片也可以是完整组织,通常多采用皮质片保存的方式,因为原始卵泡大多数位于卵巢皮质外周,处于低代谢率的静止状态,受冻融影响小,移植后容易存活。通过腹腔镜能够较方便地取出卵巢组织,一般取出一侧卵巢的一半或取出 5~10 片,约 5mm³ 的卵巢皮质。获取的新鲜卵巢组织可置于缓冲液中,在 2~8℃ 中保存,并在 2 小时内进入实验室操作。在冷冻开始前需要对卵巢组织行无菌机械切割,并去除髓质和外周结缔组织,仅保留皮质。皮质大小的选择原则是为了使移植后卵巢功能状态维持更长的时间,所以应该在保证卵泡存活率的前提下,尽量增加皮质块的大小。但在大皮质块冻存的过程中,冷冻保护剂处理时间过短,冷冻保护剂不能充分渗入;处理时间过长,会导致其边缘区域在高浓度保护剂中暴露时间过长,对细胞产生毒性损伤。所以,目前通常是将组织块切成大小约 5mm × 5mm,不超过 2mm 厚的皮质片。

卵巢组织冻存的目的是卵巢组织移植回体内后,能在一定程度上恢复卵巢的内分泌功能和排卵能力。尽管已有多例关于卵巢皮质片冷冻保存、解冻及自体移植能够成功恢复生殖功能的报道。但皮质片移植因缺乏大血管的营养供应、仅依赖于移植部位毛细血管的再生而导致缺血,以及缺血再灌注损伤,使得原始卵泡大量闭锁,显著缩短移植卵巢组织的寿命并影响移植组织功能的维持。为了克服这些问题,近年来对完整卵巢组织的冷冻保存进行了多项研究。Bagis H 等报道将小鼠的卵巢和血管完整切除,冻融后经血管吻合术进行整个卵巢移植,获得成功妊娠,该研究认为慢速冷冻能够应用于完整卵巢组织的冷冻,它对卵巢表面和深层组织都有良好的冷冻效率,解冻后存活率也比较高。虽然,对动物研究已有恢复生育力的报道,但是人新鲜完整卵巢原位及异位移植的研究还较为有限。美国的 Silber 等报道了因卵巢早衰而进行单卵双生姐妹之间新鲜完整卵巢移植后首例婴儿出生。

(三)卵巢组织的冷冻方法的选择

1. 慢速程序化冷冻法 慢速程序化冷冻法是一种传统冷冻方法,该方法采用较低浓度的冷冻保护剂,应用程序冷冻仪按设置的程序进行缓慢降温冻存。由于降温速率较慢,适用于体积相对较大的卵巢组织块或薄型皮质块,尤其适合保存卵巢中卵泡体积小、代谢率低、缺乏细胞器及皮质颗粒的原始卵泡。慢速程序冷冻方案中广为使用的是由 Oktay 于 2000 年提出的方案,目前大多数中心都沿用这一经典方案或在此基础上做一定改进。该方法较成熟,具体流程如下:①将卵巢组织块放入预冷的冷冻液(1.5mol/L DMSO,5%~10% 的血清,0.1mol/L 蔗糖)中平衡 30 分钟;②将组织块置于冷冻管放入程序冷冻仪中冷冻,0~2℃/min 的速度降至 -7℃,平衡 10 分钟;③ -7℃植冰;④ 0.3℃/min 降至 -40℃;⑤以 10℃/min 速度降至 -140℃;⑥投入液氮保存;⑦解冻在 37℃、60r/min 的水浴振荡器内完成。需要时,以加温 100℃/min 的速率快速解冻;⑧组织用不同浓度的溶液洗涤,以置换出冷冻保护剂。研究表明,采用慢速冷冻方法冷冻人卵巢组织,解冻复苏后卵巢的组织结构和卵泡的形态与新鲜卵巢组织没有显著差异,可使卵巢组织得到较好、较稳定的冷冻保存效果。

世界上第一例卵巢组织冷冻移植后成功妊娠的报道出现在 2004 年。来自比利时的 Donnez 等首次报道一例肿瘤患者化疗前通过程序化慢速冷冻保存卵巢组织,解冻后原位移植,获得自然妊娠并正常分娩一例健康女婴。截至 2017 年的统计,世界范围内已有超过 130 例卵巢组织冷冻移植并成功妊娠的病例报告。

2. 玻璃化冷冻法 1985 年,Rall 等首先使用玻璃化冷冻法进行小鼠胚胎冷冻并获成功。自 1999 年报道首例玻璃化冷冻人卵母细胞成功妊娠并正常分娩后,玻璃化冷冻法已在人类胚胎、卵子、干细胞等方面得到广泛应用。然而,对于卵巢组织冷冻而言,玻璃化冷冻技术并没有明显的优势。2016 年,报道了最早应用玻璃化技术冻存卵巢组织后获得成功妊娠的病例。

卵巢组织的玻璃化冷冻也需要快速的冷冻速率和高浓度的冷冻保护剂。Keros 等用不同浓度的冷冻保护剂比较了慢速程序化冷冻和玻璃化冷冻人卵巢组织。采用两种冷冻液配方,慢速程序冷冻液含丙二醇和乙二醇,另一类则含有二甲基亚砜、丙二醇和乙二醇,并且使用了两种浓度的冷冻保护液(0.75mol 和 1.5mol)。结果显示,采用不同方案冻存的卵泡没有明显差别,而玻化冻存的卵巢组织具有更好的电镜超微结构。

因为卵巢组织与普通的细胞和胚胎不一样,它有特定的空间立体结构、多种细胞类型、高细胞密度和血管系统,因此对载体的要求十分严格,甚至可以在玻璃化过程不使用任何载体。目前,卵巢组织玻璃化冷冻载体主要包括冷冻麦管、冷冻环、细胞筛网、针刺式载体等。其中 0.25ml 的标准麦管常在玻璃化冷冻方法中使用,其降温速度为 4 000℃/min。冷冻环体积最小、降温速度可达 23 000℃/min 以上,但仅能装载较小体积的卵巢组织。由于此方法标本直接与液氮接触,较容易发生生物污染,可通过液氮过滤除菌的方法提高液氮保存的安全性。Ischenko 等用 0.25ml 的标准麦管和铜网作为载体将人卵巢组织直接投入液氮灌中,快速解冻后发现这两种载体对卵泡存活率没有显著影响,培养后卵巢组织均具有分泌雌激素的能力。此外,还有很多无载体的玻璃化冷冻方法,操作的核心内容大同小异,都是以卵巢组织直接接触液氮实现玻璃化冷冻,在获得冷冻珠后再用预冷的镊子将其收集,置于容器中低温保存。目前市面上出售的卵巢组织冻存载体仅见 Ova Cryo Device Type M 载体。

慢速程序化冷冻法方法成熟、效果稳定,在冷冻卵巢组织中已被广泛应用。而玻璃化冷冻技术具有简单、快速、高效、无冰晶形成等特点,也被应用于卵巢组织的冷冻保存,并可能在未来得到快速的发展。

三、女性生育力保存的风险

生育力保存(fertility preservation),无论是卵母细胞、胚胎还是卵巢组织的冻存,作为辅助生殖技术的重要组成部分,都在临床中得到了越来越多的应用。这些技术一方面为患者带来了帮助和希望,另一方面也存在着一定的技术风险和伦理问题。

(一)冷冻保护剂的毒性

冷冻保护剂本身的毒性作用可能导致细胞损伤。理想的冷冻保护剂应该是在避免冷冻过程对细胞冷冻损伤的同时,又具有比较低的毒性。不同发育阶段的胚胎细胞膜的通透性和对冷冻保护液的敏感性不同,因此,要根据胚胎卵裂期的不同时间段,选择合适的冷冻保护剂。如 D3 胚胎常用到丙二醇和蔗糖;囊胚及玻璃化冷冻常常用到二甲基亚砜和乙二醇。

有学者比较了人类卵母细胞玻璃化冷冻过程中,常用的几种渗透性冷冻保护剂的遗传毒性作用,结果显示,冷冻保护剂可能会引起 DNA 链的断裂和染色体结构的损伤。其中,二甲基亚砜没有发现有遗传毒性,乙二醇可通过外源性细胞色素 P-450 氧化体系发挥间接毒性作用,而丙二醇始终存在遗传毒性。冷冻保护剂对细胞的毒性作用与其浓度和接触时间具有相关性,合适的冷冻程序应该平衡这两个方面以取得理想的冷冻效果。

(二)冷冻造成细胞损伤

冷冻过程可能因为细胞内部冰晶的形成而导致细胞损伤。目前,D3 胚胎程序化冷冻的冷冻复苏率维持在 70% 以上,而玻璃化的胚胎冷冻复苏率可高达 90% 以上。虽然解冻复苏率获得了显著的提高,但胚胎的发育率、妊娠率和着床率还没有达到一个令人满意的水平,D3 胚胎冷冻保存和冻后发育还存在诸多的问题,需要对早期胚胎的冷冻保存、复苏后胚胎发育及冷冻机制做更深入的研究,以进一步提高胚胎的解冻复苏率、冻后发育率和临床妊娠率,对冻后胚胎损伤分子机制和子代的安全性进行评估。

目前已有研究证实囊胚玻璃化冷冻是一种安全的胚胎保存方法,可获得较高的胚胎存活率、妊娠率和着床率,新生儿缺陷发生率与新鲜周期结果相似。研究显示,采用玻璃化冷冻囊胚复苏后分娩的新生儿出生缺陷率为 1.4%,与新鲜囊胚移植结果相似,尚未发现有遗传表型异常者。因为玻璃化冷冻技术出现较晚,所以对子代围产期和新生儿结局的影响还有待进一步研究。

对卵母细胞而言,作为人体内体积最大的细胞,在冷冻过程中尤其容易受到损伤。其损伤主要表现在影响细胞膜的完整性，透明带变硬，细胞骨架破坏，以及染色体异常等。减数分裂纺锤体是 M Ⅱ 期卵母细胞特有的一个结构，它是一个由微管组成的、暂时存在的、处于动态中的结构，能进行解聚和再聚合，其对温度、pH、渗透压的变化非常敏感，在冷冻过程中很容易受到损伤，导致结构异常、染色体的丢失或非整倍体的发生。冷冻后的卵母细胞可能发生受精能力下降，多精受精和孤雌生殖的发生频率增加。冷冻还影响卵母细胞受精后胚胎的发育潜力，以及胚胎着床率。

而在人类卵母细胞冷冻复苏后的基因表达方面，不同的报道均提示无论是慢速程序化冷冻法还是玻璃化冷冻法，对冷冻复苏后的卵母细胞基因表达均有不同程度的影响，慢速程序化冷冻法基因表达受影响程度大于玻璃化冷冻法。线粒体作为卵母细胞的能量工厂，在冷冻过程中亦会受到不同程度的损伤。有报道显示，卵母细胞冷冻复苏后，线粒体膜单位发生改变，线粒体功能受到影响，从而对胚胎发育潜能产生影响。

（三）液氮造成的交叉污染

在冷冻过程中，根据冷冻标本是否和液氮直接接触将冷冻载体分为开放式载体和封闭式载体。就玻璃化冷冻技术而言，开放式冷冻载体在冷冻时直接与液氮接触，虽然提高了冷冻速率，但冷冻的卵母细胞和胚胎因为与液氮直接接触而可能增加由液氮传播疾病的风险。基于动物的实验结果显示，用开放式载体增加了某些病毒的交叉感染比例。Molina 等比较了开放式冷冻载体和封闭式冷冻载体在冷冻人卵母细胞和胚胎时细菌和真菌感染的风险。结果显示，开放式和封闭式冷冻载体均未发现

有细菌交叉性感染，但在液氮罐中发现了嗜麦芽寡养单胞菌和芽孢杆菌的存活。

此外，目前所用的封闭式载体也不能做到封闭，在进行冷冻与复苏时，标本还是会直接接触液氮。要做到液氮的无菌消毒十分困难，有研究者采用紫外线对冷冻过程所用的液氮进行消毒，然后再用封闭式容器进行储存，避免了交叉污染的风险。

（四）卵巢组织移植的安全性风险

冷冻保存的卵巢组织通过原位或异位移植能得到成熟卵泡。然而，对于因癌症治疗而冻存的患者，移植存在再引入癌细胞的潜在风险。尽管移植冻融的卵巢组织基本上是安全的，但必须在卵巢移植前保证组织中完全没有癌细胞以避免癌症的复发和播散。

肿瘤的病理类型对于卵巢移植再种植的潜在危险性起着重要的作用。截至目前，霍奇金淋巴瘤尚未发现卵巢转移，移植较为安全。肉瘤是年轻患者最常见的恶性肿瘤，卵巢转移非常罕见。因此，卵巢组织冷冻保存应限定于特定的患者和卵巢转移风险较低的疾病。

总体而言，胚胎冻存的技术最成熟，但是只适用于可以进行促排卵治疗并且夫妻关系稳定的患者。卵母细胞冻存适用于可以接收卵巢刺激排卵的成年女性，目前这项技术还在不断发展成熟中。青春期前的女孩和不能放化疗延迟的肿瘤患者只能采用卵巢手术的途径，冻存分离的卵巢组织。这种方法目前虽然有超过百例的生育分娩报道，但仍处于试验阶段，有待进一步的研究。最主要的风险在于可能会向机体再次引入恶性肿瘤细胞，尤其是对于白血病、非霍奇金淋巴瘤和卵巢癌的患者。

13

第四节 男性生育力的保存

一、精子冷冻概述

精子的冷冻保存是指在超低温下（-196℃）维持精子细胞的活性的方法。精液冷冻已经有 200 多年的历史，但在最初相当长的一段时间里，冷冻精液经过解冻后只有少数的精子可以存活，远没有达到可以应用于生产实践的要求。直到 1949 年 Polge 发现甘油作为冷冻保护剂后，才使精液冷冻技术有了重要突破。此后，JK.Shermen 用甘油作为冷冻保护剂，冷冻复苏后的精子可以部分存活，并能通过人工授精诞生了健康的婴儿，首次将冷冻精液应用于临床辅助生殖治疗。1964 年 JK.Shermen 报道用卵黄和甘油作为冷冻保护剂可以进一步提高妊娠率。目前，精子冷冻技术经过不断地发展和完善，已经成为人类辅助生殖技术的重要组成部分。

二、精子冷冻的意义

（一）生育力的保存

对于接受放疗、化疗及药物等损伤睾丸组织的治疗的男性患者，在保存其生育力方面精子冷冻是非常重要的技术。糖尿病和免疫性疾病也会对睾丸组织造成损害，对于这部分患者建议进行精子冷冻保存生育力。日常工作中可能接触有毒害物质或射线的男性可以通过精子冷冻保存，避免生育力的下降或丧失。为接受结扎手术的男性冷冻精子，待有生育需求时进行人工授精。

（二）辅助生殖治疗

在进入辅助生殖治疗周期中，男方有严重心理应激可能造成取精失败的，可以将精子提前取出冷冻待女方取卵日时解冻。男方在等待赠卵时需要提前冷冻自己的精液，待有卵源时进行解冻并行体外受精。这样既避免受者与赠者见面，又保护了患者的隐私。保存无精症患者的剩余睾丸组织可以避免反复的睾丸组织活检手术对睾丸的损伤。

（三）建立人类精子库

冷冻保存符合国家卫生健康委员会相关法规规定的健康志愿者的精液，为患有无精症或遗传疾病男性的配偶提供健康精子，避免有害基因遗传给下一代，提高人口素质。人类精子库为我国的优生优育工作开辟了广阔的前景。

三、精子冷冻的基本原理

精子细胞在冷冻过程中暴露于非生理条件下，不可避免地会对精子造成一定的损伤。细胞在冷冻过程中的损伤主要是由于在降温过程中，细胞内外冰晶的形成引起的。随着温度的下降，细胞外的水溶液在冰点以下就会形成冰晶，冰晶形成的温度取决于溶质的浓度。胞外溶液的浓度低于 0℃，随着冰晶的形成（冰晶为纯水）溶质浓度逐渐升高，冰点也逐渐下降。溶质浓度升高会加重对细胞的损伤，即所谓的"溶质效应"。同时胞内也会形成微小的冰晶，如果冰晶逐渐变大，细胞骨架和细胞器受到挤压，从而对细胞造成不可逆的机械性损伤。如果采用不合适的冷冻方法，细胞会在 -15~60℃ 之间死亡，而这正是冰晶形成的温度。温度降低会对细胞造成直接的损伤,称为冷休克损伤。如果升温速度过缓,细胞内的微小冰晶可能重新结合周围的液态水形成比较大的冰晶,对细胞造成损伤。重结晶在 −100℃时进行地很慢,在 −50℃以上进行的比较快。所以缓慢解冻往往会发生重结晶。细胞复苏时胞内渗透压可高达 2 000~3 000mOsm/L。如果将细胞置于与体液等渗的培养液中培养,溶剂快速流入细胞,造成细胞体积急剧膨胀。但若长时间置于高渗冷冻剂中,会加剧溶质效应的损害。

四、冷冻保护剂

冷冻保护剂是具有低分子量和高通透性的化学物质,在冷冻复苏过程中最大限度地保护细胞免受冷冻损伤。冷冻保护剂包括二甲基亚砜、乙二醇、丙二醇和甘油。冷冻保护剂通过降低介质的冰点和细胞内外的渗透压差,防止精子细胞内冰晶的形成起到保护作用。通常精子冷冻保护剂与精液样本在常温下等体积混合,然后在常温下放置 10~15 分钟使保护剂与精子充分平衡。甘油被广泛应用于精子的冷冻保存中。DMSO 对于精子冷冻效果不好,在 4℃时对精子有毒性。丙二醇则很少用到精子的冷冻保存中。蔗糖也用于精子的冷冻保存中,由于分子量较大不能通过细胞膜,在细胞外与水分子结合提高细胞外介质的渗透压,防止细胞在复苏过程中水分子快速流入细胞,造成细胞体积的急剧膨胀。

研究表明,添加蛋黄和甘油的冷冻保护剂是很有效的精子冷冻保护剂,还有不添加蛋黄的精子冷冻保护剂,主要成分是甘油和人血清白蛋白(human serum albumin,HSA),这种精子冷冻保护剂具有明确的化学组成,与新鲜精子相比,冷冻复苏精子在受精率和可利用胚胎率没有显著差异。

五、精子冷冻和解冻方法

(一)精液冷冻

快速冷冻技术最先是由 Sherman 提出。快速冷冻需要精液样本与液氮蒸汽接触 8~10 分钟。精液样本先与等体积的冷冻保护剂混合,将冷冻管放在 4℃冰箱中 10 分钟。然后放在液氮上方 15~20cm 处 15 分钟,最后把冷冻管投入液氮中保存。在液氮蒸汽中,冷冻管最好与液氮平面平行放置,这样就降低冷冻管上下两部分的温度差。快速冷冻的缺点是缺乏可重复性,降温曲线难以控制,冷冻温度在 −99~−70℃之间变化。

北京大学第三医院生殖医学中心采用以下方案冻存精液,具体方法如下:①精液与冷冻保护剂充分混合;②室温下放置 10 分钟;③液氮蒸汽中 30 分钟;④液氮保存。

(二)睾丸精子冷冻

睾丸精子的冷冻是人类辅助生殖技术中非常重要的技术。首先,与非梗阻性无精症(nonobstructive azoospermia,NOA)治疗的特殊性有关,NOA 病人睾丸精子的活检提取失败率约为 30%,不成功的活检手术使夫妇的努力包括促排卵和取卵失去意义。其次,NOA 病人睾丸本身就有生精功能障碍,重复的睾丸活检手术会加重睾丸组织的损伤。另外,在辅助生殖治疗周期中,由于前一个 IVF 周期失败需要再次进行 IVF 治疗或要生育更多孩子的情况非常常见。如果没有冷冻保存的睾丸精子,就要被迫再次接受睾丸活检手术。

1995 年,Craft 和 Tsirigotis 描述了睾丸精子经过冷冻复苏后获得了可用的精子。Romero 等报道了两例患者在通过活检获得精子失败后,用冷冻的睾丸精子成功受精。以上研究证实了睾丸精子冷冻复苏后通过 ICSI 是可以正常受精的。由于睾丸精子数量非常少，很多新型的冷冻载体被应用于少量精子的冷冻保存，如人透明带、冷冻环、微球粒等。目前微量精子冷冻方法尚没有大规模应用于临床，仍然采用与普通精子冷冻相同的方法冷冻睾丸精子。

（三）冷冻精子的复苏

精子的复苏过程与冷冻过程同样重要，要尽量避免相变的发生损伤精子细胞。通常的复苏温度为 37℃。尽管可以用更高的温度加快复苏过程，但是更高的温度可能会损伤精子细胞。我们中心常用的复苏程序是 37℃水浴 10 分钟。待精液完全解冻后，用离心的方法去除冷冻保护剂并充分洗涤精子，上游后放置在 37℃、5% 或 6% CO_2 培养箱中一段时间，使精子完全恢复到冷冻前的生理状态。

六、精子冷冻治疗的临床结局

Friedler 报道冷冻和新鲜的睾丸精子在受精率、卵裂率、优质胚胎率、着床率和临床妊娠率方面没有显著差异。对于附睾精子的冷冻 ICSI 结局，与新鲜附睾精子没有显著差别。精液样本冷冻与新鲜精液的 ICSI 受精率和临床妊娠率也没有显著差异。

临床数据显示，低温冷冻可以有效保护精子功能，与新鲜精子在受精率、可利用胚胎率及临床结局方面没有显著差异。

（朱锦亮　赵　平　郑晓英）

参考文献

1. TROUNSON A, MOHR L. Human pregnancy following cryopreservation, thawing and transfer of an eight-cell embryo. Nature, 1983, 305 (5936): 707-709.

2. ZEILMAKER GH, ALERDA AT, VAN Gent I, et al. Two pregnancies following transfer of intact frozen-thawed embryos. Fertil Steril, 1984, 42 (2): 293-296.

3. COHEN J, SIMONS RF, EDWARDS RG, et al. Pregnancies following the frozen storage of expanding human blastocysts. J In Vitro Fert Embryo Transf, 1985, 2 (2): 59-64.

4. Society for Assisted Reproductive Technology and the American Society for Reproductive Medicine. Assisted reproductive technology in the United States: 2001 results generated from the American Society for Reproductive Medicine/Society for Assisted Reproductive Technology registry. Fertil Steril, 2007, 87 (6): 1253-1266.

5. ANDERSEN AN, GIANAROLI L, FELBERBAUM R, et al. Assisted reproductive technology in Europe, 2001. Results generated from European registers by ESHRE. Hum Reprod, 2005, 20 (5): 1158-1176.

6. MUKAIDA T, WADA S, TAKAHASHI K, et al. Vitrification of human embryos based on the assessment of suitable conditions for 8-cell mouse embryos. Hum Reprod, 1998, 13 (10): 2874-2879.

7. SELMAN HA, EL-DANASOURI I. Pregnancies derived from vitrified human zygotes. Fertil Steril, 2002, 77 (2): 422-423.

8. DE GEYTER C, CALHAZ-JORGE C, Kupka MS, et al. ART in Europe, 2014: results generated from European registries by ESHRE: The European IVF-monitoring Consortium (EIM) for the European Society of Human Reproduction

and Embryology (ESHRE). Hum Reprod, 2018, 33 (9): 1586-1601.

9. TESTART J, LASSALLE B, FORMAN R, et al. Factors influencing the success rate of human embryo freezing in an in vitro fertilization and embryo transfer program. Fertil Steril, 1987, 48 (1): 107-112.

10. SALUMETS A, SUIKKARI AM, MAKINEN S, et al. Frozen embryo transfers: implications of clinical and embryological factors on the pregnancy outcome. Hum Reprod, 2006, 21 (9): 2368-2374.

11. ZHAO YY, YU Y, ZHANG XW. Overall blastocyst quality, trophectoderm grade, and inner cell mass grade predict pregnancy outcome in euploid blastocyst transfer cycles. Chin Med J (Engl), 2018, 131 (11): 1261-1267.

12. DARWISH E, MAGDI Y. Artificial shrinkage of blastocoel using a laser pulse prior to vitrification improves clinical outcome. J Assist Reprod Genet, 2016, 33 (4): 467-471.

13. MITSUHATA S, ENDO Y, HAYASHI M, et al. Effect on clinical and neonatal outcomes of blastocelic microsuction prior to vitrification. Reprod Med Biol, 2019, 18 (3): 284-289.

14. WANG C, FENG G, ZHANG B, et al. Effect of different artificial shrinkage methods, when applied before blastocyst vitrification, on perinatal outcomes. Reprod Biol Endocrinol, 2017, 15 (1): 32.

15. LEVI-SETTI PE, MENDUNI F, SMERALDI A, et al. Artificial shrinkage of blastocysts prior to vitrification improves pregnancy outcome: analysis of 1028 consecutive warming cycles. J Assist Reprod Genet, 2016, 33 (4): 461-466.

16. RIENZI L, GRACIA C, MAGGIULLI R, et al. Oocyte, embryo and blastocyst cryopreservation in ART: systematic review and meta-analysis comparing slow-freezing versus vitrification to produce evidence for the development of global guidance. Hum Reprod Update, 2017, 23 (2): 139-155.

17. BDOLAH Y, ZEMET R, AIZENMAN E, et al. Frozen-Thawed Embryo Transfer Success Rate is Affected by Age and Ovarian Response at Oocyte Aspiration Regardless of Blastomere Survival Rate. JBRA Assist Reprod, 2015, 19 (4): 210-215.

18. VELEVA Z, ORAVA M, NUOJUA-HUT-TUNEN S, et al. Factors affecting the outcome of frozen-thawed embryo transfer. Hum Reprod, 2013, 28 (9): 2425-2431.

19. KIRIENKO KV, APRYSHKO VP, NAU-MOVA AA, et al. Mechanical zona pellucida removal of vitrified-warmed human blastocysts does not affect the clinical outcome. Reprod Biomed Online, 2019, 39 (5): 745-749.

20. SUNKARA SK, SIOZOS A, BOLTON VN, et al. The influence of delayed blastocyst formation on the outcome of frozen-thawed blastocyst transfer: a systematic review and meta-analysis. Hum Reprod, 2010, 25 (8): 1906-1915.

21. FRANASIAK JM, FORMAN EJ, PATOU-NAKIS G, et al. Investigating the impact of the timing of blastulation on implantation: management of embryo-endometrial synchrony improves outcomes. Hum Reprod Open, 2018, 2018 (4): hoy022.

22. LEVI-SETTI PE, BORINI A, PATRIZIO P, et al. ART results with frozen oocytes: data from the Italian ART registry (2005-2013). J Assist Reprod Genet, 2016, 33 (1): 123-128.

23. BELVA F, BONDUELLE M, ROELANTS M, et al. Neonatal health including congenital malformation risk of 1072 children born after vitrified embryo transfer. Hum Reprod, 2016, 31 (7): 1610-1620.

24. MAHESHWARI A, PANDEY S, AMALRAJ RAJA E, et al. Is frozen embryo transfer better for mothers and babies？Can cumulative meta-analysis provide a definitive answer？Hum Reprod Update, 2018, 24 (1): 35-58.

25. CHEN ZJ, SHI Y, SUN Y, et al. Fresh versus Frozen Embryos for Infertility in the Polycystic Ovary Syndrome. N Engl J Med, 2016, 375 (6): 523-533.

26. WEI D, LIU JY, SUN Y, et al. Frozen versus fresh single blastocyst transfer in ovulatory women: a multicentre, randomised controlled trial. Lancet, 2019, 393 (10178): 1310-1318.

27. ZHU Q, WANG N, WANG B, et al. The risk of birth defects among children born after vitrified blastocyst transfers and those born after fresh and vitrified cleavage-stage embryo transfers. Arch Gynecol Obstet, 2018, 298 (4): 833-840.

28. HARGREAVE M, JENSEN A, HANSEN MK, et al. Association Between Fertility Treatment and Cancer Risk in Children. JAMA, 2019, 322 (22): 2203-2210.

29. RIGGS R, MAYER J, DOWLING-LACEY D, et al. Does storage time influence post-thaw survival and pregnancy outcome ?An analysis of 11, 768 cryopreserved human embryos. Fertil Steril, 2010, 93 (1): 109-115.

30. LIU Q, LIAN Y, HUANG J, et al. The safety of long-term cryopreservation on slow-frozen early cleavage human embryos. J Assist Reprod Genet, 2014, 31 (4): 471-475.

31. SARANDI S, HERBEMONT C, SERMON-DADE N, et al. A prospective study to compare the efficiencyof oocyte vitrification using closed or open devices. Gynecol Obstet Fertil, 2016, 44 (5): 280-284.

32. The Ethics Committee of the American Society for Reproductive Medicine. Fertility preservation and reproduction in cancer patients. Fertil Steril, 2005, 83: 1622-1628.

33. J Donnez, MM Dolmans, D Demylle, et al. Live birth after orthotopic transplantation of cryopreserved ovarian tissue. The Lancet, 2004, 364 (9443): 1405-1410.

34. MARI, MIQUEL, MOLINA, et al. Bacterial and fungal contamination risks in human oocyte and embryo cryopreservation: open versus closed vitrification systems. Fertility and Sterility, 2016, 106 (1): 127-132.

35. SHERMAN J, KEEL B, WEBSTERBW. Cryopreservation of human semen. Handbook of the laboratory diagnosis and treatment of infertility. Boca Raton: CRC Press, 1990.

36. CRAFT I, TSIRIGOTIS M. Simplified recovery, preparation and cryopreservation of testicular spermatozoa. Hum Reprod, 1995, 10 (7): 1623-1626.

37. ROMERO J, REMOHÍ J, MÍNGUEZ Y, et al. Fertilization after intracytoplasmic sperm injection with cryopreserved testicular spermatozoa. Fertil Steril, 1996, 65 (4): 877-879.

38. FRIEDLER S, RAZIEL A, SOFFER Y, et al. Intracytoplasmic injection of fresh and cryopreserved testicular spermatozoa in patients with nonobstructive azoospermia—A comparative study. Fertil Steril, 1997, 68 (5): 892-897.

39. CAYAN S, LEE D, CONAGHANJ, et al. A comparison of ICSI outcomes with fresh and cryopreserved epididymal spermatozoa from the same couples. Hum Reprod, 2001, 16 (3): 495-499.

40. KUCZYSKI W, DHONT M, GRYGORUK C, et al. The outcome of intracytoplasmic injection of fresh and cryopreserved ejaculated spermatozoa—A prospective randomized study. Hum Reprod, 2001, 16 (10): 2109-2113.

14
CHAPTER

第十四章
卵母细胞捐赠

赠卵体外受精 - 胚胎移植（oocyte donation in IVF-ET）技术是指女方由于卵巢储备功能衰竭或其他遗传疾病等原因不能获得或使用自身卵子的情况下，借助辅助生殖技术，从第三方卵子捐赠者处获取卵子，与丈夫精子在体外受精，形成胚胎后移植回女方宫腔的过程。

不孕症（infertility）发病率在 21 世纪逐年升高；伴随着社会、经济、环境的变化，女性生育年龄普遍推迟；再婚、各种原因丧失子女人群增加，生育政策调整后，有生育要求的高龄女性群体相应增加。此外，卵巢早衰、遗传性疾病等特殊疾病，多方面因素共同导致赠卵 IVF-ET 需求逐步上升。

目前，国际上赠卵的模式有无偿捐赠模式、买卖模式（商业化）和卵子分享模式（我国）。在英国，捐赠是无偿的，即"禁止出售配子"，但可以获得如误工费、交通费等合理的费用；在美国，有报酬的卵子捐赠是合法的，此乃商业化行为。然而，在许多国家卵子捐赠是被禁止的。为安全合理地实施人类辅助生殖技术，保障个人、家庭及后代的健康和利益，我国在医疗实践中禁止商业化供卵模式，采用卵子分享的赠卵模式。规定供卵只能在不孕症患者之间以捐赠助人为目的，禁止买卖，但是可以给予捐赠者必要的误工、交通和医疗补偿。

2018 年 10 月，按照中华医学会共识制订要求，中华医学会生殖医学分会发起，多中心参与，管理与伦理学组组织和撰写，发表了《卵子捐赠与供 / 受卵相关问题的中国专家共识》（后面简称《专家共识》），提出了符合中国国情的赠卵 IVF-ET 原则和注意事项。

第一节　赠卵适应证

我国卫生部（现称为国家卫生健康委员会）关于修订《人类辅助生殖技术与人类精子库相关技术规范、基本标准和伦理原则的通知》（卫科教发〔2003〕176 号）和卫生部关于印发《人类辅助生殖技术与人类精子库校验实施细则的通知》（卫科教发〔2006〕44 号）中明确规定接受卵子赠送的适应证包括：①丧失产生卵子的能力；②女方是严重的遗传性疾病携带者或患者；③具有明显的影响卵子数量和质量的因素。

在欧洲人类生殖与胚胎学学会对捐卵者规定，首先应得到充分告知；最多捐赠次数各国有相应规定；在任何时间卵子捐赠者有权知道其配子使用情况；卵子捐赠者年龄为 18~36 岁；鼓励匿名供应者；不支持补偿，但可报销路费并限制数额；健康筛查传染性疾病及遗传性疾病。

加拿大政府禁止为卵子捐赠支付任何报酬。根据政府托管服务规定，卵子捐赠者可为受卵者的亲属如姐妹、侄女或朋友；年龄 ≤ 35 岁；需进行捐赠前的常规体检筛查；筛查赠卵者性伴侣的 HIV1、HIV2、梅毒、HBV、HCV；同时为赠卵者和受卵者提供心理咨询，并解释说明相关治疗长期及短期结果潜在的问题。

第二节　受卵者的筛查

谁优先得到卵子？国家卫生健康委员会有关赠卵的补充规定中强调："对接受赠卵的患者要依据病情和就诊时间进行排队"。但是如何排队值得考虑。是卵巢早衰或卵巢储备功能减退的年轻妇女，还是尚未生育的高龄妇女甚至是绝经后丧失孩子的高龄妇女？有学者认为"应该让患有卵巢早衰（premature ovarian failure，POF）的年轻女性优先使用赠卵这个稀缺资源"；2009 年，国际妇产科联盟人类生殖与妇女健康伦理委员会建议：应用赠送的配子延长妇女自然生育年龄时，必须考虑高龄对个体带来的风险和对子代的潜在影响。

2018 年《专家共识》中指出：在同等条件下，应该对没有子女的高龄妇女优先考虑接受赠卵，因为她们可等待的时间有限。此外，希望生育二孩、三孩的妇女是否可以接受赠卵？我国生育政策调整后，迫切希望生育二孩、三孩的妇女多数已经属于高龄人群，其卵巢功能已经减退，她们若接受赠卵，家庭的亲子关系就会出现两个孩子的"生物学母亲"不是同一个人。

那么，受卵者筛查应该考虑以下三个方面：

1. 受卵者胚胎移植时年龄是否应该设置受赠者的年龄上限？是否任何年龄的妇女都可以接受赠卵？ 有观点认为要考虑社会公平和公民的平等权，年龄较大的贫困家庭夫妇也可实施该技术。但也有争议。从母亲方面考虑：已经日渐衰退的身体条件是否适合再次孕育，高龄者妊娠的风险会增加，高龄孕妇面临着更高的产科风险及内科风险；站在孩子的角度考虑，高龄妇女已接近退休年龄，自身都属于需要社会赡养的对象，她们在孩子很小的时候就可能会发生许多老年性疾病，孩子在成长期得不到应有的关爱，对孩子的成长极为不利。因此，应该设置接受赠卵的年龄上限。从生理角度来说，目前我国妇女平均绝经年龄为 49.5 岁；从经济和社会角度来说，目前退休年龄最晚为 65 岁，而小孩达到 18 岁才算进入成年期。若 50 岁接受赠卵，则当孩子成年时她已经 68 岁，如果在 50 岁以上甚至 60 岁还接受赠卵，那么她们能否担当抚养孩子健康成长的责任呢？因此，受卵者年龄上限以 47~50 岁为妥。同时，应该对 > 45 岁的妇女在准备接受赠卵前进行详细的身体检查，以评估下一步的妊娠风险，有较大的产科风险者不能接受赠卵。《专家共识》中指出接受赠卵的母体年龄不应超过 52 岁。

美国生殖医学会（American Society for Reproductive Medicine，ASRM）指出：①卵子捐赠已成为治疗高龄不孕的一种可行方法，且有较高妊娠率；②高龄生育增加产科不良事件与结局的发生风险，尤其与手术分娩、高血压疾病、妊娠期糖尿病及围产儿死亡相关；③高龄女性在接受卵子捐赠前应当进行全面的医疗检查，尤其是心血管系统及代谢状况，也需进行心理社会评估以确定是否有足够的条件支持其抚养孩子到成年；④高龄女性妊娠前应对与怀孕有关的医疗风险进行详细咨询，咨询时应有产科医生的参与；⑤不支持有增加产科和新生儿风险的高危因素（如高血压、糖尿病等）妇女接受赠卵 IVF-ET；⑥目前,关于母体和胎儿安全性的数据有限,且抚养孩子到成年是一个长期过程,需要充分的心理、社会支持,因此 55 岁以上的受卵女性即使没有潜在的自身疾病,也应当进行劝阻;⑦高龄妊娠多胎妊娠风险极高,因此,高龄女性应首选选择性单胚胎移植;⑧高龄女性及夫妇进行咨询应包括孩子的近期及远期抚养问题,配偶的年龄和健康也应当考虑在内;⑨基于安全及长远的考虑,拒绝为高龄女性提供助孕在伦理上是允许的。

2. 受卵者助孕前需进行身体和心理健康的评估 约 60% 以上的受卵者年龄超过 40 岁,并对高龄妊娠的风险缺乏足够的认识和准备。受卵者自身的健康问题随年龄增长而增加,如高血压、心血管疾病、糖尿病、肝肾功能损害等。子宫肌瘤、瘢痕子宫、子宫内膜病变等妇科疾病发生风险增高。高龄受卵者还需面临一系列心理挑战。申请受卵者多有各种原因如丧失子女、迟婚、再婚经历,自身可能存在一定的心理障碍;母亲与孩子的年龄差距过大,儿童期碰撞老年期,易引发过度溺爱;高龄女性的配偶往往也年龄较大,故存在孩子成人前父母一方或双方去世的风险,这将是对儿童或青少年成长过程中最致命的打击之一。因此,妊娠前应认真考虑子代的抚养问题,慎重评估高龄受者的心理状态和能力,同时应评估受者伴侣的年龄和健康状况。

患有严重的精神疾病、泌尿生殖系统急性感染和性传播疾病,或具有吸毒等严重不良嗜好,或接触致畸量的射线、毒物、药品并处于作用期,以及女方子宫不具备妊娠功能或严重躯体疾病不能承受妊娠者,均不能作为受赠者。

3. 受卵助孕周期建议采取选择性单胚胎移植 据 2016 年系统回顾报道,在单胎及双胎妊娠中,供卵周期的妊娠期高血压疾病、子痫前期的发生率增高,早产、低出生体重儿发生率增加,且在双胎妊娠中更为明显。法国学者进行了单中心、回顾性研究比较了 2006 年 1 月—2015 年 1 月受卵者年龄 ≥ 50 岁和 45~49 岁两组的产科、新生儿结局,双胎妊娠相比单胎妊娠期高血压疾病(hypertensive syndrome in pregnancy,PIH)及胎儿生长受限发生风险均增高。高龄是 PIH 的重要混杂因素,对此 Jeve 等对在供卵与自卵周期中进行了年龄匹配的回顾性队列研究,结果仍然显示接受供卵受孕的女性 PIH 发生率显著增高。相关胎盘病理研究发现:受卵者的慢性绒毛膜炎、不明原因绒毛膜炎发生率增加,绒毛周围纤维蛋白、缺血性改变 / 坏死和绒毛血栓比例升高。这些现象可能与供卵妊娠中的异源性胚胎引起母胎界面免疫活性增加有关。可见与常规 IVF/ICSI 相比,供卵周期的妊娠期并发症增多、新生儿结局较差,尤其是双胎妊娠结局。因此,为尽可能减少孕期并发症及潜在风险,共识建议对高龄受卵者助孕采取选择性单胚胎移植。

第三节 赠卵周期

接受赠卵助孕的流程应遵循供者、受者、医务人员互盲的原则。接受赠卵的夫妇必须向实施辅助生殖的医疗机构提供完整的病史,完善常规检查,对异常的检查结果及既往妊娠方面的异常需要进一步的诊疗和评价。并告知胚胎必须冷冻保存至少 6 个月以上,捐卵者复查梅毒、艾滋病后才能应用。

夫妻双方完善术前检查，并提供"三证"（双方身份证、结婚证），核对无误后保留复印件，签署知情同意书。男方冷冻精液标本，由临床医师编排冷冻编号，患者等待赠卵。待有卵源后，按照冷冻精液顺序及血型符合原则，选择配对的受卵患者，并电话沟通确认。根据受卵者丈夫的精液情况选择常规体外受精方式或卵胞质内单精子注射（intracytoplasmic sperm injection，ICSI）。取卵后第 3 天冷冻保存，或培养至囊胚后冷冻保存，半年后复查供卵者 HIV 抗体、乙肝、丙肝和梅毒，若是阴性，行人工周期（artificial cycle）方案对受卵者进行胚胎解冻移植。最多移植 2 枚胚胎或囊胚。

移植后 12~14 天测血 hCG，血 hCG>5IU/L 为生化妊娠（biochemical pregnancy），移植后 30 天行 B 超检查，发现宫内孕囊及原始心管搏动者为临床妊娠（clinical pregnancy），如存活胚胎数 ≥ 2 个，建议减胎，继续黄体支持至孕 8~10 周。

接受赠卵患者妊娠后定期随访，包括妊娠 16~20 周中期妊娠随访；预产期后 2 周出生随访；后代 18 周岁随访；后代 23 周岁随访。建立电子及纸质版本信息登记表，作为供卵、受卵患者后代婚姻咨询数据库，提供和帮助受卵及供卵患者查询后代婚配对象是否有血缘关系。供卵者与受卵者均不能失访，要求双方后代婚育前，必须来院进行相关咨询，以避免发生近亲结婚。

第四节　赠卵结局

2006 年，卫生部（现称为国家卫生健康委员会）颁布的《人类辅助生殖技术与人类精子库校验实施细则的通知》中有明确规定：应严格控制赠卵技术的实施，严格掌握接受卵子赠送的适应证；赠卵者仅限于接受人类辅助生殖治疗周期中取卵的妇女；为保障赠卵者的切身利益，应当在其每周期取成熟卵子 20 个以上，并保留 15 个以上的基础上自愿进行赠卵；应当在赠卵者对所赠卵子的用途、自身权利和义务完全知情同意的基础上进行；对赠卵者应参照供精者筛选的程序和标准进行相关的健康检查；对实施赠卵技术而获得的胚胎必须进行冷冻，对赠卵者应在半年后进行艾滋病抗体和其他相关疾病的检查，获得确定安全的结果后方可解冻相关胚胎；严禁任何形式的商业化赠卵和供卵行为。未经审批同意，禁止任何机构实施赠卵技术。

有研究表明，赠卵试管婴儿是治疗卵巢储备功能减退（diminished ovarian reserve，DOR）患者的有效方法，赠卵 8 枚左右不影响供者妊娠结局；受卵者采用 ICSI 授精并囊胚移植，或可改善临床妊娠率。由于供卵者年轻，卵子质量好、受卵者人工建立的适宜内膜，目前我国赠卵的临床妊娠率可达 35%~45%。近年来，随着辅助生殖技术的发展，我国赠卵周期的临床妊娠率有个别报道可达到 69.23%，移植周期活产率达 61.54%，对这些患者进一步行年龄分组，38 岁以下组周期活产率为 72%，38 岁以上年龄组周期活产率为 42.86%。之前有研究认为，赠卵周期的远期围产结局与冷冻技术相关，但后续多项研究证实来自慢速冷冻或玻璃化冷冻后的卵母细胞出生的新生儿,他们的出生缺陷率及围产结局无明显差异。

根据美国疾病控制与预防中心发布的 2016 年辅助生殖技术国家总结报告,美国赠卵周期的临床妊娠率为 44.8%,活产率为 36.8%,单胎活产率为 26.9%,而非赠卵周期的临床妊娠率为 26.3%,活产率为 21.3%,单胎活产率为 17%,其中使用新鲜赠卵的新鲜胚胎移植周期的临床妊娠率、活产率及单胎活产率最高。

(李　敏　龙晓宇　郑晓英)

参考文献

1. 孙赟,黄国宁,孙海翔,等. 卵子捐赠与供 / 受卵相关问题的中国专家共识. 生殖医学杂志, 2018, 27 (10): 932-939.

2. FITZPATRICK KE, TUFFNELL D, KURIN-CZUK JJ, et al. Pregnancy at very advanced maternal age: a UK population-based cohortstudy. BJOG, 2017, 124: 1097-1106.

3. GUESDON E, VINCENT-ROHFRITSCH A, BYDLOWSKI S, et al. Oocytedonation recipients of very advanced age: perinatal complications for singletons and twins. Fert steril, 2017, 107: 89-96.

4. JEVE YB, POTDAR N, OPOKU A, et al. Three-arm age-matchedretrospective cohort study of obstetric outcomes of donoroocyte pregnancies. Int J Gynaecol Obstet, 2016, 133: 156-158.

5. 谷保霞,王璐,尚小改,等. 赠受卵双方体外受精 - 胚胎移植助孕结局的临床分析. 中华生殖与避孕杂志, 2020, 40 (4): 309-313.

15
CHAPTER

第十五章
辅助生殖领域新技术

目前,辅助生殖技术(assisted reproductive technology,ART)已经成为帮助不孕不育夫妇解决生育问题的常规临床手段,但随着技术的普及,ART 的一些弊端也在逐渐显现。因此,迫切需要技术革新和优化来提升胚胎的质量和活产率。随着基础研究的跟进,一些 ART 的新方法正逐步涌现,如微流体技术、Time-lapse 技术、细胞核移植技术、卵母细胞重构及偏振光显微镜等已经逐步与 ART 相结合并应用于临床。新技术的应用在精子分选、卵母细胞体外成熟、卵丘颗粒细胞剥离、胚胎培养及胚胎无创评估中显示了巨大应用潜力。生殖细胞和胚胎质量往往影响了胚胎的

着床及着床后发育,而传统的检测手段具有一定的局限性。胚胎的活检及单细胞筛查不可避免地使胚胎完整性受到影响,而胚胎培养期间,胚胎短暂的离开培养箱也会造成培养环境的改变。目前,对卵母细胞纺锤体的检测常用荧光染料法,由于荧光染料的毒性也使得这些技术无法应用于临床。ART 与新技术的结合使临床检测更加方便和安全,胚胎学家可以无创地跟踪整个胚胎的发育过程,筛选最优质的胚胎进行植入,可以在一定程度上提高胚胎活产率。因此,本章将着重讨论目前涌现出的一些辅助生殖领域的新技术。

第一节　微流体技术在辅助生殖领域中的应用

一、背景

辅助生殖技术(assisted reproductive technology,ART)主要是指采用医疗辅助手段使不育夫妇妊娠的技术。在这一过程中,需要在体外对卵母细胞、精子及受精后的胚胎进行相应操作。配子及胚胎质量的好坏对这一技术的临床结局有重要影响,因此配子处理及胚胎培养至关重要。目前,国内外学者在该领域已经进行了大量卓有成效的研究,但主要研究工作集中于对培养液的改良,而对配子处理及胚胎培养方式的研究相对较少。配子及胚胎所处的体内环境是动态变化的,尤其是胚胎在体内的发育过程。胚胎在女性生殖道多种蛋白的作用下,沿着纤毛上皮向宫腔移动,这与体外培养液中的静止、由多种高分子聚合物组成的环境大不相同。为了模拟体内环境,研究人员基于"自然主义"的理念,利用微流体技术

(microfluidic technology)模拟体内的生理环境,进一步改进胚胎体外培养的条件。

微流体技术是指在微观尺寸下控制、操作和检测复杂流体的技术。微流体仪器中的流体由精确的流体取样和操作程序调控,在这一过程中还包含了对细胞行为和相互作用的检测。因此,微流体技术在辅助生殖技术的应用中有巨大潜力,这一技术可以及时调整胚胎发育所需的培养液成分,而不同于现有的在人工操作过程中产生外源影响的培养系统。并且,微流体技术实施的空间模拟了配子及胚胎在体内所处的空间,更贴近体内环境。因此,微流体技术使体外模拟体内的胚胎发育环境成为可能。

二、微流体技术在精子筛选中的应用

早在 1993 年,硅树脂材料制作的微流体仪器就在精子功能评估中开展了应用。随后

该研究团队对仪器进行了相应改进,设计了弯曲的精子活力评价芯片,并取得良好效果。1998 年,Fuhr 等人利用高频电场对人的单个精子实现了捕获、定位和筛选。他们制作了相应的超微电极,通过细胞与盐溶液电导率的差异形成负向介电电泳作用,使得精子细胞由电极处被推向电场最小处。在电极区域施加高频交流电,形成向心推斥力,从而捕获快速游动的精子。近期,还有研究团队利用正向介电电泳原理的微流控来操纵精子,相较于传统的 IVF 技术,能够一定程度地提升受精率。鉴于微流体层流效应的特点,当管道的尺度进入微米量级时,流体能够保持层流而非湍流的特性,由于黏滞力的主导作用,相互靠近并且平行的两股层流仅能靠扩散作用相互混合。2003 年,Schuster 等人利用这一效应设计了一款装置,用于筛选活力精子。在 ART 实践中,使用微流体装置能够实现精子一步分选,不需要再进行离心,省略离心步骤可以最大限度地减少精子接触活性氧(reactive oxygen species,ROS)并防止 DNA 碎片化。Matsuura 等人设计了能够运用于卵胞质内单精子注射(intracytoplasmic sperm injection,ICSI)的微流控装置,能够有效减少操作时间。

传统的精子分选方法如连续离心法、密度梯度离心法和上游法等都会诱导精子 DNA 损伤。研究显示,用微流体技术分选精子能显著降低精子 DNA 损伤。因此,微流体分选精子技术能在不损伤 DNA 的情况下筛选出高质量精子,继而使胚胎质量提高。目前,特殊材料制作的微流体精子分选设备已经在临床中开展了应用,初步的结果显示这些精子能使卵母细胞正常受精。后续的研究将进一步确定这一技术是否能优化胚胎发育,从而改善辅助生殖技术的临床结局。

三、微流体技术在卵母细胞体外成熟和卵丘颗粒细胞剥离中的应用

卵母细胞体外成熟在 ART 中有重要作用。但是卵母细胞体外成熟率较低,有研究表明,通过微流体技术可能提高卵母细胞体外成熟率。需要注意的是,这一微流体设备不是基于动态培养系统而设计。相比静态培养系统,由重力驱动的动态系统培养成熟的牛卵母细胞,经过受精后可以促进囊胚形成。此外,颗粒细胞的剥离是进行 ICSI 之前的必须操作,在 ART 中常用透明质酸酶来去除颗粒细胞,已有研究显示可以利用微流控系统来去除卵丘颗粒细胞,该系统通过压力驱动卵丘-卵母细胞复合物的移动,能够实现卵丘颗粒细胞与卵母细胞的完全分离和移除。

四、微流体技术在胚胎培养中的应用

最早利用微流体技术进行胚胎培养的是 Raty 及其研究小组,他们的研究结果显示,小鼠的二细胞胚胎可以在静态的微流体管道中发育至囊胚。此外,另一种方法不仅利用了微流体的动态培养环境,同时还用了联合培养模式。Mizumo 研究小组设计了一种特殊装置,将子宫内膜细胞和胚胎通过一层允许细胞分泌因子通过的薄膜隔开,从而使内膜细胞与胚胎分泌的细胞因子可以相互作用。尽管研究结果显示囊胚形成率及活产率没有显著差异,但这一研究仍表明了微流体技术的安全性,也显示了在同一仪器上实现受精及胚胎培养的可能性。此外,该研究团队还报道了第一例在微流体仪器中培养的人类胚胎。将捐赠的 2~4 细胞人类胚胎分别利用培养皿或微流体方式培养至囊胚期,结果显示微流体培养方式显著提高了囊胚发育率。通过形态学判断,微

流体技术培养的囊胚具有更多的细胞数。随后,Heo 等人开发了一个动态微管胚胎培养系统,该系统以生理脉动的方式不断更新培养基,能显著提高小鼠囊胚中的细胞数目。更重要的是,与静态培养相比,动态微管培养显著提高胚胎着床率和持续妊娠率,使其接近于宫内发育胚胎的水平。

五、微流体技术与胚胎无创评估

胚胎评估是 ART 中的重要环节,选择最优质的胚胎进行移植有助于提高成功率。如果能将评价指标和微流体技术进行整合将带来巨大的应用前景。长期以来,胚胎学家都致力于发现能评判胚胎质量好坏的标志物。现阶段,研究人员通过研究胚胎分泌蛋白,期望能将其与胚胎质量好坏联系起来,已经提出在培养基中测量这些底物及产物作为胚胎选择的方法。包括碳水化合物代谢的底物和产物、氨基酸消耗、胚胎代谢组评估、s-HLA-G 片段的测定、hCG 的测定、瘦素、泛素,以及培养基中的血小板活化因子(platelet activating factor,PAF)浓度。2012 年,有研究报道了一种集成胚胎培养和代谢分析的自动化微流体平台,该系统能够实时、高灵敏度地测量单个或多个活小鼠囊胚期胚胎营养消耗。由于胚胎的氧化应激与胚胎的发育有关,活性氧的增加会影响胚胎发育,因此可以根据胚胎所受的氧化应激水平进行优质胚胎筛选。研究表明,在第 5 天的培养基中,发育到囊胚期胚胎的平均一氧化氮代谢物水平是不能发育到囊胚期胚胎的 2.6 倍。如果能发现若干胚胎分泌蛋白即能反映胚胎质量好坏,将其作为标记物耦联于"分子芯片",并与微流体技术结合,这将能实现评判胚胎质量优劣的自动化,减少额外的操作,避免对胚胎的刺激。

总之,微流体技术不仅可以有效地处理配子及培养胚胎,还有与其他系统相结合的巨大潜能。经过精密设计的微流体设备可以完成体外培养的多个步骤,实现多参数、实时、芯片上的诊断及分析,帮助胚胎学家筛选胚胎,避免额外操作对配子及胚胎的不利影响,甚至可以在检测超出正常范围后向胚胎学家发出警报信号,避免无效的移植。然而,从这些目标的实现到临床应用还有一定的距离,需要通过不断的努力来发挥微流体技术在 ART 中的巨大潜力。

第二节　Time-lapse 技术在辅助生殖技术中的应用

一、背景

在体外受精(*in vitro* fertilization,IVF)过程中,胚胎质量影响辅助生殖技术的成功率。移植的胚胎数超过 1 个会导致多胎妊娠的风险,筛选出最优质的胚胎进行单胚胎移植能有效降低这一风险。因此,如何通过简单实用的胚胎遴选方法提高临床上患者的妊娠率,同时减少多胎妊娠的发生成为非常关键的问题。

目前,临床上常规对胚胎质量的评估主要是将胚胎从培养箱中取出利用光学显微镜进行形态学评估,一般选择原核、卵裂期及囊胚期的胚胎进行形态学评估(原核的形态与数目、卵裂期胚胎中细胞的均一性、碎片的情况、囊胚期内细胞团与外滋养层的状态),在若干个时间点简单截取胚胎发育的相关信息。胚胎会受到外界环境的干扰,且胚胎发育是一个动态过程,这一过程中的大量信息仍未得到揭示,这些错过的信息很可能对评价胚胎质量有重要作用。为了解决这一问题,Time-lapse 培养系统应运而生。

二、Time-lapse 培养系统

Time-lapse 培养系统利用时差成像相机,能自动记录胚胎发育动态变化,对早期胚胎进行拍摄,通过回顾性研究胚胎的发育动态,选择合适的胚胎进行移植。Time-lapse 培养系统主要包括硬件及软件两个部分,其中硬件主要包括培养系统及拍摄系统,软件主要为胚胎分析系统。

Time-lapse 培养系统通过内置于培养箱内的摄像装置记录胚胎发育动态过程,利用胚胎分析体系对特定时间点的胚胎发育事件进行评分。目前有两类评分算法来预测胚胎的着床潜能。第一种方法基于多个时间参数来预测胚胎是否能发育至囊胚,第二种方法基于形态学标准评价其发育时程。此外,还有两类算法来预测临床妊娠的相应评分,分别为Meseguer 算法及 Liu 算法,两种算法均对胚胎发育的各个时间点有严格限制。对胚胎进行评分后,再由胚胎学家根据评分对胚胎后续操作进行判断(通过不同颜色标记移植、冷冻、继续培养或丢弃的胚胎)。

三、Time-lapse 培养系统优点

与传统的培养体系相比,Time-lapse 培养体系具有以下优点:

第一,传统培养系统在进行胚胎形态学评分时,先将胚胎从培养箱取出,观察后再放回培养箱。频繁地开关培养箱且胚胎要在培养箱外放置,无法保证胚胎发育过程中培养环境的稳定。Time-lapse 培养体系进行胚胎观察评分时则不需要将胚胎从培养箱中取出,能够始终维持一个稳定的培养条件。

第二,胚胎发育是一个动态的过程,而传统培养系统在进行胚胎评估时只是在相对固定的时间进行观察,有很大的局限性,不能准确地反映胚胎的质量和着床潜能。Time-lapse 培养体系可以连续动态观察胚胎的发育过程,记录胚胎发育过程中的各种参数信息,通过这些参数可以有效地选择发育潜能最好的胚胎进行移植。Time-lapse 培养体系每隔数分钟就拍一张照片,对胚胎进行连续性的动态观察,如胚胎何时形成原核,何时开始分裂,是否发生逆分裂或直接分裂,何时形成囊胚及何时孵化,明确了解胚胎发育的快慢及异常情况,能提供更多、更详细的胚胎发育细节,给胚胎学家提供更多可用的参考信息来选取最优质胚胎。

四、Time-lapse 培养系统与人工智能结合

根据操作者个人经验观察、评估胚胎的方法具有一定的主观性,不同的胚胎学家评估结果可能不同,如碎裂的比例、囊胚扩张的程度、内细胞团质量或滋养外胚层的质量。因此,临床实践需要建立标准化胚胎选择标准,以消除观察者间的偏差,从而节省胚胎学家的时间。

将 Time-lapse 培养系统与人工智能(artificial intelligence,AI)融合,以完全不同的方式管理实验室大量胚胎的数据信息,结合移植胚胎妊娠结局的数据,建立可行的自动胚胎评估体系。系统可以将任何分析的胚胎与该数据库进行比较,对不同发育阶段尤其是囊胚期的胚胎进行分级。

数字图像处理技术包括利用数学方法提取大小、颜色尺度和饱和度的信息。该技术可

以从囊胚的照片中提取几个变量,如圆度、半径、均匀性、纹理、光度和颜色尺度,这对于人工智能技术的应用是非常重要的。然后根据人类囊胚图像分类的方法进行图像分割(将图像划分为具有意义的组成区域),实现胚胎分级的自动化。与人类分级相比,AI 分级在囊胚扩张和胚胎内细胞团(inner cell mass,ICM)及滋养外胚层(trophectoderm,TE)分级方面表现更好。此外,使用 AI 分级囊胚成本低、无创、快速,同时它提供了额外的定量信息。

有研究表明,深度学习模型对胚胎是否能植入具有很高的可预测性,提高以往用于胚胎选择中 Time-lapse 培养系统方法的有效性,改进对单个胚胎移植最可行胚胎的优先排序。

五、Time-lapse 培养系统的应用

目前,Time-lapse 培养体系已在多家生殖中心开展了应用,相应的研究报道很多。Meseguer 等人对 Time-lapse 培养体系进行了一项回顾性研究,以胚胎植入作为最终结局,研究发现,胚胎直接从 1 细胞阶段分裂到 3 细胞阶段或 2 细胞阶段胚胎的细胞大小不均一时植入潜能非常小。2014 年,Rubio 等人进行了一项随机对照试验,发现 Time-lapse 培养体系能够有效地提高胚胎植入和妊娠率并降低流产率。2017 年,对 5 项随机对照试验的荟萃分析表明,与传统培养系统相比,Time-lapse 培养体系可以提高妊娠率和活产率,降低早期流产率。但也有研究表明 Time-lapse 培养体系与传统培养体系相比,在活产率、流产率或临床妊娠率方面无显著差异。

此外,Time-lapse 培养体系与氧浓度传感器结合也有潜在的应用价值。胚胎的氧气消耗被认为是一种潜在的,能够挑选具有最佳发育潜能胚胎的方法。从受精卵到桑葚胚阶段,胚胎的耗氧量相对平稳,然而在第 5 天的囊胚耗氧量会加倍,主要由线粒体的氧化磷酸化造成。研究发现,在能够形成妊娠的胚胎中耗氧量大幅增加,而通过 Time-lapse 结合氧浓度传感器还能在培养期间连续检测胚胎呼吸速率,同时采集胚胎的图像来研究单个胚胎的氧消耗量。

将 Time-lapse 培养体系应用于临床体外受精实践,可以使胚胎在整个培养过程中不受干扰地监测,达到优质胚胎挑选的目的。这项技术也为建立有关胚胎细胞动力学的参数提供了一个新的概念。结合 AI 获得的大量数据来确定胚胎发育不同阶段细胞周期最佳的长度范围,还需要进一步的研究,包括前瞻性随机对照试验,以评估这种 Time-lapse 培养体系与深度学习结合模式的临床意义。

尽管目前 Time-lapse 培养体系显示了一定的应用价值,但由于这一过程需要通过连续拍摄获得胚胎发育相关信息,因此是否会影响胚胎的表观遗传及其发育过程,包括技术的安全性等还存在争论。

第三节　核移植技术在线粒体疾病中的应用

一、背景

核移植技术是指通过显微操作技术将供体细胞核转移到去核卵母细胞中,进而获得重构胚胎的过程。至今,该技术已得到了广泛的发展和深入的研究,并在辅助生殖领域发挥一

定作用。

1997 年，Cohen 等首次将细胞质移植技术应用到辅助生殖中。这一病例的受体卵母细胞来自一名 39 岁的女性，曾经 4 次尝试辅助受孕失败，供体卵母细胞来自一名 27 岁女性。在卵胞质内单精子注射的同时，将供体的一部分细胞质注射到受体卵母细胞中，最终顺利分娩一女婴。优质卵母细胞作为细胞质供体，可以为受体卵母细胞提供更多健康线粒体，为早期胚胎发育的代谢活动提供足够的能量。随后的实验证明该方法能够提高胚胎质量，减少胚胎碎片，并能提高着床率。但因该方法会导致线粒体异质性的出现，2001 年被美国食品药品监督管理局（Food and Drug Administration，FDA）叫停。至今人们依然对这一技术持谨慎态度，以待进一步的动物实验和临床试验证明其安全性。

线粒体疾病几乎可以影响身体的任何部位，包括大脑、神经、肌肉、肾脏、心脏、肝脏、眼睛、耳朵或胰腺等。线粒体疾病的症状取决于身体的哪些细胞受到影响，患者的症状可以从轻微到严重，涉及一个或多个器官，且可以在任何年龄发生。即使是同一家族中具有相同线粒体疾病的患者，也可能在症状、严重程度和发病年龄（症状开始）方面存在差异。线粒体疾病的症状包括生长受限、肌肉无力、肌肉疼痛、肌肉张力低、运动不耐受、视力和 / 或听力问题、学习障碍、发育迟缓、精神发育迟滞等。原发性线粒体疾病是一种遗传性疾病，其主要遗传方式是母系遗传。

线粒体疾病目前没有治愈方法，大部分治疗手段都针对症状进行治疗，可以在一定程度上帮助减轻或减缓健康状况的下降。治疗手段因患者而异，取决于诊断的特定线粒体疾病及其严重程度。由于缺乏根治性治疗手

段，因此大多数患有线粒体疾病的家庭期望能够通过 ART 的帮助获得一个健康的后代。线粒体替代疗法（mitochondrial replacement therapy，MRT）是目前唯一有望解决这一难题的办法，其在临床上具有两种应用方式。第一种是从健康组织提取并供应给受损组织的自体线粒体，这一方法已被用于治疗心脏受损的新生儿，该方法的替代方案包括使用体外膜氧合器（extracorporeal membrane oxygenator，ECMO）或组织 / 器官移植。第二种是将患者的细胞核转移到具有健康线粒体的去核卵母细胞或受精卵中，重构卵母细胞或受精卵的技术。本部分主要介绍第二种与辅助生殖技术相关的 MRT 临床应用方法，这种方法允许完全替换卵或胚胎的细胞质，消除遗传性线粒体疾病患者缺陷线粒体的传播。

二、核移植与线粒体疾病

线粒体是身体的"能量工厂"，也是动物细胞内除细胞核之外唯一携带有遗传物质的细胞器，当线粒体基因组和 / 或核基因组突变时，氧化磷酸化发生障碍，不能产生足够的能量满足身体正常运作，将导致线粒体疾病的发生。引起的线粒体 DNA（mitochondrial DNA，mtDNA）突变的疾病于 1988 年首次被描述。至今，已鉴定 150 种与人类疾病相关的突变。

细胞质移植只能通过显微注射的方法将少量的细胞质移植到受体卵母细胞中，为受体细胞提供少量的线粒体，并且会造成线粒体的异质性。如果将含突变线粒体卵母细胞的细胞核转移到健康的去核卵母细胞中则能大大提高突变线粒体的替换率。应用于线粒体疾病治疗的线粒体替代疗法包括生发泡移植

（germinal vesicle transfer，GVT）、MⅡ卵母细胞纺锤体移植（spindle transfer）、极体移植（Pb transfer）和原核移植（pronuclear transfer）。

三、生发泡移植

雌性哺乳动物出生时，卵泡中的卵母细胞停滞在第一次减数分裂前期的双线期，这一时期的卵母细胞有一个很大的细胞核被称为生发泡（germinal vesicle，GV）。GV 时期卵母细胞细胞核被核膜包裹，如小鼠和人等哺乳动物的 GV 期卵母细胞能够在光学显微镜下直接观察，因此进行显微操作时不需要特殊设备或染色来标记细胞核的位置。早期的实验通过 GVT 来研究卵母细胞成熟过程中减数分裂的机制，以及细胞核与细胞质的比例（核质比）对卵母细胞成熟的影响。GV 期的 GV 互换能够将大部分的突变线粒体细胞质替换掉，在小鼠和家兔中，通过这一方法获得的重构卵母细胞经过体外成熟培养、体外受精-胚胎移植后能够获得成活后代。有报道显示，通过 GV 互换的方法，将老龄女性卵母细胞质替换为年轻女性卵母细胞质后能够改进卵母细胞质量，从而获得更好的胚胎发育潜能。老龄女性卵母细胞成熟过程中染色体的排列和分离容易发生错误，有实验表明，将老龄女性卵母细胞生发泡移植到年轻女性卵母细胞细胞质中不能改变其染色体的错误排列。尽管生发泡时期的细胞核容易观察和操作，但围绕在生发泡周围的一小团细胞质仍然会被移植到去核的受体卵母细胞质中。进行 GV 互换的过程中需要将卵母细胞周围的颗粒细胞剥离，卵母细胞周围的颗粒细胞对卵母细胞成熟发育起到重要作用，将其剥离后很可能会影响卵母细胞的成熟，进而影响后续的胚胎发育。人类卵母细胞体外成熟技术在辅助生殖领域的应用还很有限，因此在使用 GVT 技术前也要将人卵母细胞体外成熟的效率考虑在内。

四、母体纺锤体移植

母体纺锤体移植（maternal spindle transfer，MST）在卵母细胞二次减数分裂中期（MⅡ期）进行操作，此时的卵母细胞刚刚排出第一极体，MⅡ纺锤体一般位于第一极体附近。MⅡ期纺锤体是一个具有双折射特征的微管结构，可以通过偏振光显微镜对其进行定位，也可以通过对染色体进行荧光染色定位。MST 的具体方法是用显微操作针吸取供体细胞的纺锤体并将其转移至另一个去核的 MⅡ期卵母细胞中。

小鼠的 MⅡ期纺锤体移植到不同种系小鼠的去核卵中获得的重构卵母细胞能够体外成熟，并且在进行授精和胚胎移植后发育为成活后代。近年来，报道了非人灵长类（猕猴）卵母细胞纺锤体移植的实验，通过偏振光显微镜确定 MⅡ期卵母细胞纺锤体的位置，然后用显微操作针将 MⅡ纺锤体吸出，再用灭活的仙台病毒将一小团细胞质包裹的 MⅡ纺锤体和去核的卵母细胞进行融合，实现纺锤体的互换。猕猴 MⅡ期卵母细胞中线粒体均匀分布在整个细胞质中，并且纺锤体-染色体复合体内并无线粒体存在。因此，在这一时期进行纺锤体（纺锤体-染色体复合体）互换可以很大程度地避免将突变线粒体带入健康卵母细胞中。MⅡ期纺锤体-染色体复合体分离有两个难点，一是 MⅡ期纺锤体是一个相对透明的结构，虽然偏振光显微镜可以对 MⅡ期纺锤体进行定位，但设备昂贵。没有偏振光显微镜的实验室一般需要对卵母细胞细胞核进行染色来确定其位置，荧光观察的过程中激发光可能会对卵母细胞造成伤害。二是，MⅡ期纺锤体并没有膜结构包裹,很容易在显微操作的过程中受到伤害。恒河猴纺锤体互换的实验用偏振光显微镜观察卵母细胞纺锤体,避免了荧光染色和激发光对卵母细胞的伤害,并且这一实验用灭活仙台病毒代替电融合,减少了卵母细胞早激活的风险,大大提高了后续胚胎发育的潜能。重构卵母细胞受精后能够发育到囊胚,从囊胚内细胞团中可成功分离出胚胎干细胞,并且囊胚移植后最终出生了一对双胞胎恒河猴。

2017 年 Zhang 等首次报道通过 MRT 治疗线粒体疾病并获得成活子代,将发生线粒体突变患者的 M Ⅱ 卵母细胞纺锤体移植到去核的受体卵母细胞中,经过 ICSI 和体外培养后得到 4 枚囊胚,最终经过 PGT-A 后发现只有 1 枚囊胚为正常的二倍体胚胎,将这枚胚胎移植后最终获得健康的子代。虽然通过纺锤体互换之后,大部分突变线粒体能够被替换掉,但是这些卵母细胞受精和体外培养后,从囊胚内细胞团获得的 ES 细胞系却在传代中逐渐失去从细胞质供体获得的健康 mtDNA,而渐渐地被原来的母源突变线粒体代替。线粒体 DNA 和细胞核 DNA 相容性是纺锤体移植过程中存在的另一个问题,有研究表明,线粒体 DNA 的纯合性对于细胞的生理健康如 ROS 的产生、胰岛素信号、肥胖、衰老信号和健康长寿等有重要作用。

五、极体移植

哺乳动物第一次和第二次减数分裂过程中产生一个体积较大的卵母细胞和两个体积较小的极体,分别为第一极体和第二极体。第一次减数分裂发生同源染色体分离,排出的第一极体是含有二倍体染色体的遗传物质。精子进入成熟卵母细胞中,卵母细胞激活,排出第二极体。第二极体中包含的是单倍体的遗传物质。第一极体和第二极体细胞质含量极少,只有极少量的线粒体,但是它们却拥有和卵母细胞相同的完整基因组 DNA。所以,极体作为细胞核供体可以大大减少突变 mtDNA 带入健康卵母细胞质中。正常情况下,小鼠第一极体在排出后几小时内就会退化,但是人卵母细胞排出的第一极体在排卵后 20 小时之内仍然不会退化。极体的退化和未受精卵母细胞的退化似乎是通过细胞凋亡途径发生的。1997 年,Wakayama 团队用小鼠第一极体替换 M Ⅱ 期卵母细胞细胞核然后进行授精,最终得到了成活小鼠。2017 年,Hong ma 等将人第一极体移植到去核的卵母细胞后能够形成有功能的纺锤体,经过 ICSI 后形成正常的二倍体合子,并且可以发育到囊胚阶段,但是囊胚率要低于正常受精的对照组。从极体移植来源的囊胚及正常受精得到的囊胚中分离胚胎干细胞,对两组干细胞进行分子生物学检测。结果表明,两组胚胎干细胞的 DNA 甲基化和转录组并无显著差异,说明极体移植可能是防止突变线粒体 DNA 遗传给后代的一种有效的辅助生殖手段。第二极体也可以作为核供体,但第二极体携带的染色体为单倍体,因此不能用其替代 M Ⅱ 期卵母细胞的染色体。小鼠第二极体和原核期的雌原核进行互换,能够得到正常的二倍体胚胎,并且出生成活的后代,需要在卵母细胞受精后去除雌原核而留下雄原核,随后将第二极体注射到去除雌原核的受精卵中。小鼠卵母细胞雄原核的体积显著大于雌原核,比较容易进行单原核去核操作。通过肉眼很难分辨人的雌雄原核,如果想要进行第二极体移植,则需将雌雄原核同时去除,随后向卵母细胞注射第二极体的同时注射一枚精子入卵。

六、原核移植

哺乳动物卵母细胞排出第一极体后停滞在第二次减数分裂中期，精子进入卵母细胞后，卵母细胞被激活，恢复减数分裂并排出第二极体。进入卵母细胞的精子细胞核发生去凝集，并且很快被核膜包裹，形成雄原核，与此同时卵母细胞中的单倍体染色体也被核膜包围形成雌原核，这一时期被称为原核期。原核互换的实验最早是在小鼠中完成的。小鼠原核期的胚胎经过原核互换后依然具有正常的发育能力，可以发育为正常的后代。已经证明在小鼠中利用这种方法能够有效地治疗 mtDNA 突变带来的症状，并减少突变 mtDNA 传递给后代的机会。近几年，这项技术被应用在人类辅助生殖领域，和其他集中技术相比，原核移植应用于人类辅助生殖存在更多的伦理问题，因为细胞质供体（细胞核受体）贡献的是一枚胚胎而并非一枚卵母细胞。2016 年，一位 30 岁初产女性进入 IVF 周期后，胚胎发育阻滞在 2 细胞时期，Zhang 等利用原核移植的方法，将这位女性的受精卵原核移植到另一位健康原核胚胎细胞质中，移植三枚胚胎后获得妊娠，但最终在第 33 天减胎和第 24 周、29 周流产。经过原核移植后，人胚胎携带供体细胞的突变 mtDNA 少于 2%，这一数量远远少于造成线粒体疾病的突变阈值，但是小鼠中利用这一方法进行胚胎重构获得的小鼠后代携带较大量的突变 mtDNA（≈ 24% 的突变 mtDNA）。

线粒体替代疗法除了帮助有 mtDNA 突变的患者，还能帮助一些高龄的不孕妇女将其卵母细胞的细胞核移植到年轻女性卵母细胞细胞质中以解决卵母细胞质量差的问题。尽管这些技术在实验动物和人类中已经进行了很多尝试，但是离真正的大量应用还有很长的路要走，还存在很多安全和伦理问题。许多科学家对这一技术的效率和应用的必要性存在不同意见，因此，还需要大量的实验对具体操作进行改进，同时对其安全性进行深入的评估。

第四节　卵子重构技术对不孕症的治疗

一、背景

大量研究证据表明，卵子本身细胞质的缺陷与女性不孕有关，特别是年龄相关的不孕。虽然细胞核中的遗传物质控制着卵子的遗传性状和个体发育，但是细胞质在胚胎的正常发育中也起着重要作用。那些多次接受体外受精（in vitro fertilization，IVF）治疗失败或因年龄大而不孕的妇女，其卵胞质可能存在严重缺陷。通过两种途径可望改善卵母细胞的质量：第一是将正常年轻妇女卵母细胞的细胞质移植给高龄妇女的卵母细胞，再通过正常的 IVF 或卵胞质内单精子注射（intracytoplasmic sperm injection，ICSI）进行受精；第二是将大龄妇女卵母细胞的细胞核移植到正常年轻妇女的去核卵母细胞内，由此形成的卵子称为重构卵。卵子重构是辅助生殖技术的延伸，是常规辅助生殖技术与供卵技术的结合。目前，卵子重构只能用于胚胎研究，在我国重构卵禁止用于 IVF 临床。

二、卵子重构的理论与实验基础

体外受精临床结果显示，超过 40 岁接受 IVF 治疗的妇女妊娠率明显下降，并且流产率显著上升，而这些妇女如果接受供卵治疗，则其妊娠率与年轻妇女相似。显然，随着年龄的增加，卵子质量随之降低并导致女性生育力降低。对卵子的研究显示，高龄妇女染色体非整倍性的卵子和胚胎数增加，这种染色体分离异常是卵子成熟过程中第一次或第二次减数分裂时产生的。线粒体是胞质中重要的细胞器，为细胞的生命活动提供能源；而纺锤体在染色体复制和细胞的分裂过程中起重要作用，线粒体数目不足或功能衰竭均可阻滞受精后胚胎的发育。

卵子在体内发育至成熟必须有胞质的支持。对人及小鼠的研究证明，将生发泡取出移植到去核的异体生发泡期卵母细胞中能进行正常的减数分裂；小鼠生发泡移植重构卵子已经产生了正常小鼠子代。在人类中已经证明，老龄卵子的生发泡能在年轻健康的卵子胞质中成熟并使减数分裂异常减少，如果进一步的研究能证实以上结论，核移植技术将有望成为治疗卵子质量差所导致不孕的有效方法。

三、卵子重构的方法

（一）卵细胞核移植

采用显微操作的方式，将供者卵子中的细胞核去除，再将受者卵子细胞核转移到供者去核卵子内，受精后发育成胚胎后移植到受者子宫内。其后代的遗传基因是患者本人，但可能有不同程度的供者细胞系遗传。实验证实，卵胞质对于合子继续发育至关重要，尤其是早期分裂阶段。科学家发现来自年轻妇女的成熟

卵细胞质可以用来修复发育能力差的胚胎的生长能力。因此，一个健康的细胞质对于细胞核的正常功能是必需的。2016 年，华人科学家张进报道，一个经历体外受精反复失败的妇女通过将其合子原核移植到供体去原核合子后成功妊娠，世界上第一例经过核移植操作的"三亲婴儿"哈桑在墨西哥出生。哈桑之所以引人关注，是因为他的出生既得益于卵母细胞核移植技术，也涉及对人类遗传物质的改造和优化，其母亲线粒体的全部基因被替换成卵子捐献者的。由此也引发了外界对"三亲婴儿"在伦理和医学上的讨论。

（二）胞质移植

适用于高龄的不孕妇女，希望能通过移植一部分卵细胞质，提高卵子的质量，进而影响胚胎发育，以提高胚胎的着床率及妊娠率。

胞质移植有两种方法，一种是直接注射法，同时吸取少量供者卵子胞质（10%）和精子，在卵胞质内精子注射的同时，将此细胞质注入受者的卵胞质内。另一种是电融合的方法，将供者卵子的少量胞质注入去掉第一极体的受者卵细胞透明带下，然后进行电融合，重构卵采用 ICSI 方法受精。

1982 年，Muggleton-Harris 第一次在小鼠胚胎中尝试了胞质置换并获得成功。随后，辅助生殖科学家们用动物和人卵母细胞进行了一系列相关实验，旨在提高卵母细胞质量。通过移植供体卵细胞质提高卵母细胞质量的设想首先在动物中得到证实，随后在人卵母细胞中也获得了成功。1997 年，Cohen 报道了移植捐赠者卵母细胞质到受体卵母细胞获得了成功妊娠，此后胞质移植被应用于胚胎发育差或反复移植失败的患者。

（三）线粒体移植

线粒体是真核生物进行氧化代谢的部位，

是细胞糖类、脂肪、氨基酸最终氧化释放能量的场所，线粒体体积虽小，只有一根头发直径的百分之一，但却负责生产人类生命活动必需的几乎所有能量。研究表明，细胞线粒体功能下降对人类衰老起着推动作用，提示很多高龄妇女辅助生殖反复失败的原因可能和线粒体功能下降有关。

线粒体 DNA（mitochondrial DNA，mtDNA）没有组蛋白的保护，容易受到线粒体基质中高浓度的活性氧和自由基的影响，在高龄妇女的卵子中，mtDNA 的异常率增加。动物实验发现，将颗粒细胞线粒体注入体外培养的小鼠卵子中，可以使这些卵子的凋亡发生率降低50%，说明颗粒细胞线粒体促进了小鼠卵子的体外发育。通过颗粒细胞线粒体移植可以使线粒体受损的卵子完成继续发育和受精过程，并保证患者 mtDNA 的完整遗传，也可以采用正常供者卵子的线粒体移植。

四、卵子重构存在的问题

人们最关心的问题是线粒体遗传，已经证实通过胞质移植技术后，供者和受者的 mtDNA 同时传给了下一代，这种线粒体 DNA 异质性对受者卵细胞核下一代的影响尚不清楚。没有经过提纯的胞质除了含有线粒体外，还含有其他一些成分，如 mRNAs 和蛋白质等，这些异体胞质成分是否对受者卵细胞产生不良影响尚不清楚。胞质移植也有一些潜在的危险，如可能将一部分供者卵子的染色质移植入受者卵细胞，形成多倍体、非整倍体及其他染色体异常胚胎。

由于卵子重构技术产生的后代存在"三亲"遗传——来自母亲和父亲的细胞核 DNA，以及来自母亲供者的线粒体 DNA，由此带来了生物学、伦理及社会问题的争论。

目前，尚无可靠的研究结果充分证明采用卵子重构技术可以改善卵子质量，无论是胞质移植、线粒体移植还是核体移植都存在许多未解决的问题，并且这些技术的安全性也有待进一步探讨。还有一些理论和技术问题需要突破，如明确纺锤体的问题，避免移入带有遗传物质的细胞质；提高细胞融合的成功率；提高重构卵的受精率和体外培养技术等。

五、卵子重构技术在 IVF 临床的应用前景

任何新技术都有其产生、发展和认识的过程，随着对卵子重构技术的进一步研究，势必在辅助生殖技术领域引起一定突破。这项技术有望用于帮助高龄、反复 IVF 失败、长期不明原因性不孕、受精率低及前次 IVF 周期中胚胎质量差的患者妊娠。

第五节　偏振光显微镜在辅助生殖领域的应用

一、背景

纺锤体是细胞内特殊的细胞器，主要由微管蛋白组成。在卵母细胞减数分裂过程中，纺锤体牵拉染色体平均分配至细胞两极。在这一过程中，纺锤体的破坏可使染色体排列紊乱甚至散落在胞质中从而导致非整倍体的形成。非整倍体是人类异常受精最常见的，也是早期胚胎死亡、自然流产和遗传病的重要原因。纺锤体观测仪因其能确定卵母细胞纺锤体位置

以防止体外操作带来的损伤，从而使辅助生殖技术获得更好的结果，故其具有广阔的应用前景。

通过传统免疫荧光方法检测纺锤体形态来研究纺锤体功能会对卵母细胞造成损伤，不能应用于临床IVF。偏振光（polscope）利用细胞内大分子结构的双折射性，将光学硬件和数字传导结合起来使纺锤体成像。由于卵母细胞中纺锤体是高度有序的大分子，因此其结构可以通过偏振光观察。利用偏振光显微镜获取的纺锤体结构信息与荧光免疫方法有高度一致性。研究显示，经偏振光显微镜观察和未经偏振光显微镜观察的小鼠卵母细胞囊胚形成率无显著性差异，并且这些囊胚移植后的着床率也无显著差异，这证明了偏振光显微镜的安全性。

二、偏振光显微镜评估卵母细胞质量

卵子和精子相结合形成受精卵，精子在受精后主要提供遗传物质和中心粒结构，故卵子对于胚胎发育似乎起着更为重要的作用。研究显示，卵母细胞内纺锤体的情况可以反映卵母细胞质量好坏。

纺锤体是卵母细胞的一个重要组成部分，对于细胞质和外环境的改变非常敏感，因此其形态和动力学变化可能反映卵母细胞的质量。Wang、Petersen等的研究表明，可观察到纺锤体的卵母细胞在ICSI后受精率、卵裂率、囊胚形成率明显高于无纺锤体的卵母细胞，但对临床妊娠率和种植率无影响。说明人卵母细胞中纺锤体的存在预示着卵母细胞的质量。无法观察到纺锤体的卵子可能在发育、成熟或体外培养操作中受到损伤。Windt等提出如果患者所有卵子中都无法观测到纺锤体，可以作为建议患者采取赠卵的依据。但未见纺锤体的卵并非从本质上预示受精失败或发育停滞，实际上，有极体但未见纺锤体的卵可能仍处于末期Ⅰ或前中期Ⅱ，延长培养时间后可能可见纺锤体。此外，随着时间的延长，卵在MⅡ停滞的过程中，纺锤体退化。新鲜取出的卵母细胞的纺锤体显著长于体外放置16~18小时的卵母细胞，小的纺锤体可能与卵停滞时间过久和过度成熟有关，这可能会导致非整倍体形成概率的增加。

三、偏振光显微镜在 ICSI 中的应用

在进行ICSI操作时，纺锤体的位置与第一极体有较高的一致性，通常认为卵母细胞纺锤体位于第一极体附近。在ICSI时，使第一极体位于6点或12点位置，然后在3点的位置注入精子。但有研究表明，在ICSI操作中第一极体并不能很好地预测成熟卵母细胞纺锤体的位置，卵母细胞经过体外去除颗粒细胞的机械操作，以及极体在卵周隙中的移位或纺锤体在胞质中的易位等都使两者的位置关系发生改变，从而导致第一极体与纺锤体位置的不一致性。Wang等对533枚卵子的观察发现多于10%的卵纺锤体和第一极体的夹角大于90°，说明ICSI中显微注射有可能在一些卵中损伤了纺锤体而破坏了染色体的分离。用偏振光显微镜观测纺锤体的位置可以精确地避免ICSI过程中对其损伤，从而保证ICSI技术的安全性和有效性。甚至有研究人员提出，由于纺锤体的出现是卵母细胞成熟最为精确的指标，应在ICSI前对卵母细胞常规进行纺锤体的观察。

四、偏振光显微镜在卵母细胞冷冻中的应用

卵母细胞冷冻作为生殖储备的一种有效

手段，近年来引起了国内外学者的广泛关注。卵母细胞体积较大而表面积较小。对低温敏感，包括纺锤体在内的细胞骨架易受损伤等，使卵子冷冻进展一直比较缓慢。纺锤体是承载卵母细胞遗传物质的重要结构，其对环境温度敏感，冻融会产生不可逆的损伤。由于冻融损伤，其内部纺锤体被破坏，纺锤体失去正常形态后染色体离散，会导致后续受精率下降，非整倍体的发生。偏振光显微镜可应用在冷冻过程中观察纺锤体的变化，有助于评价冷冻方法的安全性和有效性，并在复苏后选择纺锤体形态完好的卵母细胞进一步操作，从而获得更高的受精率、卵裂率和临床妊娠率。

五、偏振光显微镜在核移植过程中的应用

自克隆羊诞生以来，体细胞核移植技术得到了迅速的发展。近年来兴起的卵子重构技术又为一些疑难不孕患者带来了希望，但这类技术都存在效率低且安全性差的问题。核移植技术中去核是关键一步，安全有效地去核最大程度地保存剩余胞质的活性是技术成功的前提。目前的去核方法主要是荧光染料法（Hoechst33342），但此方法需要紫外线照射，不能确保其安全性，不能应用于临床。利用偏振光显微镜观察纺锤体，不需特殊处理就能直接观察卵母细胞内纺锤体，操作简单。Liu 等在偏振光显微镜下进行小鼠卵去核，已证实可达到 100% 的效率，且去核后重构的卵子进行电刺激激活后发育为囊胚的比例与未经操作的对照组无差异，显示了此技术的安全性。

综上所述，在人类辅助生殖过程中，可通过观察卵母细胞纺锤体的有无及其结构变化对卵母细胞质量进行评价，从而预测卵细胞受精以后的胚胎发育情况。偏振光显微镜是对纺锤体变化情况进行观察的较好手段，具有快速、安全的优点。因此，将该观察手段应用于临床体外受精，有助于选择高质量的胚胎，提高临床妊娠率的优势。

（闫丽盈　朱小辉　袁一峰　王中伟　雷丽）

参考文献

1. 周协和，方智淑. 子宫内膜增生的病理特点和临床分析. 中国妇幼保健，2013，28（13）：2063-2064.

2. LEESE HJ. Human embryo culture: back to nature. Journal of assisted reproduction and genetics, 1998, 15 (8): 466-468.

3. KRICKA LJ, NOZAKI O, HEYNER S, et al. Applications of a micro fabricated device for evaluating sperm function. Clinical chemistry, 1993, 39 (9): 1944-1947.

4. FUHR G, MüLLER T, BAUKLOH V, et al. High-frequency electric field trapping of individual human spermatozoa. Human reproduction (Oxford, England), 1998, 13 (1): 136-141.

5. SCHUSTER TG, CHO B, KELLER LM, et al. Isolation of motile spermatozoa from semen samples using micro fluidics. Reproductive biomedicine online, 2003, 7 (1): 75-81.

6. MATSUURA K, UOZUMI T, FURUICHI T, et al. A micro fluidic device to reduce treatment time of intracytoplasmic sperm injection. Fertility and sterility, 2013, 99 (2): 400-407.

7. SCHULTE RT, CHUNG YK, OHL DA, et al. Microfluidic sperm sorting device provides a novel method for selecting motile sperm with higher DNA integrity, 2007, 88 (supp-S1): S76.

8. ZERINGUE HC, BEEBE DJ. Microfluidic removal of cumulus cells from Mammalian zygotes. Methods in molecular biology (Clifton, NJ), 2004, 254: 365-374.

9. RATY S, WALTERS E M, DAVIS J, et al. Embryonic development in the mouse is enhan-ced via microchannel culture. Lab on a chip, 2004, 4 (3): 186-190.

10. HEO YS, CABRERA LM, BORMANN CL, et al. Dynamic micro funnel culture enhances mouse embryo development and pregnancy rates. Human reproduction (Oxford, England), 2010, 25 (3): 613-622.

11. SUZUKI C, YOSHIOKA K, SAKATANI M, et al. Glutamine and hypotaurine improves intracellular oxidative status and in vitro development of porcine preimplantation embryos. Zygote (Cambridge, England), 2007, 15 (4): 317-324.

12. YANEZ LZ, HAN J, BEHR BB, et al. Human oocyte developmental potential is predicted by mechanical properties within hours after fertilization. Nature communications, 2016, 7: 10809.

13. MILEWSKI R, AJDUK A. Time-lapse imaging of cleavage divisions in embryo quality assessment. Reproduction (Cambridge, England), 2017, 154 (2): R37-53.

14. COTICCHIO G, DAL CANTO M, MIGNINI RENZINI M, et al. Oocyte maturation: gamete-somatic cells interactions, meiotic resumption, cytoskeletal dynamics and cytoplasmic reorganization. Human reproduction update, 2015, 21 (4): 427-454.

15. MESEGUER M, HERRERO J, TEJERA A, et al. The use of morpho kinetics as a predictor of embryo implantation. Human reproduction (Oxford, England), 2011, 26 (10): 2658-2671.

16. RUBIO I, GALáN A, LARREATEGUI Z, et al. Clinical validation of embryo culture and selection by morpho kinetic analysis: a randomized, controlled trial of the Embryo Scope. Fertility and sterility, 2014, 102 (5): 1287-1294. e5.

17. PRIBENSZKY C, NILSELID AM, MONTAG M. Time-lapse culture with morpho kinetic embryo selection improves pregnancy and live birth chances and reduces early pregnancy loss: a meta-analysis. Reproductive biomedicine online, 2017, 35 (5): 511-520.

18. TRAN D, COOKE S, ILLINGWORTH PJ, et al. Deep learning as a predictive tool for fetal heart pregnancy following time-lapse incubation and blastocyst transfer. Human reproduction (Oxford, England), 2019, 34 (6): 1011-1018.

19. BARRITT JA, BRENNER CA, MALTER HE, et al. Mitochondria in human offspring derived from ooplasmic transplantation. Human reproduction (Oxford, England), 2001, 16 (3): 513-516.

20. WALLACE DC, SINGH G, LOTT MT, et al. Mitochondrial DNA mutation associated with Leber's hereditary optic neuropathy. Science (New York, NY), 1988, 242 (4884): 1427-1430.

21. LIU H, CHANG HC, ZHANG J, et al. Metaphase II nuclei generated by germinal vesicle transfer in mouse oocytes support embryonic development to term. Human reproduction (Oxford, England), 2003, 18 (9): 1903-1907.

22. CUI LB, ZHAO ZJ, ZHOU XY, et al. Effect of age, GV transfer and modified nucleocytoplasmic ratio on PKCα in mouse oocytes and early embryos. Zygote (Cambridge, England), 2012, 20 (1): 87-95.

23. WANG MK, CHEN DY, LIU JL, et al. In vitro fertilisation of mouse oocytes reconstructed by transfer of metaphase II chromosomes results in live births. Zygote (Cambridge, England), 2001, 9 (1): 9-14.

24. TACHIBANA M, SPARMAN M, SRITAN-

AUDOMCHAI H, et al. Mitochondrial gene replacement in primate offspring and embryonic stem cells. Nature, 2009, 461 (7262): 367-372.

25. ZHANG J, LIU H, LUO S, et al. Live birth derived from oocyte spindle transfer to prevent mitochondrial disease. Reproductive biomedicine online, 2017, 34 (4): 361-368.

26. KANG E, WU J, GUTIERREZ NM, et al. Mitochondrial replacement in human oocytes carrying pathogenic mitochondrial DNA mutations. Nature, 2016, 540 (7632): 270-275.

27. LATORRE-PELLICER A, MORENO-LOSHUERTOS R, LECHUGA-VIECO AV, et al. Mitochondrial and nuclear DNA matching shapes metabolism and healthy ageing. Nature, 2016, 535 (7613): 561-565.

28. WAKAYAMA T, YANAGIMACHI R. The first polar body can be used for the production of normal offspring in mice. Biology of reproduction, 1998, 59 (1): 100-104.

29. MA H, O'NEIL RC, MARTI GUTIERREZ N, et al. Functional human oocytes generated by transfer of polar body genomes. Cell stem cell, 2017, 20 (1): 112-119.

30. WANG T, SHA H, JI D, et al. Polar body genome transfer for preventing the transmission of inherited mitochondrial diseases. Cell, 2014, 157 (7): 1591-1604.

31. MCGRATH J, SOLTER D. Nuclear transplantation in the mouse embryo by microsurgery and cell fusion. Science (New York, NY), 1983, 220 (4603): 1300-1302.

32. SATO A, KONO T, NAKADA K, et al. Gene therapy for progeny of mito-mice carrying pathogenic mtDNA by nuclear transplantation. Proceedings of the National Academy of Sciences of the United States of America, 2005, 102 (46): 16765-16770.

33. ZHANG J, ZHUANG G, ZENG Y, et al. Pregnancy derived from human zygote pronuclear transfer in a patient who had arrested embryos after IVF. Reproductive biomedicine online, 2016, 33 (4): 529-533.

34. MEIRELLES FV, SMITH LC. Mitochondrial genotype segregation during preimplantation development in mouse heteroplasmic embryos. Genetics, 1998, 148 (2): 877-883.

35. LABARTA E, DE LOS SANTOS MJ, HERRAIZ S, et al. Autologous mitochondrial transfer as a complementary technique to intracytoplasmic sperm injection to improve embryo quality in patients undergoing in vitro fertilization—a randomized pilot study. Fertility and sterility, 2019, 111 (1): 86-96.

36. YAO L, WANG P, LIU J, et al. Ooplast transfer of triploid pronucleus zygote improve reconstructed human-goat embryonic development. International journal of clinical and experimental medicine, 2014, 7 (10): 3678-3686.

37. LIU L, KEEFE DL. Nuclear origin of aging-associated meiotic defects in senescence-accelerated mice. Biology of reproduction, 2004, 71 (5): 1724-1729.

38. MUGGLETON-HARRIS A, WHITTINGHAM DG, WILSON L. Cytoplasmic control of preimplantation development in vitro in the mouse. Nature, 1982, 299 (5882): 460-462.

39. COHEN J, SCOTT R, SCHIMMEL T, et al. Birth of infant after transfer of anucleate donor oocyte cytoplasm into recipient eggs. Lancet (London, England), 1997, 350 (9072): 186-187.

40. SUN N, YOULE RJ, FINKEL T. The Mitochondrial Basis of Aging. Molecular cell, 2016, 61 (5): 654-666.

41. WANG WH, KEEFE DL. Prediction of chromosome misalignment among in vitro matured human oocytes by spindle imaging with the PolScope. Fertility and sterility, 2002, 78 (5): 1077-1081.

16

第十六章

遗传与不孕

在不孕不育患者中,由于遗传性因素导致的表型占到很大的比例。生殖细胞承担了人类遗传物质传递的重要使命,在性分化过程中,染色体结构、性腺分化、性激素和功能等多种因素变化都会造成遗传性不孕。已经证实,多种疾病如多囊卵巢综合征、子宫内膜异位症、早发型卵巢功能不全等人类内分泌和代谢性疾病与遗传相关。同时,由于遗传因素而导致的与男性生殖道、性腺发育和精子发生相关的基因网络调控也与男性不育有关。精子质量往往决定了男性的生育力,但由于 DNA 和染色体等异常又会造成男性少弱精症甚至无精子症。随着医学的不断发展,通过植入前遗传学检测可以成功解决一些特殊人群的生育问题。通过对配子或胚胎影响较小的极体或少量胚胎细胞的活检,以及测序可以高灵敏度地检测多种遗传病,并且具有操作简单、费用低、结果可靠、周期短和安全性高等一系列优点。此外,对于不孕不育患者的遗传分析检测也已经在临床得到了较大规模的应用。如基于芯片的微阵列方法、二代和三代测序技术,以及无创产前筛查等技术的成功应用,大大提高了染色体异常的检测灵敏度和特异度。此外,还可以评估环境及表观修饰等方面造成的影响,同时也揭示了胚胎微环境造成不良妊娠的机制。随着医学研究的不断深入,由于遗传因素导致不孕症之间的关系可以更深一步地被揭示,同时检测技术和手段的提升也可以对更多的遗传疾病做出诊断,造福人类。

第一节　人类遗传物质的传递

生命起始于卵子和精子这两种高度分化的生殖细胞的结合,形成一个具有全能性的受精卵,从而将遗传物质由亲代传递给下一代新生命。生殖细胞——精子和卵子是种族繁衍的种子,代代相传的纽带。

卵子发生起源于原始生殖细胞(primordial germ cell,PGC),涉及三个关键阶段,即增殖、生长和成熟。在卵子发生过程中,PGC 逐步发育为卵原细胞、初级卵母细胞、次级卵母细胞,最终发育为成熟的卵母细胞。每个月经周期只有少数卵母细胞发育成熟。在排卵前,初级卵母细胞完成第一次减数分裂,形成单倍体的次级卵母细胞并排出第一极体。第二次减数分裂在第一次减数分裂完成之后很快发生,并停滞在分裂中期。当卵母细胞与精子结合后,姐妹染色单体分离,第二极体排出,形成受精卵。卵子发生过程中的关键分子事件保证了卵母细胞在发育和成熟阶段不间断地进行。女性年龄的增长与卵母细胞非整倍体率的急剧增加和复杂的染色体异常有关。

精子来源于男性胚胎内的原始生殖细胞,在胎儿出生至出生后 6 个月之间,性腺细胞会进一步分化为精原细胞,随后保持静止状态直到 5~7 岁。从青春期开始,性腺中的精原细胞在增殖的同时分化为精子细胞,这是一个复杂的调控过程,并在男性青春期后持续不间断地发生直至死亡。但随着年龄的增长,精子产生的数量会略有减少。在精子发生过程中,通过减数分裂,最终形成单倍体精子细胞。初级精母细胞通过第一次减数分裂分为两个次级精母细胞。次级精母细胞分裂经过第二次减数分裂分为两个单倍体精子细胞,进而通过胞核聚缩、鞭毛形成等一系列变态过程转化为不同形态的精子细胞和精子。

在人类胚胎早期发育过程中,随着细胞的分裂,遗传物质的复制与染色体分离的异常是常见现象,整条染色体的非整倍体或部分染色体的缺失和重复均可见于胚胎中。胚胎早期发育时期的染色体不稳定性是造成染色体疾病的主要原因。胚胎植入前发育过程中出现的染色体错误来源比妊娠后期更加多样,表明非整倍性可能调节胚胎的发育能力。在植入前发育的所有阶段胚胎中,常见染色体嵌合现象,即同一胚胎中的不同细胞存在两个或多个不同的染色体组。由于检测方法和机构的不同,胚胎中嵌合的发生率有较大差异,二代测序(nest generation sequencing,NGS)研究显示在囊胚阶段嵌合发生率为2%~40%。目前,已经有多项研究报道了嵌合胚胎移植的临床结局,虽然移植嵌合胚胎后可有健康婴儿出生,但仍有可能面对低植入率和高流产率的风险。

染色体异常或基因突变的胚胎,严重的在胚胎发育早期导致停育、流产,能发育到期出生的个体将可能会患有遗传疾病。由单个基因(或单基因)异常而引起的疾病称为单基因疾病,虽然单个遗传病疾病发病率低,但是由于涉及基因数量众多,任何一个致病基因的突变,均会导致发生对应疾病。据世界卫生组织统计,在全球大约1 000个新生儿中,就有10人患有单基因疾病,因此在世界范围内的患者有数百万人。近年来,随着技术的发展,尤其是测序技术的不断进步,极大地推动了遗传疾病致病基因及致病位点的发现。然而,目前仍有众多遗传疾病未确定其对应的致病基因。染色体数量和结构的异常导致的疾病为染色体疾病。个体中某一条染色体缺少(单倍体)或具有增多(三倍体、四倍体等)的情况称为非整倍性(异常数目的染色体),非整倍性在新生儿的发病率约为3∶1 000,但是该比率在习惯性流产和死胎中大大增加。染色体结构异常主要是由于碱基序列丢失或位置的重排而发生的,包括缺失(如4p部分单体综合征综合征、11q缺失综合征)、重复(如1A型夏科-马里-图思病)、易位(染色体易位在新生儿中的发生率约为9.2∶1 000)倒位、成环。此外,还包括等臂染色体、染色体脆性断裂等。染色体异常可以从亲代继承或"从头开始",如果某些染色体异常在受精后发生,则胚胎中某些细胞具有异常而另外一些没有,会导致嵌合发生,而早期胚胎细胞高嵌合率可能是导致不良妊娠和胎儿畸形的重要原因。

第二节　生殖内分泌疾病与遗传

一、卵巢储备和绝经

卵巢储备是指卵巢产生卵子数量和质量的潜能,主要取决于原始卵泡的数量。在大约5个月胎龄时,人的卵巢会产生数百万个未生长卵泡(non-growing follicles,NGFs)。虽然有些卵泡形成后即开始生长,但绝大多数处于静止状态,直到被激活进入生长期或退化,静止状态的卵泡就组成了卵巢储备(ovarian reserve,OR)。女性从青春期开始,卵泡的募集、生长、成熟呈现周期变化,称为卵巢周期,NGFs的募集从出生到14岁逐渐增长,然后随着年龄的增长而下降,直至更年期。卵巢储备随着年龄的增加而逐渐减少,绝大多数卵泡在发育过程中闭锁。

卵母细胞的耗竭代表卵巢功能衰竭,卵巢一旦停止周期性活动,女性即进入绝经期。一个正常女性从月经初潮至绝经,只有不到 0.1% 的卵泡会排出卵子,其他绝大多数卵泡会在不同的发育期闭锁。卵巢寿命的长短是由其内的生殖细胞数量决定的,而生殖细胞数量主要由遗传因素决定。卵泡的发育成熟是一个漫长的过程,很多基因发挥了功能,这些基因的表达水平变化或有影响功能的基因突变也会影响卵巢储备。如 X 染色体数目或结构异常、脆性 X 综合征、酶缺陷如 17 羟化酶缺乏、芳香化酶变异、卵泡刺激素(follicle-stimulating hormone,FSH)受体基因变异等,均可导致卵巢内生殖细胞少、卵巢功能早衰。

临床上会通过 FSH,抗米勒管激素(anti-Mülerian hormone,AMH)和窦卵泡计数(antral follicle counts,AFC)对卵巢储备进行评估,实际上只代表总卵巢储备(total ovarian reserve,TOR)的一小部分。在生殖细胞逐渐耗竭、卵巢储备下降时,首先表现为卵巢体积逐渐缩小、卵巢内基础卵泡数量减少,AMH 下降,FSH 水平上升。

绝经(menopause)是每个女性生命进程中必然发生的过程,指卵巢功能衰竭而导致的月经永久性停止,一般 40 岁以上女性末次月经后 12 个月未出现月经,排除妊娠后,临床可诊断为绝经。人类卵泡耗竭的速率因人而异,大约在 38 岁时卵泡耗竭速率加快,直至绝经。绝经时卵巢含有 100~1 000 个静止卵泡。过早耗尽 NGFs 时会发生早发性卵巢功能不全(premature ovarian insufficiency,POI)。

二、遗传因素决定提早绝经和卵巢早衰

卵巢早衰或绝经提前又称原发性卵巢功能不全(premature ovarian failure,POF),是指在预期的绝经年龄之前月经停止。POF 是一种临床表现高度异质性的疾病,在小于 40 岁的女性中发病率约为 1%。引起 POF 的病因复杂,目前可大致分为遗传性、自身免疫性和医源性等,但大多数病因不清,属特发性 POF。其中,遗传因素被认为是导致 POF 的主要因素,包括染色体异常及基因变异。

目前的研究表明,导致 POF 发生的染色体异常既可以是性染色体异常,也可以是常染色体异常。在多数情况下,都与 X 染色体异常有关,包括 X 染色体完全缺失(特纳综合征)、X 染色体三体、X 染色体的部分缺失、易位等。脆性 X 综合征致病基因(FMR1)前突变是导致 POF 的重要致病基因,此外 BMP15、GDF9 和 FSHR 等也被证实与 POF 的发生有关。近年来,利用现代基因检测技术,发现了许多在 POF 病理生理中具有一定作用的基因,如 NOBOX 和 SOHLH1 这两个编码转录因子的基因在卵泡发育早期调节卵母细胞特异性基因表达,失调后可能导致 POF 的发生。

卵巢发育及功能的维持需要多个基因相互协调发挥作用,这些广泛分布于 X 染色体和常染色体上的基因出现缺失或表达异常,都会影响卵巢的正常功能。POF 的遗传机制进一步揭示可以对患者的家庭进行遗传咨询,从而预测女性亲属在年轻时发生 POF 和生育能力下降的风险。

三、长期以来 X 染色体被认为是 "早发性或原发性卵巢功能不全" 染色体

正常的 X 染色体是维持卵泡数量的必要条件,对于维持生育能力及正常的卵巢功能发挥着重要的作用,因此,X 染色体的数目或结构异常都可能导致 POI 或 POF。POI 被认为是多种表观遗传和遗传因素共同作用的结果,其中,X 染色体异常是 POI 最常见的遗传学病因。据估计,12%~14% 的 POI 患者存在 X 染色体异常,而在有 POI 家族史的患者或原发闭经的患者中更为常见,约占 50%。

X 染色体单体最典型的病例就是特纳综合征,该综合征在活产女婴中的发病率为 1/2 500。有研究认为,X 染色体单体患者的卵巢衰竭可能是由减数分裂时非特异性配对错误引起的,增加了生殖细胞闭锁的可能性,而卵巢衰竭的程度与配对失败的程度有关。此外,对于女性来说,有一条 X 染色体是失活状态,但是该失活的 X 染色体上有部分基因逃逸失活从而对卵巢的功能发挥重要作用,当这些基因缺失时就可能会引起 POI。

X 染色体三体在活产女婴中的发病率为 1/1 000,可能是由于卵子 X 染色体在减数分裂期不分离所致。有研究表明,在 POI 的患者中有 3% 为 X 染色体三体。但已报道的有 X 染色体三体的 POI 患者中也有很大一部分与自身免疫性疾病有关,包括自身免疫性甲状腺疾病。

在 X 染色体的长臂上存在与卵巢正常发育相关的关键区域:Xq13-q21 也是平衡易位最常发生的断裂点,而 Xq23-q27 与间质缺失相关。平衡易位导致的相关基因座的直接破坏或相邻基因重排引起的"位置效应",可能使关键区域的基因转录发生变化,导致 POI 的发生。X 染色体的短臂和长臂都包含有与卵巢功能相关的重要基因。有研究表明,X 染色体短臂的缺失通常会导致原发闭经,而 X 染色体长臂的缺失会导致原发性或继发性卵巢衰竭。

X 染色体失活偏移(skewed X chromosome inactivation,SXCI)也可能与 POI 相关。X 染色体失活是指女性体细胞中两条 X 染色体中的一条失活,当 X 染色体发生结构异常,如大片段缺失和不平衡易位等,就可能导致 SXCI,使得细胞中的 X 染色体异常失活,最终导致 POI。

脆性 X 综合征致病基因 *FMR1* 在 5′ 非翻译区具有 CGG 重复序列,该重复序列在人群中的数量有所不同,其中 55~200 次定义为前突变,而 POI 散发性患者中有 6% 存在 *FMR1* 基因前突变。

四、常染色体基因也可能决定卵巢细胞耗竭和开始绝经的年龄

绝经对女性健康有重要影响,其发生的时间是卵巢功能的指标。自然绝经通常被定义为女性连续 12 个月没有明显原因的闭经,如 40 岁之前发生自然绝经,通常称为绝经期提前。绝经期提前通常是特发性的,部分也与遗传和自身免疫相关,其中遗传因素导致自然绝经年龄的改变约占 50%,X 染色体异常较多见,常染色体基因变异也可以引起卵巢卵细胞的耗竭,导致绝经年龄发生变化。

FOXL2 基因位于常染色体 3q23,在维持卵泡发育及卵巢正常功能中发挥重要作用,基因突变会导致卵巢早衰的发生及小睑裂综合征;*GALT* 基因定位于常染色体 9p13,是半乳糖血症的致病基因,该病临床主要表现为

白内障、言语缺陷、生长不良、智力功能低下、神经功能缺陷及卵巢功能障碍等。*AIRE* 基因是自身免疫性念珠菌感染导致内分泌腺病外胚层营养不良综合征的致病基因,定位于21q22.3,该基因也与慢性活动性肝炎、自身免疫性甲状腺疾病、恶性贫血和卵巢早衰等相关;*EIF2B* 基因定位于常染色体,基因突变可导致与卵巢早衰相关的白质营养不良,称为卵巢营养不良,其活性降低可导致神经系统疾病和卵巢功能衰竭;*POL* 基因定位在常染色体15q25,该基因上 Y955C 突变可以导致常染色体显性遗传的进行性外眼肌麻痹(progressive external ophthalmoplegia,PEO),患者可以进一步发展为帕金森病或 POF;*NOG* 基因定位在常染色体 17q22,是指关节粘连病(proximal symphalangism,SYM1)的致病基因,在包括卵巢在内的多种组织中表达,基因突变引起的基因单倍剂量不足效应可能导致 POF;*HSD17B4*、*HARS2*、*CLPP* 基因均位于常染色体,是 Perrault 综合征的致病基因,该病在临床上以感音神经性聋和卵巢功能衰竭为主要特征;位于常染色体的 *LARS2*、*C10orf2* 基因也可以导致 Perrault 综合征,携带突变的女性有卵巢发育不全的表现。

DAZL(deleted in azoospermia-like)基因是 *DAZ*(deleted in azoospermia)基因家族成员之一,与 *DAZ* 基因高度同源,最早克隆于蝇类睾丸组织,为高度保守的基因,是人类生殖细胞形成所必需的调控因子。*DAZL* 是单拷贝序列,位于 3 号染色体短臂末端 3q24 上,人 Y 染色体上 *DAZ* 基因是由 *DAZL* 通过基因调换、重复扩增及删除发展而来。*DAZL* 与女性卵泡发育相关,在胚胎期卵巢、原始卵泡的颗粒细胞、成熟卵泡及早期黄体中均有表达。*Dazl* 敲除的母鼠生殖细胞发育受阻严重,无

生育能力。由于 *DAZL* 特异表达于生殖细胞,其突变会导致生殖细胞功能缺陷,影响男性精子数量和女性绝经年龄,甚至无法生育后代。Tung 等分析了 93 例原发性卵巢功能早衰,324 例正常绝经期妇女对照,102 例无精、寡精或弱精症的不育男性,对 *DAZL* 测序发现 Pro6->His6、Asn10->Cys10、Ile37->Ala37、Arg115->Gly115 四个错义突变位点,表现为卵巢早衰、绝经期提前(≤45 岁),而这些突变位点在女性对照组中均未发现。女性杂合子的错义突变均有后代,而 Arg115Gly 纯合子错义突变患者没有后代,并于 34 岁出现卵巢早衰;男性 Asn10Cys 纯合子错义突变患者表现为无精,与小鼠研究结果一致。

此外,位于常染色体的 *ATM*、*POUF5*、*WRN* 等基因也被报道与卵巢早衰有关。在检测技术快速发展并应用于临床后,会发现更多与卵巢早衰有关的基因。

五、其他生殖内分泌疾病的遗传病因:PCOS 与子宫内膜异位症

(一) 多囊卵巢综合征

多囊卵巢综合征(polycystic ovary syndrome,PCOS)是育龄妇女常见的一种内分泌失调和生殖功能障碍性疾病,是排卵障碍性不孕的主要原因,但目前确切的发病机制尚不清楚。研究提示,PCOS 的发生可能与多种基因异常有关,已发现芳香化酶基因、胰岛素基因、脂联素基因等可能参与发病过程,并通过协同作用引起生理病理改变。

通过对双胞胎及家族的研究表明,PCOS 的女性家族成员较非 PCOS 患者更易有月经紊乱、卵巢增大和高雄激素等表现。有学者对 10 个家系的遗传情况进行研究发现,女性家族成员多以 PCOS,而男性家族成员多以早

秃为表型,表现为常染色体显性遗传特征。当前对 PCOS 的遗传方式仍存在不同意见,即 PCOS 以常染色体显性遗传为主,但其家系成员患病的临床表现却经常不一致,因此也有研究认为 PCOS 的遗传模式可能比常染色体为主的遗传模式更为复杂。

性激素与促性腺激素相关基因:雌激素受体在卵巢和颗粒细胞中表达水平最高,对正常排卵起十分重要的作用。雄激素受体基因定位于染色体 Xq11-12,为配体激活转录因子,调节多种生物功能,雄激素受体基因的异常可能导致 PCOS 发生。研究表明,雌激素受体 $ER\beta$ 基因 $Rsa\,I$ 及 $Alu\,I$ 多态性与排卵功能紊乱相关。排卵功能缺陷及月经紊乱的患者人群中存在该基因多态性的频率显著高于正常对照人群,并且该基因多态性患者促卵泡激素、黄体生成素的水平低于无多态性的患者。

性激素结合球蛋白又称为睾酮-雌二醇结合球蛋白,可特异运输睾酮、双氢睾酮及雌二醇,是血浆中运输性激素的载体。它对睾酮及双氢睾酮的结合力比雌二醇大,因此其水平变化对雄激素活性的影响较大。高雄激素血症的 PCOS 患者,血浆中性激素结合球蛋白浓度常有降低趋势。性激素结合球蛋白基因多态性可影响该蛋白的正常合成与代谢,引起蛋白水平降低并伴随高雄激素血症。性激素结合球蛋白基因转录启动子区域存在 (TAAAA)n 多态性,正常人表现为数目较少的 TAAAA 重复序列,而 PCOS 患者 TAAAA 重复序列一般 >8 个,具有较多 TAAAA 重复序列的 PCOS 患者性激素结合球蛋白水平较低,表明性激素结合球蛋白基因多态性可能与 PCOS 的易感性相关。

促卵泡激素受体基因属于 G 蛋白耦联受体超家族中的糖蛋白家族成员,表达于卵巢颗粒细胞。促卵泡激素需通过促卵泡激素受体介导发挥生物效应,诱导颗粒细胞增生,促进雌激素生成和优势卵泡的募集。促卵泡激素受体基因定位于 2 号染色体 2p21-22,存在几种多态性,可引起编码氨基酸的改变,导致促卵泡激素受体对促卵泡激素的灵敏度降低,影响卵巢对促卵泡激素的反应性。

(二)甾体激素生物合成与代谢相关基因

$CYP11A$ 基因定位于 15 号染色体 15q23-24,编码一种雄激素合成代谢关键酶——胆固醇侧链裂解酶 p450scc。该酶可催化胆固醇旁链分裂并向孕烯醇酮进行转化,是胆固醇转变为孕酮的限速酶,能够调控雄激素前体的合成量。$CYP11A$ 基因翻译起始点上游 528bp 处(TTTTA)n 多态性与 PCOS 患者睾酮水平存在相关性。中国人群研究表明,$CYP11A$ 基因中重复序列(TTTTA)6 在 PCOS 患者及非 PCOS 患者人群分布存在显著差异,具有(TTTTA)6 的 PCOS 患者其体重指数更高,提示该多态性与 PCOS 发病及 PCOS 肥胖存在一定的关联。

$CYP17$ 基因定位于 10 号染色体 10q24.3,编码类固醇合成酶 P45017a,而 P45017a 调控 17a-羟化酶及 17,20-裂解酶的活性,这两种酶是将孕激素转化为雄激素的限速酶。在卵巢的卵泡膜细胞上,孕酮在 17a-羟化酶的催化下转变成 17a-羟孕酮,再在 17,20-裂解酶的作用下生成雄烯二酮。CYP17 基因 5′端启动子 34bp 的碱基置换 T-C 点突变可形成多态性位点,导致转录活性增强,上调 P45017a 的活性,使雄激素合成增多。体外细胞培养研究证实,PCOS 的卵泡膜细胞上 $CYP17$ 基因表达量升高,导致雄激素水平增高,表明 $CYP17$ 基因多态性与 PCOS 高雄激素表现可能存在关联。

芳香化酶 CYP19 是细胞色素 P450 酶家族成员之一，定位于 15 号染色体 15q21.1，编码芳香化酶。该酶催化雄烯二酮转变成雌酮，是雌激素合成关键酶。PCOS 患者 *CYP19* 基因多态性可能与 PCOS 有关，推测 CYP19 表达降低可导致雌激素水平低下，无法维持卵泡正常发育而引发不孕症，其具体影响机制有待进一步揭示。PCOS 患者芳香化酶缺乏和调节异常可诱导异常的卵泡发育，并与 PCOS 患者高雄激素血症明显相关。

（三）碳水化合物代谢与能量平衡相关基因

胰岛素基因定位于第 11 号染色体 11q15.5 上，胰岛素可促进卵巢颗粒细胞分泌孕酮，诱导颗粒细胞的黄素化。胰岛素基因 5' 端存在可变数串联重复序列（variable numble of tandem repeats，VNTR）的多态性，调控胰岛素基因的转录活性，控制胰岛素分泌水平。根据重复的数目可分为 I 型、II 型及 III 型。具有 I 型可变数串联重复序列会产生较多的卵泡和黄体生成素，III 型可能与 PCOS 发生相关。

胰岛素受体普遍存在于人体各个组织，通过与胰岛素或含有胰岛素分子的胰岛素原结合而发挥生物效应。卵巢组织细胞质膜中也含有胰岛素受体，当与胰岛素结合时发生自身磷酸化，调控下游基因及蛋白的表达及合成。临床上部分 PCOS 患者存在胰岛素抵抗，可能与胰岛素受体表达缺陷有关。胰岛素受体基因第 17 外显子存在 3 种单核苷酸多态性：3128T/C、3364T/C 及 176477C/T，已证明与 PCOS 的易感性相关。PCOS 患者胰岛素受体 1 008Cys 的 T-C 突变与胰岛素灵敏度降低有关，提示胰岛素受体异常可能会影响 PCOS 发病。

钙激活酶 -10 基因位于 2 号染色体 2q37.3，编码钙激活酶，该酶是一种半胱氨酸蛋白酶，参与胰岛素介导的葡萄糖摄取。钙激活酶的异常表达与 2 型糖尿病存在关联。钙激活酶 -10 基因的 UCSNP-56 及插入 / 缺失 -19 等位基因与 PCOS 存在剂量依赖相关性。UCSNP-56 为 AA 的基因型与 GG 基因型相比，患 PCOS 的相对危险度为 2.91。插入 / 缺失 -19 的 22 基因型与 33 基因型相比，患 PCOS 的相对危险度为 2.97。CAPN-10 最常见的单倍体基因型 TGG3AGCA 对 PCOS 发病具有保护作用，而 TGA2AGCA 单倍体型可增加 PCOS 患病风险。

（四）子宫内膜异位症及其相关基因

子宫内膜异位症（endometriosis，EMT）指子宫内膜组织（腺体和间质）出现在子宫腔被覆内膜及宫体肌层以外部位引起的疾病，是常见的妇科良性疾病。EMT 在育龄妇女中发病率为 2%~10%，主要临床表现为痛经、性交痛和不孕等。其发病原因尚不明确，目前认为与基因、内分泌、免疫、环境因素等均有关，家族性研究提示该病有一定遗传基础。

1. 谷胱甘肽硫转移酶 M1 空白基因 1999 年，对子宫内膜异位症患者谷胱甘肽硫转移酶 M1（glutathione S-transferase M1，GSTM1）空白基因进行的分组研究，发现 GSTM10/0 基因型在轻至中度内异症、重度内异症及正常对照组中分布频率分别为 75.0%、79.3% 及 45.8%。对于希腊、印度、中国人群的研究均发现 GSTM1 空白基因型与内异症之间有明显相关性，而对韩国人群 2005 年、2007 年的两项研究均持相反观点。Hadfield 等对英国人群的研究发现：GSTM1 空白基因型与 *CYP1A1Msp I* 联合基因可以轻度增加子宫内膜异位症患病风险。

2. 细胞色素 P450 基因超家族　用"CYP"开头命名所有超家族成员,对 CYP 与 PCOS 相关的研究主要涉及 *CYP17* 与 *CYP19*,*CYP17* 编码 P450c17a 酶,间接影响雌激素合成,*CYP19* 编码类固醇芳香酶,催化雄激素向雌激素的转化。目前并未发现其与内异症之间强有力的关系,只发现 *CYP19* 的 4 内含子 D/D 基因型,1C1558T 基因型,Val80AA 和 CC 基因型与内异症存在微弱相关性。

3. ERα 和 ERβ　雌激素受体(estrogen receptor,ER)与内异症的研究主要涉及 ERα 和 ERβ。对 ERα 的研究集中在 Pvu Ⅱ、Xba Ⅰ与(TA)n 重复序列上,但是与内异症的相关性还具有争议。对于 ERβ 的研究主要涉及 Erβ Alu Ⅰ 多态性,日本人群中 ERβ Alu Ⅰ 多态性与内异症相关,但意大利和韩国人群的研究不支持这个结论。孕激素受体(progesterone receptor,PR)的研究涉及 PROGINS(7 内含子 306bp 序列插入多态性、5 外显子 H770H、6 外显子 V660L)与 +331G/A 多态性。对澳大利亚、意大利和巴西人群进行的研究,均提示 *PROGINS T2* 等位基因与子宫内膜异位症发病存在相关性。对 +331G/A 多态性研究大多提示该基因可能是子宫内膜异位症保护性基因,也有相反观点认为该多态性与深浸润性子宫内膜异位症密切相关,支持子宫内膜异位症细胞孕激素依赖性浸润行为这一观点。雄激素受体(androgen receptor,AR)基因位于 X 染色体上,其第一外显子区含有高多态性的三核苷酸序列 CAG,该序列长度及甲基化程度影响着 *AR* 基因的表达及功能,目前对该序列的研究并未显示与子宫内膜异位症相关的结果。

研究发现,子宫内膜异位症伴随的 IL-1(interleukin,IL)系统变化引起了下游调控因子的改变,*IL-1 RI-Bsrb1 C/A* 杂合子基因型可能是子宫内膜异位症发展的保护性基因之一,而 *IL-6-174G* 等位基因与巧克力囊肿之间存在相关性。有研究发现肿瘤坏死因子(tumor necrosis factor,TNF)中,*TNF-+252A* 等位基因明显增加内异症患病风险,内异症组 *TNF-+252* 位点 AA 纯合子基因型血清 TNF- 水平明显高于 GG 基因型,提示 *TNF-+252A* 等位基因可能与内异症相关。

血管内皮生长因子(vascular endothelial growth factor,VEGF)是血管发生和渗透性调节的主要因子,研究发现 *VEGF-460* 的多态性,*+405CC* 基因型,*+936T* 等位基因与内异症风险有关,但也有研究未得出相关性证据。

越来越多的研究表明,内异症的发生与体液及细胞免疫有关,日本人群中 *HLA-DQB1*0301* 和 *HLA-DQB1*1403* 等位基因在子宫内膜异位症组与对照组存在显著差异。子宫内膜异位症人群可能与 HLA-1 B46 抗原存在相关性,而 *HLA-B48* 基因可能对异位症人群起到保护性作用。

此外,其他一些酶与细胞因子(如基质金属蛋白酶与黏附因子、细胞周期调节因子等)基因、雌激素代谢相关基因及纤溶酶基因也可能与内异症的发生相关,对相关性的研究尚无明确结论,有待进一步考证。

六、病例 - 对照研究进行遗传学分析

目前,对过早绝经和卵巢早衰的病因研究结果倾向于由遗传因素、环境及生活方式共同作用而引起的内分泌异常综合征,并且遗传因素在其发病过程中起着重要作用。当前仍不能确定 PCOS 和内异症等发病与某一种或某一类的基因存在决定性关系,但可以看到糖代谢相关基因、性激素相关基因等异常与其发

病存在相关性,表明疾病易感性与多种基因有关,显示了该病复杂的遗传学背景。

在过去数十年间,人们对生殖内分泌疾病的最早认识着重于在临床上观察发病的家族聚集性现象,主要围绕发病的家族性研究,认为其可能为复杂的遗传性疾病。临床表现多样性给疾病表型和病因关联研究带来了一定的困难。

随着分子生物学技术的发展,未来将应用病例-对照研究进行遗传学分析,以确诊患有该疾病的病人作为病例,以不患该病但具有可比性的个体作为对照,通过询问、实验室检测或复查病史,并且运用分子生物学技术对可能影响发病的基因展开探索性研究,从症状表型来研究与之对应功能蛋白的改变,确定基因与疾病的关系。可以同时研究多个因素或基因与疾病的联系,特别适合于探索性病因研究。

尽管如此,许多研究结果是非确定性的,缺乏重现性,甚至不同研究结果间存在矛盾。造成这种现象的原因可能包括疾病表型的复杂性、各个研究之间缺乏一致的疾病标准、有限的样本量、研究候选基因时存在的假设驱动造成的研究结果偏移等。随着分子生物学技术的进步,相关技术成本不断降低,出现了越来越多更有效率的分析技术。全基因组关联研究(Genome-Wide Association Study,GWAS)提供了一种研究复杂疾病病因的方法,将在患者全基因组范围内检测出的单核苷酸多态性(single-nucleotide polymorphisms,SNPs)位点与对照组进行比较,找出所有的变异等位基因频率,从而避免了候选基因策略所需的预先假设致病基因。同时,基于人群大样本量的研究策略可提高检验效率,增加与疾病相关联的SNPs概率。过早绝经和卵巢早衰的遗传病因学未来的研究可使用人群大样本量,集合不同地域、不同种族的病例,采用GWAS方法对与高度相关的基因进行筛选,实现对易感基因的早期发现并指导早期诊断,为发病监测、治疗及风险评估提供理论支持。核心家系外显子测序技术帮助更多的疾病确定致病基因。

第三节   无精症和少精症患者的遗传学

一、不育男性Y染色体上的基因分析

人类Y染色体的长度为60兆碱基(Mb),与常染色体相比,包含基因数最少但重复序列的拷贝数最多,包含约104个编码基因编码的48种蛋白质,其中无精子症因子(azoospermia factor,AZF)区内包含16种蛋白质。位于Y染色体两端非常小的拟常染色体区域(pseudo autosomal regions,PAR),包括PAR1和PAR2。减数分裂时期与X染色体配对,PARS之外的区域称为男性特异性Y区(male-specific Y,MSY),构成Y染色体长度的95%,MSY可能参与男性减数分裂期间的X-Y交叉,MSY两侧存在PARS。包括MSY在内,Y染色体上的绝大多数区域很少重组,通常作为一个整体区域并伴随着功能变异和中性多态性代代相传(图16-3-1)。

(一)拟常染色体区

Y染色体的PAR1和PAR2是哺乳动物X和Y染色体的同源性区域,所以减数分裂时能够与X染色体配对,PARs双链断裂(double stranded break,DSBs)形成和配对

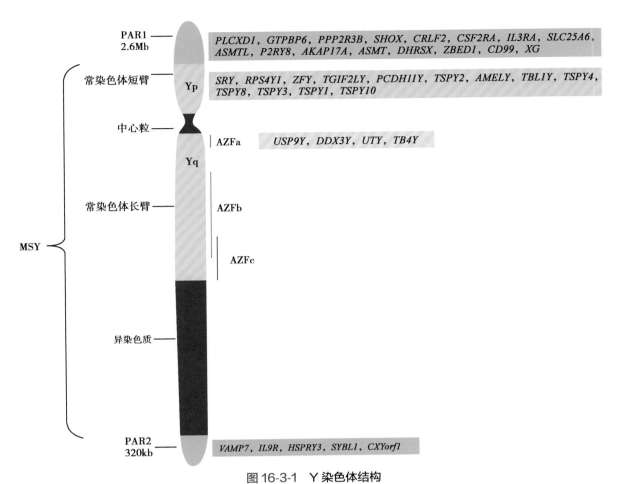

图 16-3-1　Y 染色体结构

Y 染色体结构由 MSY、Yq、Yp、拟常染色体区（PAR1 和 PAR2）和异染色质区（heterochromatic，HC）构成，拟常染色体区（PAR1 和 PAR2）位于 Y 染色体末端。绿色方框显示了这些区域编码的基因。Yp 是 Y 染色体的短臂，桃红色方框显示了该区域编码的基因。Y 染色体长臂 Yq 由常染色质区和异染色质区组成。该区域含有无精子因子 AZFa、AZFb 和 AZFc。粉色框显示 AZFa 区域的基因。异染色质不存在任何已知的基因，超出 PAR 的区域称为 Y 染色体上的男性特定区域（MSY）。

形成比常染色体晚，因此，PARs 在所有常染色体 DSBs 修复之后才开始启动 DSB。人类 PAR1 与男性不育有关，PAR1 重组减少与精子性染色体非整倍体频率增加有关，从而导致后代的 X 染色体单体性（特纳综合征）或 XXY（克兰费尔特综合征）。PARs 至少包含 29 个基因，在细胞信号转导、转录调控和线粒体功能中具有不同的作用。

（二）Y 染色体非重组区

MSY 与 X 染色体缺乏同源性，在减数分裂中不发生重组，因此被称为非等位基因。

MSY 由三类常染色质（X- 转座、X- 退化区和扩增区）和异染色质序列组成（图 16-3-1）。MSY 编码约 27 种蛋白质，睾丸中表达的大多数 Y 染色体基因位于扩增区。Yq（Yp11）和 Yq 的近端（Yq11 进一步分为 Yq11.1、11.21、11.22、11.23）由常染色质组成，而异染色质组成的 Yq 远端占 Yq 的 1/2~2/3（Yq12）（见图 16-3-1）。Y 染色体上的基因与精子的产生和分化有关，这些基因的缺失导致重度少弱精或非梗阻性无精症，该区域存在 7 个缺失区间。

（三）Y 染色体短臂上的基因（Yp）

1. Y 染色体上的性别决定区　Y 染色体上的性别决定区（sex determining region on Y，SRY）位于 Yp 拟常染色体边缘，该基因是由 SOX3 基因突变进化而来，人类 SRY 编码一个由 204 个氨基酸组成的蛋白，SRY 是启动睾丸发育和性腺分化为支持细胞所必需的，而后者可促进雄性生殖系的分化和发育。约 15% 的 46XY 女性存在 SRY 基因突变（swyer syndrome），一些男性患者中检测到 SRY 基因易位到 X 染色体。

2. Y 连锁锌指蛋白　Yp 臂上存在的另一个基因编码的蛋白包含锌指结构，称为 Y 连锁锌指蛋白（zinc finger protein，Y linked，ZFY），其作用是转录因子，它几乎表达于所有组织，在精子发生中起作用，尤其是促进减数分裂和精子形成。

Yp 臂上存在的其他基因，包括 Y 连锁 Amelogenin（Amelogenin，Y linked，AMELY），Y 染色体 β - 样转导素 1（transducin beta-like 1Y，TBL1Y），Y 连锁原钙黏蛋白 11（protocadherin 11，Y linked，PCDH11Y）和 Y 连锁睾丸特异性蛋白（testis-specific protein Y-linked，TSPY），但这些基因目前均未显示与精子发生相关。

（四）Y 染色体长臂上的基因（Yq）

基于表达模式的不同，Y 染色体长臂上的基因（Yq）分为两类。具有 X 同源基因的持家基因和特异性表达于睾丸组织的基因。男性不育症的发病率约为 1/20，其中约 50% 为生精失败，而 5%~15% 的生精失败属于 Yq 微缺失，重度少弱精和无精症男性中 Yq 微缺失的发生率分别为 6%~8% 和 3%~15%。位于 Yq11 末端对精子发生至关重要的遗传 Y 因子称为无精子症因子（azoospermia factor，AZF），而约 6% 的重度少弱精男性显示为 AZF 区域外的缺失。

Yq 上的 AZF 区域是研究最深入的男性生育基因区域，研究表明 Y 染色体微缺失在不育人群中的发生率约为 8.2%，在生育人群中只有 0.4%，AZF 区域进一步分为 AZFa、AZFb 和 AZFc 区（图 16-3-2）。

1. AZFa 区域与 USP9Y、DBY、UTY 基因　1% 的非梗阻性无精子症患者为 AZFa 微缺失。位于 Yq 近端的 AZFa 区没有回文序列，编码单拷贝基因，其长度为 792kb（见图 16-3-2）。AZFa 区域的候选基因包括 Y 染色体泛素特异蛋白酶 9（ubiquitin-specific protease 9，Y chromosome，USPY9）、Y 连锁盒 3［asp-glu-ala-asp］盒 RNA 解旋酶（［asp-glu-ala-asp］box RNA helicases，Box 3，Y-linked，DBY）、Y 连锁广泛转录的四肽重复序列（ubiquitously transcribed tetratrico peptide repeat containing，Y linked，UTY）和 Y 连锁胸腺肽 β4（thymosin beta 4 Y linked，TB4Y）。

（1）Y 染色体泛素特异蛋白酶 9：由 46 个外显子组成长度为 170kb 的 Y 染色体泛素特异蛋白酶 9（ubiquitin-specific protease 9，Y chromosome，USPY9）是 AZFa 区发现的第一个基因，该基因编码的蛋白质由 2 555 个氨基酸组成，约为 300kDa，USP9Y 通过在蛋白质 - 泛素结合物中调控蛋白转换稳定去泛素化靶蛋白，并通过这一功能在雄性生殖细胞的发育中发挥重要作用。USPY 是 Y 染色体微缺失不育男性 AZFa 的候选基因之一，但也有研究显示精子数量正常男性中也存在 USP9Y 缺失，说明 USP9Y 不是男性精子发生所必需的。

（2）Y 连锁盒 3［asp-glu-ala-asp］盒 RNA 解旋酶（［asp-glu-ala-asp］box RNA helicases，Box 3，Y-linked，DBY）：DBY（又称 DDX3Y）

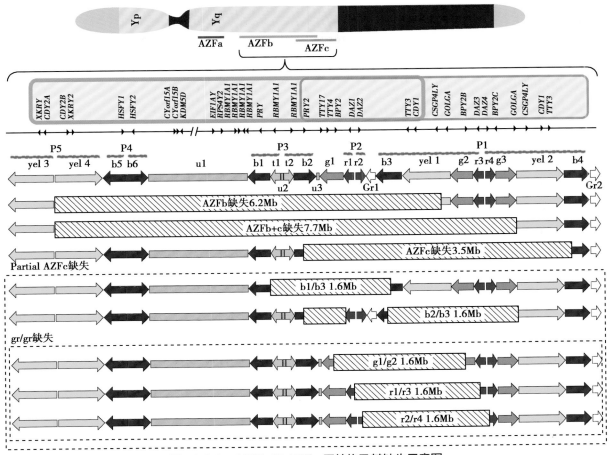

图 16-3-2 AZFb 和 AZFc 区结构及其缺失示意图

AZFb 和 c 区位于 Yq 的常染色质区,粉红色框中显示的是两个区域共享的基因,绿色和蓝色框中显示的分别是 AZFb 和 c 区的基因。灰色箭头代表基因的方向,灰色条纹代表回文结构(P1-P5)。AZFb 和 c 区由大量的扩增序列组成(封闭箭头),这些序列构成了 6 个家族(黄、蓝、蓝绿、绿、红和灰)。箭头的方向和长度代表基因的方向和长度。AZFb 区缺失定义为 P5/P1 近端缺失(yel3/yel1),缺失 6.23Mb DNA 片段。AZFc 缺失定义为 b2/b4 缺失,缺失 3.5Mb DNA 片段。AZFc 微缺失包含 b1/b3、b2/b3 和三种 gr/gr 缺失(g1/g2、r1/r3 和 r2/r4)。阴影部分代表缺失部位。

位于 Yq11.21 的 Y 染色体长臂 5C 区内,其长度为 15.5kb,由 17 个外显子组成,编码一种仅表达于生殖细胞的保守的 ATP 依赖性 DEAD([asp-glu-ala-asp])盒 RNA 解旋酶,在细胞周期 G_1~S 期起作用。*DBY* 缺失男性表现为唯支持细胞综合征(Sertoli cell only syndrome,SCOS)或重度少弱精,从发育的角度看,*DBY* 在妊娠 17 周人睾丸生殖细胞中开始表达,意味着该蛋白可能在早期精原细胞增殖中发挥作用,说明 AZFa 缺失导致的男性生殖细胞缺失可能起始于产前。

(3)Y 连锁广泛转录的四肽重复序列:Y 连锁广泛转录的四肽重复序列(ubiquitously transcribed tetratrico peptide repeat containing, Y linked,*UTY*)基因位于 AZFa 的 5C 带,包含 50 个外显子和一个带有多聚腺苷酸化信号的 3'UTR 区域。两个 *UTY* 转录本表达于人卵巢之外的包括睾丸在内各种组织。*UTY* 编码雄性特异性组蛋白脱甲基酶,催化 DNA 组蛋白 H3 中三甲基化的"Lys-27" [H3K27me3]去甲基化,但 *UTY* 在睾丸中的作用尚不明确。

2. AZFb 区域与 RBMY 基因　位于 Yq11 中心区域的 AZFb 长 6.2Mb，包含三个单拷贝区域、Y 染色体特异性重复 DNA 家族（Y chromosome specific repeated DNA family，DYZ）、19 个卫星重复序列和 14 个扩增多拷贝序列单元。这些扩增子被分成 6 个序列家族（见图 16-3-2）。

AZFb 易与 AZFc 发生非等位基因同源重组（non-allelic homologous recombination，NAHR）使这两个区域频繁发生 AZFb 缺失 6.23Mb 和 AZFb+AZFc 缺失 7.7Mb。AZFb 完全缺失临床表现为生精阻滞为初级精母细胞或精细胞，1%~2% 的非梗阻性无精子症男性为 AZFb 或 AZFb/AZFc 微缺失。

AZFb 区候选基因包括 Y 染色体可读框 15（chromosome Y open reading frame 15，CYorf15）、Y 连锁核糖体蛋白 S4（ribosomal protein S4，Y linked，RPS4Y2）、Y 连锁翻译起始因子 1A（translation-initiation factor 1A，Y linked，EIF1AY）、赖氨酸脱甲基酶 5D〔KDM5D〕（lysine demethylase 5D〔KDM5D〕/selected mouse cDNA，Y〔SMCY〕）、Y 连锁 X 连锁 Kell 前体（X linked kell blood group precursor，Y linked）、Y 连锁热休克转录因子（heat shock transcription factor，Y linked，HSFY）、Y 染色体上 PTPBL 相关基因 Y 连锁 PTPN13 样基因（PTPN13-like Y linked，〔PTPBL〕-related gene on Y，PRY）和 Y 连锁 RNA 结合基序（RNA-binding motif on the Y，RBMY），其中 RBMY 是 AZFb 区最重要的基因之一。

RBMY 的六个拷贝分散在 Y 染色体中（见图 16-3-2）。RBMY1 编码一种睾丸特异性 RNA 结合蛋白，该蛋白表达于精原细胞、精母细胞和圆形精子细胞的细胞核中，AZFb 缺失男性睾丸中该蛋白表达减少。研究表明，RBMY1 拷贝数与精子数量和活力呈正相关性，RBMY1 拷贝减少导致精子数量减少，活力高的精子比活力低下的精子携带更多的 RBMY1 蛋白。

3. AZFc 区域与 DAZ 基因　AZFc 微缺失是非梗阻性无精症男性中最常见的微缺失，AZFc 区的主要候选基因是无精症（deleted in azoospermia，DAZ）基因簇。其他候选基因还包括染色质结构域 Y1（chromodomain Y1，CDY1）、碱性蛋白 Y2（basic protein Y2，BPY2）、PTA-BL 相关 Y（PTA-BL related Y，PRY）和睾丸转录本 Y2（testis transcript Y2，TTY2），AZFc 缺失的临床表现为无精症、轻度少精症和重度少弱精症。

Yq 微缺失中最常见的是 DAZ 缺失。男性不育中 DAZ 缺失的发病率高达 13%，DAZ 基因簇由 7 个 DAZ 拷贝组成，DAZ 在生殖细胞发育的各个阶段均表达，其编码的 RNA 结合蛋白特异性表达于精原细胞，并在减数分裂前其负责激活沉默的 mRNAs。

AZFc 区缺失会导致合子期延长和染色体凝集减少，多数 AZFc 缺失涉及所有 4 个 DAZ 拷贝，但两个 DAZ 基因缺失也会导致精子发生异常，DAZ 拷贝丢失的不育男性更易患无精子症或严重少精子症，DAZ1/DAZ2 双缺失的临床表现为重度少弱精和不完全成熟阻滞。DAZ 调节精子发生的机制仍未可知，可能通过 RNA 翻译调控精子发生，且 DAZ 基因的靶点仍未知。男性不育患者 DAZ 基因簇的频繁缺失提示其在精子发生中的重要性，而 AZFc 缺失的代际可变性说明其功能存在冗余，也许微缺失不是一个独立的事件，可以通过基因复制或剂量补偿激活其他基因受到补偿。

二、*DAZ* 基因家族在不同生物中的同源体：基因功能异常导致不孕

DAZ 基因家族是影响男性生育力的重要因素之一，它包含 3 个成员，即 *BOULE*、*DAZL* 及 *DAZ*，它们均表达于动物的生殖组织，在生殖细胞发育过程中起关键作用。DAZ 家族基因有一个共同的结构，包括一个 RNA 识别结构域（RNA recognition motif，RRM）和至少一个 DAZ 重复序列（富含碱性氨基酸的基序）。

Boule 作为这个家族最古老的成员，具有一定的保守性，从海葵到人类都存在，但毛状体、真菌或植物中不存在 *Boule* 基因。BOULE 最早在果蝇身上，随后在秀丽隐杆线虫、非洲爪蟾、斑马鱼和人类中被发现。*Dazl* 是早期脊椎动物进化过程中，来自 Boule 的一个重复，从硬骨鱼到人都一直存在，但软骨鱼或无颚鱼中不存在。*DAZ* 是这个家族较新的成员，仅存在于高等灵长类动物中，在旧大陆猴的进化过程中，*Dazl* 易位和扩增进入到 Y 染色体上，在人类谱系的进化过程中，它进一步扩展为一个由四个 *DAZ* 基因组成的两簇。单细胞生物中未发现 DAZ 同源物，在人类中，四个 *DAZ* 基因以两个簇的形式出现在 Y 染色体的序列上，每个簇由一对反向的 *DAZ* 基因序列以"头对头"的方向组成。*DAZ* 基因中的 DAZ 重复数在个体及个体之间呈多态性。这些基因都以高度保守的 RRM 和一个或多个 DAZ 重复序列编码蛋白质，DAZ 重复序列包含 24 个氨基酸，富含谷氨酸、脯氨酸和酪氨酸，参与多种蛋白质-蛋白质相互作用。

BOULE 和 *DAZL* 均具有一个 RRM 和一个 DAZ 重复。相反，人类 *DAZ* 基因有一个 RRM 和 8~18 个 DAZ 重复序列编码蛋白质。

在男性中，*DAZL* 和 *DAZ* 序列的相似性约为 90%，小鼠 *Dazl* 与人的 *Dazl* 序列相似度约为 85%。*BOULE* 基因与 *DAZL* 或 *DAZ* 之间的同源性为 50%~60%。相反，小鼠和人的 *Boule* 与无脊椎动物的相似，这些基因的突变导致严重的少精或无精。

Boule 以在睾丸中的发挥功能为主，偶尔有卵巢功能。果蝇、海胆、鸡、小鼠和灵长类动物的睾丸中大多有 *Boule* 同源物转录，秀丽隐杆线虫和青鳉鱼的卵巢中有 mRNA 表达，小鼠卵巢中低水平表达。在秀丽隐杆线虫、青鳉鱼和小鼠睾丸中也存在 *Boule* 同源物转录。在果蝇、小鼠和人睾丸中，BOULE 蛋白首先存在于中粗线期精母细胞中，保留在中期精母细胞，其峰值出现在减数分裂中期之前。随后，Boule 蛋白继续存在于圆形精子细胞中，但随着精子延伸的开始而消失。

Dazl 同源基因的在所有物种的雄性和雌性生殖系统都有表达。*Dazl* 同源物最初在 ESCs 中表达，并在青蛙、鱼类和哺乳动物的原始生殖细胞（primordial germ cell，PGC）、精原细胞和早期精母细胞中持续表达。在非洲爪蟾中，*xDazl* mRNA 和蛋白质都存在于胚胎的胚浆中，斑马鱼 *zDazl* mRNA 存在于胚胎的植物极中，这是产生生殖细胞的区域。同样，小鼠 *Dazl* mRNA 和人 *DAZL* mRNA 及蛋白存在于胚胎干细胞中，这些表达数据表明 *Dazl* 在 PGC 早期胚胎发生中均有表达。在小鼠实验中敲除 *Dazl*，生殖细胞发育终止在精子期之后。此外，人类 Y 染色体编码的 DAZ 补充给 DAZL1 敲除小鼠，精子发生可部分恢复，这表明 *DAZ* 和 *DAZL1* 在精子发生过程中具有相同或相似的靶 mRNA。*DAZ* 基因的表达模式目前尚不清楚，研究表明，DAZ 只存在于精原细胞和精母细胞中，在精子细胞中

表达较少。有 *DAZ* 蛋白表达于人精原细胞已得到证实,但在精母细胞中尚未得到证实。四个 *DAZ* 基因都在人体内转录,这使得 *DAZ* 的表达研究更加复杂。

雄性果蝇中 *BOULE* 基因的突变会引发不育,果蝇 *Boule* 突变体中精母细胞不能进行减数分裂,精母细胞发育会在 G_2/M 期停止。突变株的减数分裂前期是正常的,随后的减数分裂期出现异常。人 *BOULE* 基因缺失,与精子发生过程中减数分裂停滞有关,表现为圆形精子,女性表现为明显不孕。脊椎动物中,爪蟾卵 *DAZL* 基因 mRNA 的缺失可导致蝌蚪原始生殖细胞的缺失。*Daz-1* 功能的丧失阻断第一次减数分裂粗线期的卵子发生而导致秀丽隐杆线雌雄同体不育,去除 *xDazl* 会导致蝌蚪体内 PGCs 严重减少或完全丧失。敲除 *Dazl* 的小鼠缺乏精子或卵母细胞的形成。将人 *DAZ* 基因插入 *Dazl*$^{-/-}$ 小鼠体内,可以缓解雄性小鼠表型的缺陷。*DAZ* 对人类精子发生非常重要,因为它与无精子症相关。然而,导致男性不育的致病突变点尚未发现,一些 *DAZ* 缺失男性仍然能够产生低水平的精子,缺失 *Daz-1* 产生的精子完全能够受精。*DAZ* 缺失的部分男性可通过辅助生殖技术生育后代,尽管这种情况少见,但仍表明 *DAZ* 并不是精子形成绝对需要的。因此,*DAZ* 基因家族的改变,有可能影响胚胎发育和生育力,具体机制还有待进一步的研究。

三、DNA 修复和重组与男性不育

(一)减数分裂停止的男性 DNA 突变频率增加

减数分裂是细胞分裂的一种特殊形式,它只发生在配子中,对精子的形成至关重要。减数分裂是配子形成过程中的一个关键步骤,由两倍体前体细胞产生四个配子,配子的染色体为单倍体。本质上,染色体经历一次复制和两次分裂。减数分裂的错误可能导致配子非整倍性(存在额外或缺失的染色体)的产生,这是妊娠失败和发育障碍的主要原因之一。

减数分裂前期 I 发生减数分裂重组,包括 DSB 诱导、亲代(同源)染色体配对,以及随后以完整的同源染色体为模板进行 DSB 的修复。减数分裂重组的结果是同源染色体间基因序列的相互交换和亲代染色体上不相互关联的等位基因互补。

人类 DNA 双键断裂的修复需要 3~4 周,DNA 双键断裂形成的数目为 250~500 个,少部分 DNA 双键断裂通过同源重组产生交叉位点进行修复,大部分 DNA 双键断裂位点通过非交叉形式进行修复。同源重组的最后一步是同源重组中间体的解离,非交叉形式修复后入侵的单链同源染色体的非姐妹染色单体置换,DNA 双键断裂的另一个 3′ 末端通过退火进行修复。交叉修复形成后的 Holliday 联结进行解离。重组是在染色体轴上进行的,染色体轴在控制 DNA 双键断裂通过同源染色体进行还是姐妹染色单体之间进行,以及调节交叉形成频率中起重要作用。联会复合体侧生元件由横向纤维蛋白 SYCP1 及中央元件蛋白 SYCE1 和 SYCE3 连接,随后 SYCE2 和 TEX12 装载后促进联会复合体延伸。减数分裂重组过程在真核生物中较为保守。

(二)DNA 修复和 / 或重组缺陷可能导致男性不育

减数分裂重组是一个涉及许多蛋白的复杂过程。重组基因的改变可能导致不育。雄性不育小鼠模型中已经发现超过 75 个基因受到干扰导致精母细胞染色体联会、重组、非整倍体、DNA 复制和修复受到干扰。但当前仅有少数研究显示不育男性减数分裂基因发生突变，除了 *SPO11* 和 *SYCP3* 突变外，雄性减数分裂的致病突变在很大程度上仍不明确，*SYCP3*、*SPO11*、*FKBP6*、*BOULE*、*H2AX* 和 *REC8* 等基因进行的研究仍未发现任何致病突变。

减数分裂重组起始在很大程度上受蛋白 SPO11 的调控。SPO11 蛋白是一种 Ⅱ 型拓扑异构酶，是细线期 DNA 双键断裂形成所必需。研究发现，*SPO11*^{−/−} 小鼠模型中出现 58 个减数分裂重组错误，这些小鼠不育且性腺比野生型或杂合子小鼠小。此外，酵母 *SPO11* 突变体表现出从功能部分丧失到 DNA 双键断裂完全丧失的一系列表型。*SPO11*^{−/−} 小鼠精母细胞和卵母细胞分别在粗线期和双线期发生凋亡。虽然 *SPO11* 突变似乎不是男性不育的常见原因，但 *SPO11* 突变导致 DNA 双键断裂形成受到了很大的影响，一项对 144 例 NOA 患者的研究中发现，2 例 NOA 患者出现的 *SPO11* 错义突变分别发生在 *SPO11* 基因的外显子 1 和 9，其内含子区有 16 个单核苷酸呈现多态性。

SYCP3（也被称作 *SCP3*）基因编码 DNA 结合蛋白，该蛋白在减数分裂过程中参与介导同源染色体间的联会，是联会复合体的关键结构成分。sycp3 敲除小鼠导致减数分裂停滞，其原因是减数分裂前期 I 联会复合体不能形成而导致大量细胞凋亡。在对 19 例非梗阻性无精症患者的研究中发现，2 例无精症患者的生精阻滞与该基因 1 个 bp 缺失（643delA）有关，其结果导致终止密码子过早表达和 SYCP3 蛋白的 C- 末端卷曲线圈形成区截断，该突变体蛋白在体外与野生型蛋白的相互作用明显减弱，并且干扰了培养细胞中 SYCP3 纤维的形成。

四、Y 染色体的测序与遗传咨询

不育男性常见的遗传缺陷包括核型异常、基因拷贝数变异、单基因突变 / 多态性和 Y 染色体微缺失。这些遗传缺陷阻碍性腺或泌尿生殖道的发育，导致生殖细胞的生成和 / 或成熟停滞，或产生非功能性精子。众多因素中，核型异常和 Y 染色体微缺失是导致男性不育的主要遗传因素，尤其是 Y 染色体微缺失，它与非梗阻性无精子症和严重的少精子症有着密切的关系。因此，对 Y 染色体的深入了解有助于探索男性不育等疾病的遗传机制，Y 染色体遗传检测对男性不育的临床诊疗具有重要的意义。

Y 染色体微缺失分为以下 6 种形式，呈现为不同的表型。根据精子减少严重程度依次包括 AZFabc 缺失（唯支持细胞综合征）、AZFa 缺失（唯支持细胞综合征）、AZFbc 缺失（唯支持细胞综合征 / 成熟阻滞）、AZFb 缺失（成熟阻滞）、AZFc 缺失（严重少精子症到无精子缺乏）和部分 AZFc 缺失（精子形成正常到无精子缺乏）。AZFb 和 AZFc 不是截然不同的独立区域，而是有重叠的部分，两个区域的部分缺失可以同时发生。比较常见的 Y 染色体缺失包括 AFZa、P5/proximal-P1（AZFb）、P5/distal-P1 和 P4/distal-P1（合称 AZFb/c）、AZFc（b2/b4）、gr/gr、b1/b3、b2/b3。

AZFa 区完全缺失的发生率为 3%，该缺失会导致生殖细胞完全丧失（唯支持细胞综合征）。但也有报道部分 AZFa 缺失的病例中，*USP9Y* 被单独删除，临床表现为无精子症和严重的少精子症，组织学表现为精子生成功能低下。AZFb 区缺失约占 Y 微缺失的 15%，AZFb 完全缺失患者初级精母细胞期减数分裂停滞，导致无精子症、唯支持细胞综合征或精子成熟阻滞。

AZFc 区域的缺失是最常见的，约占 Y 染色体微缺失的 60%~70%，与 AZFa 和 AZFb 区域相比，AZFc 区域的缺失具有显著的异质性。AZFc 区最常见的缺失发生在扩增区域 b2/b4（经典的 AZFc 缺失）、b1/b3、b2/b3、gr/gr 之间的重组，从而导致不同基因的缺失，包括 *DAZ* 基因的多个拷贝。gr/gr 缺失具有潜在的临床应用价值。它去除了 AZFc 区域一半的基因，影响了该区域内多拷贝基因（9 个转录单位）表达量，可使少精子症的发生风险平均增加 2~2.5 倍。虽然对 gr/gr 缺失的常规检测仍存在争议，但可以在准确风险评估的人群中进行。AZF 区可能出现联合缺失。AZFb 和 AZFc 联合缺失是最常见的，这种联合缺失约占 Y 染色体微缺失的 13%，临床表型为 SCOS 或生精阻滞，睾丸穿刺（testieular sperm extraction，TESE）不能获取精子。

对无精子症男性进行 AZF 缺失检测，不仅具有诊断价值，而且对 TESE 也有一定的预测价值。在 AZFa 和 AZFb 完全缺失的情况下，睾丸表现最严重的 SCOS，TESE 获得精子的机会几乎为零，因此这些患者不推荐使用 TESE。相反，AZFc 发生缺失的频率最高，情况也相对比较乐观。AZFc 完全缺失的表型从少精子症到无精子症程度不等。对 AZFc 微缺失无精症男性可进行 TESE，因为这些患者有较大的机会（50%~60%）获得精子。然而，部分 AZFa、AZFb 缺失，患者可能有少量残余精子产生，但 TESE 获得精子的机会较小。

Y 染色体微缺失患者存在生育潜能，特别是 AZFc 缺失患者。但在这些情况下，Y 染色体微缺失会传递给男性后代，使男性后代的精子生成受到损害。因此，对接受辅助生殖技术的夫妇应给予适当的遗传咨询。Y 染色体微缺失导致的少弱精子症患者，一般药物治疗无效，应在年轻时考虑进行预防性精子冷冻保存，因为有研究者报道，患者的精子生成会逐渐减少。对于 AZFc 缺失携带者的男性后代，也应建议其早期保存生育能力。AZFc 缺失导致的少精子症、弱精子症患者，建议采用 ISCI 等技术辅助生殖，同时可考虑是否联合胚胎植入前诊断技术选择性移植女性胚胎。

第四节　植入前遗传学检测

植入前遗传学诊断（preimplantation genetic diagnosis，PGD）技术于 1990 年首次报道在人类应用。2004 年以前，通过 PGD 技术出生的婴儿尚不足千例，近年来随着分子生物学和胚胎学的发展，PGD 数量显著增加。如今，PGD 已不仅是传统产前基因诊断的扩展，而且扩充了新的适应证。植入前遗传学筛查（preimplantation genetic screening，PGS）是针对胚胎进行整倍体检测，解决了某些特殊人群的生育问题。目前，推荐使用"植入前遗传学检测"（preimplantation genetic testing，PGT）统称为 PGD 和 PGS。

一、PGT 的发展历程

植入前遗传学检测的尝试最早可追溯至 1968 年，由 Gardner 和 Edwards 尝试对兔囊胚滋养层的活检及 X- 染色体的分析。此后，又有学者尝试在小鼠第二极体及卵裂球上活检。1978 年人类 IVF 获得成功之后，Monk 和 Handyside 等动物实验先驱的研究明显加速，小鼠卵裂球的活检及分析显示了检测单基因疾病的可行性。

1980 年，聚合酶链反应（polymerase chain reaction, PCR）的发展使基于单个细胞（约 6pg DNA）分子生物学分析的 PGD 技术变得可行。Handyside 等人通过检测单个卵裂球，针对肾上腺脑白质营养不良、X 连锁智力障碍等疾病进行 PGD，选择不致病的胚胎进行移植，并获得分娩健康子代。荧光原位杂交技术（fluorescent *in situ* hybridization, FISH）促进了染色体疾病 PGD 和 PGS 的发展。1991 年，Griffin 等人在卵裂球上成功尝试了荧光原位杂交技术；Munné′ 则运用断裂点特异性探针，成功识别了非平衡状态的染色体易位；Delhanty 等人第一次用快速 FISH 法观察卵裂期胚胎的嵌合情况；Verlinsky 则将 FISH 技术应用在极体诊断。

近年来，随着分子生物学的快速发展，PGT 领域也发展迅速。我们将在"PGT 的遗传检测技术"和"PGT 的分类 / 应用范围"部分详细讲述。

二、PGT 技术及应用

（一）活检技术

PGT 技术需要获得着床前胚胎或配子的 DNA 以进行检测，可通过三种方式获得：①卵母细胞的第一极体和 / 或第二极体；②卵裂期胚胎 6~8 细胞阶段的单个卵裂球；③囊胚阶段的滋养层细胞。目前临床上以囊胚滋养层细胞活检为主要手段。

1. 极体活检　极体活检主要适用于来自母方遗传问题的 PGT 检测。极体是卵母细胞成熟过程的产物，卵母细胞在第一次减数分裂过程中排出第一极体，在受精发生后排出第二极体。通常情况下，第一极体活检可以在 ICSI 后 0.5~2 小时进行；第二极体活检可在受精后 8~22 小时进行。

2. 卵裂期活检　卵裂期活检一般推荐在胚胎发育至 8 细胞进行，通常活检一个卵裂球，最多不超过两个。活检完成后，胚胎可继续培养至囊胚，若此时已得到 PGT 诊断结果，则可行新鲜周期移植。

卵裂期活检的主要优势是可以直接判断子代染色体或基因是否正常，而缺点是卵裂期阶段的胚胎嵌合体发生率较高，单个卵裂球的检测并不能代表整个胚胎的状态，从而造成假阴性 / 假阳性；此外，卵裂期胚胎正处于基因组激活阶段，若此时活检 1~2 个卵裂球，有可能影响胚胎后续的发育及着床情况。

3. 囊胚期活检　囊胚活检对胚胎发育潜能影响较小，目前已成为诊断染色体疾病 PGT 的主要方法。胚胎活检时应选择发育较好、扩张充分的胚胎，取其滋养层细胞（trophectoderm, TE），细胞数目一般为 5~10 个，并尽可能远离内细胞团（inner cell mass, ICM）；活检后的胚胎应冷冻保存以待 PGT 诊断明确再解冻移植。

由于囊胚滋养层细胞参与形成胎盘，故滋养层活检取材并不危及胎儿的正常发育，并且在一次取材中可提供 5~10 个细胞样本进行遗传学分析，增加了诊断的可靠性。然而，由于囊胚仍然存在嵌合现象，用活检的滋养层细胞进行诊断仍然有可能导致假阳性 / 假阴性的出现。另外，囊胚活检的前提是将胚胎从卵裂阶段培养至囊胚，而具有发育至囊胚潜能的胚胎仅有 40%~50%，对于卵裂期胚胎较少的患者，存在没有囊胚可以活检的风险。

4. 二次活检　对于一些诊断不成功的胚

胎,必要时需行二次活检。无论是对于卵裂期胚胎抑或囊胚,反复活检将影响胚胎的发育潜能。

(二) PGT 的遗传检测技术

目前 PGT 检测技术多样,分为不基于扩增的方法和基于扩增的方法,后者又分为染色体芯片分析(chromosomal microarray analysis, CMA)和二代测序技术(next-generation sequencing, NGS)。

1. 不基于扩增的技术　FISH 是不基于扩增的检测技术,最早被用于卵裂球活检,检测染色体最易发生染色体非整倍体的检测技术。由于该检测技术受探针的局限,目前除特殊情况外,已经逐渐被全染色体筛查技术(comprehensive chromosome screening, CCS)所取代。

FISH 的原理是将被荧光标记的寡核苷酸探针与待检测样本的染色体杂交,对荧光标记的探针与特异性结合的 DNA 片段所形成的杂交分子在荧光显微镜下进行观察,根据荧光信号的有无及数目,判断染色体是否异常。

FISH 虽然可以检测某些染色体结构异常,但受探针种类和数目的局限,存在技术局限性:①无法一次性筛查 23 对染色体;②制作复杂,有荧光信号重叠、信号分裂等现象,会导致结果判读错误;③分辨率很低。由于无法进行全部染色体的检测,只能用于特定染色体数目异常的检测。

2. 基于扩增的技术　由于活检的细胞量少,仅有少量的 DNA 可供检测,通过对目标基因及目标基因邻近的多态性标志物进行特异性 PCR 扩增,或进行全基因组扩增(whole genome amplification, WGA),结合全染色体筛查技术或二代测序技术,可用于 PGT。

CCS 是目前被广泛使用的技术,可以对全部染色体进行拷贝数分析,包括比较基因组杂交芯片(comparative genome hybridization arrays)、单核苷酸多态性微阵列芯片(single nucleotide polymorphism arrays)、定量 PCR 技术(quantitative polymerase chain reaction, qPCR)、二代测序技术等。

(1) PCR 技术

1) 多重 PCR:在一个 PCR 反应中同时对基因组的多个位点进行扩增,结合巢式 PCR 对目的基因进行内扩增,或结合荧光 PCR 技术对扩增产物进行分析。通过扩增跨越突变位点的 DNA 片段进行直接检测,以及扩增多态性位点进行间接的连锁分析,可以更准确地检测突变基因,避免因等位基因脱扣导致假阴性,也可以评估是否存在 DNA 污染,避免误诊。

2) 荧光 PCR:采用不同的荧光染料标记寡核苷酸引物,对特异性 DNA 片段进行扩增,生成荧光标记的扩增产物,再通过自动荧光 DNA 测序分析仪进行定性和定量分析。该技术具有灵敏度高、可避免污染等优点。

3) 全基因组扩增:能够实现对整个基因组进行扩增,从而为后续的遗传学检测提供足够的分析样本。基于不同的扩增原理分为:①基于 PCR 技术的 WGA,包括简并寡核苷酸引物 PCR(DOP-PCR)、连接反应介导的 PCR(LM-PCR)、扩增前引物延伸反应(PEP-PCR);②恒温扩增为基础的 WGA,包括多重置换扩增(MDA),基于引物酶的全基因组扩增(pWGA);③多次退火环状循环扩增技术(MALBAC)。目前应用较广的是 MDA 及 MALBAC 技术:MDA 是目前公认应用最广的 WGA 方法,具有产物片段长、忠实度高、扩增均衡、操作简单的特点,可广泛应用于基因组测序、aCGH、SNPs 分析等领域;但该技术对模板质量要求高,并可能产生非特异性产物;MALBAC 灵敏度高,具有更高的覆盖率和均衡度,产物产量高,但在模板拷贝数极低时易扩增偏差,可能出现非特异性扩增。

(2)芯片技术

1)aCGH:2000 年,科学家首次将 CGH 技术应用于检测 DNA 拷贝数,通过使用不同颜色的荧光染料标记样本 DNA 和参考基因组 DNA,使其竞争性地与芯片上微阵列分布的探针进行杂交,然后比较荧光信号强度对拷贝数进行定量。虽然 CGH 技术能检测染色体数目变化,但仅依靠 CGH 技术并不能识别非整倍体异常和染色体平衡易位。array CGH 将传统 CGH 和芯片检测技术结合起来,能够高通量、快速、全自动进行分析。目前,array CGH 可以检测非整倍体及 >10Mb 片段性异常。但该技术在单倍体、多倍体及嵌合体的判读上有局限性,难以判断染色体结构异常。

2)SNP array:SNP array 的原理与 aCGH 不同,SNP array 针对全基因组 DNA 的寡核苷酸多态性位点设计探针,用荧光染料标记待测 DNA 后与探针杂交,通过检测杂合性位点 B-to-A 等位基因荧光强度的比值,从而检测缺失与重复。SNP array 的优势在于:①分辨率更高,能识别更微小的染色体数目改变;②可以检测更多种类的染色体异常,如单亲二倍体(uniparental disomy,UPD),这是传统的 FISH 和 aCGH,以及 NGS 技术都无法诊断的;③此外,基于 SNP array 检测技术,结合家系连锁分析,对变异基因或区域寻找特异性 SNP 标记的 karyomapping 技术,可以实现对变异基因 / 变异结构的携带与否的区分。SNP array 的缺点在于需要特殊仪器设备,价格昂贵;无法检测平衡性的染色体重排。

3)二代测序技术:NGS 在全基因组扩增后进行 DNA 片段化、文库构建、PCR 扩增及测序,通过生物信息学分析染色体数目的相对变化及基因位点的序列信息。该技术较 Sanger 测序增加测序量、提高速度而降低成本,可同时覆盖 46 条染色体,为染色体全面的诊断提供了可能;不仅如此,NGS 还能检测更细微的新发突变,提高了 PGD 的准确性。Lukaszuk 等的证据表明,NGS-PGD 能提高妊娠率,降低流产率。有多项基于 NGS 的新技术取得突破。北京大学团队报道了一种新的 PGD 方法,称为 MARSALA(mutated allele revealed by sequencing with aneuploidy and linkage analyses),它将高通量测序同时检测突变位点、染色体异常及连锁分析相结合,可实现染色体异常和单基因病的同时检测,采用 MALBAC 进行 WGA,针对单核苷酸变异位点对扩增产物进行 PCR,将两者产物相混合,以低测序深度进行 NGS,即可准确检测 CNV 与 SNV。同时,选择突变位点附近的 SNP 位点,可进行连锁分析。

4)无创 PGT 技术:胚胎培养液游离 DNA 检测。目前临床常规进行的 PGT 还属于有创性的检测,其安全性始终是该检测技术的制约因素。随着 NGS 技术的不断发展,对极微量 DNA 检测技术的不断改进,使无创性胚胎遗传学检测成为可能。

2013 年,Stigliani 等首次证实胚胎培养液中同时存在基因组 DNA(gDNA)和线粒体 DNA(mtDNA),认为胚胎培养液中 cfDNA 的含量及 mtDNA/gDNA 比值可以作为评估胚胎质量的客观指标。但限于胚胎游离 DNA 的产生来源及释放机制尚不清楚,技术上受限于胚胎培养液潜在的污染物或细胞(如卵丘细胞、残留精子、极体等)的影响,以及游离 DNA 的低产值和较差的完整性,都为其临床应用带来了挑战。

（三）PGT 检测技术的局限性

1. 扩增失败及等位基因脱扣　单细胞 PCR 应用于 PGT 的主要风险是扩增失败率高，这与细胞处理、PCR 条件不理想，细胞活性及碎片化有关。在实验过程中需建立严格的阴性对照及阳性对照，完善 PCR 扩增条件，防止扩增失败导致的结果误判。

等位基因脱扣（allele dropout，ADO）指单细胞 PCR 中一对等位基因的单个位点随机扩增失败，是导致 PGT-M 结果误判的重要影响因素。其主要原因包括染色体单体非整倍体嵌合、细胞裂解不完全及 PCR 条件不理想等。建议在采用直接检测的同时，进行变异位点邻近区域多态性位点的连锁分析，从而降低 ADO 带来的风险。

2. 外源 DNA 污染　外源 DNA 污染的主要来源包括父源基因组污染和母源基因组污染。父源基因组污染源于 IVF 后吸附在透明带或存在于培养液滴中的精子，在活检后转移细胞时被共同转移所导致的污染。卵胞质内单精子注射（intracytoplasmic sperm injection，ICSI）技术可有效消除此类污染。母源基因组污染，即残留的颗粒细胞所造成的污染，通过机械性剥离及酶消化的方法可去除卵母细胞外的颗粒细胞避免此类污染。

另外，其他的污染可能是活检样本混入外源性细胞或 DNA 所导致的污染，可通过严格操作环境和操作流程来避免污染，同时设立对照样本，施行连锁分析，这些也是监测污染的有效途径。

三、PGT 的分类／应用范围

PGT 主要是针对有遗传异常或遗传风险因素的患者，尤其是有不良孕产史、染色体疾病、严重单基因病家族史的夫妇。

（一）胚胎植入前非整数倍体检测（PGT-A）

胚胎非整倍体会导致种植失败或孕早期流产，约占孕早期流产的 50%。因而，PGT-A 有助于提高着床率、降低流产率。PGT-A 临床适用于反复流产史、反复种植失败、高龄的患者。目前广泛应用的技术主要是全染色体筛查技术，包括 aCGH、SNP array、NGS 等。

（二）胚胎植入前染色体结构变异遗传学检测（PGT-SR）

染色体结构异常是导致不孕不育的常见原因，主要包括平衡易位、罗伯逊易位、染色体倒位、性染色体异常等。PGT-SR 是降低染色体结构异常导致复发性流产及出生缺陷的重要手段。基于全基因组芯片检测的 SNP array 和 array CGH，以及 NGS 技术可以筛选平衡的胚胎进行移植，但难以对正常胚胎与携带结构异常的平衡性胚胎进行区分。而 FISH 因技术的复杂性，以及需要特异性探针才能实现胚胎结构异常的检测，为进一步阻断染色体结构异常的子代传递带来了技术困难。

近年来，随着新技术的涌现和分析手段的优化，染色体结构异常携带型／正常型的胚胎区分成为可能。染色体平衡易位断点显微切割测序法（MicroSeq 技术）、等位基因映射识别胚胎平衡易位携带状态技术（mapping allele with resolved carrier state，MaReCs）、单倍型连锁分析及 PGH（preimplantation genetic haplotyping）和 karyomapping 等技术成功应用，已经能够鉴别出正常型／携带型胚胎。

（三）胚胎植入前单基因遗传病检测（PGT-M）

单基因病的 PGT 适用于严重致残、致畸的单基因病高风险家庭，适用的情况包括夫妇为同一种隐性遗传病的携带者（如囊性纤维化);女方为 X 连锁遗传病的携带者(如进行性假肥大性肌营养不良),夫妇中有常染色体显性遗传病患者(如亨廷顿病);夫妇中有携带遗传性肿瘤相关突变;患者生育一患儿需要 HLA 配型等。目前,利用 PGT-M 技术阻断的遗传病主要包括囊性纤维化病、地中海贫血、脊髓性肌萎缩、家族性黑矇性白痴、戈谢病、镰状细胞贫血、肾上腺脑白质营养不良、肌张力障碍、范科尼贫血、多囊肾病、亨廷顿病、进行性神经性腓骨肌萎缩、马方综合征、成骨不全、甲型血友病、乙型血友病、进行性假肥大性肌营养不良(Duchenne and Becker muscular dystrophies)、脆性 X 综合征及遗传性耳聋等。

检测策略上 PGT-M 主要通过直接检测结合间接的连锁分析进行诊断,同时对胚胎的非整倍体性进行分析。常用的技术包括 NGS 技术及基于 SNP array 的 karyomapping 技术。PGT-M 技术一般要求使用 ICSI 方式受精,尽可能去除颗粒细胞,以避免父源性和母源性污染。

四、PGT 风险及伦理学思考

PGT 技术已经成为一项有效的遗传性疾病的预防手段,为控制遗传病患儿的出生及探讨出生缺陷发病机制等提供了新的思路和途径,已被越来越多的医务工作者和患者所接受。但是,PGT 仍存在一定的局限与风险。

活检对于胚胎是一项创伤性的操作,可能对胚胎的发育潜能造成一定的影响。经 PGT 出生的子代安全性也一直受到广泛关注,虽然目前的研究显示 PGT 婴儿出生时的情况以及畸形率与自然妊娠的婴儿无显著性的差异,但是对于 PGT 子代长期的安全性仍要持续关注。

受诊断材料及方法的限制,PGT 可能出现诊断不准确的问题。一方面,可供诊断的细胞通常只有一个至数个,而微量 DNA 会影响 PGT 的最终诊断。另一方面,早期胚胎存在较高比例的嵌合也会导致假阳性/假阴性的发生。同时,PGT 检测技术的局限性也影响 PGT 检测的准确性。对于 PGT 后妊娠的病例,建议在孕期检测胎儿的染色体或相应基因,这也是避免 PGT 误诊的一项有效措施。

随着临床的需要和技术的进步,PGT 指征已经从最初的遗传性疾病诊断扩展到人类白细胞抗原(human leucocyte antigen,HLA)基因型检测、恶性肿瘤易感性检测等。虽然这些病例为 PGT 的应用开辟了新的领域,但也引发了医学界、伦理界及法律界的一系列争论。

PGT 是一项对技术要求较高的工作,但 PGT 并不应仅停留在技术层面。对于每个拟实施 PGT 诊断的夫妇,都应该严格把握指征,依据其具体情况设计详尽、准确的治疗方案。实施 PGT 前,医患双方之间需进行充分的交流,医生应该客观地交代 PGT 过程及结果,不能过度渲染其成功的结局。通过 PGT 技术妊娠妇女应该进一步做常规产前诊断。PGT 的诊断不应随着胚胎移植入母体而结束,而要继续随访至产前诊断乃至对日后出生的婴儿。

五、总结与展望

为解决不同的临床需求,PGT 技术也在不断发展。一个理想的 PGT 检测方法应该具备以下优点:操作简单、自动化操作、费用低、结果可靠、通量高、检测周期短、安全。随着对遗传病的不断研究和认识,新技术的不断更新,PGT 有望实现更多的临床应用。

在过去的二十几年中,PGT 发挥其独特的优点,已经成为某些遗传病产前诊断的新方法。未来的 PGT 将在灵敏性、准确性方面得到进一步完善,应用的领域也可以逐渐拓宽,技术方法上将不断增加。随着遗传学和分子生物学的进步,以及单细胞检测手段的不断完善,相信 PGT 能够对更多的遗传性疾病做出诊断,造福于人类。

第五节　不孕不育与不良妊娠的遗传分析

一、不孕不育患者遗传分析

随着辅助生殖技术及遗传学的不断发展,遗传因素所导致的不孕不育受到越来越多的关注。不孕不育的遗传因素可分为染色体异常和基因缺陷,染色体异常包括数量异常和结构异常;基因缺陷包括基因片段的重复、缺失、倒位、点突变等。不孕不育既可能源于女性因素也可能源于男性因素。

对于女性不孕的讨论主要包括染色体异常(如特纳综合征)及生育相关基因突变。这些变异可使女性性腺功能低下、卵巢功能不全及卵子发生异常,进而导致女性不孕。特纳综合征是最常见的导致女性不育的染色体非整倍体疾病,其主要是由于减数分裂过程中染色体的不分离,可为第 46 条染色体的部分缺失或完全缺失。其临床特征表现为身材矮小、生殖器与第二性征不发育及躯体发育异常。在临床中,特纳综合征也可以嵌合的状态出现。基因缺陷是导致女性不孕的另一大因素,近年来随着高通量测序技术的逐渐成熟,发现了许多导致女性不孕的基因。如 *ANOS1*、*FGFR1*、*FGF8*、*PROK2* 基因的突变,可使女性先天性性腺功能减退,导致女性不孕。近年来的研究发现,*TUBB8* 基因突变可破坏微管功能并影响卵母细胞减数分裂的纺锤体组装过程,造成卵母细胞成熟异常引起女性不孕。该基因突变在男性中不致病。此外,*PANX1*、*PATL2*、*WEE2*、*TLE6*、*ZP1/2/3*、*PADI6* 等基因突变分别导致卵子死亡、卵成熟障碍、卵源性受精障碍、胚胎发育阻滞,而引起女性不孕。

关于男性不育遗传因素的讨论主要集中于精子发生异常。包括染色体数量异常(如克兰费尔特综合征)、Y 染色体微缺失、单基因突变、表观遗传异常等。男性不育的遗传背景极为复杂,目前认为至少存在两千个基因参与精子发生。导致男性不育的已知因素中最常见的是无精症,性染色体异常在严重的生精损伤中起重要作用。常染色体相关基因突变主要涉及中枢性性腺功能减退、畸形精子症、弱精子症及先天性梗阻性无精子症等。克兰费尔特综合征是男性不育患者中最常见的染色体疾病,其临床表现包括睾丸小而质硬、第二性征发育差、身高过长等,绝大多数患者核型为 47,XXY,额外的 X 染色体可为父系或母系遗传。Y 染色体的微缺失可能造成无精子症因子(azoospermia factor,AZF)删除从而导致不育。

对于临床遇到的不孕不育病人,在常规检测无法判定其病因情况下,可考虑使用 SNP 芯片、二代测序等遗传检测方式分析其可能的致病原因。

二、不良妊娠遗传分析方法

不良妊娠指除正常妊娠外的病理妊娠及

分娩期并发症,包括复发性流产、胚胎停育、胎儿畸形、死胎、死产、生育畸形或有智力障碍、发育迟缓等患儿生育史,临床类型多样,病因复杂。不良妊娠的发生因素可分为环境因素和遗传因素。

环境因素一般包括物理辐射、化学有害物质或药物暴露、细菌病毒感染等。环境因素一般可通过人为避免接触,从而减少不良妊娠发生。不良妊娠遗传因素主要包括胎儿染色体异常和基因突变两个方面。

在不良妊娠发生的遗传因素中,染色体异常是主要原因,包括染色体数目异常和结构异常。传统的染色体异常检测手段主要是细胞遗传学方法,可在染色体水平上分析 DNA,以识别总体变化。常规的细胞遗传学方法如染色体显带技术(染色体核型分析技术)及荧光原位杂交(FISH)技术,因检测费用低、适用度高等优点仍在临床上广泛使用。它们能够检测整个染色体数目的增加、减少,以及大片段的缺失、重复、倒位、易位等,但是其分辨率有限,不能发现微缺失、微重复等亚染色体变异,从而需要更高精度的检测手段。

随着分子生物学技术的发展,尤其是基于芯片的微阵列方法和 NGS 技术的出现,使分辨率更高、检测更全面的全基因组分析成为可能。分子遗传学检测可以检测分子水平上的遗传和表观遗传变化和变异,使用聚合酶链反应(PCR),微阵列,Sanger 测序和二代测序(NGS)等技术分析 DNA 或 RNA。根据方法的不同,分子诊断程序可以解决单核苷酸水平的遗传变化。在遗传诊断上,现不良妊娠遗传诊断方法主要包括比较基因组杂交(aCGH)、单核苷酸多态性芯片(SNP array)、二代测序(NGS)及三代测序等技术手段。

aCGH 通过将预制的芯片与检测样本进行基因组杂交,分析相对于参照样品,检测样品的 DNA 中拷贝数变异(copy number variations,CNV)的多倍性程度,广泛用于 CNV 的鉴定。SNP array 是另一种用于分析组织样本 DNA 拷贝数的方法。其原理与 aCGH 相似,将检测样本与预先设计的 SNP 探针杂交,通过杂交的荧光强度,判断染色体拷贝数。目前常用的 SNP array 包含 30 万个 SNP 位点,检测分辨率可至 100Kb。此外,通过 SNP array 检测,可以对样本多个位点基因型进行确定,从而用于样本基因型分析。微阵列平台 aCGH 和 SNP array 的建立,使对染色体亚显微变异的分辨率达到 Kb 级别,也同时具有处理多个样本的高通量的效率优势,目前在临床上广泛应用。

NGS 通过对样本 DNA 进行测序,确定样本 DNA 拷贝数及基因组突变情况,实现了单碱基分辨率上的检测,可诊断单碱基缺失、重复、插入及微小片段的缺失、重复等。随着 NGS 发展和成本的降低,诞生了无创产前筛查技术(non-invasive prenatal testing,NIPT)。利用高通量测序平台结合后续生物信息学分析,能最终确定胎儿染色体是否存在非整倍体现象,从而可对 21- 三体、18- 三体、13- 三体及性染色体异常胎儿做出诊断。目前的研究结果表明,NIPT 对于以上染色体异常的检测灵敏度和特异度均大大优于常规标准筛选方法。

三代测序技术通过长片段测序,对样本基因组范围内结构变异及 CNV 进行测定。由于其长度长,可跨越结构变异断裂点,实现精准检测。目前,三代测序在疑难病例诊断中逐渐兴起,成为检测结构变异的有效手段。

除了染色体异常因素外,越来越多的单基因致病基因在一些反复发生的不良妊娠中被发现。基于二代测序技术发展出的全基因组测序(whole genome sequencing, WGS)和全外显子测序(whole exome sequencing, WES)对人类基因组进行重测序,可以发现潜在的致病基因。其中,外显子组测序是发现罕见的孟德尔遗传疾病或不明原因复发性流产和反复胎儿异常的高效策略,目前广泛应用于不良妊娠胎儿样本的遗传检测。

三、不孕与不良妊娠的表观遗传

表观遗传是指在DNA序列不改变的情况下,通过表观遗传修饰的改变导致可遗传性的基因表达改变或细胞表现型的变化,包括DNA甲基化、组蛋白修饰、微小RNA等表观遗传学修饰。越来越多的证据表明,异常的表观遗传修饰与不孕及不良妊娠结局有关。

小鼠中的研究显示,高龄鼠的卵母细胞中部分DNA甲基转移酶水平,以及基因组整体DNA甲基化水平较年轻小鼠低。在PCOS患者中,外周血白细胞 *PPARGC1A* 基因启动子区域DNA甲基化水平显著升高;PCOS患者卵巢组织及颗粒细胞的DNA甲基化也存在异常。男性因素不孕定义为由精子发生功能低下或生殖系统功能受损等男方因素而造成的不孕。不孕患者的表观遗传异常可能反映了人类的生育能力异常。有研究报道,不孕男性精子的表观遗传修饰如DNA甲基化、染色质重构、组蛋白修饰往往存在异常。如少弱畸精子综合征(oligo-asteno-teratozoospermia syndrome, OAT)患者精子的整体DNA甲基化水平与对照组相比存在显著差异。有研究发现,发生流产的不育患者中其精子DNA重复序列Alu上的甲基化水平显著降低。此外,在不孕患者的精子中相关印记基因(如 *H19* 、 *KCNQ1OT1* 、 *MEST* 等)发生印记异常的风险

较高。

不良妊娠是指正常活产以外的妊娠,主要包括早产、死产、低出生体重儿、胎儿染色体异常、胎儿先天畸形等。除内分泌疾病、免疫疾病及遗传因素外,表观遗传学对不良妊娠影响也逐渐得到重视。表观遗传具有一定的时空特异性及可塑性,可因环境的变化而改变。

在胚胎发育过程中,微环境在特定发育阶段被精确调控,促进了与细胞分化相关的表观遗传变化。然而,表观遗传修饰对外部影响的灵敏度也可使其容易受到外部环境的影响。胎盘功能直接关系胎儿的发育和健康,因此胎盘功能障碍涉及许多妊娠相关疾病,胎盘疾病中的异常基因表达与DNA甲基化或其他表观遗传变化相关。

子痫前期(preeclampsia, PE)是孕产妇和新生儿发病和死亡的重要原因之一,子痫前期母体高同型半胱氨酸水平升高,基因组整体DNA甲基化水平升高。与正常妊娠相比,早发型子痫前期(early onset preeclampsia, EOPE)中 *LINE1* 甲基化增加;与晚发型子痫前期(late onset preeclampsia, LOPE)相比,早发型子痫前期中DNA甲基转移酶1(DNMT1)的表达相对较高。除了DNA甲基化外,一些微小RNA的异常也与子痫前期相关,包括参与缺氧诱导的 *miR-200* 基因的过表达。胎儿生长受限(fetal growth restriction, FGR)时胎盘中 *H19* 的甲基化程度较低,表达量增加, *IGF2* 的表达量减少,并且胎盘DNA甲基化的改变与胎儿出生体重有明显的联系。此外,有研究显示与妊娠相关的风险因素可能通过影响宫内环境导致的DNA甲基化等表观遗传修饰改变,从而使自发性早产的风险增加。研究人员发现,患有妊娠期糖尿病女性胎盘的整体DNA甲基化显著增加,孕中期和晚期血糖水

平与 *PRDM16*、*BMP7* 等基因的 DNA 甲基化水平相关。

　　虽然,近年来不孕及不良妊娠与表观遗传的关系得到了一定的研究,但仍存在很多问题亟待解决,随着科学技术的发展,表观遗传与不孕及不良妊娠的关系将逐渐得到揭示。

(闫丽盈　田婵　黄锦　袁鹏　严智强

任一昕　杨俊　李姣　张丽　高江曼

王云　石小丹　贺麒龙)

参考文献

1. SHIBUYA H, WATANABE Y. The meiosis-specific modification of mammalian telomeres. Cell cycle (Georgetown, Tex), 2014, 13 (13): 2024-2028.

2. FRAGOULI E, ALFARAWATI S, SPATH K, et al. The origin and impact of embryonic aneuploidy. Human genetics, 2013, 132 (9): 1001-1013.

3. BECK-PECCOZ P, PERSANI L. Premature ovarian failure. Orphanet J Rare Dis, 2006, 1: 9.

4. MACLARAN K, PANAY N. Current concepts in premature ovarian insufficiency. Women's health, 2015, 11 (2): 169-182.

5. LACHLAN KL, YOUINGS S, COSTA T, et al. A clinical and molecular study of 26 females with Xp deletions with special emphasis on inherited deletions. Human genetics, 2006, 118 (5): 640-651.

6. SHAMILOVA NN, MARCHENKO LA, DOLGUSHINA NV, et al. The role of genetic and autoimmune factors in premature ovarian failure. Journal of assisted reproduction and genetics, 2013, 30 (5): 617-622.

7. GAJBHIYE R, FUNG JN, MONTGOMERY GW. Complex genetics of female fertility. NPJ genomic medicine, 2018, 3: 29.

8. ROSSETTI R, FERRARI I, BONOMI M, et al. Genetics of primary ovarian insufficiency. Clinical genetics, 2017, 91 (2): 183-198.

9. SCHADEWALDT P, KAMALANATHAN L, HAMMEN HW, et al. Age dependence of endogenous galactose formation in Q188R homozygous galactosemic patients. Molecular genetics and metabolism, 2004, 81 (1): 31-44.

10. SU Y, SWIFT M. Mortality rates among carriers of ataxia-telangiectasia mutant alleles. Annals of internal medicine, 2000, 133 (10): 770-778.

11. TUNG JY, ROSEN MP, NELSON LM, et al. Novel missense mutations of the Deleted-in-AZoospermia-Like (DAZL) gene in infertile women and men. Reproductive biology and endocrinology: RB&E, 2006, 4: 40.

12. KAHSAR-MILLER MD, NIXON C, BOOTS LR, et al. Prevalence of polycystic ovary syndrome (PCOS) in first-degree relatives of patients with PCOS. Fertility and sterility, 2001, 75 (1): 53-58.

13. COUSIN P, CALEMARD-MICHEL L, LEJEUNE H, et al. Influence of SHBG gene pentanucleotide TAAAA repeat and D327N polymorphism on serum sex hormone-binding globulin concentration in hirsute women. The Journal of clinical endocrinology and metabolism, 2004, 89 (2): 917-924.

14. 王勇, 吴效科, 曹云霞, 等. 胆固醇侧链裂解酶基因启动子中 (tttta) n 微卫星多态性与多囊卵巢综合征表型的关系 . 中华医学杂志，2005, 48: 3396-3400.

15. PUSALKAR M, MEHERJI P, GOKRAL J, et al. CYP11A1 and CYP17 promoter polymorphisms associate with hyperandrogenemia in polycystic ovary syndrome. Fertility and sterility, 2009, 92 (2): 653-659.

16. MUKHERJEE S, SHAIKH N, KHAVALE S, et al. Genetic variation in exon 17 of INSR is associated with insulin resistance and hyperandrogenemia among lean Indian women with polycystic ovary syndrome. European journal of endocrinology, 2009, 160 (5): 855-862.

17. VOLLMERT C, HAHN S, LAMINA C, et al. Calpain-10 variants and haplotypes are associated with polycystic ovary syndrome in Caucasians. American Journal of Physiology Endocrinology and Metabolism, 2007, 292 (3): E836-844.

18. BARANOVA H, CANIS M, IVASCHENKO T, et al. Possible involvement of arylamine N-acetyltransferase 2, glutathione S-transferases M1 and T1 genes in the development of endometriosis. Molecular human reproduction, 1999, 5 (7): 636-641.

19. HADFIELD RM, MANEK S, NAKAGO S, et al. Absence of a relationship between endometriosis and the N314D polymorphism of galactose-1-phosphate uridyl transferase in a UK population. Molecular human reproduction, 1999, 5 (10): 990-993.

20. WANG Z, YOSHIDA S, NEGORO K, et al. Polymorphisms in the estrogen receptor beta gene but not estrogen receptor alpha gene affect the risk of developing endometriosis in a Japanese population. Fertility and sterility, 2004, 81 (6): 1650-1656.

21. ZULLI K, BIANCO B, MAFRA FA, et al. Polymorphism of the estrogen receptor β gene is related to infertility and infertility-associated endometriosis. Arquivosbrasileiros de endocrinologia e metabologia, 2010, 54 (6): 567-571.

22. COLACO S, MODI D. Genetics of the human Y chromosome and its association with male infertility. Reproductive biology and endocrinology, 2018, 16 (1): 14.

23. SHE ZY, YANG WX. Sry and SoxE genes: How they participate in mammalian sex determination and gonadal development？ Seminars in cell & developmental biology, 2017, 63: 13-22.

24. VERNET N, MAHADEVAIAH SK, DECARPENTRIE F, et al. Mouse Y-Encoded Transcription Factor Zfy2 Is Essential for Sperm Head Remodelling and Sperm Tail Development. PloS one, 2016, 11 (1): e0145398.

25. KLEIMAN SE, BAR-SHIRA MAYMON B, YOGEV L, et al. The prognostic role of the extent of Y microdeletion on spermatogenesis and maturity of Sertoli cells. Human reproduction, 2001, 16 (3): 399-402.

26. FORESTA C, MORO E, FERLIN A. Y chromosome microdeletions and alterations of spermatogenesis. Endocrine reviews, 2001, 22 (2): 226-239.

27. VOGT PH. Genetics of idiopathic male infertility: Y chromosomal azoospermia factors (AZFa, AZFb, AZFc). Bailliere's clinical obstetrics and gynaecology, 1997, 11 (4): 773-795.

28. MIYAMOTO T, MINASE G, SHIN T, et al. Human male infertility and its genetic causes. Reproductive medicine and biology, 2017, 16 (2): 81-88.

29. YAN Y, YANG X, LIU Y, et al. Copy number variation of functional RBMY1 is associated with sperm motility: an azoospermia factor-linked candidate for asthenozoospermia. Human reproduction, 2017, 32 (7): 1521-1531.

30. ALIMARDANIAN L, SALIMINEJAD K, RAZI S, et al. Analysis of partial azoospermia factor c deletion and DAZ copy number in azoospermia and severe oligozoospermia. Andrologia, 2016, 48 (9): 890-894.

31. SHAH C, VANGOMPEL MJ, NAEEM V,

et al. Widespread presence of human BOULE homologs among animals and conservation of their ancient reproductive function. PLoS genetics, 2010, 6 (7): e1001022.

32. REIJO RA, DORFMAN DM, SLEE R, et al. DAZ family proteins exist throughout male germ cell development and transit from nucleus to cytoplasm at meiosis in humans and mice. Biology of reproduction, 2000, 63 (5): 1490-1496.

33. REIJO R, ALAGAPPAN RK, PATRIZIO P, et al. Severe oligozoospermia resulting from deletions of azoospermia factor gene on Y chromosome. Lancet, 1996, 347 (9011): 1290-1293.

34. MATZUK MM, LAMB DJ. The biology of infertility: research advances and clinical challenges. Nature medicine, 2008, 14 (11): 1197-1213.

35. MIYAMOTO T, HASUIKE S, YOGEV L, et al. Azoospermia in patients heterozygous for a mutation in SYCP3. Lancet, 2003, 362 (9397): 1714-1719.

36. CHRISTENSEN GL, IVANOV IP, ATKINS JF, et al. Screening the SPO11 and EIF5A2 genes in a population of infertile men. Fertility and sterility, 2005, 84 (3): 758-760.

37. NAILWAL M, CHAUHAN JB. Azoospermia factor c subregion of the y chromosome. Journal of human reproductive sciences, 2017, 10 (4): 256-260.

38. MONK M, HANDYSIDE AH. Sexing of preimplantation mouse embryos by measurement of X-linked gene dosage in a single blastomere. Journal of reproduction and fertility, 1988, 82 (1): 365-368.

39. HANDYSIDE AH, KONTOGIANNI EH, HARDY K, et al. Pregnancies from biopsied human preimplantation embryos sexed by Y-specific DNA amplification. Nature, 1990, 344 (6268): 768-770.

40. HANDYSIDE AH, LESKO JG, TARíN JJ, et al. Birth of a normal girl after in vitro fertilization and preimplantation diagnostic testing for cystic fibrosis. The New England journal of medicine, 1992, 327 (13): 905-909.

41. VERLINSKY Y, CIESLAK J, FREIDINE M, et al. Pregnancies following pre-conception diagnosis of common aneuploidies by fluorescent in situ hybridization. Human reproduction (Oxford, England), 1995, 10 (7): 1923-1927.

42. YAN L, HUANG L, XU L, et al. Live births after simultaneous avoidance of monogenic diseases and chromosome abnormality by next-generation sequencing with linkage analyses. Proceedings of the National Academy of Sciences of the United States of America, 2015, 112 (52): 15964-15969.

43. STIGLIANI S, ANSERINI P, VENTURINI PL, et al. Mitochondrial DNA content in embryo culture medium is significantly associated with human embryo fragmentation. Human reproduction (Oxford, England), 2013, 28 (10): 2652-2660.

44. FENG R, SANG Q, KUANG Y, et al. Mutations in TUBB8 and Human Oocyte Meiotic Arrest. N Engl J Med, 2016, 374 (3): 223-232.

45. METZKER ML. Sequencing technologies—the next generation. Nat Rev Genet, 2010, 11 (1): 31-46.

46. GUO W, LAI Y, YAN Z, et al. Trio-whole-exome sequencing and preimplantation genetic diagnosis for unexplained recurrent fetal malformations. Hum Mutat, 2020, 41 (2): 432-448.

47. YUE MX, FU XW, ZHOU GB, et al. Abnormal DNA methylation in oocytes could be associated with a decrease in reproductive potential in old mice. J Assist Reprod Genet, 2012, 29 (7): 643-650.

48. GIACONE F, CANNARELLA R, MONGIOì LM, et al. Epigenetics of male fertility: effects on assisted reproductive techniques. World J Mens Health, 2019, 37 (2): 148-156.

49. RAHIMINIA T, YAZD EF, FESAHAT F, et al. Sperm chromatin and DNA integrity, methyltransferase mRNA levels, and global DNA methylation in oligoasthenoteratozoospermia. Clin Exp Reprod Med, 2018, 45 (1): 17-24.

50. REICHETZEDER C, DWI PUTRA SE, PFAB T, et al. Increased global placental DNA methylation levels are associated with gestational diabetes. Clin Epigenetics, 2016, 8: 82.

17
CHAPTER

第十七章
复发性流产

复发性流产不仅给女性带来身体的创伤，更有心理的伤痛。复发性流产导致反复宫腔操作增加了子宫内膜损伤、宫腔粘连及感染的风险，心理的伤痛引发了抑郁、焦虑等心理疾病。因此，复发性流产的诊治非常重要。但由于复发性流产的病因复杂、机制不完全明了，治疗方面比较棘手，用药安全性及有效性需进一步明确。本章介绍了国内外相关的进展及共识，希望提高复发性流产的研究和诊治能力。

第一节　流产及复发性流产的定义

胚胎或胎儿尚未具有生存能力而妊娠终止，称为流产（abortion）。不同国家对流产妊娠周数有不同的定义。我国将妊娠不足28周、胎儿体重不足 1 000g 而终止，称为流产。发生在妊娠 12 周前，称为早期流产，约占 80%。而发生在妊娠 12 周或之后，称为晚期流产。在早期流产中，约 2/3 为隐性流产，也称为生化妊娠（biochemical pregnancy），是指血或尿中人绒毛膜促性腺激素检查阳性，而经超声检查未见孕囊妊娠就终止者。欧洲人类生殖与胚胎学学会（European Society of Human Reproduction and Embryology，ESHRE）定义原发性复发性流产指发生复发性流产前从未超过 24 周的有生机儿出生，继发性复发性流产指超过 24 周的有生机儿出生后发生的复发性流产。

复发性流产也称反复妊娠丢失（recurrent pregnancy loss，RPL）的定义存在争议。2011年，英国皇家妇产科学院将其定义为 3 次及以上连续的自然流产，其中对于自然流产的定义为妊娠 24 周之前的妊娠丢失。2013 年，美国生殖医学会定义为 2 次及 2 次以上失败的临床妊娠，提出对于连续 2 次的临床妊娠失败应给予评估，其中临床妊娠是指由超声确诊或组织病理学证实的妊娠，明确排除了生化妊娠。2016 年，我国发布的复发性流产诊治的专家共识中，将其定义为 3 次或 3 次以上妊娠 28 周之前的胎儿丢失，但连续 2 次流产即应重视并予评估。2017 年，欧洲人类生殖与胚胎学学会（European Society of Human Reproduction and Embryology，ESHRE）定义为 2 次及以上妊娠 24 周前的自然流产，包括自然妊娠和辅助生殖技术后的妊娠丢失，并强调为妊娠达到 6 周的妊娠丢失，不包括宫外孕和反复种植失败。如表 17-1-1 所示，不同指南的争议主要集中在自然流产次数、流产妊娠周数、妊娠的限定、流产是否连续、是否是同一性伴侣等方面。其中，临床妊娠是指超声证实或组织学证实的妊娠，明确排除生化妊娠。不同研究和观察采用的定义不同，结果也不一致。

表 17-1-1　不同指南对复发性流产的定义比较

项目	ESHRE 2017	专家共识 2016	ASRM 2013	RCOG 2011
妊娠的限定	包括临床妊娠和妊娠达到 6 周的生化妊娠，排除宫外孕、葡萄胎和种植失败	临床妊娠	临床妊娠	未明确
自然流产次数	≥2	≥3	≥2	≥3
流产孕周上限	24	28	未明确	24

项目	ESHRE 2017	专家共识 2016	ASRM 2013	RCOG 2011
流产是否连续	未明确	连续	连续	连续
是否同一性伴侣	未明确	是	未明确	未明确

注:ESHRE,欧洲人类生殖与胚胎学学会;ASRM,美国生殖医学会;RCOG,英国皇家妇产科学院。

第二节　复发性流产的病因

复发性流产的病因复杂,主要包括遗传因素、内分泌因素、解剖异常、免疫因素、微生物因素、血栓形成倾向和生活方式,本节重点论述每种病因与复发性流产的相关性。

一、遗传因素

在复发性自然流产中,染色体异常(chromosome abnormality)包括胚胎染色体异常和夫妻染色体异常。因此,通常对妊娠组织和父母的血液进行遗传学研究。

(一)胚胎染色体异常

许多研究显示在复发性流产中胚胎染色体异常高达约 50%。随着年龄的增加,尤其是女性超过 35 岁胚胎染色体异常的概率急剧升高,大于 40 岁的女性胚胎染色体异常率达 70%~80%。胚胎染色体异常分为染色体数目异常(chromosomes abnormalities)和染色体结构异常(chromosome structural aberration)。

1. **胚胎染色体数目异常**　包括三体型、单体型、多倍体等,这些胚胎染色体异常与同源染色体的分离有重要关系,常染色体三体来源于女性第一次减数分裂不分离,这些异常的发生率随着女性年龄的增长而增加。Ljunger E 等人报道,在流产的绒毛检验中,常染色体三体的检出率最高(37%),其次是多倍体(9%)和 X 单体(6%)。最常见的畸变是 16- 三体,

占染色体异常流产的 14%。还有报道称,自然流产最常见的异常是三体型,特别是在第 13、14、15、16、18、21 和 22 号染色体,其次是 X 单体。因为 21- 三体综合征(唐氏综合征)患儿是可存活的,所以也是产前筛查的主要项目之一。单体型缺失是指某号染色体少了一条。常见的单体为 45,X,可见于特纳综合征的病人,绝大多数 X 单体胚胎自然淘汰流产。在减数分裂过程中也存在父系误差。50% 的 47,XXY 和 100% 的 47,XYY,起源于父系同源染色体的不分离。最近的一项研究中,在 XYY 男性精子中发现了 38% 的性染色体和常染色体非整倍体,而在对照组中为 1%。多倍体是指生殖细胞加入整倍的染色体,常见的为三倍体,多数是由于双精子受精导致。其次为四倍体,是由于合子早期有丝分裂失败所致。

2. **胚胎染色体结构异常**　除了染色体数目的异常,还有因染色体断裂而导致染色体结构的异常。染色体断裂的原因可能包括电离辐射、病毒感染、药物等。结构异常的类型包括易位、等臂染色体、缺失、重复、倒位、插入、环状、隐蔽重排等。

(二)复发性流产夫妇染色体及基因异常

对复发性流产夫妇孕前行双方染色体检查,多采用染色体 G 显带核型分析。据报道,

约 5% 的复发性流产夫妇在两条非同源染色体之间携带平衡易位或某条染色体倒位。有文献报道，在 1 284 对 RPL 的夫妇中，58 对（4.5%）有易位，11 对是罗伯逊易位。在丈夫发生易位的 18 例中，有 11 例（61.1%）再次流产；在妻子发生易位的 29 例中，21 例（72.4%）流产。易位携带者流产的频率明显高于没有异常核型的人。这些个体在减数分裂后有高比例的不平衡配子，导致组成染色体异常的胚胎。其中平衡易位（balanced translocation）和罗伯逊易位（Robertsonian translocation）最多见。平衡易位携带者在一般人群中的比例为 0.2%，当发生减数分裂时，易位染色体与正常染色体可形成 18 种合子，其中正常者仅 1 种，表型正常的易位携带者 1 种，其余 16 种均为不平衡配子。罗伯逊易位约占复发性流产患者总染色体异常的 20.0%，分为非同源和同源染色体之间的易位。非同源罗伯逊易位，生殖细胞减数分裂时可形成 6 种不同配子，其中 1 种为正常染色体，1 种为罗伯逊易位染色体，而其余 4 种均为异常染色体；同源染色体易位不能形成正常的配子，与正常核型的配偶婚配不能分娩正常的后代。

复发性流产夫妇的基因异常：有研究提示，复发性流产的发生与基因的多态性有关，基因的功能主要涉及免疫、凝血（如 F2、F5 等）、血管生成（如 NOS3、VEGFA 等）和代谢（如 GSTT1、MTHFR 等），但不同研究的结果不同。2017 年的一篇系统回顾中，包含了 187 个基因的 472 种变异，大多数为针对某个基因变异的小样本单次研究，并未发现明确的某个基因多态性与复发性流产的关系。

地中海贫血（thalassemia）是由于珠蛋白生成障碍而导致的遗传性溶血性贫血，属于常染色体隐性遗传性疾病。由于胎儿贫血，可使胎死宫内，故地中海贫血易导致复发性晚期流产。

（三）复发性流产夫妇染色体多态性

关于染色体多态性（chromosome polymorphism），包括染色体长度多态、染色体随体大小和数目多态等，与复发性流产的关系并不明确。有研究表明，复发性流产患者中染色体多态性的比例（8.4%）较健康生育人群（4.9%）升高，最常见的染色体多态是 9qh+。

二、内分泌和代谢因素

顺利的妊娠过程有赖于正常的内分泌功能。如果内分泌功能异常，将不利于胚胎的着床和发育而流产。复发性流产的病因中约 20% 为内分泌因素。由于激素水平的异常导致黄体功能不全、高催乳素血症、多囊卵巢综合征的高胰岛素血症、高雄激素血症、高黄体生成素血症，以及甲状腺疾病等，均可导致流产。

（一）黄体功能不全

黄体功能不全（luteal phase deficiency，LPD）是 1949 年由 Jones 提出的，指排卵后黄体发育不良，分泌孕酮不足或黄体过早退化，致使子宫内膜分泌反应性降低；临床以内膜发育与胚胎发育不同步为主要特征。因此，LPD 被认为是不孕和自发性流产的原因之一。

FSH 和 LH 是卵泡发育成熟的重要激素，卵泡中期的 FSH 分泌不足，导致卵泡成熟不充分，造成黄体缺陷。有学者报道，卵泡中期 LH 值升高可导致不孕、妊娠率降低及早期流产。在许多流产病例中，孕酮分泌不足可能是导致流产的原因之一。孕酮无疑是维持妊娠的关键激素，在怀孕期间似乎有许多功能，包括通过诱导成功的着床和维持正常妊娠所必需的分泌改变,使子宫内膜更容易接受早期胚胎;通过上调子宫内膜中一氧化氮的合成,抑制子宫肌层收缩,从而诱导子宫静止。

(二)高催乳素血症

高催乳素血症(hyperprolactinemic)的原因除了生理性的增高之外,还有病理性的因素,即下丘脑、垂体病变、甲状腺功能减退、多囊卵巢综合征、肝肾功能不全、胸壁疾病或乳腺慢性刺激,以及药物等影响。如多巴胺受体阻滞剂、雌激素及避孕药、阿片类、抗胃酸药等。由于小分子高催乳素引起的下丘脑-垂体-卵巢轴的功能失调,导致月经紊乱、无排卵或黄体期缩短,间接导致黄体功能不全而流产。在早期的研究中,352名不明原因复发性流产的妇女中64名患有高催乳素血症。给予溴隐亭治疗组妊娠成功率高于未用溴隐亭治疗组(85.7% *vs*. 52.4%,$P < 0.05$)。妊娠早期(妊娠5~10周)流产患者的血清催乳素水平(31.8~55.3ng/ml)显著高于妊娠成功者(4.6~15.5ng/ml,$P < 0.05$)。但TC Li等人研究报道,复发性流产与高催乳素血症无关。

(三)多囊卵巢综合征

多囊卵巢综合征(polycystic ovary syndrome, PCOS)的自然流产率可达40%,其原因可能与PCOS患者的肥胖、高雄激素血症、胰岛素抵抗、高黄体生成素(luteinizing hormone, LH)等有关。肥胖是流产的独立危险因素。有分析表明,在BMI高的妇女中,流产率显著增高。肥胖与高胰岛素、高雄激素血症密切相关。研究表明,尽管胚胎质量好,但随着BMI的增加,着床率、妊娠率和活产率都显著降低,提示子宫内膜可能是这些患者生殖结局受损的主要原因。肥胖改变了内膜的基因表达。PCOS的患者多数存在胰岛素抵抗和高胰岛素血症,胰岛素抵抗(insulin resistance)定义

为空腹胰岛素水平>20μU/ml或空腹血糖与胰岛素比率<4.5。

引发流产的可能机制包括高胰岛素使免疫抑制性糖蛋白的浓度降低,糖蛋白(glycodelin)是一种富含于早孕蜕膜的糖蛋白,它在胎盘发育和胎儿防御中起着重要的作用。可以抑制淋巴细胞和自然杀伤细胞的活性,通过抑制子宫内膜对胚胎的免疫反应而促进胚胎的着床;高胰岛素使胰岛素样生长因子结合蛋白-1(IGFBP-1)的浓度降低,而IGFBP-1有利于胚胎的着床,所以高胰岛素增加流产风险;高胰岛素上调血浆纤溶酶原激活物抑制物(PAI-1)的水平,使绒毛微血栓形成,胎盘供血不良而增加流产风险;高胰岛素血症也可能与高半胱氨酸血症有关,促进血栓形成,影响胎盘供血,增加流产风险。

有研究报道,与正常对照组相比,RPL患者胰岛素抵抗的发生率明显增加。一项荟萃分析显示,胰岛素抵抗与复发性流产的易感性有关,可能与复发性流产的发生有关。但也有研究显示,胰岛素抵抗与RPL无显著相关。胰岛素抵抗与RPL的关系需要进一步研究。

有报道,PCOS患者的LH升高与流产有关。其机制可能是高浓度的LH使卵母细胞过早成熟,以及不利于内膜的发育,从而影响胚胎及其着床。早期有研究报道,在193例正常月经周期妇女中,LH浓度低于10IU/L的147例女性(正常LH组)130例怀孕(88%),而LH值为10IU/L或以上(高LH组)的46例中31例怀孕。在高LH组中,20例(65%)流产,而正常LH组中只有15例(12%)流产。这些数据表明流产前LH分泌的重要作用。因此,如果降低LH水平预期可以降低流产的风险,但研究结果各异。Clifford K等一项前

瞻性随机安慰剂对照研究报告,孕前垂体抑制高内源性 LH 并不能改善反复流产的妇女和高排卵的 PCO 患者的活产率。Rai 发现 LH 升高(≥10IU/1)的 RPL 妇女活产率与血清 LH 水平正常的妇女相比没有差异。Nardo LG 等研究报道,在 344 名复发性流产妇女中,对卵泡阶段 LH 浓度与妊娠结局之间关系的分析显示,卵泡期低 LH、正常 LH、高 LH 浓度三组妇女之间没有统计学上显著的差异,卵泡期 LH 浓度与妊娠结局无明显关系。由于看法不一致,因此不建议对 RPL 的妇女进行常规 LH 检测。

PCOS 患者中,高雄激素血症(hyperandrogenemia)与导致流产的可能机制包括:雄激素水平升高被认为是与植入缺陷有关的流产机制,对子宫内膜的影响可能是引起流产的原因;对卵母细胞质量及胚胎活力的不利影响。另外,高雄激素血症通常与高胰岛素血症相伴随,可通过胰岛素途径间接引起流产。雄激素的测定包括总睾酮、游离睾酮及游离雄激素指数,高雄激素血症是否与流产有关尚有争议,也可能与测定方法的不同有关。早期 Tulppala M 研究报道,在 50 名有反复流产史的妇女中 33 例(66%)怀孕,其中再次流产 16 例(48.5%),成功 17 例(51.5%),流产患者的雄激素水平高于持续怀孕的 RPL 妇女,PCOS 和高雄激素血症可能与反复流产有关。Takeuchi T 等研究报道,游离睾酮值越低,流产率越低,游离睾酮值可以预测早孕的妊娠结局。但也有研究结果表明,血清睾酮浓度正常和睾酮浓度升高的妇女妊娠结局相似。早孕睾酮水平并不能预测妊娠结局。Cocksedge 研究报道,RPL 中雄激素血症患病率为 11%,在随后的妊娠中,升高的游离雄激素指数(Free Androgen Index,FAI)组流产率显著高于对照组,与高龄或高流产数相比,高的 FAI 水平是再次流产的显著预测因素。

(四)甲状腺疾病

甲状腺分泌甲状腺激素,甲状腺激素参与人体新陈代谢和正常生理活动的调节,对维持正常的性腺功能及生殖功能是必需的,促进胎儿神经系统及骨骼系统的生长发育。三碘甲状腺原氨酸(triiodothyronine,T_3)联合 FSH 通过 PI3K/AKT 途径促进颗粒细胞增殖和抑制颗粒细胞凋亡,T_3 被认为是促性腺激素对颗粒细胞功能刺激作用的生物放大因子。甲状腺疾病(thyroid disease)与复发性流产相关,甲状腺激素水平的改变可使卵泡发育紊乱、受精率降低和胚胎质量下降,增加流产的概率。在育龄妇女中,甲状腺功能障碍最常见的原因是甲状腺自身免疫。甲状腺自身抗体(Ab)与甲状腺中的关键蛋白,如甲状腺过氧化酶(thyroid peroxidase,TPO)或甲状腺球蛋白(thyroglobulin,TG)发生反应,可诱发慢性淋巴细胞性甲状腺炎,最终导致甲状腺功能的破坏和丧失。

甲状腺功能异常包括甲状腺功能亢进症、甲状腺功能减退症、甲状腺炎。

1. 甲状腺功能亢进症(hyperthyroidism) 是因甲状腺本身的病变引起的甲状腺毒症。病因包括毒性弥漫性甲状腺肿(Graves 病)、多结节性毒性甲状腺肿、高功能腺瘤等。

临床上甲状腺功能亢进常见的疾病是 Graves 病,许多研究认为,Graves 病是一种自身免疫病。妊娠期 Graves 病的患病率为 0.1%~1%。在一项复发性流产的研究中妇女 Graves 病的患病率为 3%。甲状腺中毒的不良控制与自然流产、充血性心力衰竭、子痫前期、早产、低出生体重儿和死产有关。

2. **甲状腺功能减退症(hypothyroidism)** 是甲状腺激素合成与分泌不足或甲状腺激素的生理效应不足导致的全身性疾病。血清测定 TT_3、TT_4、FT_3、FT_4 均下降，T_4 下降较 T_3 明显，TSH 升高。最常见的原因包括甲状腺的自身免疫损伤(桥本病)、甲状腺手术后、I^{131} 治疗后、药物性甲状腺功能减退症等。除了甲状腺功能减退症(简称甲减)外，还有亚临床甲减(简称亚甲减)(TSH 升高，TT_4 或 FT_4 正常)和低 T_4 血症(TSH 正常，TT_4 或 FT_4 降低)。甲状腺功能减退是妊娠期最常见的甲状腺疾病，占孕妇总数的 3%~5%。亚临床甲状腺功能减退比显性甲状腺功能减退更为常见。有研究报道，甲减在妊娠头 3 个月与 RPL 显著相关。有一项队列研究，在 286 例流产组中亚甲减的患病率为 19%。甲状腺功能减退可以引起流产、早产、妊娠期高血压疾病、低出生体重儿、胎死宫内，以及影响胎儿智力等。有研究发现，RPL 妇女的甲状腺抗体阳性发生率明显增加，这一发现表明，甲状腺抗体可能是自身免疫介导的反复自然流产的标志物。Prummel 等人研究显示甲状腺自身抗体阳性的患者流产风险增加了两倍。Glinoer 等人研究显示，甲状腺自身抗体，特别是甲状腺过氧化酶抗体的存在与流产、早产和儿童不良神经发育后遗症之间存在关联。

(五) 卵巢储备

卵巢储备(ovarian reserve)检测包括 FSH、E_2、AMH、抑制素 B(INH-B)、AFC 及超声检测卵巢体积等。FSH、E_2 水平的升高，AMH、INH-B 的降低，AFC 减少和卵巢体积的减小显示卵巢储备下降。据报道，卵巢储备试验中 INH-B 浓度的测定是卵巢对刺激反应的准确预测指标。血清 AMH 浓度随年龄增加而降低，这与年龄和 FSH 水平的关系相反，因此，

它可能是卵巢老化和卵巢功能的敏感标志。一些研究发现，AMH 水平与卵母细胞的质量和数量之间存在显著的正相关，尽管 AMH 在预测卵母细胞质量中的价值存在争议。

在胚胎中发现胚胎染色体异常与卵母细胞质量下降有关，据报道，占所有病例流产原因的 35%~75%。血清第 3 天 FSH 浓度升高证明卵巢功能减退，与卵母细胞的生殖潜能有关。卵泡储备减少的女性无论年龄大小，妊娠率都很低。有研究表明，卵巢储备减退和胚胎染色体异常之间存在某种关系，Gürbüz B 等人报道，不明原因 RPL 妇女比已知原因 RPL 妇女第 3 天血清 FSH 和 E_2 水平升高的发生率更高。

Shahine 共筛查 239 例不明原因的 RPL 患者中，通过卵巢储备试验结果进行比较，卵巢储备减少(diminished ovarian reserve，DOR)的患者非整倍体囊胚的比例较高(57% *vs.* 49%)，无整倍体胚胎移植的发生率较高(25% *vs.* 13%)。在小于 38 岁的患者中，DOR 的囊胚中非整倍体的发生率更高些(67% *vs.* 53%)。而进行整倍体囊胚移植后两组的植入率相似(61% *vs.* 59%)，流产率低(14% *vs.* 10%)。因此，DOR 患者进行整倍体胚胎移植后的预后与 RPL 伴有正常卵巢储备的预后相似。

然而，也有研究表明，卵巢储备与流产、染色体异常之间没有关联。Thum MY 研究表明，升高的基础 FSH 水平反映了较低的卵巢储备，但与胚胎的遗传质量无关。非整倍体胚胎的百分比随孕产妇年龄的增加而增加。在另一项研究中，Hofmann 等人证明，不明原因 RPL 的妇女的卵巢储备减退发生率与一般不孕人群相似。

(六) 维生素 D 缺乏

维生素 D(vitamin D，VD)是一种类固醇

激素,参与钙磷稳态和骨代谢。维生素 D 受体(vitamin D receptor,VDR)在骨骼、免疫系统和生殖组织等不同器官和组织中有表达。维生素 D 缺乏(vitamin D deficiency,VDD)的影响是深远的。严重的维生素 D 缺乏症因其对骨骼的负面影响而被公认,表现为儿童佝偻病和成人骨软化症。VD 的一个关键免疫调节特性是其抑制 Th1 细胞因子表达的能力,同时增强 Th2 细胞因子的表达。因此,有研究认为维生素 D 通过它的免疫调节作用,促进妊娠期间母体的免疫耐受而预防流产。25- 羟基维生素 D3-1α- 羟化酶(CYP27B1)是维生素 D 代谢途径的组成部分,在子宫内膜中表达。据报道,怀孕期间酶的表达增加,可导致更高的 VD 血清水平,以满足增强的钙需求。

有研究显示,与正常孕妇相比,RPL 患者在绒毛和蜕膜中的 CYP27B1 表达水平较低,提示 CYP27B1 表达减少可能与 RPL 有关。也有研究结果不支持复发性自然流产患者和正常对照者子宫内膜中参与维生素 D3 代谢的关键分子差异表达的假设。因此,还需要进一步的随机对照研究。

怀孕期间维生素 D 缺乏与不良妊娠结局有关,妊娠期维生素 D 缺乏症的影响与子痫前期、妊娠期糖尿病、胎儿生长受限、早产和散发性自然流产有关。Gonçalves DR 系统地回顾了自然流产(spontaneous abortion,SA)的妇女及其与维生素 D 的十一项研究。研究报告显示,在 RPL 妇女中,维生素 D 缺乏的患病率很高,并表明可能与免疫失调相关的 RPL 有关。

孕前维生素 D 浓度与活产之间的关系尚不清楚。在妊娠三个月内的一项回顾性队列研究,235 名患者(平均年龄 24.3 岁,范围 18~40 岁),有 70% 的维生素 D 不足,根据年龄、种族、体重指数、烟草使用进行 Logistic 回归。不良妊娠结局包括子痫前期、生长受限、早产、妊娠期糖尿病和自然流产,结果显示维生素 D 缺乏与研究人群的不良妊娠结局无关。也有研究报道,在 RPL 与人工流产对照组相比,RPL 组 VDR 表达明显降低。Logistic 回归分析显示蜕膜组织 25- 羟基维生素 D3 与 RPL 呈显著负相关。这些结果表明,蜕膜中维生素 D 的浓度与炎症细胞因子的产生有关,提示维生素 D 和 VDR 可能在 RPL 病因中起作用。

(七)高同型半胱氨酸血症

同型半胱氨酸(homocysteine,HCY)是一种含巯基氨基酸,参与蛋氨酸的代谢。50% 的 HCY 在 N5 甲基四氢叶酸甲基转移酶(甲硫氨酸合成酶,MTR)的催化下,接受由 5- 甲基四氢叶酸提供的甲基,重新生成蛋氨酸,维生素 B$_{12}$ 则作为甲硫氨酸合成酶的辅助因子。还有 50% 的 HCY 在胱硫醚 β 合成酶(cystathionine betasynthetase,CBS)的催化下与丝氨酸缩合生成胱硫醚,后者在胱硫醚酶的作用下形成半胱氨酸。维生素 B$_6$ 则是 CBS、胱硫醚酶的辅助因子。因此,在缺乏维生素 B$_6$、维生素 B$_{12}$ 和叶酸浓度的情况下,同型半胱氨酸浓度将上升。同样,如果控制同型半胱氨酸代谢的酶被灭活或效率降低,同型半胱氨酸的浓度将增加。各种饮食、代谢和维生素的缺乏、肾损害等都会导致高同型半胱氨酸血症。PCOS 患者高胰岛素血症可能通过抑制肝脏 CBS 的合成而使 HCY 代谢障碍而升高。另外,还有遗传因素,现在已经认识到参与同型半胱氨酸代谢的其他酶的基因多态性。主要为遗传性的甲硫氨酸合成酶(MTR)、胱硫醚 β 合成酶(CBS)和亚甲基四氢叶酸还原酶(methionine synthetase，MTHFR)，合成这三种酶的基因发生突变，使酶活性降低，从而导致高同型半胱氨酸血症。

高同型半胱氨酸血症(hyperhomocysteinemia，HHCY)可引起血管内皮的损伤，影响其表面的凝血因子，形成高凝状态，使胎盘动脉微栓塞，从而导致胚胎着床率降低，流产率升高。还有研究报道，卵泡液中 HCY 升高，且与卵母细胞及胚胎质量呈负相关。高 HCY 水平为动脉硬化、静脉血栓形成、神经管缺陷、胎盘早剥和子痫前期的风险因素，也与 RPL 的风险增加相关。高同型半胱氨酸血症是不明原因复发性流产的一个危险因素。

Puri M 等人的研究显示，高同型半胱氨酸血症和维生素 B_{12} 缺乏是复发性妊娠丢失的重要危险因素。Al-Achkar W 对 106 名健康妇女和 100 名 RPL 妇女进行了病例对照研究。在 RPL 组中，MTHFRC677T 的基因型频率分别为 CC(41%)、CT(41%) 和 TT(18%)，对照组的频率分别为 CC(62.2%)、CT(36.7%) 和 TT(1%)。在 RPL 组中，MTHFR A1298C 的基因型频率分别为 AA(53%)、AC(44%) 和 CC(8%)，而对照组为 AA(61.3%)、AC(37.8%) 和 CC(1%)。观察 RPL 妇女 CC 基因型和 TT 等位基因频率的显著差异。与野生型个体相比，具有复合杂合子(677CT/1298AC)的患者估计有 4.86 倍的怀孕风险增加，统计分析表明，在单独或复合杂合基因型(C677T 和 A1298C)的 RPL 妇女中有很高的妊娠丢失风险。Nair RR 研究的数据清楚地表明，MTHFR A1298C 多态性是妊娠丢失的遗传危险因素。D'Uva M 等人对 115 名不明原因 RPL 妇女通过 MTHFR C677T 基因多态性等检测，数据显示 78%(90 名)的妇女患有一种或合并的血栓性疾病。其中 MTHFR C677T 纯合性占 30%(35/115 名)对照组为 9.3%(7/75 名)(P < 0.001)。

三、解剖因素

由于解剖异常所致复发性流产的发生率约为 19%，包括先天子宫畸形、子宫肌瘤、宫腔粘连、宫颈功能不全、子宫内膜息肉。

(一)先天子宫畸形

先天子宫畸形(congenital uterine anomalies，CUA)发生率在反复流产妇女中为 13.3%。根据 Buttram 分类法，子宫畸形包括先天性无子宫、始基子宫、子宫发育不良、双子宫、双角子宫和鞍状子宫、纵隔子宫、单角子宫、残角子宫。在流产的患者中，多见于纵隔子宫，其次包括双角子宫、双子宫和单角子宫。双子宫系因双侧副中肾管未完全融合，各自发育成两个子宫体和宫颈。单角子宫系因一侧副中肾管发育、另一侧未发育所致。因宫腔狭小，中晚期流产、早产较多见。双子宫与单角子宫相似，宫腔狭小，血供不足等导致流产、胎儿生长受限，流产率较高，为 20.9%~32.9%。有研究表明弓形子宫对妊娠的影响不大，无需手术干预。

纵隔子宫(septate uterus)系两侧副中肾管融合不全所致，是先天性子宫畸形最常见的形式之一，分为完全纵隔子宫和不全纵隔子宫。定义为一种先天性子宫畸形，其中线间隔吸收异常，子宫轮廓正常，子宫底中线内陷超过子宫壁厚度的 50%，而无论纵隔大小。

有研究表明，纵隔组织与正常的肌壁组织不同，纵隔肌组织的平滑肌结构较密，排列紊乱，组织内血管稀少，纤维成分丰富，覆盖在上面的内膜腺体数量较少，加上腺上皮细胞分化不良，不利于受精卵在纵隔上生长，从而影响胚胎的发育导致流产。有研究比较了纵隔子宫内膜与正常子宫壁内膜的结构,发现与侧子宫壁相比,纵隔子宫内腺细胞数目较少(纵隔隔膜与子宫壁:11.8 *vs.* 44.7,$P < 0.01$),纤毛数减少(纵隔对子宫壁58.3 *vs.* 76.2,$P < 0.01$)。另有研究提示,纵隔有许多肌肉纤维,考虑纵隔子宫内肌肉组织是不规则收缩力的潜在原因,故增加了这些患者的流产率。流产还与覆盖纵隔的子宫内膜中血管内皮生长因子(VEGF)受体的局部缺陷有关。

有研究证实,纵隔子宫既增加流产、早产的风险,也增加了产科并发症的发生率。一项较大的研究评估了689名不孕症临床诊断过程中发现纵隔子宫的妇女。她们的生殖结果与正常孕妇中的15 060名妇女的产科结局进行了比较。纵隔子宫早期流产发生率为41.1%,对照组为12.1%。晚期流产和早产发生在纵隔子宫的患者中,占12.6%,而在一般人群中这一比例为6.9%。

Raga等人对CUA做了回顾性分析后发现,纵隔子宫早期流产的发生率为25.5%,晚期流产的发生率为6.2%。表明纵隔子宫可能影响着床后的早期胚胎发育和后期发育,导致妊娠早期、中期流产和早产。Saravelos等人研究报道,对56例CUA妇女和107例不明原因RPL妇女共881次怀孕情况进行了分析。分析显示,纵隔子宫和双角子宫的孕中期流产率明显高于对照组(分别为13.2%、13.8%与1.0%,$P < 0.001$和$P < 0.05$)。

(二)子宫肌瘤

子宫肌瘤(uterine myoma)分为浆膜下、肌壁间、黏膜下肌瘤。肌瘤可能会干扰精子的迁移、卵子的转运或胚胎的植入;这些影响可能是通过改变子宫腔轮廓引起的机械压力或子宫收缩异常的发生来实现的。由于黏膜下肌瘤对宫腔的影响较大,因此黏膜下肌瘤又分为三种亚型(G0、G1、G2)。根据这一分类:G0,肌瘤完全位于宫腔内,仅以较薄的蒂连接到腔壁;G1,肌瘤在宫腔中有较大的部分(>50%);G2,肌瘤在子宫腔中的部分(<50%)。黏膜下肌瘤的妇女生育能力下降,引发流产的概率明显增加。浆膜下肌瘤不会影响生育结果;肌壁间肌瘤似乎会降低生育结果,但治疗结果尚不清楚,需重点关注肌瘤的大小、数量和接近内膜的程度。在一项早期的研究中,子宫肌瘤组(n=492)和对照组(n=12 216)的流产率分别为7.7%和6.8%,无显著性差异。但又有研究报道,子宫肌瘤的自然流产率几乎是子宫正常妇女的两倍,因肌瘤影响了宫腔结构,故只有去除肌瘤才能提高妊娠结局。

(三)宫腔粘连

宫腔粘连(intrauterine adhesion)又称阿谢曼综合征(Asherman syndrome,AS),是由创伤、感染等原因导致的宫腔部分或全部粘连而引起的临床综合征。由于宫腔粘连导致内膜减少、子宫壁纤维化、供血不足、宫腔缩窄而引发流产。复发性流产妇女中AS的发病率为5%。

(四)宫颈功能不全

由于先天或后天因素导致宫颈结构变化而使宫颈内口形态及功能异常,使宫颈在非分娩状态下病理性扩张,称为宫颈功能不全(cervical incompetence)。在复发性流产的患者中,宫颈功能不全的发生率8%~15%,是引起中孕期流产、早产的重要原因。先天性因素包括米勒管发育异常,如单角子宫、双角子宫、纵隔子宫等。后天性因素包括机械性损伤、扩宫的程度、宫颈锥切等。

(五)子宫内膜息肉

子宫内膜息肉(endometrial polyps)是由

分布不规则的内膜腺体和间质组成,在内膜表面形成突起样结构。属于内膜炎的范畴。Cicinelli 等报道,经病理检查 93.7% 的子宫内膜息肉患者提示有子宫内膜炎。内膜息肉是子宫内膜在长期反复机械刺激和生物致炎因子作用下产生的反应性增生。较大的子宫内膜息肉可以导致流产。

四、免疫因素

妊娠被认为是同种异体移植,胚胎作为携带一半父系抗原的异体,母体对胚胎及其附属物的免疫耐受是胚胎存活的关键。免疫因素导致的复发性流产主要包括两个方面,即自身免疫型和同种免疫型。

(一)自身免疫型

自身免疫型主要是指自身免疫性疾病(autoimmune disease),包括抗磷脂综合征、系统性红斑狼疮、干燥综合征等,这些疾病产生自身抗体,使凝血和免疫功能紊乱,导致妊娠失败。自身免疫疾病合并复发性流产的患者妊娠前后需要与风湿科共同管理。

抗磷脂综合征(antiphospholipid antibody syndrome,APS)占复发性流产的 15%。APS 的发病机制是血清中的抗磷脂抗体,主要包括狼疮抗凝物(lupus anti-coagulant,LA)、抗心磷脂抗体(anti-cardiolipid antibody,ACA)和抗 β_2 糖蛋白 I 抗体(β_2-glycoprotein I, β_2-GPI),与细胞表面的受体结合,主要是 β_2 糖蛋白 I,上调促血栓形成的黏附分子的表达,如组织因子、抑制纤溶系统,如蛋白 C 活性诱导血栓形成。在母胎界面,胎盘组织脉管系统内形成微血栓和梗死,导致流产。尽管目前认为抗磷脂综合征主要病因为抗磷脂抗体所导致的血栓形成,但确切病因尚未明确。

抗磷脂综合征的发病是由抗磷脂抗体与自身抗原相互结合,与内皮细胞(endothelial cell,EC)、滋养层细胞(trophoblast cell)、自然杀伤细胞(natural killer cell,NK cell)等之间相互反应,进而产生炎症相关因子,激活补体后的级联反应为核心的机体免疫活动。同时,近年研究发现感染因素或可诱发抗磷脂抗体与自身抗原间免疫反应。由抗磷脂抗体介导的免疫反应涉及广泛,几乎可引起所有的凝血因子及内皮细胞反应,导致细胞因子等炎症介质释放,进而导致血栓形成、滋养层细胞破坏及产科相关不良事件发生。疾病病因涉及多方面,相互影响,造成相关症状出现。

(二)同种免疫型

同种免疫型是指母体免疫平衡紊乱,胚胎不能形成良好的免疫耐受,反而激活免疫系统,攻击胚胎导致流产。主要包括以下两方面:

1. **固有免疫紊乱** 包括自然杀伤细胞(natural killer cell)数量及活性升高、巨噬细胞功能异常、树突状细胞功能异常、补体系统异常等。

2. **获得性免疫紊乱** 包括封闭抗体缺乏,T、B 淋巴细胞异常,辅助性 T 淋巴细胞(Th1/Th2 细胞因子)异常等。由于同种免疫型缺乏明确的诊断指标,为排除性诊断,即除外其他已知病因,又称为不明原因复发性流产。

子宫自然杀伤细胞(uterine natural killer cell,uNK)占子宫淋巴细胞的 70%~90%,是子宫含量最多的免疫细胞,uNK 细胞大部分表达 $CD56^{bright}CD16^-$,这类细胞主要的作用为分泌免疫调节细胞因子及血管调节因子,包括 IFN-γ、TNF-α、GM-CSF、TGF-β、IL-5、IL-10、IL-13 及血管生成素 -1、血管生成素 -2、VEGF-C、胎盘生成因子等。基于 uNK 细胞对免疫及局部血管调节起着重要作用,推测复发性流产患者 uNK 细胞的含量和功能发生异常。但不同研究的结论不一致,相比于健康生育组,一部分研究提示含量减少,还有一部分提示含量升高、毒性增强,另有一些研究提示没有差异。目前的研究均为小样本研究,且标本的采集时间不同,可能影响结果。由于 uNK 细胞获取困难,有研究尝试通过外周血 NK 细胞(peripheral blood natural killer cell, pNK)论述复发性流产的发病机制,pNK 细胞主要表达 $CD56^{dim}CD16^{+}$,主要的功能是杀伤病毒感染的细胞和突变的肿瘤细胞,与 uNK 细胞的表型和功能不同。不同研究对复发性流产患者 pNK 细胞的变化依然有很大争论,且 pNK 细胞能否反映子宫局部的免疫状态不明确,需要更多大样本的研究。

T 细胞在子宫内膜和蜕膜淋巴细胞中含量仅次于 uNK 细胞,是妊娠相关的重要免疫细胞,T 细胞的失衡是 RPL 的发病机制之一。T 细胞根据分泌的细胞因子和发挥免疫功能的不同,分为 4 个亚群,分别为 Th1、Th2、Th17、Treg 细胞。Th1 细胞主要分泌促炎症细胞因子,如 IL-1、IL-2、IL-12、TNF-α、TNF-β、IFN-γ 等。Th2 细胞分泌的细胞因子调节免疫、诱导免疫耐受,如 IL-4、IL-5、IL-6、IL-9、IL-10、IL-13 等,Th17 细胞分泌 IL-17、IL-22、IL-26 等细胞因子,通过诱导产生更多的炎症刺激因子产生炎症。Treg 细胞分泌 IL-10、TGF-β 等细胞因子,主要功能是抑制自身反应性 T 细胞活化,从而抑制自身免疫性疾病的形成。研究表明,不明原因 RPL 患者可能存在 Th1/Th2/Th17/Treg 比例失衡,Th1、Th17 的过度激活产生胚胎毒性,Th2 和 Treg 的抑制使免疫耐受不能形成,从而导致流产。但是细胞因子在免疫平衡中的作用复杂且多变,不能单纯通过特定细胞因子含量的增减来评定免疫状态,因此临床实践中并不推荐将细胞因子的测定作为筛查和治疗手段。另有一些研究,通过细胞因子的基因多态性进而阐述复发性流产人群的易感性,但目前的研究均为小样本研究,且人种不同,研究结果也大相径庭。

封闭抗体(blocking antibody, BA)是人类白细胞抗原(human leukocyte antigen, HLA)、滋养层及淋巴细胞交叉反应抗原等刺激母体免疫系统,所产生的一类 IgG 型抗体。正常的妊娠中,通过激活精子中的滋养层 - 淋巴细胞交叉免疫抗原,产生 IgG 封闭抗体,该抗体结合在滋养细胞表面 Fc 受体,避免胚胎遭受母体的免疫攻击。理论上,通过测定封闭抗体可以反应母体的免疫耐受状态,有研究表明,复发性流产患者 BA 阴性率高,但另一些研究结论相反。原因是封闭抗体的测定方法存在争议,目前尚无试剂盒可以检测全部且仅针对父系抗原的封闭抗体,其他的间接检测方法如混合淋巴细胞反应等,均不能完全代表封闭抗体。在基因水平,研究者推测 URPL 夫妇 HLA 相容性的增加、母体 HLA 易感基因的存在导致母体免疫系统对胚胎抗原无法识别,进而 BA 缺失。研究者们逐步发现了一些易感基因,在斯堪的纳维亚妇女中,既往生育过男孩的复发性流产患者携带 HLA-DRB1*15:01、HLA-DQB1*05:01/05:2、HLA-DRB3*03:01,降低后续分娩的成功率。林其德等报道上海地区,RPL 患者 DQB1*0604、0605 等位基因与 DQA1*01-DQB1*0604、0605 单元型可能是该病的易感基因,而 DQB1*0501、0502 等位基因可能是防止该病发生的保护性基因。但是研究均为小样本研究,且与人种密切相关。

五、感染因素

感染(infection)与复发性流产的关系并不明确,有研究表明,复发性流产绒毛和蜕膜组织中的解脲支原体、人型支原体和细菌培养阳性率高于人工流产组,但是否是这些感染导致的流产尚不清楚。细菌性阴道病可能导致胎膜早破,诱发晚期流产。除此之外,通过宫腔镜检查研究提示复发性流产患者慢性子宫内膜炎的比例较健康生育组明显升高。

六、易栓症

易栓症(thrombophilia)患者有血栓形成倾向,妊娠期处于高凝状态,这类患者更易在妊娠期形成动静脉血栓,尤其是母胎界面微血栓,导致胚胎停育。易栓症包括遗传性易栓症和获得性易栓症。

遗传性易栓症(inherited thrombophilia)是先天性的血液凝固调节缺陷导致血栓形成的疾病,包括凝血因子 V 突变(1691G → A)、蛋白 C 缺乏、蛋白 S 缺乏、抗凝血酶缺陷、异常纤维蛋白原血症、凝血酶原 G20210A 基因变异(20210G → A)、高同型半胱氨酸血症(亚甲基四氢叶酸基因突变)等。2015 年的一篇荟萃分析提示,凝血因子 V 突变增加复发性流产的风险(OR=1.68,95% 置信区间为1.16~2.44),另有研究提示,亚甲基四氢叶酸基因突变、蛋白 C 缺乏和抗凝血酶缺陷不增加复发性流产。可见不同研究对于突变的临床意义并不明确。

获得性易栓症(acquired thrombophilia)继发于自身免疫系统疾病,包括抗磷脂综合征、系统性红斑狼疮等。由于自身免疫抗体的存在,导致血栓形成倾向。当其他常见的流产原因被排除时,获得性和／或遗传性血栓形成与 RPL 密切相关。

第三节　生活方式对复发性流产的影响

吸烟、饮酒、饮用过量的咖啡、滥用药物、吸毒、过度的体力劳动、肥胖、接触有害化学试剂、接触放射性物质等不良的生活习惯和环境暴露可能与复发性流产相关。

一、吸烟

吸烟(smoke)对人体的危害众所周知,尤其对妊娠期女性身体和胚胎造成严重伤害。吸烟分为主动吸烟和被动吸烟,被动吸烟是指不吸烟者吸入吸烟者呼出的烟雾及卷烟燃烧产生的烟雾,也称为"非自愿吸烟"或"吸二手烟"。吸烟时产生的烟雾仅有不超过 10% 被吸烟者自行吸入,而剩下的烟雾颗粒则散落在空气中,造成环境香烟烟雾并对暴露于该环境的人群造成健康危害。我国孕妇主动吸烟人数较少,但被动吸烟比例仍高于 50%,孕妇被动吸烟的烟草暴露主要来源于家庭。

吸烟与不良产科结局密切相关,包括妊娠丢失、异位妊娠、死胎、前置胎盘、早产、出生体重不足和先天异常等。烟草中含有 4 000 种以上的化合物,如颗粒物、烟酸、一氧化碳、氰氢酸等。有研究表明,这些化合物可能使胎盘血管形成下降,损害绒毛血管,合体细胞滋养层下的基底膜增宽。一氧化碳和血红蛋白结合形成的碳氧血红蛋白阻止了氧与血红蛋白的结合,影响体内氧供应。烟酸等刺激子宫肌肉及血管收缩,引起子宫缺血、缺氧,导致子宫-胎盘功能不全。有研究表明,香烟烟雾由许多有毒的化学物质和能产生活性氧的前氧化剂组成。活性氧如硫酸根阴离子、过氧化氢和羟自由基是由焦油的水溶性成分形成的,会损害细胞和 DNA 的基本部分。吸烟促进过量自由基生成,导致氧化应激,引起早期妊娠丢失。

2014 年,一项纳入 98 篇研究的系统回顾和荟萃分析提示不同吸烟暴露窗口期,包括:①怀孕前;②怀孕期间;③终生暴露或怀孕后;④发现怀孕时戒烟;⑤怀孕时或怀孕早期戒烟;⑥不明确。主动吸烟都与流产风险增加相关($RR=1.23$,95% 置信区间为 1.16~1.30,50 项研究),当吸烟暴露为怀孕期间时,流产风险更大($RR=1.32$,95% 置信区间为 1.21~1.44,25 项研究)。流产的风险随着吸烟量的增加而增加。孕期二手烟暴露增加流产风险 11%(95%,置信区间为 0.95~1.31,17 项研究)。一篇研究纳入 5 770 691 名不吸烟的中国农村妇女及其丈夫的回顾性队列研究提示:与无被动吸烟女性相比,被动吸烟女性流产的风险值 1.17(95% 置信区间为 1.16~1.19)。2017 年发表的一篇荟萃分析,收集了国内近 10 年孕妇被动吸烟与不良结局相关的病例对照研究成果,表明被动吸烟与自然流产等不良妊娠结局的发生存在相关性($OR=2.10$,95% 置信区间为 1.51~2.91,$P=0.000\ 3$)。有研究表明,吸烟是一种氧化应激,可能导致血栓形成表型。长期接触烟草会使组织损伤,导致自身抗原的暴露,引起的内皮损伤导致暴露通常隐藏在磷脂双层中的抗原,从而刺激抗磷脂抗体反应,导致抗磷脂综合征的发生。抗磷脂综合征是明确导致复发性流产的疾病之一。

二、酒精

酒精(alcohol)对身体的危害众所周知。酒精是一种致畸物,可穿过胎盘,导致发育中的胚胎和胎儿大脑及其他器官受损。酒精可以通过诱导活性氧形成,降低内源性抗氧化剂水平、线粒体损伤、脂质过氧化,破坏神经元细胞间的黏附,胎盘血管收缩及抑制胎儿生长发育所需的辅助因子等方式导致胎儿畸形。在胎儿发育过程中,酒精可以导致胎儿脑细胞死亡或引起致死性染色体畸变,并使神经细胞迁移异常,引起小脑、海马、额叶皮质损伤。酒精还可以对胎儿下丘脑-垂体-肾上腺轴功能产生影响。孕妇酗酒可能导致胎儿酒精综合征,以发育迟缓、特殊面容、中枢神经系统发育异常为主要表现,随着患儿年龄的增加,智力缺陷、性格及行为异常、社会能力缺失等会逐渐显现。部分患儿会同时合并多部位先天性畸形。

孕妇酗酒对胎儿影响不容忽视,若孕期适量饮酒会影响胎儿吗? 1992 年发表的一篇文章调查了 47 146 人在孕早期的饮酒情况和妊娠结局,提示饮酒增加流产风险,每天每喝一杯酒,OR 值增加 1.26 倍(95% 置信区间为 1.19~1.33),流产的风险增加不呈直线趋势,而是在 0、1、2 杯之间猛然增加。2012 年,丹麦的一项研究调查了 91 843 名孕妇,发现每周 2~3.5 个单位酒精孕妇孕早期胚胎停育风险值 1.66(95% 置信区间为 1.43~1.92),13~16 周胎死宫内风险 1.57(95% 置信区间为 1.3~1.9),每周 ≥4 个单位酒精孕妇孕早期胚胎停育风险值 2.82(95% 置信区间为 2.27~3.49),13~16 周胎死宫内风险 1.73(95% 置信区间为 1.24~2.41)。

男方饮酒对生殖能力也存在损伤。2014 年的一项研究提示习惯性饮酒与精子浓度、精子数量和正常形态精子的百分比呈负相关。这种关联在每周摄入至少 5 个单位酒精的男性中即被观察到,在每周摄入超过 25 个单位酒精的男性中最为明显。与每周摄入 1~5 个单位酒精的男性相比,每周摄入 40 个单位以上酒精的男性精子浓度降低 33%(95% 置信区间为 0.11~0.59)。

三、咖啡

咖啡(coffee)因其独特的口感在当下社会十分受欢迎,对于备孕女性、妊娠女性和哺乳期女性能否喝咖啡呢?咖啡对女性生殖能力的影响主要在于咖啡因,咖啡因是一种黄嘌呤生物碱化合物,是一种中枢神经兴奋剂,咖啡因增加妊娠风险的确切机制尚不清楚。咖啡因增加儿茶酚胺的释放,这可能导致子宫胎盘循环血管收缩和胎儿缺氧,进而影响胎儿的发育和生长。有研究表明,孕妇摄入 200mg 咖啡因后,胎盘的绒毛间血流就减少了 25%。另一种可能的机制是咖啡因通过抑制磷酸二酯酶进而增加环磷酸腺苷(cyclic adenosine monophosphate,cAMP)的细胞浓度。cAMP 的形成可通过干预细胞分裂或儿茶酚胺介导的血管收缩影响胎儿生长。

1992 年有文章提示,每天喝咖啡的风险平均增加 1.017 倍自然流产风险(1.004~1.030),具有统计学意义($P=0.01$)。2014 年发表的荟萃分析纳入了 7 项病例对照研究和 7 项队列研究(合计 149 474 名孕期妇女),提示孕妇每日饮用含咖啡因饮品可能会增加流产率,尤其是每日饮用大于 300mg 咖啡因的饮品(约 3 杯的咖啡)会使流产率增加($OR=1.35$,95% 置信区间为 1.27~1.44,$P < 0.000\,01$)。加拿大卫生部、美国妇产科医师学会(American College of Obstetricians and Gynecologists,ACOG)、美国孕产协会等机构建议,对于计划妊娠、妊娠及哺乳期妇女,每天摄入咖啡因不要超过 300mg。

四、肥胖

自 1975 年以来,全球肥胖人口的数量增加了两倍。2016 年,全球超过 19 亿成年人(≥ 18 岁)超重。近几十年来,超重和肥胖已成为全世界重大的公共卫生挑战,因为它们与许多其他疾病的发生和死亡有很高相关性。美国的研究提示 20 岁以上的女性中 2/3 体重指数(BMI) ≥ 25kg/m² ,属于超重(overweight)或肥胖(obesity),36% 的美国人属于肥胖(BMI ≥ 30kg/m²)。因超重和肥胖在妊娠期引起并发症的风险很高,故生殖医学专家应重点关注。

有研究纳入 1 644 名肥胖患者(BMI > 30kg/m²)和 3 288 名年龄匹配的正常体重对照组,肥胖患者早期流产($OR=1.2$,95% 置信区间为 1.01~1.46)和复发性早期流产的风险明显升高($OR=3.5$,95% 置信区间为 1.03~12.01)。2019 年发表的一篇荟萃分析提示超重与 RPL 密切相关($OR=1.34$,95% 置信区间为 1.05~1.70)。

近年研究表明肥胖与炎症、免疫失调有关。2015 年,研究表明肥胖人群的脂肪组织中 IL-6、IL-6R 表达高于瘦 / 超重人群,且与 BMI 和体脂百分比呈正相关。2017 年,研究提示 C 反应蛋白是一种急性炎症期标志物,与肥胖密切相关。不明原因复发性流产的发病机制与免疫失衡密切相关,这可能是肥胖导致不明原因复发性流产的机制之一。

五、环境因素

孕早期是胚胎分化、发育的敏感时期,有

可能因受到内外环境的不利影响而导致流产。

硒是人体健康和生殖所必需的微量元素。硒缺乏(selenium deficiency)被认为是反复妊娠丢失的一个危险因素。由于怀孕时对硒的需求增加,一些研究表明,妇女的自然流产可能与硒缺乏有关。胚胎和胎儿发育过程中铜缺乏可导致大量大体结构和生化异常。这种缺陷可以通过多种机制产生,包括产妇膳食铜摄入量低、疾病或药物引起的母婴铜代谢的变化,或两者兼有。

Pathak 报告微量金属如铜、锌和镁的不足与各种不良生殖事件有关,如不孕症、先天异常、妊娠丢失、妊娠期高血压疾病、胎膜早破、胎盘早剥、死胎、低出生体重儿等。另外,某些环境因素包括妊娠期重金属、邻苯二甲酸酯类的暴露可能与 URPL 发生风险有关。这些重金属作用的一个主要机制是自由基的产生,活性氧(reactive oxygen species,ROS)和活性氮(reactive nitrogen species,RNS)可能导致氧化应激,对生殖系统产生不利影响。有研究表明,铅、镉和其他重金属的摄取增加干扰了正常的妊娠过程,并导致流产。

双酚 A(bisphenol A,BPA)是一种已知的环境雌激素,用于制造聚碳酸酯塑料的单体,该树脂用于大多数食品和饮料罐的衬里,作为牙科密封剂,并作为其他广泛使用的消费品中的添加剂。由于这些化学品在消费品中的普遍使用,人类广泛接触邻苯二甲酸酯、双酚 A 和壬基酚。热和接触酸性或基本化合物加速聚碳酸酯和树脂中连接 BPA 分子的酯键的水解。特别是对罐头加热进行食物消毒,罐头或聚碳酸酯塑料中酸性或基本食物或饮料的存在,都已被证明会导致 BPA 的浸出率增加。另外,热敏纸或化妆品中的 BPA 可通过皮肤吸收进入体内。有研究报道,对南京地区不明原因复发性自然流产的中国妇女尿液中邻苯二甲酸酯代谢物的测定,流产组高于对照组,有显著性差异。一项病例对照研究,62 例不明原因复发性流产患者和 108 例正常怀孕妇女做对照,流产组血清 BPA 浓度高于对照组,随着 BPA 水平的升高,流产的风险也增加($P=0.002\,4$)。孕期 BPA 暴露可能是 RSA 的危险因素。

农药在促进农作物生长的同时也给人们的健康带来了威胁。在生态系统,如水、土壤、空气、食品等中可以检测到。包括有机磷农药(organophosphorous pesticide,OP)、有机氯农药(organochlorine pesticide,OCP)、拟除虫菊酯类农药(pyrethroids)。

农药的环境暴露损害精液质量,使精子活力明显下降,精子 DNA 碎片率增高、活性氧产物增多,增加流产的风险。还有研究表明有机磷农药能引起机体氧化应激,损害生育功能。Settimi L 报道对在温室工作的妇女进行研究显示,农药暴露与妊娠损失风险增加之间呈正相关。

综上所述,微量元素与妊娠期胎儿生长发育密切相关。缺乏会导致不良的妊娠结局。因此,我们应该有一个合理的饮食,补充微量元素,从而减少不良妊娠结局的发生。另外,在备孕和妊娠期要注意远离环境污染,尽量避免 BPA 的暴露,不吃罐头食品,不用含有 BPA 的化妆品,以及避免接触农药杀虫剂等有毒有害物质。

六、心理应激与复发性流产

反复的妊娠丢失对于妇女的身心是一种伤害性刺激。特别是在突然发生、没有思想准备时,可给孕妇带来了沉重的心理和生理负担。工作压力、社会因素、家庭因素等,对流产妇女也会产生心理影响,精神处于紧张状态,很难放松,由此引发对下一次怀孕的焦虑、紧张、恐惧,担心再次流产或生下不健康的孩子等。因此,这种心理因素的压力可能产生应激反应,心理应激(psychological stress)与流产的关联部分可能是由于下丘脑-垂体-肾上腺轴的激活,其途径是募集分泌皮质激素释放激素的下丘脑神经元,增加垂体分泌促肾上腺皮质激素分泌,从而增加肾上腺皮质醇。应激和妊娠相关激素可能与外周和局部免疫能力细胞(如某些 T 细胞亚群、肥大细胞或 NK 细胞)相互作用,并导致细胞因子产生变化。妊娠是机体一种特殊的免疫状态,由母胎界面的平衡以维持妊娠。当应激反应影响了机体的免疫反应时,就打破了正常妊娠母胎之间的平衡,如 Th1 和 Th2 细胞因子的平衡改变,从而造成流产等不良结局。目前,尚不清楚过去的 RPL 是否与女性所经历的抑郁或焦虑有关,但有研究显示,有妊娠丢失史的妇女焦虑水平更高。

Klock SC 报道,在 100 名反复流产的妇女中,57 人完成了旨在评估人口和生殖变量、抑郁、焦虑、社会期望、自尊、控制位点和婚姻调整的问卷。结果表明,32% 的妇女被归类为抑郁;在 Craig M 研究中,81 名反复流产的妇女完成了旨在评估抑郁、焦虑和一般健康的问卷调查。结果表明,33% 的患者可被归类为抑郁,9.9% 的妇女中度抑郁,7.4% 患有严重抑郁;还有 Bergner A 研究表明,有流产史的妇女在刚怀孕的三个月内比没有流产史的妇女遭受更多的妊娠特异性焦虑;还有研究报道,一些妇女身体康复后很长时间内,高水平的焦虑、抑郁和悲伤可能会持续下去。有研究显示,有流产史的妇女在妊娠丢失后 10 天至 6 个月的精神痛苦比进行人工流产的妇女多。

由此可见,复发性流产对流产妇女是一种心理创伤,从而出现不同的心理和精神影响。对于这些问题的心理和精神治疗,特别是对患有不明原因 RPL 的人来说非常重要。欧洲人类生殖与胚胎学学会和英国皇家妇产科学院建议怀孕期间为不明原因的 RPL 妇女提供支持性护理。通过咨询,RPL 妇女首选的支持性护理治疗包括早期和重复的超声检查、β-hCG 监测、有关生活方式和饮食的实用建议、以咨询形式提供的情感支持、未来 12 周的明确策略和药物治疗。这将有助于以病人为中心的高质量护理。

日本的一项 76 对 RPL 夫妇的研究,评估了 RPL 相关的压力、婚姻关系的质量指数(quality marriage index,QMI)、抑郁(抑郁指数)和焦虑(焦虑量表)。与男性相比,女性表现出更高的抑郁、焦虑和 RPL 相关的个人和社会压力。虽然男性和女性之间的 QMI 评分和 RPL 相关的婚姻压力没有差异,但对婚姻关系质量感知较低的女性(QMI)的抑郁和焦虑水平明显高于中度或高度 QMI 的女性。这些性别差异可能会导致 RPL 夫妇的心理调整和婚姻关系相互恶化。因此,不仅对妇女,在很大一部分男性中寻求帮助的必要性表明,基于夫妇的心理护理在 RPL 管理中也是很重要的。

因此,应加强对有流产史的妇女孕前和产前心理健康咨询,并尽可能地减少心理阴影,以避免心理因素造成的不良妊娠结局。帮助她们做好怀孕准备,以积极乐观的态度帮助她们迎接新的妊娠。

第四节　复发性流产的诊断和治疗

应耐心倾听和详细询问病史,仔细进行系统检查,按照循证医学的证据进行治疗,对疑难病例在有循证医学和符合伦理学基础上,与病人充分沟通下进行治疗。

一、病史

病史(medical history)包括流产的次数、周数,特点和形式等;月经史,如有无月经稀发和月经量减少;盆腔感染史,如输卵管积水和子宫内膜炎;内分泌异常病史,如与甲状腺功能、催乳素、糖代谢、高雄激素血症等相关的病史;个人和家庭血栓史;与抗磷脂综合征相关的特征;其他自身免疫性疾病史,如系统性红斑狼疮;生活方式,主要是接触毒物、吸烟、酗酒、肥胖、过量咖啡因及孕期用药史;家族史;产科并发症史;与胎儿丢失相关的综合征史;过去的诊断和治疗史。

二、检查

(一)体格检查

体格检查(physical examination)包括全身检查和盆腔检查。全身检查:有无肥胖、多毛、甲状腺检查、有无溢乳等;盆腔检查,特别是有无生殖道畸形和感染等。

(二)辅助检查

辅助检查(assistant examination)包括夫妇双方染色体及妊娠排出物染色体核型分析;超声检查、宫腔镜;同型半胱氨酸、叶酸代谢能力的基因检测、血常规、凝血因子、血小板聚集度、易栓因子(蛋白S、蛋白C、抗凝血酶原Ⅲ、纤溶酶原活性)、NK细胞亚群检查、抗心磷脂抗体或狼疮抗凝因子,抗 β_2 糖蛋白-1抗体的检测(以上抗体间隔12周测定1次,至少2次);女方性激素六项和甲状腺激素及其自身抗体检查;其他自身免疫性疾病指标筛查;男方精液常规检查及形态学分析;双方血型和TORCH检查(TORCH不作为常规)。

(三)诊断和治疗

1. 遗传因素

(1)胚胎组织的遗传学分析:通过研究妊娠或胎儿组织,有可能查清楚早期的妊娠丢失是由于遗传学异常的胚胎,还是胎儿的非整倍体。发表的研究已经使用各种基因技术,常规的染色体核型、荧光原位杂交(fluorescence *in situ* hybridization,FISH)、比较基因组杂交微阵列技术(array-based comparative genomic hybridization,array-CGH)。常规的染色体核型分析受限,由于组织培养失败,不能分辨是否有母亲的血液污染和正常的整倍体女性胚胎(46,XX)。FISH的有限性是探针只对特定的染色体做检查,因此不能查明其他染色体导致流产的原因。array-CGH是分子遗传检测首选的技术,它不被组织培养失败和由于母体细胞污染所致的假阴性所限制。它的有限性是不能确定平衡性重组和低水平的嵌合。Schaeffer AJ回顾性研究表明,基于DNA的CGH阵列技术克服了妊娠物常规细胞遗传学分析的许多局限性,同时提高了对胎儿染色体畸变的检测。Viaggi CD等人的研究表明,array-CGH是检测流产基因组不平衡的有效工具,具有较高的分辨率和较高的检出率,克服了培养失败、母体污染和染色体形态不良等问题。array-CGH 可以检测亚显微拷贝数变异(copy number variation, CNVs)和鉴定候选基因,可以解释整倍体流产。另外,单核苷酸多态性(single nucleotide polymorphism,SNP)可以用于全基因组的检测,而且能分辨近 250 种常见的染色体结构异常,并且在有足够样本量的情况下可以分辨嵌合体。但无法完全区分正常和平衡易位携带者的胚胎。SNP 技术作为全基因组测序方法中的一种,它也时常用于胚胎基因的检测。染色体微阵列分析(chromosome microarray analysis,CMA)正在改变临床细胞遗传学实践,它能够以越来越高的分辨率检查人类基因组。在分析受孕产物时,CMA 对染色体变异的检出率似乎高于常规核型识别 RPL 相关 CNVs 和基因的可能性。高通量测序又称新一代测序技术(next generation sequencing,NGS)可在数百万个位点上同时进行阅读测序,能有效监测差异性较小的基因,敏感度和特异度较之前的 aCGH 又上升了一步。核型定位(karyomapping)是一种胚胎植入前遗传学技术(preimplantation genetic diagnosistechnology,PGT),配合体外受精-胚胎移植(*in vitro* fertilization and embryo transfer,IVF-ET)使用。其原理是对比胚胎与父母和近亲的 DNA 样本,通过画出家系遗传图来筛查遗传疾病基因。核型定位能够将重组平衡载体的胚胎与完全正常核型的胚胎区分开来。

Popescu F 建议在第二次流产时做妊娠组织的染色体核型分析及母亲复发性流产原因的检查,90% 以上的 RPL 患者在结合流产组织的遗传检测和标准的 ASRM 复发流产评估时,会发现可能的或明确的原因。对妊娠组织的基因检测对后续的妊娠活产没有明确的预测作用,但能解释本次流产的原因。C Rubio 研究报道,进行 PGS 的 RPL 患者异常胚胎的百分比与对照组相比明显增加(70.7% *vs.* 45.1%)($P < 0.000\ 1$),16 号和 22 号染色体的异常明显更高($P < 0.01$),在 RPL 群体中,整倍体胚胎到达囊胚期的频率高于异常胚胎(61.7% *vs.* 24.9%)($P < 0.000\ 1$)。

(2)复发性流产夫妇遗传学分析:对复发性流产夫妇孕前行双方染色体检查,多采用染色体 G 显带核型分析。近年来,对夫妇染色体核型进行深度分析能发现额外的染色体异常。对夫妇双方进行针对性的基因分析可发现地中海贫血等与复发性流产相关的基因。另外,外显子技术还可发现更多与复发性流产相关的基因异常。

(3)治疗:复发性流产的主要原因是胚胎染色体畸变,估计 64.8% 的复发性流产有染色体畸变。正是在这种背景下,辅助生殖技术被用于治疗反复流产。有两种方法:一种是怀孕前遗传学诊断已知的染色体畸变,采用胚胎植入前遗传学诊断(preimplantation genetic diagnosis,PGD);另一种是筛查各种可能的染色体畸变,胚胎植入前遗传学筛查(preimplantation genetic screening,PGS)。通过在胚胎移植前检测胚胎的染色体核型,筛选出染色体异常的胚胎,从而避免对染色体异常的胚胎进行移植,继而提高妊娠率、活产率,降低流产率。

40 岁以上的妇女胚胎染色体异常率明显升高,其中 40~45 岁妇女的胎儿染色体畸变发生率为 63.6%,而 20~30 岁年龄组的为 28%,30~40 岁年龄组的为 23%($P < 0.01$)。Munne 等人的一项临床对照研究表明,随着 PGS 在

三次或三次以上流产病例中的应用,妊娠丢失率降低到 16.7%,与预期的 37% 相比有统计学意义。然而,Platteau 等人进行了一项关于 PGS 的前瞻性研究,在夫妇双方没有染色体异常的不明原因的复发性流产中,37 岁以下和 37 岁以上患者的卵裂球中,异常率分别为 43.85% 和 66.95%。PGS 后的临床妊娠率分别为 9/25(36%)和 1/24(4.2%),并没有显示出 PGS 的益处。

Kamelia 等人研究共包括 2 200 名在自然受孕后 RPL 的妇女,共有 4.95%(109 人)被诊断为双亲一方染色体畸变。58 例有异常核型的 RPL 患者进行了 73 个周期的 PGD 检查。52%(38/73)的总周期是成功的,并正常分娩。结构异常和性染色体嵌合体患者的成功率分别为 61.54%(16/26)和 46.8%(22/47)。Munne 等人报道 PGD 可以显著降低易位患者的流产率,从 95% 降至 13%。Franssen 报道在染色体结构重排组比自然受孕后染色体正常组的活产率低而流产率高。Findikli 对预后不良的患者包括反复着床失败和复发性自然流产进行的 6 000 多个 PGD 非整倍体周期的累计分析表明,PGD 的应用可以减少高次妊娠的风险及反复早期流产的风险,特别是在有结构染色体异常的夫妇中;通过消除移植的染色体异常胚胎数量,改善辅助生殖结果。

对于平衡易位和罗伯逊易位的复发性流产夫妇,建议行 PGD 以减少再次流产对子宫的损伤,当然需在与复发性流产的夫妇充分讨论和知情同意的情况下进行,不反对复发性流产夫妇尝试自然妊娠。

对于染色体异常的患者,建议提供遗传咨询(genetic counseling)。对于夫妇染色体异常导致的复发性流产患者,PGD 的应用可以降低自然流产率,然而 PGD 技术应用的前提是存在体外受精 - 胚胎移植后的优质囊胚,且通过遗传学检测,可能无法筛选染色体核型正常的囊胚,导致失败,且经济花费较高。

对于复发性流产,大约有 50% 是不明原因的,有人建议对这部分病人进行 PGS,是考虑与胚胎的非整倍体有关。但也有报道,现有证据不支持 RPL 患者进行 PGS,因为 PGS 不能改善妊娠率和活产率,也不能降低流产率。因此,对不明原因复发性流产患者是否行 PGS 还需要前瞻性和随机对照研究。

随着技术的不断发展,全基因组技术如 CGH 芯片或二代测序,在囊胚期进行活检,被认为是更准确的筛选技术。已经证明 NGS 是一种可靠的方法,具有提高胚胎染色体诊断的潜力,特别是在高通量、自动化和检测非整倍体的能力方面,NGS 方法可能是替代目前的非整倍体筛选技术的一种有价值的方法。

近年来,在胚胎培养液中提取胚胎游离 DNA 进行检测的方法是研究者们为实现非侵入性胚胎植入前基因筛查和诊断做出的探索,原理是利用在胚胎培养液中存在微量的游离的 DNA 检测胚胎的染色体核型。目前采用细胞游离 DNA 进行 PGS/PGD 是研究的热点,从目前的研究报道看,该技术基本能够达到 95% 以上的信息采集率,与滋养外胚层细胞检测的一致率可以达到 75% 以上,但随着培养液采集时间和采集过程的不同,报道的数据相差很大。由于临床结果较少,尚不能判断这项技术是否真的能带来临床获益。

2. 内分泌和代谢因素

(1)黄体功能不全:黄体功能不全(luteal phase deficiency,LPD)的判定方法有基础体温测定法、子宫内膜活检法及黄体中期孕酮水平的测定。LPD 诊断标准为黄体期 BBT 小于或等于 11 天,黄体中期 3 次采血平均孕酮

值 <15ng/ml，子宫内膜组织学时相延迟 2 天或 2 天以上。

基于这些发现，孕激素替代剂几十年来一直被用于支持早孕，尽管有不同程度的效果，但对其功效的看法各不相同。孕激素也被认为是一种重要的免疫调节剂，Kalinka 和 Szekeres-Bartho 揭示了孕激素替代可以诱导先兆流产的妇女产生孕酮诱导的阻滞因子（progesterone-induced blocking factor，PIBF），PIBF 使 Th2 型细胞因子增加。然而，这并没有导致妊娠成功率在统计学上有显著的提高。Coomarasamy A 等人进行了一项多中心、双盲、安慰剂对照的随机试验，1 568 名不明原因复发性流产的妇女，孕酮组活产率为 65.8%，安慰剂组为 63.3%，研究显示，在妊娠头三个月的孕酮治疗并没有使不明原因反复流产史妇女的活产率显著提高。Oates-Whitehead 等人对 14 项试验中的 1 988 名妇女进行的荟萃分析显示，孕激素组与安慰剂组及未治疗组流产风险差异无统计学意义（$P > 0.05$）；然而在反复流产（三次或三次以上连续流产）的亚组分析中，与安慰剂或未治疗相比，孕激素治疗显示流产率有统计学意义的下降。因此，没有证据支持常规使用孕激素可以防止孕早期至孕中期流产；然而，可能有必要对有反复流产史的妇女进行进一步的试验，因为这些妇女的活产率有改善的趋势。Haas DM 等人最近对包括 1 856 名妇女的 12 项试验的荟萃分析显示，对于不明原因反复流产的妇女，补充孕激素治疗可以降低妊娠的流产率。

除了孕激素治疗外，人绒毛膜促性腺激素（human chorionic gonadotropin，hCG）也可用于黄体支持（luteal phase support）。hCG 与黄体生成素（luteinizing hormone，LH）有共同的 α 亚单位，区别仅在于 hCG 具有独特的 β 亚单位，故 hCG 较 LH 半衰期长，活性强。hCG 作用于 LH 受体，代替 LH 作用，具有诱发卵子成熟、支持黄体的功能。一些 Th2 衍生的细胞因子如 IL-4、IL-6 等诱导 hCG 从滋养细胞中释放，hCG 在怀孕的早期阶段刺激黄体中孕酮的产生。因此，hCG 也被作为黄体功能不全的治疗方法之一。一项包括 180 名妇女的四项试验的荟萃分析显示，hCG 与有反复流产史妇女的流产风险降低有关。但去除两项方法上较弱的研究后，没有足够的证据表明 hCG 在怀孕期间的使用，可以防止不明原因反复自然流产史的妇女流产。

（2）高催乳素血症：在正常育龄妇女中，通常认为至少 2 次准确测定的血基础 PRL 值大于 25~30μg/L（依据各实验室正常值不同而异），称为高催乳素血症。由于精神紧张、寒冷、剧烈运动等均可导致 PRL 升高，所以要避免这些因素后，在上午 10~11 时空腹抽血为宜。只有在 RPL 患者有高催乳素血症的临床症状时，才推荐进行催乳素检测。

针对病因对症治疗。可以选择药物溴隐亭，溴隐亭（bromocriptine）是一种多巴胺受体激动剂，兴奋垂体 PRL 细胞膜上的 D_2 受体，抑制 PRL 的分泌。同时对 D_1 受体有兴奋作用，因此也有胃肠道反应、直立性低血压、眩晕等副作用。通常从每日 1.25mg 口服起始，每周增加 1.25mg 至所需剂量，大部分服用 2.5~7.5mg 即可达到有效的作用。对于溴隐亭不能耐受的，可以用副作用小的卡麦角林。有随机对照研究显示，溴隐亭治疗可以提高复发性流产患者的妊娠率。一项长达 12 年的随访研究显示，在胎儿接触卡麦角林后没有任何生理或发育异常，自然流产、早产、多胎分娩或新生儿畸形的发生率也没有增加。对于垂体大腺瘤在药物治疗无效或有压迫症状等情况下,必要时考虑手术治疗,通常手术不作为首选方法。关于妊娠期是否继续用药是有争议的。有研究报道,在妊娠期间,溴隐亭或卡麦角林的胎儿暴露不增加先天畸形的风险。远期情况尚需随访。

(3)多囊卵巢综合征:对不同表型的多囊卵巢综合征病人分别或联合采用控制体重,口服二甲双胍,孕期黄体支持及抗凝治疗。多囊卵巢综合征患者妊娠丢失的风险增加,体重正常化或二甲双胍处理 PCOS 似乎可以降低妊娠丢失的风险。二甲双胍(metformin)可以提高子宫内膜糖蛋白和血浆 IGFBP-1 的水平,有利于胚胎的植入;改善子宫内膜血流;降低 PAI-1 的水平,减少微血栓的形成;诱导腺苷酸活化蛋白激酶(AMP-activated protein kinase,AMPK)的活性,促进葡萄糖的利用等。

有研究报道,肥胖胰岛素抵抗的 PCOS 妇女妊娠期间服用二甲双胍可以降低早期妊娠丢失。Nawaz 等研究发现,在整个妊娠期间持续使用二甲双胍,减少了胎儿生长限制、早产和增加的活产的发生率。在试验受试者中未报告先天异常、宫内死亡或死产,提示二甲双胍使用与致畸性无关。除上述外,在整个妊娠中继续二甲双胍使用的组降低了早期妊娠丢失和妊娠期糖尿病的发生率。尽管二甲双胍在妊娠期应用没有发现致畸的作用,但由于二甲双胍可以通过胎盘,故对胎儿的潜在影响还不清楚,所以不推荐作为妊娠期常规用药。

(4)甲状腺疾病:甲状腺激素的测定包括 TSH、T_3、T_4、FT_3、FT_4、TPO-Ab、TMAb。甲状腺功能亢进治疗:治疗的总体目标是尽早控制母体甲状腺中毒。在妊娠期间,使用抗甲状腺药物(antithyroid drug,ATD)作为一线治疗方案。因为所有的 ATDS 都穿过胎盘,所以建议使用最小的 ATD 剂量,这样可以控制母亲的甲状腺中毒,而不会伤害胎儿,因为 ATD 也会抑制胎儿的甲状腺功能。母亲甲状腺素水平应保持在参考范围的上三分之一或略高于正常水平。怀孕前咨询内分泌和产科医生,多学科的护理对于有甲状腺功能亢进症的妇女成功怀孕是必不可少的。除了药物治疗外,甲状腺功能亢进的患者在日常生活方面,要进食高热量、高蛋白质、高维生素和低碘饮食,避免重体力劳动等。

甲状腺功能减退治疗:一旦诊断为甲状腺功能减退,应立即开始左旋甲状腺素(levothyroxine)治疗,以达到妊娠参考范围内的血清 TSH 浓度。妊娠后 TSH 的参考标准:如果该实验室没有 TSH 的特定参考范围,可以参考由美国甲状腺学会(American Thyroid Association,ATA)或美国内分泌学会(The Endocrine Society,TES)主办的指南建议范围:孕期 3 个月内为 0.1~2.5mIU/L、中期为 0.2~3.0mIU/L、晚期为 0.3 至 3.5mIU/L。有荟萃分析显示,针对亚临床甲减进行早期治疗,可以避免不良妊娠结局和并发症的发生。也有研究显示左旋甲状腺素治疗可以降低流产率。

(5)卵巢储备:卵巢储备检测包括 FSH、E_2、AMH、INH-B、AFC 及超声检测卵巢体积等。FSH、E_2 水平的升高,AMH、INH-B 的降低,AFC 减少和卵巢体积的减小显示卵巢储备下降。对卵巢储备低下的病人鼓励积极怀孕,放松心情,可适当给予辅酶 Q10 和维生素 E 改善卵巢功能。

(6)维生素 D 缺乏:参考内分泌协会关于骨质健康的维生素 D 的临界值,血中 25- 羟基维生素 D 的浓度测定小于 75nmol/L(相当于 30ng/ml)为维生素 D 缺乏。Sunni L 研究报道：孕前纳入 1 191 妊娠丢失史患者，555（47%）维生素 D 充足，636（53%）维生素 D 缺乏。孕前充足的维生素 D 增加临床妊娠率和活产率。孕前维生素 D 浓度的升高与妊娠丢失的风险降低有关，但是妊娠 8 周的维生素 D 浓度与妊娠丢失无关。最新的随机和准随机试验，评估怀孕期间单独补充维生素 D 组与安慰剂或无干预组相比，可能降低子痫前期、妊娠期糖尿病、低出生体重儿的风险，并可能降低严重产后出血的风险。

目前，关于母体维生素 D 状态与妊娠结局之间关系的数据仍存在争议。需要进行大规模的观察性和介入性的随机对照试验，包括怀孕前补充维生素 D 对寻求自然受孕的夫妇怀孕和妊娠丢失的可能性的影响，以制订基于证据的指南，以及健康生殖结果的最佳摄入量。

（7）高同型半胱氨酸血症：检测血浆中的同型半胱氨酸水平进行诊断，若 HCY 大于 12μmol/l 称为高同型半胱氨酸血症（hyperhomocysteinemia，HHCY）。HHCY 的预防和治疗，最主要的是防止体内 B 族维生素的缺乏，日常生活中，提倡富含 $VitB_6$、$VitB_{12}$、叶酸的饮食，如蔬菜、水果、新鲜肉类、全谷类及海产品。有研究报道，饮食和生活方式因素，包括 $VitB_6$、核黄素、酒精和咖啡因的摄入，以及吸烟和高血压均会影响循环中 HCY 的浓度。

Serapinas D 对 16 名曾有 RPL 和 MTHFR 突变的患者，给予甲基叶酸（5mg/d）、维生素 B_6（50mg/d）和维生素 B_{12}（1mg/周）补充后，同型半胱氨酸从 19.4 ± 5.3μmol/l 降至 6.9 ± 2.2μmol/l（$P < 0.05$）。在一年内，7 名妇女怀孕并分娩，2 名来自纯合子 C677T 突变组（7 名患者），2 名在杂合子 C677T/A1298C 突变组（5 名患者），3 名在 1298C 纯合子突变组（4 名患者）。在患有 MTHFR 突变的妇女中，补充甲基叶酸、维生素 B_6 和 B_{12} 对妊娠结局有益。而且补充叶酸可以预防神经管畸形。研究表明，RPL 患者的胎盘和蜕膜中存在炎症、血栓形成和梗死，有文章报道，阿司匹林和低分子量肝素联合抗凝治疗为 HHCY 表型的患者提供了额外的益处。

3. **解剖因素**　对于解剖因素所致复发性流产的患者，目前通过三维超声对子宫的形态可以更精确地评估，宫腹腔镜联合检查是安全、有效的治疗方法。具有创伤小、并发症少、恢复快的优势，能够准确判断患者的子宫发育异常。基于解剖的异常而致流产的风险，建议以单胎妊娠为宜。

（1）先天子宫畸形（congenital uterine anomalies，CUA）的诊断方法：在确定 CUA 的诊断时，重要的是评估子宫外轮廓及子宫腔的内部结构。可以通过超声、子宫输卵管造影（hysterosalpingography，HSG）、子宫超声显影、宫腔镜来检查。但二维超声（2D US）和子宫输卵管造影（hysteron salpingography，HSG）不太准确，不能显示子宫的宫底情况等，三维 HSG 也许是评价子宫纵隔最精确的成像方法，但需要宫腔内注入对比剂，在输卵管检查时应用更多些。所以三维超声（3D US）和宫腔镜检查为临床医生的首选。与常规二维超声相比，三维超声可以显示子宫的冠状面，在诊断子宫异常方面具有更高的特异性。由于三维超声在子宫异常诊断中精度高，可以将被诊断为特殊畸形的女性应用于宫腔镜手术而不是内镜诊断，减少了侵入性的检查。通过腹腔镜的监护，使手术更加安全。磁共振成像（MRI）是一种相对敏感的工具，对于同时需要检查在腹腔位置较高的脏器时，如肾脏可以考虑应用 MRI,因为子宫异常患者肾脏异常的概率增加了。

对于复发性流产合并纵隔子宫患者,在腹腔镜监护下进行宫腔镜下纵隔子宫切除术,可使流产率由 91.5% 降至 12.9%。PriyaSelvaraj 报道宫腔镜下纵隔切除是一种有效、安全的方法。宫腔镜下纵隔子宫切除显著提高了活产率,未来的生育能力不受损害。Cararach 发现在使用剪刀进行宫腔镜子宫成形术的妇女中生育率要高些。一项前瞻性研究显示,纵隔子宫患者经手术后,第一次妊娠活产率(81.3%)明显高于未行手术者(61.5%)。Homer 等人报道宫腔镜子宫成形术后早产率从 9% 降至 6%。最近 Wang Z 等人一项回顾性分析显示,92 例完全纵隔子宫的妇女,经过宫腹腔镜手术后,流产组的流产数从 68 例(94.44%)降至 5 例(10.42%),而切除纵隔后的活产数从 1 例(1.39%)增加至 42 例(87.50%)。

双角子宫(bicornuate uterus)系因子宫底部融合不全呈双角形。发育不良的宫腔增加了妊娠中晚期流产、早产的风险,以及胎位异常、胎儿生长受限等,妊娠结局较差。流产率为 28%~61%,早产率为 14%~30%。三维超声检查联合宫腹腔镜可以确诊。对于复发性流产的双角子宫患者,在排除其他流产原因后,可以考虑行子宫矫形术。由于手术损伤了子宫底的整个厚度,这些患者在随后怀孕期间出现瘢痕破裂的风险增加,因此有必要进行剖宫产手术。宫腔成形术的目的是恢复子宫腔的正常解剖,作为胚胎植入和良好的产科结局的先决条件。这种治疗清楚地显示了其在反复流产中的有效性。

(2)子宫肌瘤:Bettocchi S 报道即使小的黏膜下肌瘤也不采取观望的态度,而是积极地去除。Klatsky PC 报道黏膜下肌瘤与低的持续妊娠率有很强的相关性,没有确凿的证据表明壁内或浆膜下肌瘤对生育力有不利影响。TC Li 早期的一项研究显示:子宫壁间肌瘤切除术前妊娠丢失率为 60%(24/40),术后妊娠丢失率为 24%(8/33)($P < 0.001$)。Roy KK 等人回顾性分析 186 例宫腔镜子宫肌瘤切除术(hysteroscopic myomectomy)的患者。流产次数的减少和足月分娩的增加有显著性差异,而早产的数量几乎保持不变。宫腔镜肌瘤切除术后 82 例不孕患者中有 58 例(70.7%)受孕,活产率由 16.2% 提高至 74%。Bajekal N 等人研究报道,子宫肌瘤手术后的妊娠率、活产率均增高。然而,也有研究认为,子宫肌瘤不侵犯宫腔,平均直径 < 7cm,不影响 IVF 或 ICSI 的植入或流产率。宫腔镜手术切除肌瘤的并发症有宫腔粘连及妊娠后子宫破裂的风险,故宫腔镜肌瘤切除术被认为是治疗症状性宫腔内肌瘤的一线手术治疗方法。

(3)宫腔粘连:二维超声检测子宫粘连不是一种敏感的方法。通过 HSG 和超声检查怀疑宫腔粘连者,可以通过宫腔镜确诊并治疗,严重的需要在腹腔镜监视下进行宫腔镜手术。手术可以改善妊娠结局,但也受粘连的程度、性质的影响,术后给予宫内节育器、球囊、人工周期治疗等预防再次粘连。观察表明,几种抗粘连疗法对接受宫腔镜手术的妇女有潜在的好处,如植入子宫内装置或球囊、激素治疗、屏障凝胶或人羊膜移植以减少子宫内粘连。March CM 研究显示,最有效的方法是使用微型剪刀进行粘连松解,手术后立即在子宫内放置球囊支架。术后雌激素治疗刺激子宫内膜再生。Roy KK 等人回顾性分析 89 例行宫腔镜粘连松解术的病人。宫腔粘连松解后,轻度阿谢曼综合征受孕率(58%)高于中度受孕率(30%)和重度受孕率(33.3%)。活产率为 86.1%，流产率为 11.1%，累计妊娠率为 97.2%，剖宫产率增加至 43.8%。4 例（12.5%）出现胎盘粘连性产后出血。另外，对于难治性宫腔粘连，自体干细胞移植是一种新型的、有前途的细胞疗法。

（4）宫颈功能不全：通常如果 8 号 Hegar 扩张棒通过宫颈内口无阻力可以诊断宫颈功能不全。宫颈环扎术（cervical cerclage）是治疗宫颈功能不全的主要方法，通常在孕期进行。但既往如果有过多次阴道手术仍流产的、宫颈极短、严重宫颈功能不全等患者，可考虑孕前环扎。有报道显示，既往有 3 次以上晚期流产或早产史的病人采用宫颈环扎术是有效的（早产率从 32% 降至 15%）。ZarkoAlfirevic 等人分析了 3 490 名高风险妇女（基于妇女的病史、超声提示宫颈短等）单胎妊娠中进行宫颈缝合的 15 项随机试验，发现宫颈环扎术既降低了高危妇女早产的风险，又降低了围产期死亡的风险。Tsai YL 等对中期有早产的宫颈功能不全患者进行前瞻性研究，其中随机分配 17 例妇女接受双重宫颈环扎（宫颈扎两道缝线），34 名女性随机接受传统的单宫颈环扎（宫颈扎一道缝线），单宫颈环扎组在小于 28 周早产发生率高于双重宫颈环扎组。双重宫颈环扎组的平均胎龄和出生体重明显高于传统单宫颈环扎组。两组新生儿存活率和新生儿重症监护病房入院率无显著性差异。双重宫颈环扎术可显著改善妊娠中期至少有一次妊娠丢失妇女的围产期结局。

另有研究报道，对于 ≥2 次在妊娠中期连续出现胎儿丢失，或使用 McDonald 法手术后不成功的宫颈功能不全，导致复发性中期妊娠丢失患者使用双重宫颈环扎法，结果显示与 McDonald 法宫颈环扎法相比，双重宫颈环扎法对因宫颈功能不全而反复妊娠丢失的患者

提供了更好的宫颈支持。

有文献报道，对于有至少 3 次晚期流产或早产史（a 级）的单胎妊娠，推荐使用有病史提示的宫颈环扎术。如果有 1~2 次晚期流产或早产史的，没有足够的理由推荐有病史提示的宫颈环扎术（专家共识）。无妇科或产科史（b 级）的单胎中期妊娠，如果宫颈长度较短，则不推荐超声监测下的宫颈环扎术。另外，根据既往有 34 周前早产的单胎妊娠史者，建议在 16~22 周进行宫颈超声检查，以便 24 周（c 级）前对超声提示宫颈长度 <25mm 的妇女进行宫颈环扎术。

（5）子宫内膜息肉：通过超声检查，进行宫腔镜诊疗。手术切除息肉后可以改善妊娠率及流产率。有研究结果表明，宫腔镜子宫内膜息肉切除术（hysteroscopic endometrial polypectomy）（平均直径 <2cm）与 IUI 临床妊娠率增加有关。宫腔镜息肉切除术对 ART 患者妊娠结局的影响尚不清楚。Bosteels J 等人研究分析显示，在 IUI 妇女中，与单纯宫腔镜诊断的宫腔镜检查相比，宫腔镜下切除息肉可能提高了 IUI 临床妊娠率。

4. 免疫因素

（1）抗磷脂综合征：抗磷脂综合征（antiphospholipid antibody syndrome，APS）的诊断标准采用 2006 年悉尼国际 APS 会议修订的分类标准（表 17-4-1），有研究提示健康人群中约 10% 抗心磷脂抗体阳性，1% 狼疮抗体阳性，且 1 年后复测的阳性率低于 1%，因此，强调 APS 的诊断必须具备下列至少 1 项临床标准和 1 项实验室标准，并且实验室指标至少发现 2 次，每次间隔至少 12 周。临床工作中，部分患者临床证据明显，但 LA、ACA、β_2-GPI 抗体阴性，不符合 2006 年的悉尼标准，称为血清学阴性 APS，产科抗磷脂综合征（obstetrics antiphospholipid antibody syndrome,OAPS）结合 APS 相关的病理妊娠,提出了非标准妊娠抗磷脂综合征(nonstandard obstetrics antiphospholipid antibody syndrome)的概念,非标准妊娠 APS 的诊断需满足 1 条非标准临床表现 + 满足国际标准的实验室指标;满足国际标准的临床表现和 1 条非标准的实验室表现。其中,非标准临床和实验室表现见表 17-4-2,这类患者可能是体内抗体滴度阳性

未检测到,或检测方法灵敏度差,也有研究发现这些患者体内存在 IgA 类 ACA、IgA 类抗 β_2-GP I 抗体、抗磷脂酰丝氨酸抗体、抗磷脂酰乙醇胺抗体、磷脂酰丝氨酸凝血酶原复合物抗体,提示抗磷脂抗体谱可能需要拓宽。但这些抗体并非 APS 特有,其他的自身免疫系统疾病也可出现阳性,能否将这些抗体阳性列入 APS 的诊断标准,尚需进一步的研究。

表 17-4-1　2006 年悉尼国际 APS 会议修订的分类标准

诊断 APS 必须具备下列至少 1 项临床标准和 1 项实验室标准

临床标准

1. 血管栓塞　任何器官或组织发生 1 次以上的动脉、静脉或小血管血栓,血栓必须被客观的影像学或组织学证实。组织学还必须证实血管壁附有血栓,但没有显著炎症反应
2. 病态妊娠　①发生 1 次以上的在 l0 周或 10 周以上不可解释的形态学正常的死胎,正常形态学的依据必须被超声或被直接检查所证实,或②在妊娠 34 周前因严重的子痫或子痫前期,或严重的胎盘功能不全所致 1 次以上的形态学正常的新生儿早产,或③在妊娠 10 周以前发生 3 次以上的不可解释的自发性流产,必须排除母亲解剖、激素异常及双亲染色体异常

实验室标准

1. 血浆中出现 LA,至少发现 2 次,每次间隔至少 12 周
2. 用标准 ELISA 在血清中检测到中至高滴度的 IgG/IgM 类 aCL 抗体(IgG 型 aCL>40GPL;IgM 型 aCL>40MPL;或滴度>99 的百分位数);至少 2 次,间隔至少 12 周
3. 用标准 ELISA 在血清中检测到 IgG/IgM 型抗 β_2-GPI 抗体,至少 2 次,间隔至少 12 周(滴度>99 的百分位数)

注:狼疮抗凝物(lupus anticoagulant,LA)。

表 17-4-2　OAPS 非标准临床和实验室表现

临床表现	实验室表现
2 次不明原因的流产 3 次不连续的流产 孕晚期的子痫前期 2 次不明原因的体外受精失败	低滴度阳性的 aCL 或抗 β_2-GPI 在 95~98 百分位之间 经典产科 APS 临床表现,伴 aPL 间歇阳性

APS 的治疗主要是抗凝治疗,提倡阿司匹林联合低分子量肝素,研究表明联合用药优于单独用药。2017 年,ESHRE 指南中建议,对于符合 APS 诊断标准,且有 ≥3 次自然流产患者,孕前使用小剂量阿司匹林,一旦发现怀孕,联合应用预防剂量的肝素(普通肝素或低分子量肝素),对于 ≥2 次自然流产的 APS 患者也建议临床根据病情进行治疗。建议阿司匹林用至孕 34 周,低分子量肝素用至产后 6 周。也有专家建议,根据病人的病史和抗磷脂抗体是否转阴决定阿司匹林和肝素的用药时间和用量,没有血栓史、无其他自身免疫性疾病、既往仅有早期流产史的低危病人可减少药物的使用时间和剂量。

除此之外,泼尼松抑制抗磷脂抗体,免疫球蛋白降低磷脂抗体滴度,硫酸羟氯喹具有抗炎、抑制免疫反应亢进、调节免疫反应、阻断炎症因子合成、抑制补体的作用,可综合应用于APS的治疗。

(2)同种免疫型:由于同种免疫型缺乏明确的诊断指标,为排除性诊断,即除外其他已知病因,又称为不明原因复发性流产。针对上述可能的免疫机制,免疫治疗随之产生,包括淋巴细胞免疫治疗、静脉注射免疫球蛋白,以及泼尼松、环孢素等免疫调节药物的应用,还有小样本的研究提出应用 TNF-α 拮抗剂、G-CSF 治疗不明原因复发性流产,但这些方案尚无充分的循证医学证据,且感染、胎儿致畸、药物副作用等风险尚不明确。

De Jong PG 等对阿司匹林和肝素在有至少两次不明原因流产并是否有遗传性血栓形成的妇女中的有效性和安全性进行了 9 项回顾性研究显示:在低偏倚风险的研究中,没有发现抗凝剂的有益作用。因此,不支持在患有不明原因反复流产的妇女中使用抗凝剂。抗凝剂对有不明原因反复流产和遗传性血栓形成妇女的影响需要在进一步的随机对照试验中评估。

5. 感染因素　不推荐对复发性流产患者筛查宫颈分泌物中的支原体、衣原体、细菌培养等,也不推荐常规抗生素治疗。建议对复发性流产患者孕前行内膜活检术,明确是否存在慢性子宫内膜炎(chronic endometritis),若病理证实,建议用抗生素治疗子宫内膜炎。

6. 易栓症　针对我国人群的研究很少,目前不推荐对复发性流产患者常规筛查遗传性易栓症,但有血栓史的 RPL 建议进行易栓症的筛查。获得性易栓症继发于自身免疫系统疾病,包括 APS、系统性红斑狼疮等。由于自身免疫抗体的存在,导致血栓形成倾向。在自身免疫抗体中,LA、ACL-IgG/IgM、IgG/IgM 型抗 $β_2$-GPI 抗体与复发性流产密切相关,建议对于 RPL 筛查这三项抗体。

7. 精神心理支持(tender loving care,TLC)和孕期咨询　有研究显示精神心理支持和孕期咨询与免疫治疗的效果相同。复发性流产患者容易产生焦虑、抑郁等负性心理问题,负性心理问题又导致自然流产的再次发生,形成恶性循环。给予复发性流产患者孕前细心呵护与精神支持对于降低流产率有一定作用。细心呵护与精神支持包括建立专业的复发性流产门诊,提供专业的医学咨询;给予病人心理支持;提供便捷流畅的医患沟通途径,使病人能够及时得到帮助;给患者充足的机会向医生倾诉自己的担忧;重新树立能成功妊娠的信心;孕早期应用超声等各项辅助检查,每周一次严密监测;医务人员要充满关爱地对待每一个患者。

第五节　复发的风险及结局

由于复发性流产的定义不一致,流行病学关于复发性流产的发生率存在差异,整体上为 1%~5%。有研究表明,25~29 岁既往无自然流产史的育龄期妇女中,初产妇的流产率为 8.9%,经产妇的流产率为 9.3%;既往 1 次流产史,初产妇的流产率为 12.4%,经产妇为 11.8%;既往 2 次流产史,初产妇的流产率为 22.7%,经产妇为 17.7%;既往 3 次及以上流产史,初产妇的流产率为 44.6%,经产妇为 35.4%。由此可见,复发的风险与既往流产次数密切相关,流产次数越多,复发风险越高。除此之外,复发的风险主要与病因有关。

复发性流产的治疗结局与年龄及流产次数有关,年轻及流产次数少者成功率较高;有明确的病因者如抗磷脂综合征治疗的成功率较高;父母染色体异常者的成功率与染色体异常程度相关。对复发性流产患者的治疗,要注重心理关怀,树立信心,改善生活方式,结合对因治疗,约 80% 的患者能够获得成功,而且

子代健康,目前未发现复发性流产子代畸形率高。但复发性流产的病因复杂,不明原因复发性流产的发病机制不清楚,我们在积极筛查病因和治疗的同时,也应充分告知患者目前治疗的局限性,需权衡利弊并征得患者同意后给予治疗。过度检查和过度治疗不仅能导致并发症,对子代的安全性也存在隐患。不明原因复发性流产的比例随着病因的发现不断缩小,临床上需要更多的研究去探索病因和探寻循证医学的治疗证据。

(王洁净　李　莉　王海燕)

参考文献

1. Practice Committee Of American Society For Reproductive Medicine. Definitions of infertility and recurrent pregnancy loss: a committee opinion. Fertil Steril, 2013, 99 (1): 63.

2. Practice Committee Of American Society For Reproductive Medicine. Evaluation and treatment of recurrent pregnancy loss: a committee opinion. Fertil Steril, 2012, 98 (5): 1103-1111.

3. 中华医学会妇产科学分会产科学组. 复发性流产诊治的专家共识中华妇产科杂志, 2016, 2016 (1): 3-9.

4. BENDER AR, Christiansen OB, Elson J, et al. ESHRE guideline: recurrent pregnancy loss. Hum Reprod Open, 2018, 2018 (2): hoy004.

5. SONG Y, WANG HY, QIAO J, et al. Antiphospholipid Antibody Titers and Clinical Outcomes in Patients with Recurrent Miscarriage and Antiphospholipid Antibody Syndrome: A prospective study. CMJ, 2017, 130 (3): 267-272.

6. PEREZA N, OSTOJIC S, KAPOVIC M, et al. Systematic review and meta-analysis of genetic association studies in idiopathic recurrent spontaneous abortion. Fertil Steril, 2017, 107 (1): 150-159.

7. LI TC, SPUIJBROEK MD, TUCKERMAN E, et al. Endocrinological and endometrial factors in recurrent miscarriage. BJOG, 2000, 107 (12): 1471-1479.

8. KOREVAAR T, MUETZEL R, MEDICI M, et al. Association of maternal thyroid function during early pregnancy with offspring IQ and brain morphology in childhood: a population-based prospective cohort study. Lancet Diabetes Endocrinol, 2016, 4 (1): 35-43.

9. SHAHINE LK, MARSHALL L, LAMB JD, et al. Higher rates of aneuploidy in blastocysts and higher risk of no embryo transfer in recurrent pregnancy loss patients with diminished ovarian reserve undergoing in vitro fertilization. Fertil Steril, 2016, 106 (5): 1124-1128.

10. GONÇALVES DR, BRAGA A, BRAGA J, et al. Recurrent pregnancy loss and vitamin D: A

review of the literature. Am J Reprod Immunol, 2018, 80 (5): e13022.

11. FLOOD-NICHOLS SK, TINNEMORE D, HUANG RR, et al. Vitamin D deficiency in early pregnancy. PLoS One, 2015, 10 (4): e0123763.

12. LI N, WU HM, HANG F, et al. Women with recurrent spontaneous abortion have decreased 25 (OH) vitamin D and VDR at the fetal-maternal interface. Braz J Med Biol Res, 2017, 50 (11): e6527.

13. ZARIC BL, OBRADOVIC M, BAJIC V, et al. Homocysteine and Hyperhomocysteinaemia. Curr Med Chem, 2019, 26 (16): 2948-2961.

14. AL-ACHKAR W, WAFA A, AMMAR S, et al. Association of Methylenetetrahydrofolate Reductase C677T and A1298C Gene Polymorphisms With Recurrent Pregnancy Loss in Syrian Women. Reprod Sci, 2017, 24 (9): 1275-1279.

15. BINDER SR, LITWIN CM. Anti-phospholipid Antibodies and Smoking: An Overview. Clin Rev Allergy Immunol, 2017, 53 (1): 1-13.

16. WANG L, YANG Y, LIU F, et al. Paternal smoking and spontaneous abortion: a population-based retrospective cohort study among non-smoking women aged 20-49 years in rural China. J Epidemiol Community Health, 2018, 72 (9): 783-789.

17. STANG J, HUFFMAN LG. Position of the Academy of Nutrition and Dietetics: Obesity, Reproduction, and Pregnancy Outcomes. J Acad Nutr Diet, 2016, 116 (4): 677-691.

18. GIANNINI DT, KUSCHNIR MCC, DE OLIVEIRA CL, et al. Waist-to-height ratio as a predictor of C-reactive protein levels. J Am Coll Nutr, 2017, 36: 624-630.

19. SINDHU S, THOMAS R, SHIHAB P, et al. Obesity is a positive modulator of IL-6R and IL-6 expression in the subcutaneous adipose tissue: Significance for metabolic inflammation. PLoS One, 2015, 10 (7): e0133494.

20. CAVALCANTE MB, SARNO M, PEIXOTO AB, et al. Obesity and recurrent miscarriage: A systematic review and meta-analysis. J Obstet Gynaecol Res, 2019, 45 (1): 30-38.

21. SKALNAYA MG, TINKOV AA, LOBANOVA YN, et al. Serum levels of copper, iron, and manganese in women with pregnancy, miscarriage, and primary infertility. J Trace Elem Med Biol, 2019, 56: 124-130.

22. ZHAO R, WU Y, ZHAO F, et al. The risk of missed abortion associated with the levels of tobacco, heavy metals and phthalate in hair of pregnant woman: A case control study in chinese women. Medicine, 2017, 96: e9388.

23. WANG Y, MENG Z, PEI J, et al. Anxiety and depression are risk factors for recurrent pregnancy loss: a nested case-control study. Health Qual Life Outcomes, 2021, 19 (1): 78.

24. TAVOLI Z, MOHAMMADI M, TAVOLI A, et al. Quality of life and psychological distress in women with recurrent miscarriage: a comparative study. Health Qual Life Outcomes, 2018, 16 (1): 150.

25. KOERT E, MALLING GMH, SYLVEST R, et al. Recurrent pregnancy loss: couples' perspectives on their need for treatment, support and follow up. Hum Reprod, 2019, 34 (2): 291-296.

26. SURREY ES, KATZ-JAFFE M, SURREY RL, et al. Arcuate uterus: is there an impact on in vitro fertilization outcomes after euploid embryo transfer？ Fertil Steril, 2018, 109 (4): 638-643.

27. GARCIA D, ERKAN D. Diagnosis and Management of the Antiphospholipid Syndrome. N Engl J Med, 2018, 378 (21): 2010-2021.

28. CAO CJ, WANG YF, FANG DM, et al. Relation between mycoplasma infection and recurrent spontaneous abortion. Eur Rev Med Pharmacol Sci, 2018, 22 (8): 2207-2211.

29. SAHOO T, DZIDIC N, STRECKER MN, et al. Comprehensive genetic analysis of pregnancy

loss by chromosomal microarrays: outcomes, benefits, and challenges. Genet Med, 2017, 19 (1): 83-89.

30. POPESCU F, JASLOW CR, KUTTEH WH. Recurrent pregnancy loss evaluation combined with 24-chromosome microarray of miscarriage tissue provides a probable or definite cause of pregnancy loss in over 90% of patients. Hum Reprod, 2018, 33 (4): 579-587.

31. ALEXANDER EK, PEARCE EN, BRENT GA, et al. 2017 Guidelines of the American Thyroid Association for the Diagnosis and Management of Thyroid Disease during Pregnancy and the Postpartum. Thyroid, 2017, 27 (3): 315-389.

32. ZHANG Y, WANG H, PAN X, et al. Patients with subclinical hypothyroidism before 20 weeks of pregnancy have a higher risk of miscarriage: A systematic review and meta-analysis. PLoS One, 2017, 12 (4): e0175708.

33. MUMFORD SL, GARBOSE RA, KIM K, et al. Association of preconception serum 25-hydroxy vitamin D concentrations with live birth and pregnancy loss: a prospective cohort study. Lancet Diabetes Endocrinol, 2018, 6 (9): 725-732.

34. EREMKINA AK, MOKRYSHEVA NG, PIGAROVA EA, et al. Vitamin D: effects on pregnancy, maternal, fetal and postnatal outcomes. Ter Arkh, 2018, 90 (10): 115-127.

35. PALACIOS C, KOSTIUK LK, PEÑA-ROSAS JP. Vitamin D supplementation for women during pregnancy. Cochrane Database Syst Rev, 2019, 7 (7): CD008873.

36. BOSTEELS J, WEYERS S, HOOGHE TM, et al. Anti-adhesion therapy following operative hysteroscopy for treatment of female subfertility. Cochrane Database Syst Rev, 2017, 11: CD011110.

37. ALFIREVIC Z, STAMPALIJA T, MEDLEY N. Cervical stitch (cerclage) for preventing preterm birth in singleton pregnancy. Cochrane Database Syst Rev, 2017, 6: CD008991.

38. ZHANG H, HE X, TIAN W, et al. Hysteroscopic resection of endometrial polyps and assisted reproductive technology pregnancy outcomes compared with no treatment: a systematic review. J Minim Invasive Gynecol, 2019, 26 (4): 618-627.

39. BOSTEELS J, VAN WESSEL S, WEYERS S, et al. Hysteroscopy for treating subfertility associated with suspected major uterine cavity abnormalities. Cochrane Database Syst Rev, 2018, 12: CD009461.

40. LIU X, QIU Y, YU ED, et al. Comparison of therapeutic interventions for recurrent pregnancy loss in association with antiphospholipid syndrome: a systematic review and network meta-analysis. Am J Reprod Immunol, 2020, 83 (4): e13219.

41. TOTH B, WURFEL W, BOHLMANN M, et al. Recurrent Miscarriage: Diagnostic and Therapeutic Procedures. Guideline of the DGGG, OEGGG and SGGG (S2k-Level, AWMF Registry Number 015/050). Geburtshilfe Frauenheilkd, 2018, 78 (4): 364-381.

18
CHAPTER

第十八章
辅助生殖技术中的
伦理问题

辅助生殖技术（assisted reproductive echnology，ART）作为新兴的生命科学，已成功实施四十余年，得到了迅速发展，全球已累计超过 600 万名婴儿借由该项技术诞生，为不孕不育夫妇带来希望，也为维系家庭稳定和社会和谐做出巨大贡献。

然而，辅助生殖技术诞生之初就面临着伦理争议，它分离了性与繁衍后代的关系，通过体外操作培养，使人类卵母细胞与精子得以在体外完成受精过程，形成胚胎，与自然受孕发育成胎儿的过程分离，进而产生一系列伦理纷争。

鉴于维护技术严肃性和科学性考虑，在生命伦理学不断进步与发展的今天，辅助生殖技术从业人员不仅需要提高临床治疗水平，改善胚胎实验室技术，提高活产率，更需要关注该技术相关生命伦理道德和法律问题。辅助生殖技术从业人员应始终秉承有利于患者原则、知情同意原则、社会公益原则、互盲和保密原则、严防商业化、保护后代和伦理监督原则。

不孕不育夫妇作为辅助生殖技术的主要接受者和参与者，在整个过程中应该如何理解和考虑相关技术和伦理、道德与法律问题呢？本章将从不孕不育夫妇的视角，针对辅助生殖技术实施过程常见的伦理问题进行阐述。包括知情同意书的签署、胚胎的道德地位、剩余胚胎的处理、女性健康风险与成功妊娠愿望的平衡、配子捐赠问题，以及辅助生殖后代知情权等。

第一节　人类辅助生殖技术基本伦理原则

人类辅助生殖技术是治疗不育症的一种医疗手段。为安全、有效、合理地实施人类辅助生殖技术，保障个人、家庭及后代的健康和利益，维护社会公益，特制定以下伦理原则：

一、利于患者

综合考虑患者病理、生理、心理及社会因素，医务人员有义务告诉患者目前可供选择的治疗手段、利弊及其所承担的风险，在患者充分知情的情况下，提出有医学指征的选择和最有利于患者（benefit patients）的治疗方案；禁止以多胎和商业化供卵为目的的促排卵；不育夫妇对实施人类辅助生殖技术过程中获得的配子、胚胎拥有其选择处理方式的权利，技术服务机构必须对此有详细的记录，并获得夫、妇或双方的书面知情同意；患者的配子和胚胎在未征得其知情同意情况下，不得进行任何处理，更不得进行买卖。

二、知情同意

人类辅助生殖技术必须在夫妇双方自愿同意并签署书面知情同意（informed consent）书后方可实施；医务人员对人类辅助生殖技术适应证的夫妇，须使其了解：实施该技术的必要性、实施程序、可能承受的风险，以及为降低这些风险所采取的措施、该机构稳定的成功率、每周期大致的总费用及进口、国产药物选择等，与患者做出合理选择相关的实质性信息；接受人类辅助生殖技术的夫妇在任何时候都有权提出中止该技术的实施，并且不会影响其今后的治疗；医务人员必须告知接受人类辅助生殖技术的夫妇及其已出生的孩子随访的必要性；医务人员有义务告知捐赠者对其进行健康检查的必要性，并获取书面知情同意书。

三、保护后代

保护后代(protect future generations)即医务人员有义务告知受者通过人类辅助生殖技术出生的后代与自然受孕分娩的后代享有同样的法律权利和义务,包括后代的继承权、受教育权、赡养父母的义务、父母离异时对孩子监护权的裁定等;医务人员有义务告知接受人类辅助生殖技术治疗的夫妇,他们通过对该技术出生的孩子(包括有出生缺陷的孩子)负有伦理、道德和法律上的权利和义务;如果有证据表明实施人类辅助生殖技术将会对后代产生严重的生理、心理和社会损害,医务人员有义务停止该技术的实施;医务人员不得对近亲间及任何不符合伦理、道德原则的精子和卵子实施人类辅助生殖技术;医务人员不得实施代孕技术;医务人员不得实施胚胎赠送助孕技术;在尚未解决人卵胞质移植和人卵核移植技术安全性问题之前,医务人员不得实施以治疗不育为目的的人卵胞质移植和人卵核移植技术;同一供者的精子、卵子最多只能使 5 名妇女受孕;医务人员不得实施以生育为目的的嵌合体胚胎技术。

四、社会公益

社会公益(social welfare)即医务人员必须严格贯彻国家的各项法律法规,不得对不符合国家的各项法律法规规定的夫妇和单身妇女实施人类辅助生殖技术;根据《中华人民共和国母婴保健法》,医务人员不得实施非医学需要的性别选择;医务人员不得实施生殖性克隆技术;医务人员不得将异种配子和胚胎用于人类辅助生殖技术;医务人员不得进行各种违反伦理、道德原则的配子和胚胎实验研究及临床工作。

五、保密原则

保密原则(confidentiality)是指凡使用供精实施的人类辅助生殖技术,供方与受方夫妇应保持互盲、供方与实施人类辅助生殖技术的医务人员应保持互盲、供方与后代保持互盲;机构和医务人员对使用人类辅助生殖技术的所有参与者(如卵子捐赠者和受者)有匿名和保密的义务。匿名是藏匿供体的身份;保密是藏匿受体参与配子捐赠的事实,以及对受者有关信息的保密;医务人员有义务告知捐赠者不可查询受者及其后代的一切信息,并签署书面知情同意书。

六、严防商业化

机构和医务人员对要求实施人类辅助生殖技术的夫妇,要严格掌握适应证,不能受经济利益驱动而滥用人类辅助生殖技术。供精、供卵只能是以捐赠助人为目的,禁止买卖,但是可以给予捐赠者必要的误工、交通和医疗补偿。

七、伦理监督

为确保以上原则的实施,实施人类辅助生殖技术的机构应建立生殖医学伦理委员会,并接受其指导和监督;生殖医学伦理委员会应由医学伦理学、心理学、社会学、法学、生殖医学、护理学专家和群众代表等组成;生殖医学伦理委员会应依据上述原则对人类辅助生殖技术的全过程和有关研究进行监督,开展生殖医学伦理宣传教育,并对实施中遇到的伦理问题进行审查、咨询、论证和建议。

第二节 知情同意

知情同意,顾名思义是在知情基础上做出的同意,知情同意权是患者参与医疗活动的重要权利,是其自身决定权的重要体现。它为医疗技术实施提供了合法的理由,也能获得患者的信任与合作。辅助生殖技术作为一项有计划实施的特殊医疗技术,涉及家庭、伦理、社会等复杂关系,以及对子代的长远影响,因此在实施治疗前不孕不育夫妇需要充分知情同意并签署相关书面文件。

一、知情同意能力

知情同意能力(ability of informed consent)指不孕不育夫妇同意的能力,即自行决定的能力。夫妇对于医疗过程的理解水平与所做的决定呈正比,理解水平越高,则决策能力越大。在签署知情同意书前,需确认不孕不育夫妇双方同时具备同意的能力,夫妇双方均同意才能认定为有效。反之,夫妇任何一方患严重精神疾病,部分或完全丧失民事行为能力,则所做决定无法律效力,被认为是辅助生殖技术禁忌证。

二、知情同意形式

知情同意形式(form of informed consent)有明示和默示两种,明示同意包括书面同意及口头同意。通常情况下,书面的、口头的、默示的同意被视为具有相同的法律效力。鉴于辅助生殖技术实施可以有计划安排、非急症,因此适用于书面同意的形式,并需要夫妇双方在平等、自愿的前提下共同做出同意的表示,签署相关知情同意书,以此证明夫妇确实作出了同意最清楚的证据,以备出现纠纷时在司法程序中用来抗辩。如遇夫妇任何一方不同意实施辅助生殖技术,则不能为其实施治疗。

三、知情同意内容

知情同意内容(content of informed consent)包括个体化不孕原因,最优治疗方案、各种替代治疗方案的获益和风险,整体治疗流程、花费及成功率,治疗过程中可能出现的并发症,以及应对并发症所采取的预防、治疗方式及费用。治疗过程如因各种原因终止,需收取已经完成的检查和治疗费用。

对诱导排卵药物使用过程可能出现的异常情况及应对措施有所准备,做到早期自我识别,积极救治,如药物过敏反应,需要立即停药,并进行对症、抗过敏治疗;卵巢过度刺激综合征(ovarian hyperstimulation syndrome,OHSS)与女性对于促排卵药物灵敏度及妊娠相关。对于年轻、瘦小及多囊卵巢综合征妇女,取卵或胚胎移植术后一旦出现恶心、呕吐、少尿、腹胀、腹痛、胸闷等不适情况,应尽快就医,积极救治,且治疗费用比较昂贵。如果取卵周期获卵数超过 15 个,和 / 或 hCG 扳机日雌激素水平超过 15 000pmol/L 的高反应人群,为预防早发卵巢过度刺激综合征,需全胚冻存;诱导排卵后卵巢体积增大,可能出现卵巢扭转,黄体破裂等风险。需提示患者治疗过程中禁止剧烈运动、少活动、轻翻身、高纤维素饮食以防便秘,一旦出现体位改变后腹痛、恶心、呕吐及放射痛,伴 / 不伴肛门坠胀等异常情况,需要及时就医;诱导排卵(ovarian induction）药物远期安全性尚未明确，与卵巢肿瘤发病率的关系正在受到关注。

对静脉麻醉下经阴道超声引导下穿刺取卵术的常见并发症及其防范措施，做到早期自我识别，积极救治。静脉麻醉下手术是无痛、安全的，但因个体差异，可能出现麻醉药物过敏、麻醉意外，需要积极救治；穿刺取卵术中医生会通过高清阴道 B 超探头识别邻近解剖结构，使用细针穿刺卵泡等技术手段保障手术安全，但不能完全避免取卵术中或术后出血、感染、损伤邻近脏器等风险。尤其既往有结核性腹膜炎史、化脓性阑尾炎史、肠套叠手术史、严重子宫内膜异位症、生殖道畸形及多次盆腹腔手术史等导致盆腔粘连的妇女，上述风险发生率增加。因此，一旦取卵术后出现腹痛、腹胀、头晕、黑蒙、血压下降、尿色异常、发热等异常情况，患者需要积极就医并进行对症治疗。

生殖细胞体外培养过程中可能存在不确定风险，多数情况下无法在首次治疗时预估风险的发生情况，再次治疗时可依据前次治疗反应做出改进措施。体外培养环境出现可疑微生物生长时需终止本次治疗。该情况更常见于男性生殖道来源的细菌污染，实验室人员需对卵泡液、精液、培养液分别进行细菌培养及药物敏感试验，依据本次培养结果，给予男性对症治疗。夫妇需注意在新一轮治疗周期中避免泌尿生殖道感染，并采用单精子卵母细胞内注射技术；成功获取生殖细胞是形成优质胚胎的前提条件，能否获得足够的高质量卵母细胞取决于妇女卵巢储备功能，对于卵巢储备功能减退或空卵泡综合征的女性，可能在诱导排卵过程中发现无优势卵泡生长而取消周期，或取卵术中无法获得卵母细胞而终止治疗。对于男性而言，可能由于环境改变造成心理波动、紧张、焦虑致反复手淫取精失败，此时男

科医生可能会给予心理疏导、药物治疗或行睾丸组织穿刺抽吸活检获得精子并完成辅助生殖治疗过程。如果经过手术仍然无法获得精子，夫妇将面临暂时冻存卵母细胞或取消取卵的选择；常规体外受精过程中发现精卵不结合时，可选择补救性单精子卵母细胞内注射技术，但也存在无胚胎形成或胚胎质量差，放弃移植的可能。该情况更多见于不明原因的原发不孕夫妇，可能与卵母细胞发育缺陷相关。

体外受精 - 胚胎移植后受孕与自然妊娠一样，有可能发生与妊娠分娩相关的并发症，如流产（abortion）、异位妊娠（ectopic pregnancy）、早产（premature delivery）、胎儿畸形（fetal malformation）（发生率与自然妊娠相似）及葡萄胎（hydatidiform mole），有时需手术治疗。

为减少多胎妊娠（multiple pregnancy）发生的概率，推荐行胚胎移植最多不超过两枚，囊胚移植 1 枚，如移植 2 枚胚胎，多胎妊娠及多部位妊娠率高于自然受孕，增加孕期母体产科并发症概率，增加新生儿患病率。因此，三胎妊娠必须减胎，双胎妊娠需要依据妇女自身情况个体化评估，不宜双胎妊娠者行选择性单胚胎移植，或孕 6~8 周经超声阴道下穿刺减胎术，或孕 12 周左右经腹超声引导下进行穿刺减胎术。

对辅助生殖技术出生的后代（包括有出生缺陷的后代，以及配子捐赠出生的后代）负有伦理道德和法律上的责任、权利和义务，包括后代的继承权、受教育权、赡养父母的义务、父母离异时对孩子的监护权等。夫妇对自己的配子（精子和卵）和胚胎有自主选择处理方式的权利，但不得买卖。夫妇有权在任何时候终止实施该技术，并且不会影响今后的诊疗。夫妇应遵守国家政策，提前先向生殖中心出示双方的身份证、结婚证和生育承诺书原件并交付

复印件。

随访是实施技术的必要条件和有力保障，尤其对于接受配子捐赠夫妇。治疗前应向治疗机构提供详实的联系地址和电话，如联系方式有变更，有责任和义务及时通知治疗机构，以便在实施该技术后得到准确、可靠的医疗结局，保障子代长期利益，特别是为配子捐赠出生后代提供近亲婚配排查。

第三节　胚胎的道德观

一、胚胎的道德地位

辅助生殖治疗形成的人类胚胎特指卵母细胞与精子体外培养 3~6 日形成的生命雏体，又称胚前期。人类胚胎道德地位（the moral standing of embryos）的界定，首先应该明确胚胎是人还是物？目前主流观点认为：胚胎还不是完整的人，不完全具备人权主体资格。但是胎儿有发展成为人的潜能，作为道德共同体成员的父母拥有一种与胎儿紧密相关的利益，因此，在一定条件下不能忽视胚胎的人权主体资格。基于对人性的尊重和对人的价值维护和弘扬，应当赋予其最基本的人权，即生命权和健康权。

二、伦理争论

1. 对于人类胚胎是否可以用于科学研究，以及进行科学研究的限定条件，目前有两种截然不同的意见：

反对者禁止使用人类胚胎进行各种科学研究，认为从受精卵开始胚胎就已经是人，就具有人的基本权利和相应的社会地位和道德地位，应该被尊重和保护，而不应该被作为工具和手段来使用。

拥护者则认为早期胚胎（受精后 14 天内的胚胎）只是一些尚未发育好的组织和细胞团，没有神经系统和大脑，与体细胞并无区别，并不具有人的社会地位。因此，对胚胎进行相关研究是正当合理的，并不存在道德问题。而且科学研究能够揭示生殖细胞及早期胚胎的发育机制，能够早期进行遗传疾病筛查，为干细胞诱导分化等科学研究提供有力保障。基于上述有利于人类自身进步与发展的科学意义，允许对不超过受精后 14 天内的胚胎进行研究。

2. 不允许以科学研究为目的的胚胎捐赠　如果将胚胎的产生作为实验研究手段，有悖于胚胎道德地位社会伦理，也是不尊重生命，而且获取胚胎的过程需要一些刺激和有创伤的手段，对于捐赠者而言是一种伤害。因此，对于科学研究所获胚胎仅限于不孕不育夫妇在辅助生殖治疗过程的剩余胚胎。

3. 禁止克隆人　虽然治疗性克隆和生殖性克隆的技术路线和目的相同，但对于人类胚胎的研究目前仅限于治疗性克隆，严禁任何形式和目的的生殖性克隆。若利用人类胚胎进行生殖性克隆，势必会对人类社会带来不可估量的影响，无论从现实需要还是社会道德出发，必须坚守禁止克隆人的底线。

第四节　健康风险与成功妊娠愿望的平衡

女性是辅助生殖技术最主要的参与者，从超促排卵（controlled ovarian stimulation）、取卵（oocyte retrieval）、胚胎移植（embryo transfer）直至妊娠维持及分娩，她们将接受更多治疗干预，经历妊娠期并发症及围产期风险，这个漫长的过程更可能对女性健康带来不利影响。如何平衡健康风险和成功妊娠的愿望，需要每一位参与其中的妇女进行个体化的评估和理性的思考。

一、病史

为保证辅助生殖技术及孕期安全性，每一位参与治疗的妇女都应该向医师提供真实完整的病史。包括：

1. **既往史**　包括妇科病史、结核病史、高血压史、糖尿病史、血栓史、心脏病史、肝病史、肾脏病史、传染性疾病史、血液病史、外科疾病及手术史、精神病史等。

2. **月经及婚育史**　月经周期间隔天数、每周期行经天数、月经量多少、有无痛经。孕次和产次，由远及近顺序描述妊娠和分娩情况，以及异常妊娠处置情况。

3. **个人史**　久居地，有无长期毒物及化学物品接触史，个人不良嗜好或生活习惯，如吸烟、酗酒、吸毒、冶游史。

4. **家族史**　家族遗传疾病史、家族肿瘤病史等。

依据不孕妇女提供的详细病史结合相关实验室检查结果，重点评估孕期风险妊娠高风险人群，完善相应专科检查后进行多学科会诊；经过多学科会诊认为不宜妊娠者，需要夫妇共同知情同意并为其推荐合理避孕方式；经过多学科会诊认为高危妊娠，需要夫妇甚至女方父母共同知情同意，并告知其孕期可能出现的严重后果，以及应对后果需采取的紧急处置预案，签署书面知情同意书后实施助孕。孕期在有条件的医疗机构产检，在多学科严密监护下妊娠及分娩。

二、社会因素

随着社会经济不断发展，受教育时间延长、事业竞争压力大等社会因素影响，妇女推迟生育计划的人数剧增，加之近年来我国调整生育政策，高龄女性再生育需求增加。就生殖能力而言，超过 35 周岁属于高龄孕妇或高龄产妇，是不能生育的一个主要危险因素。

（一）高龄不孕不育夫妇接受辅助生殖治疗特点

随着女性年龄的增长，卵巢储备能力下降，卵巢对促排卵药物反应能力下降，导致卵泡数目过少，获卵率低，可能在受精和胚胎培养过程中出现胚胎损耗而最终无法完成 IVF-ET。另外，卵母细胞质量明显下降，降低了卵母细胞的受精能力和胚胎发育潜能，胚胎非整倍体增加导致流产及出生缺陷率增加。

高龄男性对生育能力的影响尚有争议，研究显示，高龄男性精子密度、活力及正常精子形态率呈下降趋势，精子 DNA 碎片率增加，导致高龄夫妇的妊娠率降低，流产率增高。

随着女性年龄的增长，首先，子宫内膜基质细胞中 DNA 含量降低，雌孕激素受体减少，子宫内膜血流量减少导致子宫内膜容受性下降，影响 IVF 成功率。其次，高龄女性子宫发生器质性病变概率增加，尤以子宫肌瘤最为常见，其可能改变子宫收缩力、影响配子运输和胚胎种植，特别是子宫黏膜下肌瘤，可严重影响受精卵着床。再次，盆腔炎症、反复流产后、剖宫产史增加子宫在受孕及妊娠过程中异位妊娠、胎盘发育异常、子宫破裂等风险。

随着女性年龄的增长，内科合并症发生率明显增加。Timofeev 等对 12 个中心共302 517 名单胎妊娠 20~45 岁孕妇妊娠结局及并发症进行回顾性分析后发现，45 岁左右孕妇慢性高血压、糖尿病合并妊娠、妊娠期糖尿病和妊娠期高血压疾病发生率分别较25~29 岁孕妇高 2.7 倍、3.8 倍、10 倍和 1.89倍。增加了产科风险和早产发生率，新生儿患病率也随之增加，加重了医疗与家庭照护成本。

随着女性年龄的增长，唐氏综合征（Down Syndrome）及其他染色体非整倍体的风险均逐渐增高。大量的核型分析及分子遗传学研究表明，人类胚胎非整倍体主要源于卵母细胞减数分裂时期染色体不分离，发生率为15%~20%。因此，在辅助生殖治疗过程中，即使为高龄女性挑选形态正常的胚胎移植，其非整倍体发生率仍较高，导致后期流产率及子代出生缺陷概率较年轻妇女升高。

高龄女性子代远期风险：研究显示，高龄女性子代白血病、视网膜母细胞瘤概率增加，发生孤独症、双相情感障碍、老年痴呆症等神经系统疾病的概率增加，罹患高血压、糖尿病等概率增加。

高龄男性子代远期风险：研究显示，高龄男性子代基因相关疾病的发生率较正常人群增加，*FGFR3* 基因突变发生率增加，子代发生侏儒及软骨发育不良概率增加，发生肿瘤如白血病、儿童中枢神经系统肿瘤、乳腺癌的概率增加，孤独症、精神分裂症及双向情感障碍等精神疾病的概率也增加。

（二）高龄不孕夫妇助孕成功率低，且流产率升高

2014 年，我国一项 35 岁以上夫妇 IVF周期年龄因素与着床率和临床妊娠率研究显示，≥40 岁组胚胎种植率（8.3%）显著低于 35~36 岁 组（26.2%）及 >36~< 40 岁 组（22.4%），而超过 43 岁女性 IVF 助孕成功率为0。2013 年，美国 467 个生殖中心共 190 773项周期数据显示，随着女性年龄的增长，尤其超过 35 岁者流产率显著增加。35 岁以下女性平均流产率为 10%，44 岁可高达 65%。35岁以下女性每起始周期活产率为 40.1%，超过42 岁仅为 4.5%。35 岁以下女性每移植周期活产率为 47.7%，超过 42 岁仅为 7.3%。

（三）高龄女性应用辅助生殖技术面临的心理和伦理问题

由于高龄女性接受辅助生殖治疗成功率降低，流产率增高的特点，她们需要比年轻女性耗费更多的时间和金钱。婚后多年不孕的状态，将承受更多的社会和家庭压力，背负沉重的心理负担。同时，研究显示，精神、心理压力可能会影响 IVF 结局，导致胚胎种植率下降及流产风险增高。此外，由于父母与子代年龄差较大，抚养能力下降，导致出生子代生长环境变化较多，生存压力变大。

目前，IVF-ET 作为不孕不育治疗最高效的手段，仍是高龄不孕夫妇的首选治疗方案，在治疗前应该充分考量高龄夫妇的各项条件、受益与风险后谨慎做出决定。

三、瘢痕子宫再生育风险

瘢痕子宫（scarred uterine）是指行剖宫产术、子宫肌瘤剔除术、子宫破裂修补术等手术后的子宫。

近年来，随着新的生育政策的实施，越来越多的瘢痕子宫女性选择再生育，目前尚缺乏大样本研究及特异性预测指标评估瘢痕子宫孕期风险。

剖宫产术后子宫切口局部愈合不良，可能会形成与宫腔相通的凹陷，形似憩室，称为剖宫产瘢痕憩室或缺陷（cesarean scar diverticulum，CSD），发生率约为7%。其不仅导致异常子宫出血、痛经、慢性盆腔疼痛综合征，还可引起瘢痕憩室妊娠、胎盘植入等产科并发症。妇女助孕治疗前有必要行阴道彩超甚至磁共振评估子宫瘢痕处残余肌层厚度，当超声检查发现局部缺损时，应行宫腔镜了解剖宫产憩室宽度和深度，必要时进行腹腔镜联合宫腔镜憩室修补术。

体外受精-胚胎移植两枚以上胚胎，剖宫产后瘢痕妊娠合并宫内妊娠发生率增加。阴道超声是最重要的诊断方法。复合妊娠较单纯宫内妊娠有更高的自然流产率，且带来严重产科并发症，一旦发现需积极终止妊娠。由于大多数患者希望继续保留宫内妊娠，给临床治疗带来较大的难度及挑战。常见治疗方法为原位减胎术，尽管减胎术后瘢痕处妊娠已被终止，但因瘢痕处血供相对较差，组织吸收缓慢，残存妊娠组织仍会增加孕期阴道出血，甚至出现剖宫产术中发生大出血的风险。

体外受精-胚胎移植两枚以上胚胎，多胎妊娠率明显增加，多胎妊娠会增加瘢痕子宫孕妇发生凶险性前置胎盘（dangerous placenta praevia）、产时子宫破裂（uterine rupture）及子宫切除、产后出血（postpartum hemorrhage）的风险。

因此，对于瘢痕子宫女性行胚胎移植时，为最大程度地减少多胎减胎和产科并发症风险，建议进行选择性单胚胎移植。一旦妊娠，及时通过阴道超声了解胎囊位置及胎囊数目，及时处置异常情况。整个孕期避免重体力劳动、体育运动，避免外力碰撞，妊娠中晚期避免性生活，密切监测胎盘位置及子宫瘢痕厚度，一旦出现腹痛及阴道出血，及时就医。分娩方式需听从产科医师建议，产后密切观察阴道出血情况，预防产后大出血。

四、超促排卵是辅助生殖治疗的关键步骤

应用促排卵药物以获取更多的优质卵母细胞，形成更多可利用胚胎，决定着辅助生殖治疗的成功率。超促排卵过程中发育卵泡数通常与用药剂量呈正相关，使用过高剂量药物或使用常规剂量的卵巢高反应人群将出现卵巢过度刺激综合征，血液浓缩甚至有血栓风险，需要积极救治，花费增加。由于促排卵后卵巢增大，还可能在取卵术后14天左右出现卵巢扭转、黄体破裂等并发症，甚至需要手术治疗。使用过低剂量药物或使用常规剂量卵巢低反应人群将出现获卵数少，可利用胚胎减少，甚至没有可利用胚胎的情况。

超促排卵药物使用后出现的短暂、超生理水平高雌激素环境是否增加女性生殖系统肿瘤及相关肿瘤发病风险，是一个长期备受关注的问题。随着辅助生殖技术开展40多年积累的大样本数据显示，目前尚无循证医学证据证实接受辅助生殖治疗与女性生殖系统肿瘤或其他相关肿瘤，如结肠癌、黑色素瘤发生的相关性。在某些特殊疾病背景的女性中，如原发

不孕合并高龄、肥胖、排卵障碍等疾病,使用氯米芬可能增加其乳腺癌及子宫内膜癌的发生风险。还有报道认为 ART 治疗增加女性中枢神经系统肿瘤的发生风险,然而由于混杂因素较多,尚未获得明确结论。

因此,在使用超促排卵药物治疗时,应该重视合理用药及药物安全性问题,制订个体化方案,不要一味盲目追求获卵数,而忽视药物带来的近期和远期风险。

五、经阴道超声引导下穿刺取卵手术风险

辅助生殖技术发展至今,卵母细胞采集过程已经由最初的开腹手术演变为麻醉下经阴道超声引导下穿刺取卵术(transvaginal oocyte retrieval),技术的进步降低了手术风险,使治疗过程变得简洁、可重复、无痛苦。但是,穿刺抽吸收集卵母细胞仍是侵入性过程,存在麻醉意外,术中或术后出血,感染、损伤邻近脏器等风险,资料显示,取卵后盆腔内出血和盆腔感染发生率分别为 0.2% 和 0.6%~1.3%。需要重点识别子宫内膜异位症、盆腔炎性疾病后遗症及盆腔粘连等高危人群,重视手术中无菌操作,减少不必要的阴道穿刺,术后严密观察并预防性使用抗生素。

六、移植胚胎数目与孕期安全性

依据我国现行辅助生殖技术管理办法,每周期移植胚胎数目最多 3 枚。为提高治疗周期临床妊娠率,前期大多数生殖中心选择每周期移植 2~3 枚胚胎,直接后果是双胎及高序多胎妊娠比率增加。双胎及三胎妊娠自然流产率增加 4 倍,早产的风险增加了 7~40 倍,低出生体重儿则增加了 10~75 倍;母体妊娠期贫血、妊娠期高血压疾病、妊娠期糖尿病、剖宫产、产后出血、产后感染的发生率亦随之显著升高。

一旦出现三胎及以上高序多胎妊娠必须减胎,双胎妊娠建议减胎。可选择孕 6~8 周经阴道 B 超引导下减胎术或孕 12 周左右经腹部超声引导下减胎术。但是减胎术后依然会存在术后感染、完全流产、所减灭胎儿胎心复跳需要再次减胎等风险。

因此,减少多胎妊娠最有效的手段是进行选择性单胚胎移植。随着胚胎形态学评估、胚胎代谢组学、胚胎蛋白质组学等先进科学技术的深入研究与临床应用,能够为更早更好地进行优质胚胎选择提供技术保障,选择性单胚胎移植必将成为辅助生殖治疗的主流。

此外,我们还需重视辅助生殖技术后的单卵双胎,它除了具有双胎妊娠的危害外,还将进一步引发双胎输血综合征(twin-to-twin transfusion syndrome,TTTs)及脐带缠绕等严重并发症,导致胎儿缺氧、胎死宫内等不良产科结局。辅助生殖技术中单卵双胎发生风险是自然妊娠的 2.5 倍(0.9% *vs.* 0.4%),囊胚培养和辅助孵化将提高其发生率。囊胚移植后单卵双胎的发生风险为自然妊娠的 4.25 倍,亦高于卵裂期胚胎移植(*OR*=2.18)。因此,医师需要严格把握技术适应证,明确告知夫妇技术实施的必要性及潜在风险,并在征得书面同意后实施。

随着我国辅助生殖技术的进步,胚胎种植率提高,选择性单胚胎移植以保证良好的产科结局将是技术发展的最终方向。

七、精神心理因素对健康的影响

对于多数接受辅助生殖治疗的夫妇而言,接受治疗本身已是巨大的精神心理刺激因素,而伴随着治疗过程中内分泌水平的变化及取

卵、胚胎移植、验孕等关键性应激事件,其精神健康在短时间内受到严重挑战,围妊娠期相关疾病风险及新生儿不良结局也可能带来长期的心理压力。对于应激状态及持续的精神压力对接受辅助生殖治疗夫妇的远期健康影响,目前知之甚少。作为辅助生殖技术从业人员,我们应该持续关注不孕夫妇生理及心理变化,学会换位思考,充分"共情",努力为夫妇提供简洁、流畅的治疗方案,降低时间成本和花费,缓解焦虑,引导患者正确对待辅助生殖治疗结局,将对接受辅助生殖治疗夫妇远期心理及生理健康带来裨益。

八、辅助生殖技术的子代安全性问题

辅助生殖助孕过程中存在不同阶段的非生理性干预,包括促排卵药物使用、配子和胚胎的体外操作与培养、胚胎移植及冻融过程,其所涉及的发育阶段正是配子及胚胎表观遗传重编程的重要时期,包括受精过程中精子基因组 DNA 去甲基化,以及囊胚期父母源 DNA 甲基化修饰的重新建立。因此,一直以来辅助生殖技术子代安全性备受关注。

目前大多数研究结果显示,辅助生殖技术出生后代躯体及精神健康是可以保障的,我们对该技术对人类生殖健康及子代安全性应当充满信心。统计显示,辅助生殖子代出生缺陷率与自然妊娠无显著差异,为 2%~3%。因此,还需要强调孕期要到有条件的医疗机构定期产检,一旦发现胎儿严重畸形,应选择终止妊娠。

第五节　配子捐赠的应用

配子捐赠包括精子捐赠(sperm donation)和卵母细胞捐赠(oocyte donation),由于人为安排的亲代关系与传统家庭生育的亲代关系不一致,自诞生之初就是伦理讨论的热点。

一、赠精

精子采集过程简单、无创,可重复性强,而且精子体积小,冷冻损伤小,随着低温冷冻技术日臻完善,使得人类精子库的建立成为可能。借由精子库的冷冻精液,可以帮助不育夫妇有计划地完成生育后代愿望。

供精人工授精是无精症夫妇生育子代最有效的方法。近年来,随着经附睾或睾丸穿刺取精,显微镜下睾丸切开取精等男科技术的长足发展,使得越来越多的不育男性得以经由单精子卵母细胞内注射技术获得子代。但依然有部分不育男性通过上述技术无法获取成熟精子,或精子异常导致反复夫精 IVF-ET 治疗失败,最终选择使用精子库精子完成生育。

在实施技术前,医务人员有必要详细告知夫妇最优治疗方案与替代治疗方案的获益与风险,实施赠精(sperm donation)所带来的相关伦理、社会、法律问题,实施该技术可能对后代产生的心理影响,以及远期后代近亲婚配风险及长期随访,夫妇需要对此进行慎重考虑后作出决定,向治疗机构提交《供精人工授精申请书》,并签署《供精人工授精知情同意书》《供精人工授精后代随访及婚前排查知情同意书》,并预留长期随访地址和电话。

赠精属于人道主义行为,但需对捐赠者进行合理的、必要的人员、务工、交通等补偿。因此,治疗过程中需要产生一定费用。供精治疗使用精源采自国内各大精子库提供的人类冷冻精液标本。精子库是国家卫生健康委员会批准的合法单位,精子库将对每一位精子捐献者进行严格筛选,并将其采集精液冷冻半年后复核捐赠者 HIV 阴性才能提供临床使用。

赠精人工授精每周期妊娠率 15%~20%,与自然妊娠一样,可能出现胎儿畸形(发生率为 1%~3%)、流产、异位妊娠、早产、葡萄胎等。

目前,我国赠精管理属于"双盲",也即捐赠者不知道自己捐献的精子被谁使用,而使用者也不知道捐赠者真实身份,这样有利于避免捐赠者与使用者之间产生纠纷。

赠精治疗后代存在近亲婚配风险,后代适婚年龄需行近亲婚配排查。依据《人类精子库管理办法》规定:"同一供精者精液可使 5 名妇女妊娠"(指单一精子库管理),按照单胎妊娠计算,至少有 6 名共同血缘后代(供精者本人也要生育),在保密、双盲前提下,未来后代面临近亲婚配风险;夫妇有义务在后代适婚年龄主动联系治疗机构,并责成精子库为其提供免费婚姻咨询服务。按照对《中华人民共和国婚姻法》的理解,近亲需要排查三代;在选择供精源时,为避免分配环节极低概率近亲事件发生,夫妇双方需依据精子库提供的《供精者体貌特征卡》自行甄别除外女方近亲属。

供精治疗后需保证 100% 随访。夫妇需在供精人工授精术后 14~16 天查血 hCG 确定是否妊娠;新生儿出生后反馈出生性别、分娩方式、有无早产及低出生体重儿;后代适婚年龄时联系治疗机构排查近亲。一旦联系电话变更,需主动告知治疗机构,便于日后长期随访。

随着新的生育政策的实施,夫妇有再生育要求时,医疗机构尽量为患者查询第一胎精源,但由于时隔多年,部分精源没有库存,需更换新的供精精源使用,由此将出现供精使用者家庭亲缘关系复杂化的新问题,需要夫妇认真考量。

对于供精人工授精后代(包括有出生缺陷的孩子)负有伦理、道德和法律上的权利和义务,他们与自然出生婴儿一样享有同等法律权利和义务,包括后代继承权、受教育权、赡养父母的义务、父母离异时对孩子的监护权等。

本着伦理监督原则,如遇赠精适应证或保护后代原则有争议时,需要上报生殖医学中心伦理讨论后决议。

总之,辅助生殖机构应本着不复杂化家庭关系的原则,尽力帮助夫妇生育亲缘后代,如果经过努力不能成功妊娠,夫妇需要在平等自愿的前提下,充分考虑赠精带来的法律、道德及伦理风险,理性思考,以做出最有利于家庭的选择。

二、赠卵

赠卵(oocyte donation)是将捐赠女性在辅助生殖治疗过程中取出的多余卵母细胞,通过玻璃化冷冻技术保存在低温液氮罐中,日后提供给丧失生育力女性以完成生育的过程。

赠卵仅限于不孕症夫妇在接受人类辅助生殖治疗过程中剩余的卵母细胞,禁止任何组织和个人以任何形式募集供卵者进行商业化供卵;赠卵属人道主义行为,非商业买卖,但整个过程会给予捐赠者合理的、必要的人员、务工、交通等补偿;赠卵者必须进行相关的健康检查,且捐赠的卵母细胞需要冻存半年以上,复核捐赠者 HIV 阴性后方可用于临床,以保障自身利益及接受捐赠夫妇的利益;赠卵夫妇应了解捐赠卵母细胞用途、权利和义务、风险与受益,并在平等、自愿、保障自身利益的前提下,签署相关知情同意书,接受伦理委员会监督；赠卵者与接受夫妇互盲，每位赠卵者最多只能使 5 名妇女妊娠，后代需近亲婚配排查；赠卵夫妇有权利在任何时候中止捐赠行为，并且不会影响其今后的个人利益；保护赠卵夫妇隐私及安全，为保障赠卵者医疗安全及子代利益，有必要对赠卵夫妇长期随访。

接受赠卵仅限于丧失产生卵子能力的女性；或女方严重遗传性疾病携带者或患者，经过目前的胚胎植入前遗传学检测技术无法得到健康后代；或辅助生殖技术治疗过程中发现女方具有明显影响卵母细胞数量和质量的因素，无法得到正常胚胎用于生育的情况。

捐献卵母细胞从流程、治疗风险、对女性的身心创伤方面都远较捐献精子复杂，卵母细胞获取困难。

捐献卵母细胞冷冻保存后可利用率低，一项小型前瞻性研究表明：年龄为 30~36 岁妇女中，卵母细胞复苏后活产率为 8.2%（12.1 个卵母细胞获得一个活产），而 39~39 岁的妇女，卵母细胞复苏后活产率为 3.3%（每 29.6 个卵母细胞获得一个活产）；目前尚无卵子库，无法规模性地开展卵母细胞冷冻保存，很难满足临床赠卵的需求；捐赠所采用的卵母细胞玻璃化冷冻技术临床应用尚短，冷冻损伤对新生儿的影响尚需长期大样本数据；虽然已明确"社会母亲"的合法地位，但仍需重视家庭关系对后代成长及心理的影响，保护后代长远利益。

三、赠胚

胚胎赠送（embryo donation）有别于赠卵或赠精。赠卵或赠精都会有父母亲本的一半血缘关系，而赠胚则完全割裂了亲本双方与子代的血缘关系，使家庭伦理和血缘关系变得复杂，给传统的家庭模式带来冲击，对孩子的身心健康和家庭稳定带来一定的风险，目前我国不允许胚胎捐赠。

四、代孕

代孕（surrogate pregnancy）是指夫妇双方具有繁衍后代的生殖细胞，因女方子宫因素或严重全身疾病无法怀孕分娩，通过辅助生殖技术手段将委托夫妇胚胎植入代孕妈妈子宫，由其代替委托人怀孕分娩的过程。作为一种非自然的生殖方式，基因、怀胎、养育三要素分离，带来了母亲角色的分离、对代孕母亲和子代产生不良影响，同时带来子宫商品化的伦理问题。

代孕母亲将面临妊娠期女性激素水平的变化，对其身体带来重大影响；代孕母亲需要承受妊娠期并发症的风险、产后大出血风险，这些后果对其健康的影响很难估量。

无论是道德还是法律上很难剥夺代孕母亲与子代千丝万缕的联系。人是情感动物，十月怀胎的过程不可避免使孕母与腹中孩子产生感情，一旦分娩后"母子"分离，可能对代孕母亲产生持久的感情创伤。

如果代孕得到的子代有先天缺陷被委托夫妇拒收，代孕母亲认为这个孩子本就是为他人所生而拒绝抚养，那么这个孩子就是残疾的弃婴，不仅将成为严重的社会问题，也势必对后代身心健康带来严重危害。

代孕使女性子宫商品化。代孕以盈利为目的，将怀孕分娩变为一种交易过程，将代孕母亲沦为生育工具，将出生后代沦为商品，使得神圣的生育丧失其应有的尊严。加之代孕母亲往往是贫穷女性，此交易不仅贬低其人格，更加重女性苦难，是道德所无法容忍的。

因此，我国明令禁止任何形式的代孕，也是对社会、家庭负责的充分体现。

第六节   剩余胚胎的处理

冷冻胚胎是将胚胎置于冻存管中,在 −196℃液氮中保存的一种方法,经过胚胎解冻移植可以提高累计妊娠率。随着胚胎冷冻技术的发展,越来越多的夫妇希望通过该技术保存生育力,与此同时剩余胚胎冷冻带来的管理及法律问题也日益凸显。

一、冷冻胚胎的属性分析

对冷冻胚胎的法律属性,现在有三种观点:一是主体说,认为胚胎是人,享有一般自然人的民事主体地位;二是客体说,将胚胎视为物,不享有民事主体地位;三是折中说,将胚胎看作是从物到人的过渡,赋予其比一般物更多的保护。多数观点支持冷冻胚胎兼具物权客体与人权主体双重属性。冷冻胚胎具有非人格性。首先,冷冻胚胎在被植入母体前,实质上是卵裂细胞组成的胚囊,虽然具有发育的可能性,但并不具有"人"的任何器官和结构特征,没有人的身体,也没有人的生命特征,故不能够成为人格载体,也就是说胚胎不是人,不能享有民事权利。其次,冷冻胚胎可以为人力所支配,法律上夫妻双方为胚胎的权利人,对胚胎的处置具有支配权。

二、夫妻双方健在且夫妻关系存续期间对冷冻胚胎的权利及行使规则

无论从所有权共有的角度还是从生育决定权的角度,对于冷冻胚胎的处置,如果夫妻双方意见一致,且符合法律规定,应尊重双方合意;任何阶段出现双方意见不一致的情形,不得强制处分。英国规定胚胎的首次储藏期为 5 年,可以扩展至 10 年。从法律层面规定胚胎的储藏期,可以避免夫妇双方无法达成合意而长期储藏的问题。我国现行行政规章虽然没有明确界定冷冻胚胎保存年限,但多数夫妇会选择长期续交胚胎冷冻保存费,保存冷冻胚胎,以最终达成妊娠目的以满足其后的再生育需求。

三、夫妻离异时冷冻胚胎的权利归属及权利行使规则

当婚姻关系变化,夫妻离异时,胚胎作为夫妇双方共同财产,也应受到法律保护。

南京判决全国首例男方废弃冷冻胚胎侵权案中,法官本着"生育权发生冲突时,侧重保护妇女权益的原则",考虑到女性在辅助生殖治疗过程中所经历和承受的身心痛苦和伤害,相对于取精的过程,男女双方投入不对等,女性处于弱势地位,故法院判决男方侵权,给予女方一定的精神抚慰金。因此,在实施技术前,夫妇应该了解,婚姻中出现感情危机时,丈夫应当尊重妻子在辅助生殖治疗中的特别付出,不可单方废弃胚胎。同时也应该注意到,我国现行管理办法规定需在婚姻关系存续期间实施辅助生殖治疗,单亲女性尚不能实施辅助生殖治疗。

四、夫妻一方死亡冷冻胚胎的处置

在进行辅助生殖技术中,丈夫因病或意外身亡,冷冻胚胎对于死亡的一方而言只剩物的属性,而对于活着的一方仍是自己决定的人格

利益,当人格利益的处置与对于物的处置不一致时,优先考虑人格利益。此时,对于冷冻胚胎的处置,死亡一方生前没有明确表示反对的,冷冻胚胎视为生存一方自主决定。

美国生殖医学的专家共识对于死后生殖组织的收集和使用提出:如果有死后授权程序而存在的书面文件,死后配子(精子或卵母细胞)的获得或助孕将被认为符合伦理;中心没有义务参与此项活动,但是应有针对此项特殊情境的书面政策,表明是否参与这项活动;如果缺失死者的书面文件,对于死后配子的获得或助孕,中心应仅考虑来自存在的配偶或伴侣的请求,并优先考虑给予充足的时间哀悼和咨询,再选择使用死后配子或胚胎用于助孕目的。

五、夫妻双方死亡冷冻胚胎的处置

夫妻双方死亡,冷冻胚胎上载有的夫妻生育的人格利益也随之消灭。此时,死亡夫妻的继承人对于冷冻胚胎的权利也同样有物的继承权与人格利益双重属性。

对于死亡夫妻的继承人来说,冷冻胚胎是有价值的,它是被继承人遗留下的特殊客观实在物。冷冻胚胎继承人是世界上唯一关心冷冻胚胎命运、对冷冻胚胎享有人格利益的人。而对于任何非继承人而言,包括冷冻胚胎保存的医疗机构,显然不具有这种人格利益,没人去关心与自己不相干的遗留冷冻胚胎。考

虑到继承人的人格利益,法律并未规定不得继承。

冷冻胚胎作为单纯的物权客体,由于其具有潜在生命的特殊性,法律对冷冻胚胎进行特殊保护,限制其处分,但并未损害其物的属性,继承人对于冷冻胚胎享有受限制的继承权,而非完整的所有权,法律规定继承人只能继承占有权(委托保管权)、受限制的处分权(决定抛弃、法律制度许可下的捐赠、不能买卖、不得代孕等)。

继承人继承冷冻胚胎后,所有权归继承人共有,不得分割,不得进行非法处分。如果继承人意见一致,可以继续保存,也可以抛弃、销毁,理论上可以捐赠用于科学研究。如果继承人对其处置意见不一致,不得分割,鉴于公益目的,需由治疗机构保存。

六、我国剩余冷冻胚胎的现状

依据我国有关《人类辅助生殖技术和人类精子库伦理原则》之规定,在未征得患者知情同意的原则下,不得对其配子和胚胎进行任何处理,更不得进行买卖。在实际工作中,少数夫妇因没有续交胚胎冷冻费,或因更改了居住地和电话号码而长期失去了联系,治疗机构只能本着人道主义精神和社会公益原则,无限期、无偿地冷冻保存这些剩余胚胎,不仅增加治疗机构长期经济负担,同时也为机构有效管理增加难度,如何处理这些剩余的冷冻胚胎正日益成为辅助生殖治疗行业的棘手问题。

第七节　辅助生殖技术出生子代的知情权

在配子捐赠过程中有一个重要但未能解决的问题,即是否应该告知子代其受孕的真相。

支持者认为,人类有权知道他们的生物学出生,不告诉子代的出生,侵犯其自主权。研究显示,知道生物学出生,对子代的个体发展

是重要的。告知是与子代坦诚交流的重要部分，可避免家庭关系紧张，而保密会导致疑惑且损伤自尊心。支持者还认为，应该有计划地告知子代身世，并且寻找合适时机，避免子代意外得知而造成伤害。研究显示，告知时机与子代的心理准备相关，儿童期告知较合适，但青春期及以后告知有破坏性。

反对者担心，后代知道捐赠配子的事实会带来社会及心理上的混乱，尤其是子代想获得捐赠者的更多资料却无法得到时。不告知可以保护父母不孕的隐私权，对夫妇来说可能很重要。因为在配子捐赠中，父母一方通常与子代有遗传学关系，因此配子捐赠较收养更利于保护后代。

实施辅助生殖技术除了要尽量帮助不孕不育夫妇获得健康后代，同时医务工作者应考虑更加复杂的家庭关系所带来的伦理困境，以及由此引发的各种后果，与不孕不育夫妇进行充分沟通和知情告知，使他们充分了解和理解家庭长期面临的各种伦理、心理及社会、道德问题。以便就"是否告知子代捐赠配子妊娠"这一事实做出正确而理智的选择，无论如何，我们都将尊重他们的选择。

近三十余年来，随着我国辅助生殖技术的飞速发展，以及国家层面人口生育政策调整，使辅助生殖技术管理及伦理面临诸多新问题，解决这些问题需要多方的努力和配合。

1. **患者层面**　不孕夫妇应当理性认识，充分商量，理性选择。

2. **医护从业工作者**　应尽职尽责，告知目前可供选择的治疗手段、利弊及其所承担的风险，在患者充分知情的情况下，提出有医学指征的选择和最有利于患者的治疗方案，利于患者个性化选择。

3. **科研工作者**　遵从科研伦理道德，树立正确的辅助生殖相关研究伦理观。

4. **政府及行业协学会管理**　应该充分调研，顺应技术发展，及时建章立制科学管理以适应医疗科技和社会进步，保障各方合法权益，促进我国辅助生殖技术健康有序发展。

（罗　莉　吴红萍　任　昀）

参考文献

1. 卫生部. 卫生部关于修订人类辅助生殖技术与人类精子库相关技术规范、基本标准和伦理原则的通知, 2003

2. KOVAC JR, ADDAI J, SMITH RP, et al. The effects of advanced paternal age on fertility. Asian J Androl, 2013, 15 (6): 723-728.

3. 杨澜帆. 高龄妇女再生育的内科风险. 中国计划生育和妇产科, 2014, 6 (7): 1-5.

4. TIMOFEEV J, REDDY UM, HUANG CC, et al. Obstetric complications, neonatal morbidity, and indications for cesarean delivery by maternal age. Obstet Gynecol, 2013, 122 (6): 1184-1195.

5. MYRSKYL M, FENELON A. Maternal age and offspring adult health: evidence from the health and retirement study. Demography, 2012, 49 (4): 1231-1257.

6. WIENER-MEGNAZI Z, AUSLENDER R, Dirnfeld M. Advanced paternal age and reproductive outcome. Asian J Androl, 2012, 14 (1): 69-76.

7. 梁琳, 陈秀娟. 高龄不孕患者不同辅助生殖技术的胚胎发育情况及妊娠结局分析. 中华妇幼临床医学杂志 (电子版), 2014, 10 (6): 770-773.

8. HORNSTEIN MD. State of the ART: assisted reproductive technologies in the united states. Reprod Sci, 2016, 23 (12): 1630-1633.

9. 赵一, 冯力民. 剖宫产瘢痕憩室的再生育问题. 中国计划生育和妇产科, 2017, 9 (6): 4-6.

10. OU YANG Z, YIN Q, XU Y, et al. Heterotopic cesarean scar pregnancy diagnosis, treatment, and prognosis. J Ultrasound Med, 2014, 33 (9): 1533-1537.

11. 潘漪莲, 张艳, 陆海茜, 等. 辅助生殖与自然受孕双胎妊娠围产结局比较——附 1 524 例临床分析. 中华生殖与避孕杂志, 2015, 35 (10): 724-729.

12. REIGSTAD MM, LARSEN IK, MYKLEBUST TA, et al. Cancer risk among parous women following assisted reproductive technology. Hum Reprod, 2015, 30 (8): 1952-1963.

13. GLEICHER N, KUSHNIR VA, ALBERTINI DF, et al. Improvements in IVF in women of advanced age. J Endocrinol, 2016, 230 (1): F1-6.

14. Ethics Committee of the American Society for Reproductive Medicine. Posthumous collection and use of reproductive tissue: a committee opinion. Fertil Steril, 2013, 99 (7): 1842-1845.

中英文名词对照索引